reinhardt

AF896860

Mari Günther • Kirsten Teren • Gisela Wolf

# Psychotherapeutische Arbeit mit trans* Personen

## Handbuch für die Gesundheitsversorgung

Mit einem Vorwort von Gernot Langs

2., aktualisierte Auflage

Ernst Reinhardt Verlag München

Dipl.-Gemeindepäd. *Mari Günther*, arbeitet als Systemische Therapeutin in eigener Praxis, in der Trans* Beratung und beim Bundesverband Trans* e. V. *Dr. Kirsten Teren* und *Dr. Gisela Wolf* sind als Psychologische Psychotherapeut_innen in freier Praxis tätig. Die drei Autor_innen (alle Berlin) verbindet neben ihrer praktischen Arbeit die Zugehörigkeit zu queeren Communitys.



Bibliografische Information der Deutschen Nationalbibliothek

Die Deutsche Nationalbibliothek verzeichnet diese Publikation in der Deutschen Nationalbibliografie; detaillierte bibliografische Daten sind im Internet über <http://dnb.d-nb.de> abrufbar.
ISBN 978-3-497-02881-8 (Print)
ISBN 978-3-497-61485-1 (PDF-E-Book)
ISBN 978-3-497-61486-8 (EPUB)
2., aktualisierte Auflage



Printed in EU
Covermotiv: © iStock.com/enjoynz
Satz: Sabine Ufer, Leipzig

Ernst Reinhardt Verlag, Kemnatenstr. 46, D-80639 München
Net: www.reinhardt-verlag.de E-Mail: info@reinhardt-verlag.de

# Inhalt

# Vorwort zur ersten Auflage

*„Die Würde des Menschen ist unantastbar." (Artikel 1, Satz 1 Grundgesetz für die Bundesrepublik Deutschland)*

Die erste Auflage dieses Buches erscheint im Jahr 2019, 70 Jahre nach der feierlichen Verkündigung und dem Inkrafttreten des Grundgesetzes am 23. Mai 1949. Würden alle Menschen diese Aussage ernst nehmen, wären einzelne Kapitel dieses Buches, zumindest in ihrer Ausführlichkeit, nicht notwendig. Wir müssen uns aber die Frage stellen, warum manche Mitmenschen sich für berechtigt halten, Minderheiten, ich beziehe mich nun in erster Linie auf Personen, die in Bezug auf ihre sexuelle Identität und/oder Orientierung nicht der statistischen Norm entsprechen, zu diskriminieren. Dies ist ein gesamtgesellschaftliches Problem. Die Autor_innen setzen sich auch damit auseinander. Gleichzeitig wissen sie aber, dass sie „die Gesellschaft" nicht ad hoc verändern können. Sie gehen daher differenziert vor, sprechen konkrete Probleme von gendernonkonformen und trans* Personen im Alltag und in der Auseinandersetzung mit dem Gesundheitssystem an und eröffnen auch konkrete Lösungsmöglichkeiten.

Ein wichtiger Adressat dieses Buches ist meine Profession: Psychiater_innen und Psychotherapeut_innen. Gerade die Psychiatrie hat diesen Personen, nicht nur aus meiner Sicht, viel Unrecht getan. War der Schritt von der Entkriminalisierung in die Pathologisierung historisch gesehen zwar ein wichtiger, so ist es lange Zeit leider dabei geblieben. Statt sich zu fragen, was denn bitte an Varianten der sexuellen Identität und/oder sexuellen Orientierung pathologisch sein soll, machte sich die Psychiatrie unkritisch und unhinterfragt zum „Erfüllungsgehilfen" einer durch und durch normierten Gesellschaft. Wenn ein Psychiater (sic!) es wagte, sich der politischen Mehrheitsmeinung entgegenzusetzen, drohten ihm der Spott der Kollegen (sic!) und die Gefahr, selbst fortan als Außenseiter leben zu müssen.

Noch im Jahr 1973 wagte Jack Drescher es nicht, ohne Maske vor die American Psychiatric Association (APA) zu treten und sich für die Entpathologisierung von Homosexualität einzusetzen. Von Trans*themen war damals schon gar nicht die Rede. Das ist insofern bemerkenswert, als bei der Razzia von „Stonewall" sich zuvorderst trans* Personen gegen die staatlichen Übergriffe gewehrt hatten, nicht homosexuelle cis Männer allein. In einzelnen Quellen liest man lediglich von „weiblich aussehenden Männern", Trans* wurde nicht einmal erwähnt. 2019 werden auch 50 Jahre „Stonewall" gefeiert.

Doch zurück zur Rolle der Psychiatrie. Sowohl Homosexualität als auch Transsexualität (sic!) erhielten ihren eigenen Platz in den diagnostischen Manualen der WHO (ICD) und der APA (DSM). Zwar gab es alle paar Jahrzehnte kleine Änderungen in den Diagnosekriterien, eine endgültige und allgemein akzeptierte Entpathologisierung hat aber bis dato leider noch immer nicht stattgefunden. Dies betrifft Trans*gender jedoch stärker als Homosexualität. Durch die unermüdlichen Bemühungen aus den queeren Communitys, gesetzliche Reformen wie die „Ehe für alle" und das Antidiskriminierungsgesetz sowie die vorangegangenen Diskussionen hat sich viel zum Positiven hin entwickelt – auch wenn an vielen Stellen aktuell noch weiter diskriminiert werden darf und auch wird. So finden sich derzeitig immer noch trans*- und homofeindlich motivierte Konversionsversuche im kruden therapeutischen Bauchladen ideologisierter Therapeuten und Therapeutinnen, aber auch hier sind Gesetzesänderungen abzusehen.

Das Dilemma zwischen „Trans*" und Psychiatrie ist gegenwärtig schwer aufzulösen: Nur wer eine Diagnose hat, hat Anspruch auf Leistungen der (gesetzlichen) Krankenkassen. Ohne Diagnose also keine geschlechtsangleichenden medizinischen Maßnahmen. Nur wenn beide „Parteien" sich dieses Dilemmas bewusst sind und die Psychiater_innen und Psychotherapeut_innen sorgsam mit ihrer Macht umgehen – das Machtgefälle lässt sich beim besten Willen nicht wegdiskutieren –, lassen sich bei der derzeitigen Gesetzeslage pragmatische, gesichtswahrende und individuelle „Lösungen" finden. Partizipative Entscheidungsfindung hat sich in der Medizin sehr bewährt. Gegenseitiger Respekt, Begegnung auf Augenhöhe und der feste Wille, das Gegenüber so zu akzeptieren, wie sie_er ist, helfen da weiter. „Runter vom hohen Ross" möchte ich da manchen Kolleg_innen zurufen.

Immer hilfreich: sich fortzubilden. Und dafür eignet sich das vorliegende Buch ganz hervorragend. Ich möchte einige Punkte hervorheben, auf denen mein Urteil beruht:

1. Es ist wissenschaftlich fundiert, das lässt sich an den zahlreichen Zitaten von Expert_innen und der sehr ausführlichen Literaturliste nachweisen.
2. Es enthält Fallvignetten, die konkrete Sichtweisen von innen und damit eine differenzierte Perspektivübernahme erleichtern.
3. Es ist klar und deutlich, zeigt Probleme auf, bietet Erklärungen und daraus resultierende Lösungsansätze an. Besonders wichtig: Systemische Aspekte haben ihren Platz und zeigen auf, an welchen Punkten Vertreter_innen des

Gesundheitssystems und Patient_innen gemeinsam an einer gestörten Interaktion arbeiten sollten.

4 Es ist authentisch: Die Autor_innen „outen" sich selbst als trans* bzw. gendernonkonforme Personen und sind therapeutisch sowie beratend tätig – ein großes Plus, weil es sehr wichtige Stimmen im fachlichen Diskurs sind.

Vorworte werden meist zuletzt gelesen, zu Recht. Der Inhalt eines Buches ist das wichtigste. Dem möchte ich Rechnung tragen und meinen Beitrag deshalb kurz halten.

Abschließend möchte ich, nach längerem Überlegen, doch noch ein persönliches Statement abgeben. Als Mari Günther mich anrief und mich fragte, ob ich das Vorwort schreiben würde, habe ich mich gefreut und sofort zugesagt, ohne das Buch zuvor überhaupt gelesen zu haben. Denn ich kenne die Autor_innen aus der gemeinsamen Arbeit in einem Referat der DGPPN, Kirsten Teren auch aus unserer gemeinsamen Zeit im therapeutischen Team „meiner" Klinik und war mir sicher, dass es ein gutes Buch wird.

Und das ist es geworden. Ich wünsche den Autor_innen viele positive Rückmeldungen von Mitarbeiter_innen des Gesundheitssystems und aus der Community – und natürlich hohe Auflagen.

Hamburg, im Mai 2019 Univ.-Doz. Dr. Gernot Langs

# 1 Einleitung

Das Thema „Trans*“ beschäftigt uns alle drei seit vielen Jahren persönlich und beruflich. Obwohl dem Thema „Trans*“ in Psychotherapie und Beratung eine zunehmende Relevanz und Sichtbarkeit zukommt, liegt ein deutschsprachiges Kompendium bislang nicht vor. Auf Initiative des Ernst Reinhardt Verlags haben wir uns deshalb zusammengefunden, um dieses Buch zur psychotherapeutischen und beratenden Arbeit mit trans* Personen zu schreiben. Hierbei sind wir aus unterschiedlichen Positionen aufeinander zugegangen. Das vorliegende Buch stellt das gemeinschaftlich gestaltete Resultat sehr diverser Erfahrungen dar. Manche Abschnitte haben wir intensiv und lange diskutiert, bis wir uns schließlich alle darin wiederfanden, wodurch eine Vielschichtigkeit entstanden ist, die mehr umfasst, als jede* Einzelne von uns hätte zu Ende denken und formulieren können.

Mari Günther: Zu Beginn meiner Therapieausbildung vor 15 Jahren wurde genau geprüft, ob ich mit meiner trans*weiblichen Geschlechtsidentität für eine solche Ausbildung geeignet sei. Die Unterstellung, ob ich denn normal oder gesund genug dafür sei, schwang mit. Auch aus dieser Erfahrung heraus betrachte ich die Profession der Psychotherapie mit zwei verschiedenen Augen. Mit dem einen sehe ich die lange Geschichte der Verachtung und Verletzung von trans* Personen, ohne dass es bis heute ein deutliches Schuldeingeständnis der Akteur_innen gibt. Mit dem anderen Auge sehe ich, wie trans* Personen von guter Psychotherapie profitieren können. Die vielen therapeutisch arbeitenden trans* Personen möchte ich deshalb ermuntern und stärken, ihre biografische Kompetenz selbstverständlich in den Dienst ihrer Profession zu stellen. Mein im Gesundheitssystem häufig noch als Problem betrachtetes Trans*sein erlebe ich als eine ziemlich schöne Lösung. Ich arbeite seit 2008 als Systemische Therapeutin in eigener Praxis und in der Inter* und Trans* Beratung QUEER LEBEN Berlin.

Dr. phil. Kirsten Teren: In meiner Jugend sowie im jungen Erwachsensein bin ich sowohl aufgrund meines gendernonkonformen Verhaltens und Äußeren als auch hinsichtlich meiner sexuellen Orientierung mit dem Thema Trans* wiederkehrend konfrontiert worden. Seit Jahrzehnten lebe ich in queeren Lebenswelten. Die fortbestehenden Diskriminierungen gegenüber gendernonkonformen Erlebens- und Verhaltensweisen sowie gegen trans* Personen durch pathologisierende Versorgungsstrukturen nähren meine tägliche Motivation und Leidenschaft. Nach langjähriger Kliniktätigkeit arbeite ich seit 2012 in eigener Praxis in Berlin als Psychologische Psychotherapeutin mit den Schwerpunkten Geschlechtsidentität, Schmerzpsychotherapie, Psychoonkologie und bin als Gutachterin im Rahmen des „Transsexuellengesetzes" (TSG) in verschiedenen Bundesländern tätig.

Dr. phil. Gisela Wolf: Auch ich bin in das Thema mit einer gendernonkonformen Kindheit und Jugend gestartet. Später kam eine nicht-heterosexuelle Fähigkeit, mich zu verlieben und zu verbinden, hinzu. Leider war mein Umfeld der Ansicht, mich deswegen als Jugendliche dem Gesundheitssystem anvertrauen zu müssen, und ich bin daraus ziemlich verwundet wieder herausgekommen. Aus diesen Erfahrungen kommt mein Entschluss, mich dafür zu engagieren, dass sich das Gesundheitssystem verändert, um queere Menschen gut zu versorgen. Meine Orte der aktivistischen, beratenden und später auch therapeutischen Arbeit mit trans* Personen waren zunächst die lesbisch-schwule-bisexuelle-trans*-inter*-queere (lsbt*i*q) Community sowie das Lesbentelefon in Freiburg. Seit 2014 biete ich Psychotherapie für queere Menschen in Berlin an und schreibe auch Gutachten im Rahmen des TSG. Gleichzeitig hoffe ich, dass das TSG bald so verändert wird, dass eine Vornamens- und Personenstandsänderung ohne Begutachtungszwang möglich wird.

Uns alle drei verbindet die Zugehörigkeit zu queeren Communitys, aus denen wir sehr viel Rückhalt mitgenommen haben. Unsere Kontakte zu queeren und trans* Personen und unterstützenden Freund_innen jeglichen Geschlechts waren entscheidend dafür, uns dorthin zu bringen, wo wir jetzt thematisch stehen. Wir möchten uns deshalb ganz besonders bedanken bei unseren Klient_innen, die das Wagnis eingegangen sind, der Zusammenarbeit mit uns zu vertrauen und uns ihre Erfahrungen zu erzählen. Ausdrücklich danken möchten wir Ilka Christin Weiss, die uns im Vertrauen in dieses Buch ihren Erfahrungsbericht für das Kapitel 5.4 „Ressourcen und Resilienzen" geschenkt hat.

Zum Entstehen des Buches ganz wesentlich beigetragen haben unser Lektor Karl Teren, Dustin Poßin und Ulrike Landersdorfer vom Ernst Reinhardt Verlag, Karin Wolski durch das Bereitstellen ihres Wissens aus der Arbeit mit Kindern und Jugendlichen. Ganz herzlich bedanken möchten wir uns auch bei unseren Testleser_innen Tjona Kristina Sommer, Dr. med. Andrea Bauder, Dr. med. Christoph Schuler und Uwe Knape, die manches Satzungetüm konstruktiv gezähmt und das Buch fachlich bereichert haben.

Unsere Arbeit in dem Themenfeld bewegt und verändert uns täglich, ist spannend, bereichernd, macht Freude und produziert in uns auch eine Menge Ärger über Versorgungshindernisse.

Ziel beim Schreiben dieses Buches war, durch Informationen und Anregungen zur Selbstreflexion das Gesundheitssystem zu einem sicheren Ort für trans* Personen zu machen. Wir wollen, dass trans* Personen die gesundheitliche Versorgung, die sie benötigen, bestmöglich, fachkompetent und diskriminierungsfrei erhalten. Mit der aktuellen Gesundheitsversorgung von trans* Personen können wir insgesamt nicht zufrieden sein: Immer noch erleben viele trans* und queere Personen dort auf der Suche nach Versorgung Diskriminierungen, Verachtung, Abwehr und Verweigerung notwendiger Behandlungen.

Die professionelle Arbeit mit trans* Personen im Gesundheitssystem berührt immer wieder ethische und menschenrechtliche Fragestellungen (Fraser 2015), insbesondere die Themen der Selbstbestimmung und der Würde von behandlungssuchenden trans* Personen. Als Professionelle im Gesundheitssystem sind wir aufgerufen, sehr sorgsam mit der Macht umzugehen, die uns durch unsere Rolle in der Versorgung anvertraut wird. Wir wünschen uns, dass behandlungssuchenden trans* Personen durchgängig in der Gesundheitsversorgung so begegnet wird, dass diese ihr Recht auf Selbstbestimmung in allen Lebensbezügen und insbesondere in Bezug auf ihren Körper wahrnehmen können.

An der gesundheitlichen Versorgung von trans* Personen sind wegen der Verbindung medizinischer und psychosozialer Bedarfe im Transitionsprozess zahlreiche Professionen beteiligt. Kolleg_innen unterschiedlicher Professionen und unterschiedlichen Geschlechts treffen hier auf Behandlungssuchende mit einer Vielfalt von Genderidentitäten und Genderausdrucksweisen sowie mit einer Vielfalt von Erfahrungen. Trans* Personen benötigen eine trans*respektvoll und trans*kompetent gestaltete Gesundheitsversorgung. Die Qualität der Versorgung hängt unter anderem davon ab, wie gut die Gesundheitsprofessionellen das Arbeitsfeld der jeweils anderen kennen und inwieweit die Versorger_innen bereit sind, miteinander zu kommunizieren und zu kooperieren.

In diesem Buch sprechen wir schwerpunktmäßig Psychotherapeut_innen und psychosoziale Berater_innen an. Wenn wir von Behandler_innen schreiben, meinen wir alle, die am Behandlungsprozess von trans* Personen beteiligt sind. Zum Teil gibt es im Themenfeld Überschneidungen der Arbeitsinhalte der unterschiedlichen Professionen.

Im Netz der gesundheitsbezogenen Versorgungsangebote, die trans* Personen zur Verfügung stehen, befindet sich insbesondere die Psychotherapie in einem Spannungsfeld, das von uns als Therapeut_innen eine ethische Positionierung erfordert. Viele trans* Personen nutzen Psychotherapie im Verlauf ihres Lebens, um einen Umgang mit Belastungen durch Diskriminierungen, Vernachlässigungen und jahrzehntelange Kommunikationsbeschränkungen innerhalb einer Gesellschaft, die trans* Lebensweisen nicht respektiert, zu erarbeiten. So leiden trans* Personen infolge gesellschaftlicher Stigmatisierungsprozesse gerade unter den psychischen Belastungssymptomen, die wir auch von anderen Menschen kennen, die über eine lange Zeit von gesellschaftlicher Marginalisierung betroffen sind. In diesen Fällen kann Psychotherapie, wenn sie kontextsensibel durchgeführt wird und die Verantwortlichkeiten für die Belastungen klar benennt, hilfreich und indiziert sein. Psychotherapeutische Angebote erweisen sich jedoch als janusköpfig, wenn sie als Zwangsvoraussetzung für die Bewilligung von in der Transition benötigten medizinischen Behandlungsmaßnahmen eingesetzt werden. Dass derzeitig in den aktualisierten Richtlinien des Spitzenverbandes der Medizinischen Dienste (MDS 2020) Psychotherapie immer noch als unvermeidbare Bedingung für die Kostenübernahme für Transitionsbehandlungen beschrieben wird, weist der Psychotherapie in der Versorgung von trans* Personen eine strukturelle Position zu, in der sie von trans* Personen als nicht unterstützend und teilweise auch als schädlich erlebt werden kann. Diese gesellschaftliche Zurichtung von Psychotherapie diskreditiert ihre Rolle in der gesundheitlichen Versorgung von trans* Personen. Wir alle sollten ein Interesse daran haben, dass sich dieser Missstand möglichst bald grundlegend zum Besseren ändert, und wir sollten auch etwas dafür tun. Denn die Aufgaben von Gesundheitsprofessionellen im Themenfeld sehen wir ausdrücklich nicht nur darin, eine gute und fachgerechte Versorgung für behandlungssuchende trans* Personen anzubieten, sondern auch darin, sich für eine Veränderung der diskriminierenden Bedingungen zu engagieren.

Bezogen auf die Inhalte empfiehlt es sich, das Themenfeld, wie Hale (2009) es treffend formulierte, mit Demut zu betreten. Wir befinden uns mit dem Thema der Gestaltung der gesundheitlichen Versorgung von trans* Personen in einem hochkomplexen Bereich, in dem sich politische und gesundheitliche Fragestellungen mit ganz persönlichen Themen wie Empfinden, Leben und Ausgestalten der eigenen geschlechtlichen Identität und Wahrnehmung verbinden. Der Wissensstand zum Thema entwickelt sich rasant weiter. Trans* Personen werden in ihrer Diversität sichtbarer, sie dulden Einengungen immer weniger. Für uns alle öffnen sich damit auch reichere Wege, Geschlechtlichkeit auszudrücken, zu leben, damit in Beziehung zu gehen. Dadurch, dass trans* Personen selbst ihre Erfahrungen mitteilen und die Trans*gesundheitsversorgung maßgeblich mitgestalten, kommen immer mehr Erkenntnisse hinzu. Trans* Personen sind als Pfleger_innen, Ärzt_innen und Therapeut_innen in der Versorgung zunehmend aktiv, und es gibt immer mehr Gesundheitsversorger_innen und -forscher_innen, die sich um eine trans*respektvolle Perspektive bemühen.

Wir haben das Buch so aufgebaut, dass wir nach einer Begriffsklärung zunächst unterschiedliche Verständnisse von Trans* zusammengestellt haben. Ausgehend von den Möglichkeiten, sich als trans* Person selbst zu definieren und damit das Recht auf geschlechtliche Selbstbestimmung wahrzunehmen, wechseln wir über zu den Perspektiven, die in der Auseinandersetzung mit Trans*geschlechtlichkeit einst dominierten: den Sichtweisen von außen aus Medizin und Psychologie mit all den Problemen, die damit verbunden sind.

Trans* Personen sind wie alle Menschen eingebunden in Kontexte, die unter anderem ihre gesellschaftliche Positionierung, ihren Zugang zu Transitionsmaßnahmen und einer darüber hinausgehenden Gesundheitsversorgung prägen. Wir beschäftigen uns hier mit dem gesundheitlichen Versorgungssystem für trans* Personen, zeigen auf, wie sich eine gute Gesundheitsversorgung von trans* Personen gestalten lässt und gehen dann über zu den im gesellschaftlichen Kontext liegenden Gesundheitsrisiken: Ausgrenzungspraktiken in Form von Diskriminierungen und Gewalt gegen trans* Personen. Das Wissen über die Kontexte, auf die trans* Personen treffen, ist hoch relevant für ein Verständnis dessen, wie sich die Lebensweisen von trans* Personen gestalten.

Auf Faktoren der Lebensweise gehen wir im Kapitel 5 „Trans* im Fokus" ein. Hier beschäftigen wir uns mit unterschiedlichen Möglichkeiten, Trans* in Beziehung zu anderen und zu sich selbst zu leben.

Das Kapitel 6 „Trans* im Kontakt" zeigt die Möglichkeiten für Fachkräfte im Gesundheitswesen auf, mit behandlungssuchenden trans* Personen ein tragfähiges und kooperatives Bündnis aufzubauen und dabei in Kontakt mit sich selbst zu bleiben, sich selbst und die Kolleg_innen in Bezug zum Thema besser kennenzulernen und so in der Gesundheitsversorgung für trans* Personen gut zusammenzuarbeiten.

Anschließend legen wir die Grundlagen einer fachlich fundierten psychotherapeutischen Arbeit mit trans* Personen dar und beschreiben die aktuellen Abläufe in der körperlichen und rechtlichen Transition. In diesem Kapitel findet sich auch eine kurze Beschreibung wichtiger Punkte in der therapeutischen Arbeit mit trans* und gendernonkonformen Kindern und Jugendlichen. Für eine umfassendere fachliche Auseinandersetzung mit diesem umfänglichen Themenfeld möchten wir auf die im Text zitierte Literatur verweisen.

Zum Schluss noch eine Anmerkung zu den im Buch verwendeten Fallvignetten. Wir haben diese einzelnen Kapiteln vorangestellt, um so am Beispiel typischer biografischer Konstellationen die Bedeutung der jeweiligen fachlichen Inhalte für die Begleitung trans*geschlechtlicher Personen nachempfindbar zu machen. In die jeweiligen Fallvignetten sind die uns in unterschiedlichen Begegnungen berichteten Erfahrungen trans*geschlechtlicher Personen eingegangen. Wir haben hierbei Inhalte gezielt verändert, um die Anonymität der Personen zu schützen, und Erfahrungsinhalte mehrerer Personen in einer Fallgeschichte zusammengesetzt und verdichtet. Natürlich stellen alle in den Fallberichten verwendeten Namen Pseudonyme dar, bis auf den Erfahrungsbericht von Ilka Christin Weiss.

Wir wünschen nun Freude beim Lesen sowie zahlreiche neue Ideen und Erkenntnisse.

# 2 Über Trans* sprechen

## 2.1 Bedeutung von Sprache

Wir gehen davon aus, dass Sprache nicht nur versucht, Wirklichkeit abzubilden, sondern gleichermaßen auch Wirklichkeit formt. Daher ist die Verwendung von Sprache ein machtvolles Instrument. Recht greifbar kann dieser Gedanke angesichts der Frage von Pathologisierung oder Entpathologisierung von Trans*geschlechtlichkeit werden. Die Verwendung von Begriffen aus der Medizin und Psychologie schafft eher ein Stigma von Krankheit als die Verwendung von Begriffen, die trans* Personen für sich selbst und ihre Selbstbeschreibungen gewählt haben. Diese können Selbstbehauptung und Selbstkompetenz verdeutlichen. Wir sind uns als Schreibende dieses Buches unserer machtvollen Position bewusst und hoffen, damit verantwortungsvoll umzugehen.

Da wir uns in diesem Buch dem liebenswerten Phänomen der Trans*geschlechtlichkeit aus verschiedenen Perspektiven annähern und dabei gleichermaßen zu einer therapeutischen Arbeit einladen wollen, sprechen wir an unterschiedlichen Stellen auch in „verschiedenen Sprachen". Es geht uns um eine respektvolle und auch genaue Sprache und wir hoffen, sowohl den Ansprüchen der trans* Behandlungssuchenden, der Community als auch denen der Behandler_innen weitgehend gerecht zu werden.

## 2.2 Begriffe und Definitionen

Die in diesem Buch verwendeten und hier erwähnten queeren und trans*spezifischen Begriffe und ihre Definitionen erheben keinen Anspruch auf Allgemeingültigkeit und dauerhaften Bestand. Sie sind eher als Arbeitsdefinitionen zu betrachten und als ein Abbild unserer derzeitigen sprachlichen Wirklichkeit. Das über und mit trans* Personen Sprechen wird vermutlich noch lange Zeit ein Ringen um Verstehen, Respekt und angemessene Unterscheidungen sein. Maßgeblich und entscheidend für den Sprachgebrauch im Kontakt mit trans* Personen bleibt deren jeweilige Selbstbeschreibung.

Wir benennen in diesem Buch zahlreiche weitere Begriffe, die in queeren Communitys genutzt und in zahlreichen kreativen Prozessen weiterentwickelt werden, um Erfahrungen, Körper, Sexualitäten, Identitäten anerkennend, respektvoll und lustvoll zu bezeichnen („BDSM“, „butchig“, „Bigclit“ und viele weitere). Da wir nicht alle diese Begriffe definieren möchten und die Leser_innen gleichzeitig anregen möchten, sich zum vertieften Verständnis und um mitreden zu können, mit den ständig wachsenden Schätzen aus den Communitys auseinanderzusetzen, empfehlen wir hier, Begriffe, auf deren Bedeutung Sie beim Lesen neugierig werden, auf queerfreundlichen sites nachzuschlagen. Eine von vielen guten Möglichkeiten dafür bietet zum Beispiel das Queerlexikon (www.tagesspiegel.de/gesellschaft/queerspiegel/was-bedeutet-eigentlich-das-queer-lexikon/11827704.html, 23.06.2019).

Unter dem Begriff der „Geschlechtsidentität“ verstehen wir eine geäußerte oder gezeigte Gewissheit, einem oder mehreren Geschlechtern anzugehören. Zu einer Thematisierung diesbezüglich kommt es aber in aller Regel nur, wenn die Betreffenden auf irgendeiner Ebene eine Diskrepanz erleben. Sie empfinden ihren Körper nicht, teilweise oder nicht immer in Kongruenz mit ihrer gefühlten geschlechtlichen Identität, oder sie beschreiben das „Gelesen_Werden“ in ihren sozialen Kontakten als nicht passend zu ihrem Selbstempfinden. Weiterhin verstehen wir die geschlechtliche Identität als eine im biografischen Verlauf in Maßen veränderliche, vom Kontext mitkonstruierte, aber nicht durch Fremdeinwirkung zu verändernde persönliche Gewissheit.

Die Bezeichnungen „Transsexualismus“ oder „Transsexualität“ wurden im medizinischen Kontext geprägt. Hinter diesen Begriffen steht die Diagnose einer psychischen Erkrankung. In psychomedizinischen Zusammenhängen wie auch in der Öffentlichkeit werden diese Begriffe auch noch häufig verwendet. Für einige Menschen hat sich der Begriff der „Transsexualität“ als Selbstbezeichnung erhalten.

Um deutlich zu machen, dass es beim Trans*sein wenig, gar nicht oder um viel mehr als Sexualität geht, wurden aus den Trans*communitys heraus Begriffe wie „Transgender“, „Transidentität“ und „Transgeschlechtlichkeit“ entwickelt. Diese Begriffe lenken den Blick eher auf Identität, geschlechtliches Selbsterleben oder das geschlechtsbezogene Rollenverhalten. Wir verwenden in diesem Buch den Begriff der „Trans*geschlechtlichkeit“ eher, wenn wir gerade die Tragweite der anstehenden Herausforderungen in Bezug auf die Selbstbehauptung der eigenen Geschlechtlichkeit, die damit verbundenen umfassenden Auswirkungen auf das Leben eines Menschen betonen wollen und um zu verdeutlichen, dass möglichst viele Aspekte des geschlechtlichen Erlebens, des Rollenverhaltens und der Identitätsbeschreibung – im Sinne des summarischen Begriffs „Geschlecht“ mitgedacht werden. Von „Trans*identität“ schreiben wir eher dann, wenn wir darauf fokussieren möchten, wie eine Person ihr Selbst in Bezug auf ihr Trans*sein wahrnimmt und beschreiben möchte. Dies hat für manche Personen auch Auswirkungen auf Entscheidungen für eine körperliche Transition, für andere wiederum nicht.

Wenn wir trans* Personen in ihrer selbstgewählten geschlechtlichen Zuordnung ansprechen wollen, sprechen wir von trans* Frauen oder trans* Weiblichkeiten (Mann-zu-Frau), trans* Männern oder trans* Männlichkeiten (Frau-zu-Mann) oder nicht-binären Personen.

Die Selbstbezeichnung „nicht-binär" oder „nonbinary" bzw. „nonbinär" verwenden häufig Personen, die eine Zuordnung im Rahmen eines Zwei-Geschlechter-Verständnisses für sich ablehnen. Damit wird häufig auch eine Verwendung von den Pronomina „sie" oder „er" von der Person als unpassend erlebt. In der respektvollen Anrede sollte diese also vermieden und die Person nach ihrer gewünschten pronominalen Anrede gefragt werden. Auch trans*männliche oder trans*weibliche Personen können sich in ihrer Trans*identität als nicht-binär verstehen.

Recht ähnlich können die Begriffe „queer" oder „genderqueer" verwendet werden. Auch diese nutzen Personen für sich, um ihre geschlechtliche Identität und Zugehörigkeit zu beschreiben, die sich zwischen den herkömmlichen zwei Geschlechtern oder jenseits einer Annahme von Zweigeschlechtlichkeit befindet. Die hierfür wegweisende Queer Theory (Jagose 2001) stellt Zweigeschlechtlichkeit als Konstrukt infrage und kritisiert dabei insbesondere die Machtverhältnisse in einem Zweigeschlechtersystem.

Den Begriff „agender" nutzen Personen, wenn sie sich keinem Gender zugehörig fühlen. Für die Bezeichnung von Menschen jeglicher Trans*geschlechtlichkeit verwenden wir „trans* Person".

Wenn wir uns auf das Geschlecht beziehen, welches einem Kind aufgrund körperlicher Merkmale nach der Geburt zugewiesen wurde, verwenden wir den Begriff „Zuweisungsgeschlecht". Die Begriffe „biologisches Geschlecht" oder „Geburtsgeschlecht" verwenden wir nicht, weil nach unserer Einschätzung weder an den sichtbaren körperlichen Merkmalen allein noch überhaupt anhand der Körperlichkeit eine bindende (Fremd-)Aussage über das Geschlecht und die geschlechtliche Identität eines Menschen getroffen werden kann.

In manchen Kapiteln schreiben wir allgemein von trans*geschlechtlichen Realitäten, in anderen Kapiteln, wenn trans* Personen in Kontakt mit dem medizinischen System kommen und den Wunsch nach körperlichen, psychiatrischen oder psychotherapeutischen Behandlungen haben, schreiben wir von „Behandlungssuchenden". Zu betonen sei an dieser Stelle, dass bei weitem nicht alle trans* Personen den Wunsch nach trans*bezogenen medizinischen Behandlungen haben oder diese pauschal benötigen.

Als „Trans*community" bezeichnen wir die Gesamtheit der Vernetzungen,

Freund_innenschaften, Projekte, Vereine, Gruppen, Forschungen, Versorgungsangebote etc., die von trans* Personen erdacht, gestaltet und verantwortet werden. Als identitätsstiftend und verbindend erleben wir den fortlaufenden Selbstermächtigungsdiskurs, das Schaffen eigenständiger Strukturen, die Einbeziehung von Verbündeten, die wachsende Fähigkeit der Sorge umeinander und die Deutungshoheit über das Wissen über sich selbst (wozu übrigens dieses Buch auch beitragen möchte). Der Rückgriff von trans* Personen auf „ihre“ Community kann stärkend und Orientierung gebend sein sowie helfen, persönliche Denk- und Handlungsspielräume zu erweitern. Für die therapeutische Arbeit ist eine Rückbindung an die Trans*community eine wichtige Voraussetzung und häufig auch eine Erleichterung, da dort wichtiges Feldwissen zur Verfügung gestellt wird.

Der Begriff „cis“ oder „cisgeschlechtlich“ wird als Bezeichnung für „diesseitig“ verwendet, um einen sprachlichen Gegenpart zu „trans“ zu haben, analog des Wortpaares „Heterosexualität“ und „Homosexualität“. Es sind hier also Menschen gemeint, für welche das zugewiesene Geschlecht mit dem Identitätsgeschlecht (d. h. dem tief empfundenen Geschlecht) zumindest weitgehend übereinstimmt.

Der aus dem medizinischen Diskurs stammende Begriff „Intersexualität“ beschreibt geschlechtliche Variationen auf der somatischen Ebene. Als „intersexuell“ werden Personen bezeichnet, deren Körper sich nicht innerhalb des Zweigeschlechtersystems als eindeutig männlich oder weiblich einordnen lassen. In der Medizin wird für Intersexualität auch die pathologisierende Bezeichnung „Disorders of Sex Development“ verwendet. Seit einigen Jahren wird in der Medizin auch respektvoller von „Differences of Sex Development“ gesprochen. Im aktivistischen Kontext sind die Begriffe „Inter*“ und „Intergeschlechtlichkeit“ als selbstbestimmte Bezeichnungen üblich. Viele inter* Personen wenden jedoch den Begriff „inter*“ nicht im Sinne einer Identitätsbenennung auf sich an und bezeichnen sich lieber hinsichtlich ihrer Geschlechtlichkeit als „Mann“, „Frau“, „Trans*“ … Manche inter* Personen benötigen medizinische Behandlungen, um gesund in ihrem inter* Körper leben zu können. Viele brauchen jedoch keinerlei medizinische Intervention und lehnen die Durchführung geschlechtsnormierender kosmetischer Maßnahmen, die leider noch vielfach in der Medizin durchgeführt werden, ab (Deutscher Ethikrat 2012, Intersex Society of North America 2006, Klöppel 2016, Günther 2016). Wir gehen in diesem Buch nicht weiter auf die Intergeschlechtlichkeit ein, verweisen aber darauf, dass trans* Personen neben ihrer trans*geschlechtlichen Thematik gleichermaßen auch inter*geschlechtlich sein können. Daher ist ein gewisses Grundverständnis und Fachwissen bezogen auf Intergeschlechtlichkeit für die praktische Arbeit notwendig. In jedem Falle sollte die betreffende Person selbstbestimmt entscheiden können, welche Aspekte sie in ihr individuelles Identitätskonstrukt einbezieht.

„Coming-out" meint hier einen oftmals diskontinuierlichen Prozess der Selbstwahrnehmung und Kommunikation der geschlechtlichen und sexuellen Identität einer Person. Dabei beschreibt das „innere" Trans*coming-out den Prozess der individuellen Auseinandersetzung einer Person mit sich selbst mit dem Ergebnis der Selbsterkenntnis der geschlechtlichen Zugehörigkeit. Im „äußeren" Trans*coming-out teilt sich eine Person anderen bezüglich ihrer geschlechtlichen Selbstwahrnehmung mit (Wolf 2004). Eine Gesellschaftsstruktur, in der trans*geschlechtliche Lebensweisen häufig noch nicht als selbstverständliche Bereicherungen menschlicher Vielfalt betrachtet werden, sondern von Sanktionen bedroht sind, erfordert es, dass trans* Personen immer wieder, je nach Kontext, Entscheidungen hinsichtlich des Offen- und Verstecktlebens bezüglich ihrer Identität oder Körperlichkeit treffen und sich entsprechend verhalten müssen.

„Crossdressing" meint die Praxis von Personen, die sich mit ihrer geschlechtlichen Identität auseinandersetzen und dabei auch geschlechtlich konnotierte Kleidung und Accessoires nutzen, um sich zu erproben oder eine für sich stimmige Genderpräsentation zu finden.

Der Begriff „Passing" ist zu übersetzen mit einem „durchgehen als" und meint die Alltagserfahrung, von der Umwelt wie gewünscht im Identitätsgeschlecht gesehen zu werden. An der Frage eines gewünschten oder (nicht) gelingenden Passings werden der gesellschaftliche Normierungsdruck und der unterschiedliche Zugang zu entsprechenden Ressourcen deutlich.

Der Begriff „stealth" in der Verwendung von „stealth lebend" hat sich etabliert, um ein Leben, einen Lebensort oder eine Lebensphase zu beschreiben, in der eine trans* Person nicht geoutet lebt, also ihre Umwelt in der Annahme belässt, cis zu sein.

Für alle Maßnahmen, die eine Person auf der körperlichen, sozialen und rechtlichen Ebene unternimmt, um ihr individuelles Identitätsgeschlecht besser zum Ausdruck zu bringen, verwenden wir zusammenfassend die Begriffe „Geschlechtsangleichung" bzw. „Transition". Es sind damit ausdrücklich deutlich mehr Möglichkeiten gemeint, als die der Angleichung an ein weibliches oder männliches „Normgeschlecht". Im subjektiven Empfinden der Person handelt es sich bei dem Transitionsprozess um ein Näherkommen an ein tief empfundenes geschlechtliches Erleben, und nicht um eine „Geschlechtsumwandlung", weswegen wir auch den Begriff der „Geschlechtsangleichung" für diesen Prozess vorziehen. Hormonelle oder chirurgische körperverändernde Maßnahmen, die zur Reduktion eines genderdysphorischen Erlebens beitragen, bezeichnen wir auch als „körpermodifizierende" Transitionsmaßnahmen.

Statt des relativ gebräuchlichen Begriffs der „Trans*phobie“ verwenden wir den der „Trans*feindlichkeit“. Die Verwendung des Begriffs der „Phobie“ für eine gruppenbezogene Feindlichkeit wurde erstmals von Weinberg (1972) eingeführt, der mit dem Wort „Homophobie“ besonders die negativen Gefühlssensationen von psychoanalytisch tätigen Kolleg_innen gegen Lesben und Schwule beschreiben wollte. Der weiter entwickelte Begriff der „Trans*feindlichkeit“ nimmt hingegen mehr die Perspektive von angegriffenen trans* Personen ein, da diese die Auswirkungen eines solchen „phobischen“ Erlebens erleiden müssen. Damit soll deren Erleben gewürdigt und für die therapeutische Arbeit in den Fokus genommen werden. Zudem verwenden wir den Begriff der „Trans*negativität“, wenn wir die hinter einem feindseligen Handeln liegenden Haltungen und Strukturen besonders ansprechen wollen.

## 2.3 Schreibweisen

Der „Gender_Gap“ (z. B. bei Therapeut_innen) wird verwendet, um Selbstbeschreibungen jenseits von weiblich und männlich Raum zu geben.

Für die Verdeutlichung der trans*geschlechtlichen Vielfalt verwenden wir die Zeichensetzung Trans“*“ oder trans“*“ (gesprochen „Trans Sternchen“). Das Sternchen * soll die respektvolle Beachtung unterschiedlicher Lebensmöglichkeiten ausdrücken und ist als Platzhalter für möglichst viele bekannte und noch unbekannte Trans*selbstbeschreibungen zu verstehen.

Eine Substantivierung des Wortes Trans* nutzen wir, um das Maßgebliche, das Trans*spezifische zu betonen, wie in „Trans*gesundheit“, „Trans*community“, „Trans*feindlichkeit“, „Trans*coming-out“. Wenn wir wiederum ausdrücken wollen, dass trans* einen Aspekt neben verschiedenen anderen Merkmalen der Person darstellt, schreiben wir „trans*“ klein wie in „trans* Kind“ und „trans* Person“. Damit wollen wir deutlich machen, dass wir nicht ungefragt einem Menschen unterstellen wollen, dass das Trans*sein identitätsstiftend oder maßgeblich sei. Unabhängig davon kann sich jedoch eine Person selbst z. B. als „Trans*mann“ oder eben als „trans* Mann“ beschreiben.

Da wir in diesem Buch sehr häufig Trans*begriffe verwenden und damit schon recht häufig Sternchen * im Text erscheinen, haben wir uns entschieden, an den anderen Stellen, an denen wir die Vielfalt von Geschlechtern verdeutlichen wollen, den Gender_Gap zu nutzen. Wir hoffen dadurch die Lesbarkeit etwas zu verbessern.

# 3 Was ist Trans* – Modelle und Erzählungen von Trans*biografien

## 3.1 Verständnis von Trans*geschlechtlichkeit

Wir wollen diesem Kapitel eine aktuelle Beschreibung von Trans*geschlechtlichkeit aus der Community voranstellen. Diese soll als Orientierung dienen: Mit trans* Personen sind hier Menschen gemeint, die sich dem ihnen bei der Geburt zugewiesenen Geschlecht nicht, nicht ganz oder nicht immer zugehörig fühlen.

Diese derzeitig recht häufig verwendete Beschreibung wurde von trans* Personen für sich selbst formuliert. Sie steht in deutlicher Abgrenzung zu Definitionsversuchen von medizinischer Seite, welche einen diagnostischen Anspruch erheben. Es war und ist ein wichtiger emanzipatorischer Schritt, dass trans* Personen sich selbst beschreiben und ihr So-Sein auch selbst definieren. Bei der Entwicklung solcher Selbstdefinitionen wird natürlich deutlich, in welcher großen Vielfalt und Bandbreite sich trans* Personen in ihrem Trans*sein erleben können. Sie können ihr Trans*sein innerhalb eines zweigeschlechtlich vorgestellten Bezugsrahmens verstehen und sich dem anderen Geschlecht zugehörig erleben. Innerhalb dieses Bezugsrahmens können sie ihren Transitionsprozess als einen Näherungsprozess betrachten, in dem sie auf emotionaler, körperlicher und rechtlicher Ebene immer mehr ihrem Identitätsgeschlecht entsprechen, bis sie für sich den (eventuell vorläufigen) Abschluss dieser Annäherung entscheiden. Gleichermaßen können trans* Personen ihr Geschlecht auch ohne einen Rückgriff auf Annahmen einer Konstruiertheit von Geschlecht als Kategorie oder Geschlechtsidentitätsmodell verstehen. So erleben sie einerseits ihre Zugehörigkeit zum anderen Geschlecht als seit ihrer Geburt festgelegt. Mit der Selbstvergegenwärtigung des Geschlechts wird der „Geschlechtskörper" aber als der falsche erkannt, der korrigiert werden muss.

Andererseits können trans* Personen ihr Geschlecht oder ihre Geschlechtsidentität zwischen den als „weiblich" und „männlich" benannten Scheitelpunkten eines Kontinuums von Geschlecht verstehen. Auch die Zugehörigkeit zu einem anderen Geschlecht kann Ausdruck von Trans*geschlechtlichkeit sein. Damit ist die Annahme eines „dritten" oder „weiteren" Geschlechts gemeint, das ohne eine graduelle Zuordnung zu Weiblichkeit oder Männlichkeit auskommen kann. Die Ablehnung nicht nur einer Geschlechterzuordnung, sondern überhaupt einer Annahme von Geschlecht als Kategorie, kann zu der Aussage führen: „Ich bin mein eigenes Geschlecht". Damit wird eine unendliche individuelle Vielfalt von Geschlecht(ern) eröffnet.

Diese Versuche von Umschreibungen machen deutlich, dass trans* Personen immer wieder ihr Geschlecht denken und sich der Aufgabe einer dauerhaften Selbstlegitimation stellen müssen. Es stehen keine vermeintlichen Gewissheiten wie bei einem cisgeschlechtlichen Erleben zur Verfügung. Das eigene Trans*sein muss benannt werden und möglichst in verschiedenen sozialen Kontexten in jeweils kompatibler Form erklärt werden. Dafür müssen sich trans* Personen mit dem eigenen trans*geschlechtlichen Erleben auseinandersetzen, einen Umgang mit unterschiedlichsten Zuschreibungen finden und für sich selbst die darin enthaltenen Normierungen entweder annehmen oder sich ihnen widersetzen. Trans* Personen können solche Prozesse als sehr anstrengend und belastend erleben, aber auch als einen kreativen Prozess, der Lust macht auf das Probieren von neuen Selbstbeschreibungen bis hin zum (Er-)finden von neuen Pronomen oder Verwandtschaftsbezeichnungen.

Ein wichtiges Element scheint dabei die Reflexion der Frage von geschlechtlicher Zugehörigkeit und die Suche nach einer solchen zu sein. Ein Nicht-Eins-Sein mit dem eigenen Körper, das Gefühl, kein körperliches Zuhause zu haben, kann das Bedürfnis nach einer Gemeinschaft mit anderen, einer Zugehörigkeit, mitprägen. Da gleichermaßen im Rahmen der Auseinandersetzungsprozesse mit sich selbst auch das Erleben der eigenen – auch geschlechtlichen – Einmaligkeit identitätsbildend ist, kann die Suche und die Annahme von Zugehörigkeit ein spannungsgeladener und schmerzhafter Prozess sein, der häufig zu temporären Antworten führt. Für manche trans* Personen ist die Zugehörigkeit zu den anderen (cis) Frauen oder Männern von zentraler Bedeutung. Dafür müssen gerade die körperlichen Angleichungsschritte zu einem Gefühl der „richtigen" oder zumindest „richtigeren" Körperlichkeit führen. Hier scheint es für das trans*geschlechtliche Selbsterleben wichtig zu sein, ob die eigene Körperlichkeit im Rahmen eines Defizitdenkens verstanden wird: „Ich wünsche mir (sehnlichst) ein weibliches Genital, aber meines ist (noch) nicht (hinreichend) weiblich". Oder ob zum Beispiel positiv formuliert werden kann: „Ich habe jetzt mein weibliches Genital", oder „Mein Genital ist wie ein weibliches". Die Akzeptanz, trotz aller Angleichungsschritte eben doch nicht „gleich" zu sein, sondern „ähnlich" den cisgeschlechtlichen Menschen zu sein, ist eine bedeutsame Leistung.

Für viele trans* Personen wiederum kann ein Zugehörigkeitsgefühl zu einer Trans*community von großer Bedeutung sein. Damit kann die Haltung verbunden sein, das eigene Trans*sein nicht nur als ein Übergangsthema zu betrachten, sondern als ein dauerhaftes Identitätsmodell, also das Trans*geschlecht als ein eigenes Geschlecht zu betrachten. In jedem Fall liegt dem eine Entscheidung zugrunde, mit der eigenen Geschlechtlichkeit anders und deutlicher sichtbar zu sein.

## 3.2 Fluiditäten der Geschlechtlichkeit

Genderidentitäten sind nicht notwendigerweise fixiert. Viele Menschen erleben im Verlauf ihres Lebens Veränderungen oder Erweiterungen ihrer geschlechtlichen Identität, bei anderen bleibt das Empfinden der geschlechtlichen Zugehörigkeit relativ konstant. So können auch trans* Personen in jeglichen Lebensphasen an einen Punkt kommen, an dem das bisherige Selbstverständnis als trans*, agender, crossdressed, transsexuell etc. nicht mehr dem Selbsterleben entspricht. Eine Auseinandersetzung mit Kategorien, Schubladen, Definitionen setzt ein. Das Denken in Differenzen etabliert eine analytische Sicht darauf, ob die eigene Selbstbeschreibung und Selbstbezeichnung noch stimmig sind und einem sich verändernden Selbstkonzept angemessen dienen können. Die Akzeptanz einer gewissen Fluidität und Bandbreite des trans*geschlechtlichen Seins kann helfen, Spannungen abzubauen, eine bessere Selbstakzeptanz zu entwickeln, sich von Veränderungen weniger beunruhigen zu lassen. Geschlechtliche Selbstbeschreibungen, Begehrensstandpunkte, das sexuelle Begehren selbst, die Einstellung zu romantischen Beziehungen oder das Verhältnis zu den Genitalien in ihrem Sexualitäts- und Identitätsaspekt können fluide sein.

## 3.3 Genderidentitäten und sexuelle Orientierungen

Genderidentitäten unterscheiden sich von sexuellen Orientierungen, können jedoch mit diesen vielfältig verwoben sein. Als „sexuelle Orientierungen" werden hier die tief empfundene Zuwendung und das Begehren bezogen auf die Geschlechtlichkeit des Gegenübers verstanden. Sexuelle Orientierungen umfassen sexuelle Phantasien, sexuelle Handlungen, die sexuelle Selbst- und Fremddefinition sowie die erotische und emotionale Zuwendung zum Gegenüber. Oftmals sind nicht alle Aspekte einer sexuellen Orientierung bei einer Person gleichgerichtet. Die Bedeutungszuweisung an eine bestimmte sexuelle Orientierung wird durch soziokulturelle Konzepte beeinflusst, die auch die Beschreibungen von homo-, bi-, hetero- und pansexuellen Orientierungen geprägt haben (Wolf et al. 2015).

Im gegenwärtigen gesellschaftlichen Kontext kann davon ausgegangen werden, dass sich für Personen, deren Geschlechtsidentität vom Zuweisungsgeschlecht abweicht, die Artikulation ihrer sexuellen Orientierung schwieriger gestaltet, weil ihnen weniger Modelle dafür zur Verfügung gestellt werden, wie sie sich hinsichtlich ihrer Geschlechtlichkeit und Sexualität ausdrücken können (American Psychological Association 2015, Meyer 2003, World Professional Association for Transgender Health 2011). Offenere Konzepte von sexuellen Orientierungen und Wünschen (Sedgwick 1990), die neben der geschlechtlichen Einordnung des Selbst und des Gegenübers auch andere Merkmale sexuellen Erlebens (z. B. sexuelle Praktiken oder bezogen auf bestimmte Körper oder spezifische Beziehungskonstellationen) als ebenso wichtigen Ausdruck der Persönlichkeit eines Menschen betrachten, können hier eine Erweiterung des Blicks ermöglichen. Das Nach- oder Miteinander der Ausprägung geschlechtlicher Identitäten und sexueller Orientierungen wird in den Kapiteln 5.1 „Entwicklungsprozesse von Geschlechtsidentitäten“ und 5.2 „Coming-outs“ beschrieben.

## 3.4 Die Fragen nach dem „Woher“

Die Geschichten, die Menschen darüber erzählen, wie sie zu derjenigen Person geworden sind, die sie gerade sind und wohin sie sich entwickeln möchten, sind zentral für die Wahrnehmung und Beschreibung der eigenen Identität (Rüsen 2006). Für das Selbsterleben von trans* Personen kann die Beschäftigung mit der Frage, woher das Trans*sein an sich und eben auch das eigene Trans*sein komme, dementsprechend eine große Bedeutung haben. Damit ist die Selbstakzeptanz angesprochen, auch Fragen einer inneren Ablehnung des eigenen Trans*seins, einer verinnerlichten Trans*feindlichkeit. Für das Aushalten solcher Gefühlslagen kann es als hilfreich erlebt werden, auf eine Ätiologie verweisen zu können, eine nachvollziehbare Entwicklung, die von eigenem „schuldhaften“ Handeln entlastet, die von einem „Irrtum“ oder einem „Verrücktsein“ freispricht. Auch in der Auseinandersetzung mit der eigenen Familie oder im Arbeitskontext können schlüssig klingende Erklärungen, warum jemand trans* sei, sehr entlasten und einen Rechtfertigungsdruck mindern. Bisher haben sich aber alle Erklärungsversuche als nicht sonderlich tragfähig erwiesen. Zudem scheint sich schon die Vielfalt trans*geschlechtlichen Lebens allgemeingültigen Erklärungsversuchen zu entziehen. Für trans* Personen kann es eine große Herausforderung sein, das eigene Trans*sein als ein grundloses So-Sein zu akzeptieren und sich selbst darin anzunehmen und möglicherweise auch einen entsprechenden Stolz zu entwickeln.

Bei aller Suche nach Zugehörigkeiten und sinnstiftenden Erklärungen des eigenen So-Seins bleibt häufig ein Erleben von Einsamkeit bestehen mit der Frage, wie es auszuhalten sei. Eine selbstbewusste Positionierung als trans*geschlechtliche Person stellt häufig familiäre, kulturelle oder religiöse Zugehörigkeiten in Frage, die Unsichtbarmachung des Trans*seins führt andererseits auf der Ebene der geschlechtlichen Identität ebenfalls zu einer Vereinsamung. So sehen sich trans* Personen häufig in dem Dilemma, nur entscheiden zu können, welche Art der Einsamkeit sie vermutlich besser ertragen können.

Die Versuche, sich selbst im eigenen Trans*sein zu verstehen, führten und führen auch immer wieder dazu, diagnostische Beschreibungen von Seiten der Medizin zu Rate zu ziehen.

## 3.5 Medizinische und psychologische Konzepte zur Trans*geschlechtlichkeit

Ein Trans*sein in der derzeitigen gesellschaftlichen Situation ist kaum ohne eine Korrespondenz mit medizinischen Konzepten verstehbar. Mit Hilfe des von ihnen beobachteten trans*geschlechtlichen Lebens haben sich verschiedene medizinische und psychiatrische / psychologische Fachrichtungen mit Trans*geschlechtlichkeit auseinandergesetzt, zum Teil in heftiger Opposition zueinander im Kampf um die Deutungshoheit im Themenfeld (Johnson 2007). Dabei lassen sich mehrere Diskursstränge unterscheiden: Von psychiatrischer und psychoanalytischer Seite ab Beginn des 20. Jahrhunderts sowie später ab den 1950er Jahren von verhaltenstherapeutischer Seite wurde Trans*geschlechtlichkeit als eine mittels psychotherapeutischer Methoden zu behandelnde schwere psychische Störung dargestellt.

Parallel dazu entwickelten sich in der somatischen Medizin, insbesondere der Endokrinologie und Chirurgie, Konzeptionen von Trans*geschlechtlichkeit, die körpermodifizierende medizinische Behandlungen legitimieren sollten. Ausgehend von medizinischen Konzepten der Trans*geschlechtlichkeit wurden zahlreiche organische Ätiologiehypothesen aufgestellt (Johnson 2007), von denen sich keine einzige bislang als tragfähig erweisen konnte. Einem medizinischen Verständnis, welches körpermodifizierende Maßnahmen als Behandlungsmöglichkeit für trans*geschlechtliche Menschen benannte, wurde von psychiatrisch-psychoanalytischer Seite zum Teil sehr heftig und polemisch entgegengetreten (Johnson 2007).

Zudem wurde innerhalb der letzten hundert Jahre von medizinischer und psychologischer Seite versucht, Trans*geschlechtlichkeit eindeutig von

Homosexualität abzugrenzen (Johnson 2007). Vielfach erfolgte dies mit der Vorstellung, dass beides sowohl gesellschaftlich unerwünscht als auch pathologisch sei. Medizin und Psychologie haben sich so lange Zeit zu Handlangern gesellschaftlicher Diskriminierung gemacht, diese legitimiert und immer wieder neu aufgerichtet (Johnson 2007, Rauchfleisch et al. 2002, Wolf 2013).

Unterdessen hat sich der gesundheitsprofessionelle Konsens von einer Perspektive, die Genderdysphorie als Störung oder Krankheit betrachtete, dahin bewegt, die Vielfalt von Geschlechtern anzuerkennen (Fraser 2015). Jede geschlechtliche Identität wird seit der maßgeblichen Stellungnahme des Weltärztebundes (World Medical Association 2015) als gesunde Möglichkeit betrachtet, mit der eine Person Lebensglück und Zufriedenheit erreichen, Beziehungen leben und zur Weiterentwicklung der Gesellschaft beitragen kann. Zudem wird die Bereitstellung einer guten Gesundheitsversorgung für trans* Personen als Menschenrecht angesehen (Fraser 2015). Bis diese Fachmeinung erreicht werden konnte, musste ein langer Weg zurückgelegt werden.

Mit Beginn des 20. Jahrhunderts setzte sich der jüdische Berliner Arzt Magnus Hirschfeld in seiner bahnbrechenden sexualwissenschaftlichen Arbeit mit Trans*geschlechtlichkeit auseinander (Güldenring 2015). In vielen Städten in den USA und auch in Berlin war es damals illegal, in der Öffentlichkeit mit einer Bekleidung aufzutreten, die nicht dem Zuweisungsgeschlecht entsprach (Stryker 2008). Bis in die Gegenwart wurden und werden in vielen Ländern trans*geschlechtliche Menschen für Crossdressing-Verhalten durch Ordnungsbehörden angegriffen (Amnesty International 2001). Hirschfeld versuchte damals, polizeiliche Schikanen gegen trans*geschlechtliche Menschen in Berlin durch Gespräche mit den Polizeibehörden abzuwenden. In seinem Institut für Sexualwissenschaften waren auch trans*geschlechtliche Menschen tätig, und es wurden bereits in den 1930er Jahren dort erste körpermodifizierende Operationen durchgeführt (Stryker 2008).

Besonders wichtig für die Erarbeitung des heutigen medizinischen Verständnisses von Trans*geschlechtlichkeit wird der Entschluss von Christine Jorgensen betrachtet, 1952 ihre geschlechtsangleichenden Operationen durchführen zu lassen. Sie hatte sich selbst zuvor geschlechtsangleichende Hormone besorgt und diese angewendet. Durch die Veröffentlichung ihrer Erfahrungen bewirkte sie eine breite Diskussion (Johnson 2007). Ab dieser Zeit wurden zunehmend geschlechtsangleichende Operationen durchgeführt und sowohl Operateur_innen als auch die betreffenden trans* Personen berichteten darüber.

Trans*geschlechtliche Menschen nahmen also immer wieder entscheidend Einfluss auf den Verlauf der Diskurse, indem sie mit sehr viel Mut die Geschichten ihrer Transition erzählten und auch Verletzungen ihrer Menschenrechte im Gesundheitssystem anprangerten (Scholinski 1995, 1998).

1966 publizierte Dr. Harry Benjamin sein Werk „The Transsexual Phenomenon“, in dem er Trans*geschlechtlichkeit als eine Form der psychischen Intersexualität interpretierte. In die Internationale statistische Klassifikation der Krankheiten und verwandter Gesundheitsprobleme (ICD, englisch: International Statistical Classification of Diseases and Related Health Problems) wurde Trans*geschlechtlichkeit erstmals 1965 in der achten Version als „transvestitism“ aufgenommen. 1968 wurde die entsprechende Einordnung in das DSM-II (Diagnostisches und Statistisches Manual psychischer Störungen; englisch: Diagnostic and Statistical Manual of Mental Disorders) übernommen (ebenfalls als „transvestitism“).

1975 folgte die ICD-9 mit der ausdifferenzierten Diagnose „transvestitism and transsexualism“. Das DSM-III schloss 1980 mit der Diagnose „transsexualism“ an und führte zusätzlich die Kategorie einer Geschlechtsidentitätsstörung im Kindesalter ein.

Dies wurde 1987 im DSM-III-R weitergeführt. Das aktuell noch gültige ICD-10 differenziert die sogenannten „Störungen der Geschlechtsidentität“ in „Transsexualismus“, „Transvestitismus unter Beibehaltung beider Geschlechterrollen“ und „Störungen der Geschlechtsidentität im Kindesalter“ sowie sonstige und nicht näher bezeichnete Störungen der Geschlechtsidentität (Kapitel 7.2 „Diagnostik“).

Ab 1994 wird im DSM auf den Begriff „Transsexualism“ verzichtet. Das DSM-IV sprach sowohl bei Kindern als auch bei Erwachsenen von einer „Gender Identity Disorder“.

Ab 2013 wird in der aktuellen Version DSM-5 der Begriff „Gender Dysphoria“ verwendet (Fraser 2015, Dilling/Freyberger 2008, Wolf 2013).

Psychiater_innen und Psycholog_innen haben Versuche unternommen, trans*geschlechtliches Erleben psychodiagnostisch zu erfassen und in das vorliegende Verständnis von psychischen Störungen einzupassen. Die in den jeweils gültigen diagnostischen Systemen daraufhin postulierten und so vermeintlich „sicheren“ Kriterien haben trans* Personen eingeladen, ihr eigenes Erleben daran zu messen. Anhand von Übereinstimmungsgraden mit den geltenden Kriterien versuchten sie, ihr Gefühlsleben als ein „richtiges“ trans*geschlechtliches Erleben zu akzeptieren oder es den vorgegebenen Kriterien anzupassen, um daraus Selbstsicherheit zu gewinnen.

Hinzu kommt hier noch der aktuell durch die ICD-10 festgeschriebene Umstand, dass weitere darin enthaltene Diagnosen wie „Transvestitismus unter Beibehaltung beider Geschlechtsrollen“, „Fetischistischer Transvestitismus“, „Sexuelle Reifungskrise“, „Ichdystone Sexualorientierung“ konstruiert wurden. Diese schreiben das Fremde und Unverständliche jenseits einer hetero- und cisnormativen Vorstellungswelt diagnostisch als Störungen fest. In der Beschäftigung mit solchem Störungsdenken und besonders im Kontakt mit Diagnostiker_innen erleben trans* Personen eine Haltung, die ihr Erleben als psychische Störung wertet und die somit – leider aktuell immer noch – im Gegensatz zum oben genannten WMA-Statement (WMA 2015) auf der Basis der ICD-Diagnosen davon ausgeht, dass trans* Personen psychisch krank sind. Solch eine Psychopathologisierung kann bei trans* Personen natürlich Zweifel an sich selbst auslösen oder verstärken. Das eigene Trans*sein kann in Frage gestellt werden und auch die Richtigkeit der eigenen Entscheidungen in den verschiedenen Lebenssituationen.

Manche trans* Klient_innen erleben in ihren Psychotherapien, dass therapeutischerseits eine kausale Verknüpfung von erlittener Traumatisierung mit der Entwicklung von Trans*geschlechtlichkeit vorgenommen wird. Steinbrück (2012) hat beispielsweise einen Bericht einer trans* Person dokumentiert, nach dem in der Therapie ein Zusammenhang zwischen Trans*männlichkeit und Täterintrojekten konstruiert worden war.

Traumabezogene Ursachentheorien von „Transsexualität" lehnen sich an Defizittheorien zur Genese von Homosexualität an. Mediziner_innen, Psycholog_innen und auch Seelsorger_innen, die Homosexualität als gesellschaftsschädlich und krank betrachteten, suchten nach den Ursachen dieser unerwünschten Entwicklung, um Ansatzpunkte für die Verhinderung von Homosexualität zu finden. Innerhalb dieses Referenzrahmens formten sie die These, dass der Entwicklung von Homosexualität schädigende Erlebnisse zugrunde liegen müssten. Diese Thesen stützen die Wissenschaftler_innen je nach ihrer Gebundenheit an eine Therapieschule epistemologisch auf psychoanalytische (Torelli 2006) oder auf lerntheoretische Überlegungen. Mit einer traumagenetischen Deutung ihrer sexuellen Orientierung wurden und werden in diesem diskriminierenden Referenzrahmen insbesondere traumatisierte lesbische Frauen in Psychotherapien konfrontiert (Frossard 2000, Wolf 2004, Wolf 2013).

Vergleichbare wissenschaftliche Bemühungen zur Erhellung der Genese heterosexueller Orientierungen blieben aus. So wurde entsprechend auch die empirische Tatsache, dass viele heterosexuelle und cis Personen Traumaerfahrungen haben (Fischer/Riedesser 2009), nicht ausgenutzt, um Heterosexualität und Cisgeschlechtlichkeit kausal aus Traumatisierungserfahrungen abzuleiten. Aus den beschriebenen Fokusbildungen und gezielten Auslassungen des wissenschaftlichen Interesses lässt sich also eine interessengeleitete Tendenz der Forschungen zur Genese von nicht-normativen sexuellen Orientierungen und Genderidentitäten erkennen. In diesem vorurteilsgeprägten Rahmen ist eine offene und respektvolle Diskussion der Bedeutung von Traumaerfahrungen für die Möglichkeiten einer Person, eine bestimmte Genderidentität zu entwickeln, nicht möglich.

Selbst ein Verständnis, welches nach wissenschaftlicher Evidenz fragt, würde hier antworten, dass keine kausale Verknüpfung von Erfahrungen in der sozialen

Umwelt, Erziehungsfaktoren oder Traumata mit der Entwicklung von Trans*geschlechtlichkeit vorgenommen werden kann (Ettner 2015). Theorien, die trotzdem von einer Traumagenese der Trans*geschlechtlichkeit ausgehen (Korte et al. 2008), weisen für diejenigen trans* Personen, an denen sie angewendet werden, ein Schädigungspotential auf. So verwischen falsche Ursachentheorien zum Beispiel den Blick darauf, dass eine trans*idente Entwicklung der Traumatisierung oft vorgängig ist und dass Gewalt gegen trans* Personen dann oft das Ziel verfolgt, sie am Leben ihrer Trans*geschlechtlichkeit zu hindern. Diese Theorien kaschieren damit dann gleichzeitig auch die Verantwortlichkeit derjenigen, die trans* Personen Gewalt antun (Birck 2001). Damit erschweren sie es auch einer traumatisierten trans* Person, ihre Wahrnehmung für ihr Leiden zu schärfen und genau zu unterscheiden, wer ihr Gewalt angetan hat und wer auf ihrer Seite steht.

Wir möchten darauf hinweisen, dass schädigungs- und traumaorientierte Genesetheorien der Trans*geschlechtlichkeit zudem Kommunikationsbarrieren in der therapeutischen Beziehung errichten. Sie schwächen die therapeutischen Möglichkeiten, trans*geschlechtlichen Entwicklungen respektvoll zu begegnen und damit auch die Entwicklung von Selbstakzeptanz bei trans*geschlechtlichen Klient_innen zu unterstützen (American Psychiatric Association 1998). Traumagenesetheorien der Trans*geschlechtlichkeit implizieren zudem die problematische Annahme, eine wirksame Traumabehandlung könne konversionstherapeutisch in Richtung der Induzierung einer Cisidentität wirken (American Psychological Association 2009).

Insbesondere in Psychotherapien während der Transition verschweigen viele trans* Personen Traumatisierungen und auch Traumafolgestörungen aus Sorge, ihr_e Therapeut_in könne problematischen Ursachentheorien anhängen und denken, sie hätten sich ohne eine Traumatisierung nicht trans*geschlechtlich entwickelt. Durch das Verschweigen möchten sich die Klient_innen davor schützen, dass sie in der Psychotherapie in ihrer Trans*identität angezweifelt werden und die psychotherapeutischen Stellungnahmen zur Befürwortung der benötigten geschlechtsangleichenden medizinischen Maßnahmen nicht erhalten (Fuchs et al. 2012).

Nach unserem Verständnis handelt es sich auch dann, wenn eine Person mit Traumatisierungserfahrungen in Kindheit und Jugendzeit eine trans*geschlechtliche Identität in sich verspürt und zeigt, um einen selbstbestimmten Entwicklungsprozess, der gerade bei Personen mit sehr belastenden biografischen Erfahrungen als enorme Lebensleistung zu würdigen ist. Es gibt keinen fachlich zu vertretenden Grund, einer trans*geschlechtlichen Person aufgrund von Traumatisierungserfahrungen geschlechtsangleichende Maßnahmen zu versagen (Di Ceglie 2015).

### 3.5.1 Diagnostische Einordnung von Trans*identitäten als Zugangsvoraussetzung für Transitionsmaßnahmen

Ohne Diagnose ist medizinisches und auch psychotherapeutisches Handeln nicht legitim (British Medical Association 1992, 38) und im deutschen Gesundheitssystem auch nicht abrechnungsfähig. Der diagnostische Prozess soll der diagnostizierenden Person eine Orientierung und statusstabilisierende Sicherheit geben, sie vor Ängsten und Unsicherheiten bewahren und ihr eine Distanz zur diagnostizierten Person ermöglichen (Güldenring 2015). Eine Diagnostik kann vor diesem Hintergrund auch Schaden anrichten, indem z. B. die Diagnose an sich zur Ausgrenzung, Entwertung und Demütigung einer Person benutzt wird (Courtois/Ford 2016).

In der „Begleittherapie" und auch in der Begutachtung nach dem „Transsexuellengesetz" stehen Behandelnde und Gutachter_innen vor dem Dilemma, dass sie einerseits die Diagnose F64.0 „Transsexualismus" (nach ICD-10) vergeben müssen, um einer Person den Zugang zur Änderung ihres Vornamens und Personenstands und zu medizinischen Maßnahmen in der Transition zu eröffnen. Auf der anderen Seite reifizieren sie durch ihr therapeutisches und gutachterliches Handeln ein System, welches von trans* Personen eine Duldung der Psychopathologisierung ihrer Geschlechtsidentität verlangt, um Maßnahmen zu erhalten, die für die Selbstannahme und ihre gesellschaftliche Anerkennung notwendig sind. Benötigen trans* Personen keine Transitionsbehandlungen und auch keine Gutachten für die rechtliche Transition nach dem TSG (mehr), empfehlen wir im therapeutischen Setting einen konsequenten Verzicht auf eine psychopathologisierende Einordnung der Trans*geschlechtlichkeit einer behandlungssuchenden Person.

#### Die diagnostischen Kriterien für „Genderdysphorie" im DSM-5 und „Transsexualismus" in der ICD-10

Wir gehen davon aus, dass Behandler_innen und Gutachter_innen die diagnostischen Kriterien für „Transsexualismus" in der ICD-10 und im DSM-5 kennen sollten, um trans* Personen dabei zu unterstützen, eine bedarfsgerechte Versorgung zu erhalten. Insofern haben wir uns entschieden, diese diagnostischen Kriterien auch in dieses Buch aufzunehmen, medizinsystemimmanent zu diskutieren und zu kritisieren.

In der Versorgungspraxis sehen wir viele trans* Personen, deren Selbstwahrnehmungen an vielen Stellen nicht den diagnostischen Kriterien entsprechen, die jedoch trotzdem aufgrund ihrer Trans*geschlechtlichkeit körpermodifizierende

Behandlungen benötigen. In vielen Fällen erteilen wir also letztlich die Diagnosen F64.0 „Transsexualismus" bzw. F64.2 „Störung der Geschlechtsidentität des Kindesalters", auch wenn die diagnostischen Kriterien nicht alle erfüllt sind, weil wir behandlungssuchenden Personen den Weg in eine ethisch vertretbare Versorgung ebnen wollen.

In der für die Abrechnungspraxis innerhalb des Gesundheitssystems in Deutschland maßgeblichen ICD-10 ist die Diagnose „Transsexualismus" (F64.0) im Kapitel F6 („Persönlichkeits- und Verhaltensstörungen") aufgeführt.

Die diagnostischen Kriterien für „Transsexualismus" (F64.0) bei Personen im Erwachsenenalter lauten:

> *„A. Die Betroffenen haben den Wunsch, als Angehörige des anderen Geschlechts zu leben und als solche akzeptiert zu werden, in der Regel verbunden mit dem Wunsch, den eigenen Körper durch chirurgische und hormonelle Behandlungen dem bevorzugten Geschlecht soweit als möglich anzugleichen.*
> *B. Die transsexuelle Identität besteht andauernd seit mindestens zwei Jahren.*
> *C. Der Transsexualismus ist nicht Symptom einer anderen psychischen Erkrankung, wie z.B. einer Schizophrenie und geht nicht mit einer Chromosomenaberration einher" (Dilling/Freyberger 2008, 259).*

Mit der Diagnose F64.1 („Transvestitismus unter Beibehaltung beider Geschlechtsrollen" wird in der ICD-10 Crossdressingverhalten psychopathologisiert, auch in den Fällen, in denen die betreffende Person nicht darunter leidet. Zudem gibt es im Unterkapitel F64.- noch die diagnostischen Unsicherheitskategorien F64.8 („sonstige Störungen der Geschlechtsidentität") und F64.9 „nicht näher bezeichnete Störung der Geschlechtsidentität" (Dilling/Freyberger 2008, 260, 262). Unter F65.- („Störungen der Sexualpräferenz") wird zudem mit F65.1 der „Fetischistische Transvestitismus" (S. 263) als psychopathologisch eingeordnet.

Im Kindesalter wird in der ICD-10 die Diagnose F64.2 für „Störung der Geschlechtsidentität des Kindesalters" vergeben. Die Geschlechterbezeichnungen innerhalb der ICD-10 erfolgen dabei noch aufgrund des bei Geburt dem Kind zugewiesenen Geschlechts (d. h. ein „Mädchen" in der ICD-10 ist ein Kind, welchem bei Geburt ein weibliches Geschlecht zugewiesen wurde).

Die Kriterien für F64.2 in der ICD-10 lauten:

> *„Bei Mädchen:*
> *Andauerndes intensives Leiden daran, ein Mädchen zu sein, und erklärter Wunsch, ein Junge zu sein (nicht begründet mit kulturellen Vorteilen für Jungen). Oder das Mädchen besteht darauf, bereits ein Junge zu sein.*
>
> *Entweder 1. oder 2.:*
> *1. Anhaltende deutliche Aversion gegen üblicherweise weibliche Kleidung und Bestehen auf typisch männlicher Kleidung, z.B. männlicher Unterwäsche und anderer Accessoires;*
> *2. anhaltende Ablehnung weiblicher anatomischer Strukturen, die sich in mindestens einem der folgenden Merkmale äußert:*
> *a. Behauptung, einen Penis zu besitzen, oder dass ein Penis wachsen wird;*
> *b. Ablehnung, im Sitzen zu urinieren;*
> *c. Versicherung, keine Brüste zu bekommen oder nicht menstruieren zu wollen.*
> *Das Mädchen hat bis jetzt nicht die Pubertät erreicht.*
> *Die Störung muss seit mindestens sechs Monaten vorliegen.*
>
> *Bei Jungen:*
> *Anhaltendes intensives Leiden darunter, ein Junge zu sein sowie intensiver Wunsch oder – seltener – Behauptung, bereits ein Mädchen zu sein.*
> *Entweder 1. oder 2.:*
> *1. Beschäftigung mit typisch weiblichen Aktivitäten, z.B. Tragen weiblicher Kleidungsstücke oder Nachahmung der weiblichen Erscheinung, intensiver Wunsch, an Spielen und Zeitvertreib von Mädchen teilzunehmen und Ablehnung von typisch männlichem Spielzeug, Spielen und Aktivitäten;*
> *2. Anhaltende Ablehnung männlicher anatomischer Strukturen, die sich durch mindestens eine der folgenden wiederholten Behauptungen äußert:*
> *a. dass er zu einer Frau heranwachsen wird (nicht nur in eine weibliche Rolle);*
> *b. dass sein Penis oder seine Hoden ekelhaft sind oder verschwinden werden;*
> *c. dass es besser wäre, keinen Penis oder Hoden zu haben.*
> *Der Junge hat bis jetzt nicht die Pubertät erreicht.*
> *Die Störung muss seit mindestens sechs Monaten vorliegen" (Dilling/Freyberger 2008, 261–262).*

In der ICD-10 sollen Geschlechtsidentitätsstörungen bei Jugendlichen in der Pubertät unter F66 klassifiziert werden.

Das Unterkapitel F66.- umfasst in der ICD-10 die sogenannten „Psychische(n) und Verhaltensstörungen in Verbindung mit der sexuellen Entwicklung und Orientierung". Hierunter gefasst sind die

- „Sexuelle Reifungskrise“ (F66.0), die ein Leiden an der Unsicherheit bezüglich der eigenen Geschlechtsidentität oder sexuellen Orientierung diagnostisch erfassen soll,
- die „Ichdystone Sexualorientierung“ (F66.1), die den Wunsch, die eigene sexuelle Orientierung möge wegen begleitender psychischer und Verhaltensstörungen anders sein, diagnostisch erfassen soll,
- die „Sexuelle Beziehungsstörung“ (F66.2), nach der die eigene Geschlechtsidentität oder sexuelle Orientierung „bei der Aufnahme oder Aufrechterhaltung einer Beziehung mit einem Sexualpartner Probleme“ bereitet,
- sowie die „Sonstige(n) psychische(n) und Verhaltensstörungen in Verbindung mit der sexuellen Entwicklung und Orientierung“ (F66.8) und die „Psychische und Verhaltensstörung in Verbindung mit der sexuellen Entwicklung und Orientierung, nicht näher bezeichnet“ (F66.9) (Dilling/Freyberger 2008, 268–269).

Auch im DSM-5 der Amerikanischen Psychiatrischen Assoziation wird das Geschlecht entsprechend des Zuweisungsgeschlechts etikettiert.

### 3.5.2 Diagnostische Kriterien für „Genderdysphorie im Kindesalter“ im DSM-5 und „Transsexualismus“ in der ICD-10

Die diagnostischen Kriterien für „Genderdysphorie im Kindesalter“ (302.6) lauten im DSM-5:

*A) Eine deutliche Inkongruenz zwischen dem erlebten/ausgedrückten Geschlecht und dem Zuweisungsgeschlecht über mindestens sechs Monate. Mindestens sechs der folgenden Kriterien sind erfüllt. Eines davon muss Kriterium A1 sein.*
*1. Ein starker Wunsch, dem anderen Geschlecht anzugehören oder ein Bestehen darauf, dem anderen Geschlecht anzugehören (oder irgendeinem alternativen Geschlecht, welches sich vom Zuweisungsgeschlecht unterscheidet).*
*2. Bei Jungen (entsprechend dem Zuweisungsgeschlecht) eine starke Neigung zum Crossdressing oder dazu, sich weiblich zu kleiden; oder bei Mädchen eine starke Bevorzugung ausschließlich typisch männlicher Bekleidung und ein starker Widerstand gegen typisch weibliche Kleidung.*
*3. Eine starke Neigung, gegengeschlechtliche Rollen im Spiel zu übernehmen.*

*4. Eine starke Neigung zu Spielzeugen, Spielen oder Aktivitäten, die stereotyp dem anderen Geschlecht zugeschrieben werden.*
*5. Eine ausgeprägte Bevorzugung von Spielgefährten des anderen Geschlechts.*
*6. Bei Jungen (entsprechend dem Zuweisungsgeschlecht) eine starke Zurückweisung typisch männlich besetzter Spielzeuge, Spiele und Aktivitäten und ein ausgeprägtes Vermeiden von Kampf- und Tobespielen, oder bei Mädchen (entsprechend dem Zuweisungsgeschlecht) eine starke Zurückweisung typisch weiblicher Spielzeuge, Spiele und Aktivitäten.*
*7. Eine ausgeprägte Ablehnung der eigenen primären Geschlechtsorgane.*
*8. Ein starker Wunsch, die primären und/oder sekundären Geschlechtsmerkmale zu haben, die dem selbstempfundenen Geschlecht entsprechen.*
*B) Der Zustand geht mit klinisch signifikantem Stress oder Beeinträchtigungen in sozialen, schulischen oder anderen wichtigen Lebensbereichen einher (American Psychiatric Association 2013, 452–453, nicht autorisierte Übersetzung: G.W.).*

Eine eventuell vorliegende intersexuelle Entwicklung wird laut DSM-5 zusätzlich zur Genderdysphorie kodiert.

Die entsprechenden diagnostischen Kriterien für „Genderdysphorie in der Adoleszenz und im Erwachsenenalter" lauten im DSM-5 (302.85):

*A) Eine deutliche Inkongruenz zwischen dem erlebten/ausgedrückten Geschlecht und dem Zuweisungsgeschlecht über mindestens sechs Monate. Mindestens sechs der folgenden Kriterien sind erfüllt. Eines davon muss Kriterium A 1 sein.*
*1) Eine deutliche Inkongruenz zwischen dem erlebten/ausgedrückten Geschlecht und primären und/oder sekundären Geschlechtsmerkmalen (oder bei jungen Adoleszenten: antizipierten sekundären Geschlechtsmerkmalen).*
*2) Ein starker Wunsch, die primären und/oder sekundären Geschlechtsmerkmale los zu werden (bzw. bei jungen Adoleszenten: ein Wunsch, die Entwicklung der antizipierten sekundären Geschlechtsmerkmale zu verhindern).*
*3) Ein starker Wunsch, die primären und/oder sekundären Geschlechtsmerkmale des anderen Geschlechts zu haben.*
*4) Eine starke Präferenz, dem anderen Geschlecht (oder einem alternativen Geschlecht, welches sich vom zugewiesenen Geschlecht unterscheidet), anzugehören.*
*5) Ein ausgeprägter Wunsch, wie jemand des anderen Geschlechts (oder eines alternativen Geschlechts, welches sich vom zugewiesenen Geschlecht unterscheidet) behandelt zu werden.*

*6) Eine stark ausgeprägte Überzeugung, die typischen Gefühle und Reaktionen von Angehörigen des anderen Geschlechts (oder eines alternativen Geschlechts, welches sich vom zugewiesenen Geschlecht unterscheidet) zu haben.*
*B) Der Zustand geht mit klinisch signifikantem Stress oder Beeinträchtigungen in sozialen, schulischen oder anderen wichtigen Lebensbereichen einher (American Psychiatric Association 2013, 452–453, Übersetzung: G.W.).*

Spezifizierungen der Diagnose sind im DSM-5 möglich hinsichtlich des Vorhandenseins von Intersexualität und hinsichtlich des Stands der Person im Verlauf des Transitionsprozesses (z.B. „Posttransition“) (American Psychiatric Association 2013, 452–453).

## Kommentar zur Einordnung von Trans*geschlechtlichkeit als „Transsexualismus“ in der ICD-10 und als „Genderdysphorie“ im DSM-5

Das DSM-5 beschreibt Trans*geschlechtlichkeit nicht mehr per se als Psychopathologie. Vielmehr wird die Diagnose „Genderdysphorie“ nur an diejenigen Personen vergeben, die tatsächlich ein Leiden aufweisen. Es besteht also innerhalb des DSM-5 kein Grund mehr, Personen, die die Transitionsbehandlung durchlaufen haben und kein dysphorisches Erleben mehr in Bezug auf ihr Geschlecht aufweisen, eine psychopathologisierende Diagnose zuzuweisen (Di Ceglie 2015). Zudem wird im DSM-5 deutlich auf die gesellschaftliche Produktion des Leidens trans*geschlechtlicher Menschen hingewiesen (Shelton 2017, 83). So wird beispielsweise ausdrücklich die Verweigerung von benötigten Gesundheitsdienstleistungen als Mitbedingung psychischer Belastungen benannt:

*„Genderdysphorie bezieht sich auf den Stress, der die Inkongruenz zwischen dem wahrgenommenen oder ausgedrückten und dem Zuweisungsgeschlecht begleiten kann. Obwohl nicht alle Personen Stress erleben aufgrund dieser Inkongruenz, reagieren viele mit erheblichen Belastungserleben, wenn die ersehnten medizinischen Behandlungen mittels geschlechtsangleichender Hormontherapie oder Operationen nicht verfügbar sind“ (DSM-5, American Psychiatric Association 2013, 451, Übersetzung: G.W.).*

Auch berücksichtigt das DSM-5 mit der Benennung alternativer Geschlechter auch geschlechtliche Lebensweisen jenseits einer binären Anordnung und gibt damit auch sprachlich der Existenz nonbinärer Geschlechtlichkeiten Raum. Die

Kriterien für Genderdysphorie im Kindesalter sind im DSM-5 im Vergleich zum DSM-IV deutlich spezifischer geworden, was eine Verbesserung der fachlichen Basis für die Initiierung geschlechtsangleichender Behandlungen darstellt (Zucker 2015).

Sowohl DSM-5 als auch ICD-10 erweisen sich jedoch hinsichtlich der zwingenden Zuschreibung von Leiden an trans* Personen mit einem Bedarf nach geschlechtsangleichenden medizinischen Maßnahmen als reformbedürftig.

Die in der ICD-10 vorgenommene Psychopathologisierung von Trans*geschlechtlichkeit per se entspricht nicht mehr dem Fachstandard (WMA 2015). Auch sind in der ICD-10 die starre binäre Geschlechterkonstruktion sowie die Setzung, dass Intersexualität nicht vereinbar mit Trans*geschlechtlichkeit sei, fachlich fragwürdig (Preuss 2019).

Als hochproblematisch erweist sich in der ICD-10 zudem das Konstrukt der sogenannten „Psychische(n) und Verhaltensstörungen in Verbindung mit der sexuellen Entwicklung und Orientierung" (F66.-), welches auf trans*geschlechtliche Jugendliche angewandt werden soll. Damit wird trans*geschlechtlichen Jugendlichen zwingend eine Diagnose zuerteilt, die ihnen den Weg zu geschlechtsangleichenden medizinischen Behandlungen verschließt. Denn für eine Indikationsstellung und Kostenübernahme für geschlechtsangleichende medizinische Behandlungen bei trans*identen Personen sind in Deutschland ausschließlich die Diagnosen F64.0 und F64.2 vorgesehen.

Solange die ICD-10 in Deutschland noch gültig ist, empfehlen wir bei den Personen, die geschlechtsangleichende rechtliche oder medizinische Maßnahmen benötigen, im Kindesalter F64.2 und im Jugend- und Erwachsenenalter F64.0 zu diagnostizieren. Die Diagnose der Trans*geschlechtlichkeit sollte sich dabei an den S3-Leitlinien (s. Abschnitt auf S. 56) orientieren und sich auf die anamnestisch erhobenen Angaben der behandlungssuchenden Person stützen. Da eine Testdiagnostik bezogen auf die Trans*geschlechtlichkeit einer Person keine zusätzlichen Erkenntnisse erbringen kann, die über die identitätsbezogene Selbstwahrnehmung und Selbstbeschreibung der Person hinausgehen (Cohen-Kettenis/Pfäfflin 2003, Güldenring 2013), empfehlen wir, die Trans*geschlechtlichkeit ausschließlich im Gespräch mit der behandlungssuchenden Person zu erfassen. Diagnosen, die die Ambivalenz und Vorsicht der Behandelnden ausdrücken, wie F64.1, F64.8 und F64.9 empfehlen wir nicht zu verwenden, da diese Diagnosen seitens der Krankenkassen genutzt werden können, um notwendige geschlechtsangleichende medizinische Behandlungen zurückzuweisen. Auf die Diagnosen F65.1 und F66.- empfehlen wir wegen ihres diskriminierenden Charakters möglichst ganz zu verzichten.

### Neuerungen im Rahmen der ICD-11

Da das DSM nur die Einordnung psychischer Störungen erlaubt, hingegen die ICD sowohl die Klassifizierung psychischer als auch somatischer Erkrankungen ermöglicht, besteht ausschließlich in der ICD die Möglichkeit, den Behandlungsbedarf trans*geschlechtlicher Personen im Hinblick auf körpermodifizierende Maßnahmen durch eine Reform der diagnostischen Zuordnung auch in einem nicht-psychopathologisierenden Kapitel zu beschreiben (Drescher et al. 2012, Güldenring 2015). Die neue ICD-11 wird 2022 in Kraft treten (Tagesspiegel 2018). „Transsexualismus“ wird darin aus dem Kapitel der „Psychischen und Verhaltensstörungen“ gestrichen und als *„Genderinkongruenz“* in einem neu geschaffenen eigenständigen Kapitel „Conditions related to sexual health“ aufgeführt (Bundesvereinigung Trans* 2018). Geschlechtsinkongruenz soll für das Jugend- und Erwachsenenalter einerseits und für die Kindheit andererseits separat konzeptualisiert werden. F66 und F65.1 werden voraussichtlich in der IDC-11 gestrichen (Brunner et al. 2017, Wolf 2013). Mit der Neuklassifikation von Geschlechtsinkongruenz in der ICD-11 soll die Gesundheitsversorgung trans*geschlechtlicher Personen niedrigschwellig und fachgerecht sichergestellt und gleichzeitig die Psychopathologisierung von Trans*geschlechtlichkeit unterbunden werden (Tagesspiegel 2018).

## 3.6 Erzählungen von Trans*biografien im Gesundheitssystem

BEISPIEL

Eine 33-jährige trans* Frau hat nach anderthalb Jahren Psychotherapie den Antrag auf die von ihr benötigten körpermodifizierenden Operationen gestellt. In ihrer Lebensgeschichte hat sie Gewalt durch die Herkunftsfamilie erlitten und ist in der Schule aufgrund ihres gendernonkonformen femininen Auftretens schikaniert worden. Sie hat sich in der Therapie mit einer Posttraumatischen Belastungsstörung (PTSD) auseinandergesetzt und nimmt seit zwei Jahren körpermodifizierende Hormone. Es gelingt ihr durchgängig, als Frau zu passen. Das Verfahren zur Vornamens- und Personenstandsänderung hat sie erfolgreich absolviert. Kurz vor dem Begutachtungstermin mit dem Medizinischen Dienst zerbricht ihre langjährige Beziehung zu ihrem Partner.

Die Gutachterin des Medizinischen Dienstes spricht die trans* Frau mehrfach als trans* Mann an. Auf die entsprechende Korrektur durch die Klientin reagiert die Gutachterin irritiert. Die Klientin fürchtet, dass durch die Irritation die Begutachtung für sie negativ verlaufen würde. Erst nach ihrem mehrfachen Verweis auf die eingereichten Unterlagen, die doch diesbezüglich eindeutig seien, erkennt die Gutachterin, dass sie eine trans* Frau vor sich hat. Als die Gutachterin die Klientin nach ihrem Beziehungsstatus fragt, berichtet diese, sie sei mit einem Mann zusammen und heterosexuell. Die Gutachterin reagiert beruhigt auf diese Mitteilung. Am Schluss des Begutachtungstermins lächelt sie und sagt zu der Klientin: „Sehen Sie, das war doch gar nicht so schlimm für Sie. Wissen Sie, viele Transsexuelle haben so viel Misstrauen bei der Begutachtung und sind gar nicht offen. Das ist doch gar nicht nötig und ich verstehe das nicht. Wir beide konnten doch ganz vernünftig miteinander reden“. Die Klientin nickt und verabschiedet sich höflich. Hinterher schämt sie sich sehr, weil sie die Trennung verschwiegen hat und denkt, sie habe sich unsolidarisch gegenüber anderen trans* Personen verhalten.

Wie Menschen ihre persönliche Geschichte erzählen, hängt stets vom Erzählkontext ab. Der Kontext regelt, was mit welchen Konsequenzen gesagt werden darf und was verschwiegen werden muss. Er fordert und würdigt bestimmte Erzählstränge, schiebt andere beiseite oder unterdrückt sie (Clement 2016, Rosenthal 1993).

Trans* Personen treffen in dieser Gesellschaft auf Kontextbedingungen, die ihre Geschichten in Richtungen formen. Sie müssen sich in ihren Selbstbeschreibungen mit dem Druck auseinandersetzen, den die Sozialisation in einer hetero- und ciszentristischen Matrix mit sich bringt, und sich davon abgrenzen. Sie stehen vor der Aufgabe, ihre Erfahrungen mit ihrer Geschlechtlichkeit in Worte zu fassen. Dies tun sie vor und in Abgrenzung von einem gesellschaftlichen Bedeutungshorizont, der ihnen in der Regel in ihrer Sozialisation zunächst keine, dann entwertende Begrifflichkeiten und Beschreibungen für ihre geschlechtliche Selbstwahrnehmung zur Verfügung stellt (Ludewig 2009).

Trans* Personen, deren Identität jahrzehntelang durch sozialen Druck und Gewalt mit einem Schweigegebot belegt wurde, müssen lernen, die in Form von Scham und Ängsten internalisierten Sprechverbote zu überwinden (Bar-On 1999, Pennebaker 2000, Sanders 1996). Sie müssen sich damit auseinandersetzen, dass sie oft nicht gehört werden. So berichten trans* Personen mit Psychotherapieerfahrungen immer wieder, dass sie in den Therapien zwar mehrfach ihre Trans*geschlechtlichkeit benannt hätten, dieses Thema jedoch nicht gehört und immer wieder zurückgestellt worden sei, so dass sie es schließlich nicht weiter angesprochen hätten. Wenn sie im Gesundheitssystem gehört werden wollen und sich den Zugang zu einer bedarfsgerechten Gesundheitsversorgung eröffnen möchten, müssen sie ihre Trans*geschichte demnach möglichst deutlich machen. Vielfach müssen sie ihre Geschichte so gestalten, dass sie den Vorkonzepten der konsultierten Gesundheitsprofessionellen entgegenkommen, indem sie diese normativ hinsichtlich herkunftsfamiliärer Situation, Sexualität, Gesundheitsverhalten, Beziehungen und sexueller Orientierung erzählen. Trans* Personen müssen in der Transition durch die Erzählung ihrer Lebensgeschichte demonstrieren, dass sie „stabil" genug sind, um die notwendigen medizinischen Leistungen und/oder befürwortende Gutachten für die Vornamens- und Personenstandsänderung zu erhalten. Das Gestalten von Lebensgeschichten mit dem Ziel, die Erwartungen des Gegenübers zu erfüllen, um schließlich von diesem die Bewilligung einer für die Erhaltung der eigenen Gesundheit dringend notwendigen Leistung zu erhalten, bezeichnen wir als „Biografiedesign". Viele trans* Personen schämen sich nach begutachtenden Gesprächen vor dem Medizinischen Dienst oder mit den Gutachter_innen im Verfahren für die Vornamens- und Personenstandsänderung, weil sie während der Gespräche eine Lebensgeschichte erzählen mussten, die ihrer so nicht entspricht. Dementsprechend bewerten viele trans* Personen diese Begutachtungsverfahren als erheblichen Eingriff in ihre Persönlichkeitsrechte (Fuchs et al. 2012).

Eine Fabel, die in Beratung und Therapie erzählt werden kann, soll das Dilemma derjenigen, die vor dem Begutachtungsprozess stehen, nachvollziehbar machen und gleichzeitig bewusst Rückendeckung bei Entscheidungen für ein Biografiedesign in einer Zwangssituation anbieten:

TIPP

„Stellen Sie sich vor, Sie sind ein Zebra in der Savanne. Sie sind an schwieriges und heißes Wetter gewöhnt, jedoch sind Sie auf Wasser angewiesen, um zu überleben. Der einzige Wassertümpel in der Savanne ist nicht fern von Ihnen. Er ist jedoch mit einer undurchdringlichen Dornenhecke umschlossen, die nur einen Durchgang hat. Vor diesem Durchgang liegt jedoch ein alter Löwe. Sie wissen, er frisst am liebsten Zebras. Antilopen, die auch zum Wasserloch gehen möchten, verschont er, weil er Sorge hat, verschlungene Hornstücke könnten seine Magenschleimhaut verletzen. Da er nicht mehr gut sehen kann, fragt er jedes größere Tier, welches sich dem Durchgang nähert, ob es ein Zebra oder eine Antilope sei. Sie haben Durst und müssen trinken. Was sagen Sie, wenn der Löwe Sie fragt?

Und wie bewerten Sie das Verhalten des Zebras, welches in dieser Situation die Frage des Löwen nicht wahrheitsgemäß beantwortet?"

# 4 Trans* im Kontext

## 4.1 Versorgungsstandards und Versorgungsangebote

### 4.1.1 Kurze Entwicklungsgeschichte der Behandlungsrichtlinien

In einer cis- und heteronormativen Gesellschaft ist es für viele trans* Personen immer noch schwer, eine trans*spezifische Gesundheitsversorgung zu erhalten. Um die aktuelle Versorgungssituation zu verdeutlichen, ist ein kurzer Blick in die Entstehungsgeschichte und Entwicklung der Gesundheitsversorgung trans*identer Menschen unerlässlich.

Seit etwa den 1980er Jahren strukturieren internationale Behandlungsstandards die Diagnostik und Behandlung trans*geschlechtlicher Personen. Dabei soll vor allem geklärt werden, für wen und wann welche Maßnahmen indiziert sind, um ein Leiden zu reduzieren. Seit ca. 2010 ist ein Paradigmenwechsel von einem rigiden normierenden psychopathologisierenden Konzept hin zu einem selbstbestimmten fluiden Verständnis von Geschlechtervielfalt zu beobachten und zu begrüßen.

1979 erschien die erste Version der Versorgungsempfehlungen als Standards of Care (SoC) von der Harry Benjamin International Gender Dysphoria Association (HBIGDA), heute World Professional Association of Transgender Health (WPATH), welche sich als internationale Fachgesellschaft maßgeblich für die Entpsychopathologisierung geschlechtsinkongruenter Menschen einsetzt (Knudson et al. 2010, Nieder et al. 2013). In der aktuellen siebten Version der SoC aus dem Jahr 2011 wird Geschlechtsinkongruenz als eine Normvariante im Spektrum geschlechtlicher Vielfalt betrachtet. Die Behandlungsempfehlungen orientieren sich an den individuellen trans*spezifischen Bedarfen und fordern individualisierte und flexible Behandlungsangebote. So sprechen sie sich auch ausdrücklich für eine bedarfsgerechte Modifikation des in den vorherigen sechs Versionen der SoC linearen festgelegten Behandlungsverlaufes (Diagnostik, Psychotherapie, Alltagstest, Hormonbehandlung, Vornamensänderung, körpermodifizierende Operationen, Personenstandsänderung) aus. Die aktuellen SoC, sowie weitere maßgebliche Behandlungsleitlinien aus den USA, werden im Kapitel 4.1.4 „Standards für die Gesundheitsversorgung von trans*geschlechtlichen und gendernonkonformen Klient_innen“ ausführlicher dargestellt.

In Deutschland wurde nach dem Urteil des Bundessozialgerichtes (BSG) 1987 für die Behandlung der „Transsexualität“ festgelegt, dass der „Nachweis der Zweckmäßigkeit einer ärztlichen Behandlung im Einzelfall erbracht“ werden muss, um die Kostenübernahme für geschlechtsangleichende Maßnahmen von den gesetzlichen Krankenkassen zu erhalten (BSG 3 RK 15/86), wodurch eine „klinische Expertise als Voraussetzung“ einer Kostenbewilligung durch die Krankenkassen vorgeschaltet wurde (Nieder et al. 2014, 26).

1997 erarbeitete eine Expert_innengruppe von Mediziner_innen und Psycholog_innen der Deutschen Gesellschaft für Sexualforschung (DGfS) „Behandlungsstandards zur Behandlung und Begutachtung transsexueller Menschen“ (Becker et al. 1997), an denen sich Leistungsträger in Deutschland orientieren. Diese Standards beruhen auf unterdessen veralteten Annahmen und lassen „individuell-geschlechtliche Variationsvielfalt“ unberücksichtigt (Güldenring 2015, 32).

Auf Initiative der DGfS erarbeitete seit 2013 eine Arbeitsgruppe die AWMF S3-Leitlinie zur Diagnostik, Beratung und Behandlung der Geschlechtsdysphorie. An dem Diskussionsprozess beteiligten sich Vertreter_innen verschiedener Fachgesellschaften sowie Interessenvertreter_innen. Die AMWF-Leitlinie ist im Herbst 2018 in Kraft getreten und soll zu einer Verbesserung der Trans*gesundheitsversorgung beitragen. Auch diese wird im Kapitel 4.1.4 „Standards für die Gesundheitsversorgung von trans*geschlechtlichen und gendernonkonformen Klient_innen“ ausführlich behandelt.

Die Krankenkassen in Deutschland entscheiden heute über die Kostenübernahme auf Empfehlung der Begutachtungen durch den Medizinischen Dienst der Krankenkassen (MDK), welcher sich aktuell an den Begutachtungsrichtlinien des Medizinischen Spitzenverbandes Bund der Krankenkassen (MDS) von 2020 orientiert. Die „Begutachtungsanleitung Richtlinie des GKV-Spitzenverbandes nach § 282 SGB V – Begutachtungsanleitung – Geschlechtsangleichende Maßnahmen bei Transsexualismus (ICD-10, F64.0)“ des MDS löste im August 2020 die seit 2009 geltende MDS-Begutachtungsrichtlinie ab. Mit der Neufassung der Begutachtungsrichtlinie reagierte der MDS auf die zunehmenden Behandlungsanfragen trans*geschlechtlicher Personen und die Publikation der S3-Leitlinie (AWMF 2018), die den aktuellen Fachstandards für die Behandlung erwachsener trans* Personen in Deutschland darstellt. Laut MDS (2020) beruht die aktuelle Begutachtungsrichtlinie sowohl auf der Sozialrechtsprechung (hierzu werden einzelne Urteile in der Begutachtungsrichtlinie referiert), als auch neben der S3-Leitlinie auf den Standards of Care der WPATH (2012), der Behandlungsleitlinie der

Endocrine Society (Hembree et al. 2017), einem Bericht der American Psychiatric Association (APA) Task Force zur Behandlung der „Geschlechtsidentitätsstörung" (im Original: „gender identity disorder", Byne et al. 2012) sowie den Praxisleitlinien zur Untersuchung und Behandlung erwachsener Personen mit Genderdysphorie des Britischen Royal College of Psychiatrists (2013).

Entgegen ihrer Berufung auf Leitlinien im Themenfeld schließt die MDS-Richtlinie nonbinäre trans* Personen aus, formuliert strikte Anforderungen an „Alltagserfahrungen" und einen „krankheitswertigen Leidensdruck" als Anspruchsvoraussetzung für geschlechtsangleichende medizinische Behandlungen. Sie blendet die Vielfalt trans*spezifischer Gesundheitsbedarfe aus und setzt eine hohe Schwelle vor die Inanspruchnahme körpermodifizierender Behandlungen. Die menschenrechtlichen Entwicklungen, insbesondere die Selbstbestimmungsrechte der behandelten trans* Personen, wurden bei ihrer Erstellung nicht berücksichtigt, und es fand auch keine Anhörung von Expert_innen aus der Community statt. Wegen ihrer betrüblichen Relevanz für die Kostenübernahme für die von trans* Personen benötigten geschlechtsangleichenden Maßnahmen in Deutschland wird die MDS-Richtlinie im weiteren Text dargestellt.

## 4.1.2 Medizinethische Überlegungen

Die Qualität von Gesundheitsdienstleistungen bemisst sich insgesamt daran, ob es im Rahmen der durchgeführten Beratungs- und Behandlungsprozesse gelingt, die medizinethisch definierten Leitlinien der Benefizienz (Nutzen) und Non-Malefizienz (Nichtschaden), der Autonomie und Gerechtigkeit zu erfüllen (Beauchamp/Childress 2008). Im Rahmen dieser ethischen Vorgaben verfolgt eine Gesundheitsversorgung die Ziele, durch eine fachgerechte medizinische Versorgung, professionelle Beziehungsgestaltung und gesundheitsbezogene Informationsvermittlung die Selbstbestimmungsmöglichkeiten von Patient_innen in gesundheitsrelevanten Entscheidungsprozessen zu stärken (Empowerment) und dabei auch den gesundheitlichen und interaktionellen Folgen sozialer Marginalisierung entgegenzutreten (Brinkmann-Göbel 2001).

Die medizinische Behandlung von trans* Personen wirft verschiedene grundsätzliche Fragen zur Fruchtbarkeit, der persönlichen Integrität, der psychischen Gesundheit und der körperlichen Unversehrtheit auf. Im Zusammenhang von transitionsspezifischen Behandlungsmaßnahmen müssen Werteentscheidungen bezogen auf das Gut der körperlichen Unversehrtheit oder die Fortpflanzungsfähigkeit getroffen werden, die von den betreffenden trans* Personen individuell sehr subjektiv erlebt werden.

*„[…] bei einer Entscheidung für oder gegen eine letztlich irreversible Behandlung handelt es sich um eine Dilemma-Situation, in der eine einfache Schaden-Nutzen-Abwägung nicht möglich ist. Schaden und Nutzen sind in hohem Maße abhängig von der subjektiven Bewertung durch die betroffene Person selbst. Stehen solche Werteentscheidungen im Vordergrund ärztlicher Behandlungsentscheidungen, können zwar empirisch gesicherte objektive Erkenntnisse über Vor- und Nachteile in die Entscheidung einfließen, doch die Bewertung des prospektiven Schadens und Nutzens durch den Betroffenen und damit dessen Wille muss letztlich den Ausschlag geben. Dies gilt insbesondere dann, wenn es sich um Eingriffe in höchstpersönliche Bereiche des menschlichen Lebens handelt. Die geschlechtliche Identität ist ein solch wesentlicher Teil der personalen Identität […]“ (Möller et al. 2018, 252f.).*

Im Sinne des ethischen Prinzips der Autonomie sollte die Entscheidung für oder gegen körperverändernde Maßnahmen letztendlich in den Händen der behandlungssuchenden trans* Person liegen. Für diesen Entscheidungsprozess sollte sie Unterstützung bekommen, um ihre Entscheidung in einem bestmöglichen Rahmen abzuwägen und schließlich zu treffen. Wenn sie **ihre eigene** Entscheidung treffen konnte, wird es ihr auch leichter fallen, die Konsequenzen der Entscheidung und auch Irrtümliches dabei besser zu ertragen und damit zurechtzukommen. In diesem Zusammenhang müssen Psychotherapeut_innen den Zwangskontext, in dem sie in der Behandlung von trans* Personen tätig sind, sorgfältig reflektieren, die Klient_innen darüber aufklären und nach einer Umgangsweise damit suchen, der die Klient_innen zustimmen können und die ihnen hilft, ihren Weg selbstbestimmt zu gehen.

Minderjährige trans* Personen sind gleichermaßen Adressat_innen dieser Überlegungen. Sie müssen in der Regel gemeinsam mit ihren Eltern Entscheidungen zu aus ihrer Sicht nötigen körperlichen Veränderungen treffen. Hinzu kommt bei Heranwachsenden die besondere Herausforderung, sich angesichts stetiger pubertärer körperlicher Veränderungen zu entscheiden. Eine Behandlung führt zu einer körperlichen Veränderung, eine Nichtbehandlung ebenfalls. Nur die Anwendung von pubertätsunterdrückenden Wirkstoffen (Gonadotropin-Releasing-Hormon-Analoga; GnRH-Analoga) kann für eine begrenzte Zeit Raum verschaffen, um gereifte Entscheidungen für partiell unumkehrbare Schritte zu treffen (Möller et al. 2018).

Trans* Behandlungssuchende stehen vor dem Dilemma, sich für oder gegen operative Maßnahmen entscheiden zu müssen, deren Wirksamkeit bezogen auf ihr individuelles geschlechtsdysphorisches Erleben sie nicht mit vollständiger Sicherheit vorhersagen können. Die Verantwortung für das Bereitstellen möglichst realistischer Informationen über das Ergebnis von Transitionsbehandlungen obliegt den Behandler_innen. Diese schaffen die Grundlage für eine informierte Einwilligung der zu behandelnden Person (Kapitel 7.8 „Einwilligungsprozesse in medizinische Behandlungen“).

Das eruierbare Wissen aus der bisherigen Praxis belegt letztlich eine erstaunlich geringe Quote der Fehlentscheidungen von trans* Personen hinsichtlich der durchgeführten transitionsspezifischen Maßnahmen (Kapitel 5.5 „Re-Transition – Ein neuer Lebensabschnitt“). Hinzukommend lässt sich vermuten, dass es einen Prozentsatz von trans* Personen gibt, die aus verschiedenen Gründen keinen Zugang zu fachgerechten Leistungen hatten und haben. Ohne Zugangsbarrieren gäbe es vermutlich noch mehr gute und positive Entscheidungen, eine höhere Zufriedenheitsrate und damit auch mehr gute Lebensverläufe.

In der Arbeit mit trans* Behandlungssuchenden sind besonders folgende ethische Überlegungen wichtig: Das Risiko medizinischer Interventionen im Rahmen der Transition ist dem Schaden gegenüberzustellen, der entstehen würde, wenn der Person die körperliche Transition verweigert wird. Ein ärztliches Nichthandeln („Abstinenz“ in Form einer Weigerung, in einen „gesunden Körper“ einzugreifen) ist in diesem Falle nicht etwa ethisch neutral, sondern kann die Person einem erheblichen Leid aussetzen, welches hingegen durch eine angemessene Transitionsbehandlung gelindert werden könnte. So steigt die Wahrscheinlichkeit, dass eine trans* Person sich selbst Schaden zufügt durch suizidales Handeln oder Selbstverletzungen/Selbstverstümmelungen mit der Verweigerung einer indizierten Transitionsbehandlung (Pomara et al. 2015). Auch die Auswirkungen psychischer Erkrankungen wie Essstörungen, die trans* Personen bei Unzugänglichkeit zu anderen körpermodifizierenden Behandlungen entwickeln können, und die Nebenwirkungen dauerhaft angewendeter Psychopharmaka (zur symptomatischen Behandlung des emotionalen Leidens angesichts der Unmöglichkeit, körperlich zu transitionieren) müssen hier mitbetrachtet werden.

Die Aufklärung über körpermodifizierende Maßnahmen muss durch endokrinologisch und chirurgisch tätige Mediziner_innen besonders sorgfältig erfolgen. Dabei müssen die Wünsche der Behandlungssuchenden hinsichtlich Sensibilität, Ästhetik, Funktionalität erfragt und transparente Informationen bezogen auf das erwartete Outcome der Operationen und anderer medizinischer Maßnahmen gegeben werden. Ziel ist hier die Etablierung einer konstruktiven und ehrlichen Zusammenarbeit zwischen den medizinischen Behandler_innen und den Behandlungssuchenden (Cavalot/Cossu 2015). Keine Entscheidung für oder gegen einen Eingriff kann über den Willen der Behandlungssuchenden hinweg gefällt werden.

Eine weitere Ebene ist der persönliche Kontakt mit trans* Behandlungssuchenden und die innere Auseinandersetzung, ob Behandler_innen einem

Behandlungswunsch zustimmen können. Immer wieder muss daran erinnert werden, dass Behandler_innen die Behandlung nicht entscheiden und letztlich auch nicht zu entscheiden haben. Es wäre eine Entmündigung und im Grunde eine Hybris zu glauben, dass solch eine wichtige Entscheidung für andere Menschen getroffen werden kann. Trotzdem berühren diese Auseinandersetzungsprozesse die eigene Integrität und deren Missachtung, das eigene Verhältnis zur Fruchtbarkeit und Erfahrungen von Verletzung der körperlichen Unversehrtheit. Eine Beschäftigung mit diesen Aspekten im Rahmen von Selbsterfahrung ist Teil der ethischen Verantwortung der Behandler_innen.

Trans* Personen sind im Zeitraum ihrer körperlichen Transition häufig sehr belastet. Sie müssen viele wichtige Fragen gleichzeitig im Kopf behalten und unterschiedliche, manchmal widersprüchliche, Anforderungen erfüllen. Gerade in der Zeit bedeutsamer Entscheidungsfindungen sollten sie alle Möglichkeiten zur Verfügung gestellt bekommen, solche wichtigen Lebensentscheidungen gut und kompetent treffen zu können.

### 4.1.3 Begutachtungsrichtlinien des Medizinischen Spitzenverbandes Bund der Krankenkassen

In der Begutachtungsrichtlinie des Medizinischen Spitzenverbandes Bund der Krankenkassen (MDS 2020) wird eine Vielzahl von Voraussetzungen für die Bewilligung der Kostenübernahme geschlechtsangleichender Maßnahmen gefordert. Neben der Herleitung aus der Sozialrechtsgebung behauptet der MDS (2020) auch eine fachliche Fundierung der Begutachtungsrichtlinie aus den Leitlinien im Themenfeld, die Auswahl der jeweiligen Inhalte aus den Leitlinien erfolgt jedoch selektiv mit dem Effekt einer erheblichen Versorgungshürde vor der Inanspruchnahme körpermodifizierender Behandlungen. Dass diese Versorgungshürde tatsächlich den behandelten Personen im Sinne einer Schadensabwehr nützt, kann der MDS nicht belegen. Eine Folgeabschätzung der errichteten Barrieren steht noch aus. Basierend auf den Erfahrungen mit der zurückliegenden MDS-Richtlinie (2009) liegen bereits jetzt Hinweise vor auf systematische Diskriminierung und Destabilisierung von trans* Personen aufgrund starker psychischer Belastungen durch die bei starrer Anwendung der MDS-Richtlinie vielfach auftretende Verzögerung des Transitionsprozesses (Hamm/Sauer 2014). So erfordert die derzeitige Anwendung der aktuellen Begutachtungsrichtlinie des MDS (2020) unter anderem:

- eine umfassende Diagnosestellung eines „Transsexualismus“ nach ICD-10, GM (F64.0) mit Anamnese der psychosexuellen Entwicklung, Sozialanamnese,

biografischer und medizinischer Anamnese, aktuellem psychischen Befund und körperlichen Untersuchungen mit Erhebung des urologischen bzw. gynäkologischen sowie endokrinologischen Befunds,
- den Nachweis eines krankheitswertigen Leidensdruckes bei „Transsexualismus“, der durch psychiatrische und psychotherapeutische Behandlungen nicht ausreichend gelindert werden konnte,
- die Behandlung „komorbider“ psychischer/psychiatrischer Störungen,
- vor geschlechtsangleichenden Operationen sogenannte „Alltagserfahrungen“ im Identitätsgeschlecht, die kontinuierlich in allen Lebensbereichen gemacht werden sollen und über die in einer Psychotherapie anhand von individuell festgelegten Zielen reflektiert worden sein soll.

Es besteht, wie bereits in der vorhergegangenen Richtlinie des MDS (2009) formuliert, auch nach der aktuellen Richtlinie ein Zwang zur Psychotherapie vor und nach der Inanspruchnahme körpermodifizierender Behandlungen auf Kosten der gesetzlichen Krankenkassen. Allerdings wurden die Zeiträume, in denen die Psychotherapie stattfinden sollte, in der neuen MDS-Richtlinie (2020) flexibler formuliert. Mindestens sechs Monate Psychotherapie im Umfang von mindestens zwölf Sitzungen werden vor Inanspruchnahme körpermodifizierender Behandlungen vorausgesetzt. Die Vorlage der Gerichtsgutachten für eine Vornamens- und Personenstandsänderung nach TSG ist nicht mehr zwingende Voraussetzung bei der Antragstellung für die Kostenübernahme für körpermodifizierende geschlechtsangleichende Maßnahmen.

Die aktuelle MDS-Begutachtungsrichtlinie entspricht in ihrer starren und binären Normenkonstruktion nicht dem zeitgemäßen Verständnis von Trans*-geschlechtlichkeit. Auch muss sie sich der Kritik einer Instrumentalisierung der fachlichen Leitlinien für die Errichtung von Versorgungsbarrieren vor der Inanspruchnahme geschlechtsangleichender Maßnahmen stellen. In ihrer Anwendung verhindert sie einen entpathologisierenden und bedarfsorientierten individualisierten Zugang zu Trans*gesundheitsversorgung und selbstbestimmten Identitätsentwicklungsprozessen. Nonbinäre trans* Personen, die nicht eindeutig der Diagnose F64.0 nach ICD-10 zugeordnet werden können, fallen bei Anwendung der MDS-Richtlinie aus dem aktuell noch gültigen Behandlungs- und Versorgungsschema. Die MDS-Behandlungsrichtlinie widerspricht dem Recht auf Selbstbestimmung (Art. 2 Abs. 1 und 2 GG), dem Recht auf Gesundheit (§ 1 SGB V), dem Recht auf Privatsphäre und dem Recht auf freie Entfaltung der Persönlichkeit und der Würde des Menschen (Art. 1 und 2 Abs. 1 GG) (Hamm/Sauer 2014). Es existieren keinerlei Evidenzen dafür, dass es für ein gutes Outcome geschlechtsangleichender Behandlungen notwendig sei, zuvor einen krankheitswertigen Leidensdruck entwickeln zu müssen oder sich in allen Alltagsbereichen Diskriminierungen durch den geforderten „Alltagstest" auszusetzen (Haupt 2012).

Die Standards wie verpflichtende Psychotherapie sowie das Absolvieren eines umfassenden „Alltagstests" (Becker et al. 1997) werden von verschiedenen Seiten als menschenrechtsverletzend kritisiert (Lindemann 1997, Franzen/Sauer 2010, Güldenring 2016, Rauchfleisch 2016). Psychotherapie wird hier zur Zwangstherapie und ist häufig eine „quälende, entwicklungshemmende und unnötige Wartezeit" (Hamm/Sauer 2014, 17). Zudem schafft die in der Richtlinie postulierte Psychotherapiepflicht ein Machtverhältnis, indem Behandlungssuchende von den Entscheidungen und Stellungnahmen der Behandelnden abhängig sind bezüglich des Zugangs zu geschlechtsangleichenden Maßnahmen. Außerdem verletzt die Zwangstherapie das Gebot der Freiwilligkeit. Sie erzeugt einen paradoxen Leidensdruck und birgt die Gefahr der Repetition angepasster und stereotyper Trans*biografien und -erlebenswelten, um den heteronormativen und ciszentristischen Behandlungsstandards sowie Diagnose-Kriterien zu entsprechen und Entscheidungsträger_innen davon zu „überzeugen".

*„Eine sinnvolle therapeutische Begleitung wird durch diese Notwendigkeit zur standardisierten Selbstnarration konterkariert." (Hamm/Sauer 2014, 16).*

Den Psychotherapeut_innen kommt damit eine sogenannte „Gate-Keeping"-Funktion zu (Spade 2006). In dieser Doppelrolle ist der Aufbau eines gegenseitigen Vertrauensverhältnisses als Basis für eine wirksame therapeutische Beziehung durch ein Abhängigkeitsverhältnis erschwert bis unmöglich (Franzen/Sauer 2010, Fritz 2013, Güldenring 2013, Rauchfleisch 2016). Eine begleitende Psychotherapie unabhängig von Erfüllung der „Zugangsvoraussetzungen" ist für viele trans* Personen wünschenswert (Hamm/Sauer 2014). Um diesem Dilemma zu entkommen, ist auch in Zukunft davon auszugehen, dass einige trans* Personen weiterhin zwei Psychotherapien in Anspruch nehmen werden: eine zur Erfüllung der MDS-Richtlinien und die andere zur tatsächlich benötigten Unterstützung (Fuchs et al. 2012). Andere trans* Personen nehmen entweder gar keine Therapie/Behandlung in Anspruch oder besorgen sich auf anderen Wegen (selbstfinanzierte Hormone und Operationen) körpermodifizierende Behandlungen ohne Psychotherapie, wobei in Deutschland auch für selbstfinanzierte Operationen in der Regel psychotherapeutische beziehungsweise psychiatrische Gutachten verlangt werden.

Aufgrund der bestehenden Behandlungsrichtlinien des MDS (2020) wird eine Fortführung der Psychopathologisierung von trans* Personen systemimmanent aufrechterhalten sowie der Zugang zu körpermodifizierenden Maßnahmen erschwert. Die Psychopathologisierung, Entwürdigung und der Entzug des Selbstbestimmungsrechts im Gesundheitssystem bilden die strukturellen Bedingungen für die hohe Prävalenz von Diskriminierungen gegenüber trans* Personen in diesem Kontext. So berichteten in der Studie von LesMigraS (2012) 44,7% aller befragten trans* Personen über Diskriminierungserfahrungen in der Gesundheitssversorgung.

Die aktuelle MDS-Richtlinie (2020) steht einer fachgerechten, flexiblen, bedarfsgerecht adaptierten und individualisierten Behandlungsplanung entgegen. Zudem fordert sie Psychotherapie ein, ohne dass trans*kompetente psychotherapeutische Angebote im hinreichenden Ausmaß in Deutschland vorhanden sind. Die Medizinischen Dienste der Krankenkassen halten sich in der Regel strikt an die Vorgaben in den Richtlinien (obwohl prinzipiell eine individuelle Anpassung möglich wäre) und teilen entsprechend der Erfüllung der Kriterien eine Empfehlung zur Kostenübernahme an die Krankenkassen mit. Die Krankenkassen beauftragen den jeweils zuständigen MDK, den Antrag der Versicherten diesbezüglich zu prüfen, und richten sich in den meisten Fällen nach dessen Empfehlungen. In Untersuchungen haben Behandlungssuchende über für sie nicht nachvollziehbares Verhalten, Unwissenheit bezogen auf trans*geschlechtliche Lebensweisen und willkürliche und ihrem Behandlungsbedarf nicht entsprechende Entscheidungen bei Sachbearbeiter_innen der Krankenkassen und Gutachter_innen des MDK berichtet (Fuchs et al. 2012). Es ist davon auszugehen, dass sich in Zukunft mit der neuen MDS-Richtlinie (2020) die Willkür und Intransparenz der Entscheidungen in Bezug auf die Kostenübernahme insbesondere gegenüber nicht-binären trans* Personen verschärfen wird.

Die sogenannten „Alltagserfahrungen“, in denen sich trans* Personen ohne geschlechtsangleichende Maßnahmen in allen sozialen Bereichen in der gewünschten Identität „erproben“ sollen, wird als Zwangsmaßnahme von vielen trans* Personen als unzumutbare Belastung erlebt. Durch die Anforderungen von „Alltagserfahrungen“ sind trans* Personen im öffentlichen Raum einem Zwangs-Outing und vielfachen Diskriminierungen ausgesetzt. Die Forderung von kontinuierlichen „Alltagserfahrungen“ ist entmündigend und zwingt trans* Personen wiederum, eine „Rolle“ zu performen. Wurden trans* Personen früher gedrängt, sich ihrem Zuweisungsgeschlecht entsprechend zu verhalten und zu kleiden, werden sie mit der Forderung, „Alltagserfahrungen“ im Identitätsgeschlecht zu machen, erneut genötigt, von anderen auferlegte Geschlechterrollenklischees zu erfüllen. Zudem können erzwungene „Alltagserfahrungen“ durch die dadurch hervorgerufene verbale und psychische Gewalt gegenüber den damit auch in transfeindlichen Kontexten sichtbaren trans* Personen gefährlich bis lebensbedrohlich sein (LesMigraS 2012, Fuchs et al. 2012). Trans* Personen sollten selbst entscheiden können, wann sie unsichtbar bleiben wollen. Die Entscheidung, ob, wann und in welchem Bereich sich eine trans* Person in ihrem Identitätsgeschlecht „erproben“ möchte, soll im Sinne der Selbstbestimmung der trans* Person obliegen.

Die Behandlungsstandards zielen auf eine festgelegte Reihenfolge der Transitionsschritte (Psychotherapie, Hormontherapie, körpermodifizierende Operationen) und lassen kaum Handlungsspielraum für ein individualisiertes, an die Bedürfnisse der Behandlungssuchenden angepasstes Vorgehen. Hierdurch werden trans* Personen in ein starres Schema gepresst, welches weder zur Linderung des Leids noch zur Verbesserung der Lebensqualität beiträgt.

### 4.1.4 Standards für die Gesundheitsversorgung von trans*geschlechtlichen und gendernonkonformen Klient_innen

Evidenzbasierte Versorgungsleitlinien sollen den Fachstandard der gesundheitlichen Versorgung zusammenfassen und Empfehlungen für eine fachlich und ethisch fundierte Behandlung von Klient_innen mit bestimmten Bedarfen an medizinischer und/oder psychotherapeutischer Versorgung geben. Die Entwicklung von Leitlinien ist gerade in denjenigen Themenfeldern der Gesundheitsversorgung wichtig, in denen die Versorgungsqualität verbesserungsbedürftig ist (American Psychological Association 2015, Nieder/Strauß 2014).

Im Folgenden möchten wir maßgebliche evidenzbasierte Behandlungsstandards zur medizinischen und psychotherapeutischen Versorgung von trans* Personen referieren, die wir für die Gestaltung einer trans*respektvollen Gesundheitsversorgung für empfehlenswert halten.

Die aktuellen **Standards of Care der World Professional Association of Transgender Health** (SoC) (WPATH 2012) liegen seit 2012 auch in der deutschen Version vor unter dem Titel: „Versorgungsempfehlungen für die Gesundheit von transsexuellen, transgender und geschlechtsnichtkonformen Personen“ (WPATH 2012).

Die SoC wurden von einem interdisziplinären Fachgremium aus 34 Personen entwickelt, die überwiegend in den USA tätig sind. Die SoC sind eine im Fachgremium konsensuell abgestimmte Zusammenstellung des fachlichen Wissenstands zur Gesundheitsversorgung von trans* und nonbinären Personen. Ziel der SoC ist es,

*„Orientierungshilfen für die klinische Arbeit von Gesundheitspersonal zu liefern, um transsexuellen, transgender und geschlechtsnichtkonformen*

*Menschen effektiv dabei zu helfen, dauerhaft persönliches Wohlbefinden mit ihrem gender-spezifischen Selbst zu erlangen, um ihre allgemeine Gesundheit und ihr psychisches Wohlbefinden zu verbessern sowie ihre Selbstverwirklichung optimal zu fördern" (WPATH 2012, 1).*

Als Grundprinzipien der SoC gelten der Respekt gegenüber Personen mit geschlechtsnichtkonformen Identitäten, die individuelle Bedarfsorientierung der gesundheitlichen Versorgung von trans*geschlechtlichen Personen, der Abbau von Versorgungsbarrieren und das Angebot von Behandlungskontinuität. Die Behandler_innen sollen sich daran orientieren, die Behandlung im Konsens mit den behandlungssuchenden Personen durchzuführen und bereit sein, sich für diese einzusetzen.

In den SoC werden Versorgungsempfehlungen gegeben für die medizinische Grundversorgung, die gynäkologische bzw. urologische Versorgung, reproduktionsmedizinische Angebote, die Stimm- und Kommunikationstherapie, Psychotherapie und Beratung, Hormontherapie und körpermodifizierende Operationen. Die Anwendung der Versorgungsempfehlungen soll dabei immer im Hinblick auf die o.g. Ziele und Grundprinzipien ausdrücklich flexibel gestaltet werden unter Berücksichtigung der spezifischen psychischen, sozialen und anatomischen Situation einer Person, der vorhandenen Ressourcen und unter dem Primat, Schaden von der behandlungssuchenden Person abzuwenden.

In Bezug auf die Gestaltung von Beratung und Psychotherapie werden die notwendigen Qualifikationen der Gesundheitsfachkräfte beschrieben, die mit der Forderung nach laufender Fortbildung dem Entwicklungstempo des Themenfeldes entsprechen. Zudem werden Hinweise gegeben für eine entsprechend dem spezifischen Versorgungsbedarf der behandlungssuchenden Person gestalteten Diagnostik und für die professionelle Netzwerkarbeit der Versorger_innen untereinander.

Hinsichtlich der Psychotherapie wird davon abgesehen, diese als zwingende Voraussetzung für eine medizinische Transitionsbehandlung zu fordern. Somit wird hier auf die Gate-Keeping-Funktion einer Psychotherapie für die Indikation geschlechtsangleichender medizinischer Maßnahmen ausdrücklich verzichtet. Vielmehr wird Psychotherapie ausschließlich angeboten für die Verbesserung des psychischen Wohlbefindens, der Lebensqualität oder der Unterstützung einer Person, ihre eigenen Ziele zu verfolgen und zu erreichen. Zu den möglichen Aufgaben einer so verstandenen Psychotherapie und auch Beratung gehören dann z.B. die Unterstützung bei der Auseinandersetzung mit der eigenen Geschlechtsidentität und Geschlechtsrolle, beim inneren und äußeren Coming-out sowie beim Umgang mit Stigmatisierung und Minoritätenstress, die Arbeit mit Angehörigen und bedarfsgerechte therapeutische

Angebote für spezifische Probleme im Lebenszyklus (z. B. im Themenfeld Sexualität, Reproduktion, Transition in unterschiedlichen sozialen Kontexten …). Gesundheitsprofessionellen, die sich in der Arbeit mit trans* Personen unwohl fühlen, wird geraten, weiter zu verweisen oder sich Rückhalt durch erfahrene Kolleg_innen zu holen.

Die **Guidelines for the Primary and Gender-Affirming Care of Transgender and Gender Nonbinary People** wurden 2016 in der zweiten Auflage von einer Arbeitsgruppe mit Anbindung an das Center of Excellence for Transgender Health an der University of California in San Francisco publiziert (Deutsch 2016). Diesen Leitlinien liegen Expert_innenmeinungen und auf Fachliteratur basierte Evidenz zugrunde. Die fachliche Evidenz wurde entsprechend der Qualität der einbezogenen Datenquellen gradiert (in der Reihenfolge von schwächerer zu stärkster Evidenz: konsentierte Expert_innenmeinungen – Beobachtungsstudien – Studien mit randomisiertem Kontrollgruppendesign – Metaanalysen). Die Empfehlungen sind mit einer orientierenden Einordnung der Empfehlungsstärke versehen.

Ziel dieser Leitlinien ist ausdrücklich, eine gerechte und fachlich kompetente medizinische Versorgung für trans*, gendernonbinäre und gendernonkonforme Personen zu fördern. Hierzu werden Empfehlungen ausgesprochen für die Gestaltung des professionellen Kontakts zu den behandlungssuchenden Personen, für die Gestaltung von Untersuchungen sowie für Aufklärung, Durchführung und Nachsorge bei genderaffirmativen medizinischen Behandlungen. Weiterhin werden Hinweise zur primärmedizinischen Versorgung von transitionierenden Personen gegeben, die psychotrope Substanzen gebrauchen, eine Behandlung von Herzkreislauferkrankungen, Diabetes, Infektionen, Osteoporose, Schmerzen, Krebs benötigen oder die Fragen zur Reproduktion und Fertilität haben. Die Leitlinien berücksichtigen dabei die epidemiologischen Daten zu gesundheitlichen Risikofaktoren bei trans*, gendernonbinären und gendernonkonformen Personen (Kapitel 5.3 „Trans*gesundheit“). Vor dem Hintergrund der hohen Gewaltbetroffenheit dieser Klient_innen werden auch Empfehlungen für eine traumasensible Gestaltung der medizinischen Versorgung ausgesprochen.

Die **Guidelines for Psychological Practice with Transgender and Gender Nonconforming People** wurden 2015 von der American Psychological Association publiziert. Auch sie verweisen ausdrücklich auf das potentielle Schadensrisiko, welches in den Angeboten einer nicht spezifisch für die Bedarfe von trans* und gendernonkonformen Personen sensibilisierten Gesundheitsversorgung liegt:

> *„Das bedeutende Ausmaß von gesellschaftlicher Stigmatisierung und Diskriminierung gegen trans* und gendernonkonforme Personen, die damit verbundenen Auswirkungen auf die psychische Gesundheit sowie die mangelnde*

> *Vertrautheit von Psycholog_innen mit transrespektvoller Gesundheitsversorgung waren maßgebliche Gründe für die APA-Arbeitsgruppe, die Entwicklung von psychologischen Leitlinien zu empfehlen. Diese sollen Psycholog_innen dabei helfen, ihre Angebote für trans* und gendernonkonforme Klient_innen und deren Angehörige zu verbessern und Schaden von ihnen abzuwenden" (American Psychological Association 2015, 832, Übersetzung: G.W.).*

Der Arbeitsgruppe, welche die Leitlinien entwickelte, gehörten hälftig Personen an, die sich selbst als transgender und/oder gendernonkonform identifizierten. Die APA-Leitlinien stützen sich auf Expert_innenmeinungen und Studienergebnisse aus dem Themenfeld. Ziel der Leitlinien ist die Vermittlung von Wissen für eine kultursensible, trans*affirmative und an die Lebenssituation und Lebensphase der behandlungssuchenden Person angepasste psychologische Versorgung. Als grundlegend dafür werden folgende Wissensinhalte beschrieben:

1. Psycholog_innen verstehen, dass Geschlecht ein nonbinär angelegtes Konstrukt ist, welches eine Vielfalt an Genderidentitäten zulässt. Die Geschlechtsidentität einer Person muss dabei nicht dem Zuweisungsgeschlecht entsprechen. Trans* und gendernonkonforme Identitäten sind nicht pathologisch, vielmehr stellen sie gesunde Möglichkeiten dar, die eigene Identität zu empfinden. Nichtsdestotrotz können trans* und gendernonkonforme Personen einerseits dadurch belastet sein, dass ihr Körper nicht ihrem Identitätsgeschlecht entspricht, andererseits auch durch gesellschaftliche Stigmatisierung.
2. Psycholog_innen verstehen, dass Geschlechtsidentität und sexuelle Orientierung unterschiedliche, jedoch miteinander verbundene Konstrukte sind.
3. Psycholog_innen bemühen sich zu verstehen, wie sich Genderidentitäten und Ausdrucksweisen von Geschlechtlichkeit mit anderen Identitätsaspekten intersektional überschneiden.
4. Die Einstellungen und das Wissen von Psycholog_innen bezogen auf Genderidentitäten und Ausdrucksweisen von Geschlecht können die Qualität der Versorgung von trans* und gendernonkonformen Personen und deren Angehörigen beeinflussen. Die Aufgabe der Professionellen liegt darin, sich dieser Einflüsse bewusst zu werden.
5. Psycholog_innen erkennen, wie Stigmatisierung, Vorurteile, Diskriminierung und Gewalt die Gesundheit und das Wohlbefinden von trans* und gendernonkonformen Personen beeinflussen.
6. Psycholog_innen bemühen sich, die Einflüsse institutioneller Barrieren auf das Leben von trans* und gendernonbinären Personen zu erkennen, und arbeiten insbesondere im Gesundheitssystem daran, affirmative Umfelder für trans* und gendernonkonforme Personen zu schaffen.

7. Psycholog_innen verstehen, dass es notwendigerweise gesellschaftlicher Veränderungsprozesse bedarf, um die negativen Effekte durch Stigmatisierung auf die Gesundheit und das Wohlbefinden von trans* und gendernonkonformen Personen zu verringern.

10. Psycholog_innen bemühen sich zu verstehen, inwiefern Beeinträchtigungen der psychischen Gesundheit bei trans* und gendernonkonformen Personen mit der Genderidentität und den psychischen Folgen von Minoritätenstress verbunden sind.

11. Psycholog_innen erkennen, dass trans* und gendernonkonforme Personen mit einer größeren Wahrscheinlichkeit Wohlbefinden erleben können, wenn sie soziale Unterstützung oder eine trans*affirmative Gesundheitsversorgung erhalten.

8., 9., 12., 13. Spezifische Wissensinhalte zur Arbeit mit trans* und gendernonkonformen Kindern und Jugendlichen, Beziehungen, Familien und Elternschaft von trans* und gendernonkonformen Personen sowie zur psychosozialen Arbeit mit trans* und gendernonkonformen älteren Personen.

14. Hinweise zur Arbeit im professionellen Versorgungsnetzwerk mit dem Ziel einer integrierten Versorgung von trans* und gendernonkonformen Personen.

15. Hinweise zur Forschungsethik.

16. Hinweise zur Aus- und Weiterbildung.

In den Leitlinien der American Psychological Association werden Psycholog_innen dazu aufgerufen, sich maßgeblich an antidiskriminatorischer Arbeit zu beteiligen.

Die **Guidelines for Psychosocial Assessments for Sexual Reassignment Surgery or Gender Affirmation Surgery** (graham 2013) sind empfehlenswert für die Beratung und psychotherapeutische Begleitung von sozioökonomisch marginalisierten trans* Personen in der Transition. Diese Leitlinien basieren auf der Arbeit einer Expertenperson, und es liegt ihnen keine umfassende Literaturanalyse zugrunde. Sie sind deshalb als noch nicht hinreichend fachlich fundiert zu betrachten. Sie werden hier trotzdem benannt, weil sie für die Gestaltung der psychotherapeutischen Versorgung dieser sehr vulnerablen Gruppe eine geeignete Ergänzung der anderen genannten umfassenden evidenzbasierten Leitlinien darstellen.

## S3-Leitlinie „Geschlechtsinkongruenz, Geschlechtsdysphorie und Trans-Gesundheit: Leitlinie zur Diagnostik, Beratung und Behandlung"

Die am 09.10.2018 publizierte S3-Leitlinie „Geschlechtsinkongruenz, Geschlechtsdysphorie und Trans-Gesundheit: Leitlinie zur Diagnostik, Beratung und Behandlung" (AWMF-Registernr. 138/001; AWMF 2018) soll die maßgebliche Versorgungsleitlinie für Deutschland sein. Ursprünglich war sie als eine Leitlinie für den deutschsprachigen Raum gedacht, aber Vertreter_innen aus Österreich beteiligten sich dann doch nicht an der Erarbeitung, hingegen gab es eine dauerhafte Beteiligung einer schweizerischen Fachgesellschaft. Als S3-Leitlinie ist sie in ihrer Qualität evidenz- und konsensbasiert.

Sie ist eine Handlungsempfehlung, und ein Abweichen von solch einer Empfehlung durch die Behandler_innen soll nachvollziehbar begründet werden. Die Leitlinie macht deutlich, dass eine wirksame gesundheitliche Versorgung von trans* Personen bedeutet, somatische Maßnahmen für die Transition bedarfsgerecht zu ermöglichen. Sie möchte dementsprechend eine umfangreiche und fachlich angemessene medizinische Versorgung von trans* Personen im Rahmen ihrer Transition absichern. Darauf begründet sich auch die Notwendigkeit der Kostenübernahme für die Transitionsbehandlungen durch den Kostenträger. Der psychologisch-psychiatrische Fokus der Leitlinie konzentriert sich auf die Fragen der Diagnostik, das Zustandekommen einer Behandlungsempfehlung für körpermodifizierende Eingriffe und die Rolle der Psychotherapie. Bedeutsam sind auch die Aussagen zu wichtigen Einflussfaktoren auf Trans*gesundheit, genauer zu Sexualität, Familie, Arbeit und die Berücksichtigung von Diskriminierung und Diskriminierungsrisiken. Im Bereich der Empfehlungen für körpermodifizierende Behandlungen werden die medizinisch derzeit üblichen Eingriffe benannt und deren Kostenübernahme empfohlen. Die Behandlungsbedürfnisse von trans* Personen, die sich als nonbinär verstehen, sind explizit mit eingeschlossen (AWMF 2018).

Die Leitlinie entstand nach einer 20-jährigen Phase, in der es in Deutschland keine fachlich begründete medizinische Leitlinie gab und damit auch keine in Deutschland gültige evidenzbasierte kohärente Äußerung zur medizinischen Behandlung von trans* Behandlungssuchenden. Prägend für die bisherige Versorgung war die nicht hinreichend fachlich fundierte Richtlinie des Medizinischen Spitzenverbandes Bund der Krankenkassen (MDS), die 2009 veröffentlicht wurde und auf eine sehr restriktive und schematische Art Behandlungsempfehlungen aus den Standards „Behandlung und Begutachtung von Transsexuellen" (Becker et al. 1997) übernahm.

Bei der Erstellung der nun gültigen AWMF-Leitlinie zur Trans*gesundheit wurde entsprechend dem AWMF-Procedere die aktuelle Forschungslage umfangreich gesichtet. Auf dieser Basis wurden entsprechend evidenzbasierte Empfehlungen formuliert. An Stellen, an denen dies nicht hinreichend möglich oder sinnvoll war, wurden konsensbasierte Empfehlungen aus der Leitlinienarbeitsgruppe heraus formuliert. Erstmalig für den deutschen Sprachraum wurden hier, leider erst als Reaktion auf eine dezidierte Anfrage von Seiten der Trans*community, Vertreter_innen der Community dauerhaft und mit eigenem Stimmrecht in die Erarbeitung der Leitlinie eingebunden. Die Berufung zweier Einzelpersonen mündete in eine Mandatierung durch den zwischenzeitlich entstandenen Bundesverband Trans* (BVT* e. V.). Weitere Elemente der Partizipation von Behandlungssuchenden waren Anhörungen von trans* Personen in den verschiedenen Regionen Deutschlands zu ihren Forderungen und Wünschen an eine medizinische Versorgung. Zudem gab es zu einem späteren Zeitpunkt die Möglichkeit der Online-Kommentierung der bis dahin formulierten Statements der Leitlinie. Diese Kommentierung war auch gleichermaßen offen für die Beiträge von medizinischen und psychotherapeutischen Versorger_innen.

In die Erarbeitung der Leitlinie wurden dauerhaft Fachgesellschaften aus den Bereichen der Psychologie, Psychosomatik, Sexualwissenschaft und Psychiatrie einbezogen. Eine Beteiligung von Fachgesellschaften mit endokrinologischer, urologischer, gynäkologischer oder plastisch-chirurgischer Schwerpunktsetzung erfolgte nur punktuell oder gar nicht. Dementsprechend äußert sich die Leitlinie zwar zur Indikation und Angemessenheit somatischer körpermodifizierender Eingriffe, kann aber keine weiterführenden Aussagen zum Beispiel zu einer fachlich richtigen Hormontherapie oder einer fachgemäßen Genitaloperation treffen. Die Arbeit an einer chirurgischen Leitlinie mit dem Titel „S2k Leitlinie zu geschlechtsangleichenden chirurgischen Maßnahmen bei Transidentität im Erwachsenen-, Jugend- und Kindesalter“ befindet sich derzeit in einer konstituierenden Phase.

Als maßgeblich für die Leitlinienarbeit wurden die Diagnosen Genderdysphorie (DSM-5) und Geschlechtsinkongruenz (ICD-11) betrachtet. Damit orientierte man sich an der aktuellen, teilweise entpathologisierenden Sichtweise auf Trans*geschlechtlichkeit. Die für die Literaturanalyse zur Evidenzgradierung der Leitlinie vorliegenden medizinischen Studien und Forschungsergebnisse bezogen sich hingegen weitgehend auf die „Transsexualismus“-Diagnose der ICD-10 oder die Diagnose von sogenannten „Störungen der Geschlechtsidentität“ nach dem DSM-IV und transportierten dabei auch eine entsprechend pathologisierende Sichtweise.

Ein Problem bei der Literaturauswahl lag darin, dass die Inklusionskriterien dazu führten, dass kaum sozialwissenschaftliche und communitybasierte

Quellen genutzt wurden, bei denen eher eine nichtpathologisierende Perspektive zu erwarten gewesen wäre. Daher war innerhalb des Leitliniengremiums ein anhaltender Diskurs nötig, um in Abgrenzung zur bisherigen Psychopathologisierung Aussagen zu erarbeiten, die zumindest in Maßen einer modernen entpathologisierenden und menschenrechtsbasierten Haltung (Fraser 2015) gerecht werden.

Angesichts der Entscheidung der Weltgesundheitsorganisation (WHO) im Jahr 2018, die neue Diagnose der „Geschlechtsinkongruenz" nicht mehr im Kapitel der psychischen Erkrankungen aufzuführen, stellt sich die Frage nach der zukünftigen Zuständigkeit oder zumindest Federführung der psychiatrischen und psychotherapeutischen Fachrichtungen für die Erstellung kommender Leitlinien für die Versorgung trans*geschlechtlicher Personen.

Hier soll nun eine kritische Würdigung einiger Aspekte der Leitlinie stattfinden. Die Leitlinie verwendet bisher nicht übliche Begriffe, um dem eigenen Anspruch von Entpathologisierung und auch den Bedürfnissen von sich nonbinär erlebenden trans* Personen gerecht zu werden. So wird von „Behandlungssuchenden" statt „Patient_innen" gesprochen, um zu verdeutlichen, dass trans* Personen nicht allein dadurch behandlungsbedürftig und damit Patient_innen sind, weil sie trans* sind. Erst wenn sie sich zum Beispiel einer psychotherapeutischen oder chirurgischen Behandlung unterziehen würden, wären sie jeweils Patient_innen.

Es wird auch von „körpermodifizierenden" Behandlungen gesprochen und nicht von „verweiblichenden" oder „vermännlichenden", da die körperlichen Eingriffe zum einen die geschlechtliche Selbstdefinition nicht verändern und zum anderen solche Begrifflichkeiten den Behandlungswünschen bei einem geschlechtlich nonbinären Selbstverständnis nicht gerecht werden. Auch wurde das sonst bei solchen Leitlinien übliche Kapitel „Komorbiditäten" in „psychische Erkrankungen" umbenannt, da es sich beim Vorliegen einer Geschlechtsdysphorie/Geschlechtsinkongruenz nicht um einen psychischen Morbus handelt. Damit bezieht sich die Leitlinie klar auf die nichtpsychopathologische Einordnung innerhalb der ICD-11.

Es gibt ein eigenes Kapitel, in dem auf die Bedeutung der inneren Haltung und Beziehungsgestaltung von Seiten der Behandler_innen verwiesen wird. Dabei werden alle an den verschiedenen Behandlungen Beteiligten angesprochen, nicht nur Psychotherapeut_innen oder Psychiater_innen, sondern auch Chirurg_innen oder Pflegepersonal. Wichtige Aussagen betreffen den respektvollen Umgang mit trans* Personen und die Notwendigkeit der Selbstreflexion der Behandler_innen. Zwei zentrale Aspekte hierbei sind die Aufforderungen, das Verhältnis zu den eigenen körperlichen Geschlechtsmerkmalen und die eigene geschlechtsbezogene Entwicklung kritisch reflektiert und sich zudem ein

Verständnis von Geschlecht erarbeitet zu haben, welches über ein Konstrukt von Zweigeschlechtlichkeit hinausgeht. Dieses Kapitel kann als ein Versuch verstanden werden, die bisher beziehungsprägenden Aspekte der Psychopathologisierung zu überwinden und das Behandlungsverhältnis so zu gestalten, dass den unterschiedlichen Versorgungsbedürfnissen von trans* Personen mit Respekt und Akzeptanz begegnet werden kann.

Als ein problematischer Aspekt der Leitlinie soll hier die Frage der (umfangreichen) Diagnostik betrachtet werden. Die Leitlinie besagt zwar, dass ein geschlechtsinkongruentes/geschlechtsdysphorisches Erleben im Rahmen einer initialen Diagnostik innerhalb weniger Sitzungen festzustellen sei und dass ein bedeutsamer Anteil der Behandlungssuchenden keine psychischen Erkrankungen habe. Doch wird in jedem Falle eine umfangreiche Diagnostik mit der Erhebung des psychischen Befundes und einer umfangreichen Anamnese gefordert. Damit muss sich jede trans* Person, die den Wunsch nach einer körpermodifizierenden Behandlung hat, anlasslos einer psychologischen Diagnostik unterwerfen und persönliche und intime Details mitteilen, die in keinem Zusammenhang mit ihrem Behandlungswunsch stehen. Im Hintergrundtext wird zwar darauf verwiesen, dass die zu diagnostizierende trans* Person das Recht habe, bestimmte Fragen nicht zu beantworten, es wird aber nicht reflektiert, welche Auswirkungen solch eine Verweigerung haben könnte und ob es eine trans* Person in diesem Abhängigkeitsverhältnis wagen würde, Fragen zu verweigern, die sie als übergriffig erlebt. Die pauschale Forderung nach umfangreicher Diagnostik und die ungeklärte Verknüpfung zwischen Diagnostik und Behandlungsempfehlung halten eine intransparente und machtgeprägte Beziehungsdynamik aufrecht, welche ein angemessen vertrauensvolles und offenes diagnostisches Klima eher verhindert als fördert.

Dass eine Fremddiagnostik stattfinden muss – auch wenn ein geschlechtsdysphorischer Leidensdruck oder geschlechtsinkongruentes Erleben äußerst subjektiv und nicht von außen messbar sind – um den Zugang zum Leistungskatalog der Krankenkassen zu sichern, ist systemimmanent und kann hier nicht ernsthaft diskutiert werden. Aus Sicht der Behandlungssuchenden, die wir teilen, bleibt dies letztlich unethisch.

In klarer Abgrenzung zur bisherigen Praxis wird in der Leitlinie die Notwendigkeit einer „Prozessdiagnostik" oder „Verlaufsbeobachtung" sowie einer dokumentierten „Alltagserprobung" und damit letztlich einer von Misstrauen geprägten Beobachtungs- und Bewertungsphase verneint (AWMF 2018, 22 f.). Das Sammeln von Alltagserfahrungen ist wünschenswert, aber keinesfalls Bedingung, um zeitnah eine somatische Behandlung beginnen zu können. Benannt werden hier insbesondere die Hormontherapie, das chirurgische Anlegen eines flachen Brustprofils bei trans*männlichen Personen und Epilationsbehandlungen (AWMF 2018). Die Schreiben zur Empfehlung der jeweiligen Behandlungen sollen von den ärztlich oder psychotherapeutisch Tätigen ausgestellt werden. Darin sollen die gewünschten Behandlungen benannt werden. Es soll ausgeführt werden, ob die_der Behandlungssuchende ausreichend zu den jeweiligen Behandlungen und ihren Wirkungen sowie zu alternativen somatischen Behandlungen informiert ist. Weiterhin sollen vorhandene psychische Diagnosen erwähnt werden (AWMF 2018). Damit wird deutlich von der bisherigen Praxis unterschieden, umfangreiche Gutachten zu erstellen oder zu fordern.

Eine Pflicht zur Psychotherapie allein beim Vorliegen einer Geschlechtsdysphorie/Geschlechtsinkongruenz wird in der Leitlinie verneint (AWMF 2018). Allerdings bleibt fraglich, wie mit einer psychischen Erkrankung umzugehen ist, die innerhalb der durch eine Geschlechtsdysphorie/Geschlechtsinkongruenz ausgelösten Diagnostik festgestellt wird. Das entsprechende Statement formuliert, dass parallel zur Behandlung der Geschlechtsdysphorie eine Behandlung der psychischen Erkrankung erfolgen sollte. Ob aber die Ablehnung einer solchen Behandlung durch die_den Behandlungssuchende_n im Sinne der Selbstbestimmung zu diesem Zeitpunkt akzeptiert würde, bleibt ungeklärt und kann indirekt eine Nötigung zu einer Behandlung bergen, wenn parallel dazu der Wunsch nach körpermodifizierenden Eingriffen besteht und diese empfohlen werden sollen. Ein weiterer Aspekt der Aufrechterhaltung von Psychopathologisierung wird deutlich angesichts des Statements:

> *„Im Rahmen der Diagnostik sollte geklärt werden, ob die vorhandene psychische Störung reaktiv zur oder unabhängig von einer Geschlechtsinkongruenz und/oder Geschlechtsdysphorie ist" (AWMF 2018, 35).*

Aus unserer Sicht kann eine psychische Störung allenfalls als Reaktion auf ein Diskriminierungserleben aufgrund eines geschlechtsinkongruenten/geschlechtsdysporischen Erlebens verstanden werden oder eben unabhängig davon. Die im Statement implizierte ursächliche Verknüpfung unterstellt hingegen der Geschlechtsinkongruenz/Geschlechtsdysphorie weiterhin per se ein Störungspotential.

Allerdings werden die möglichen Inhalte und Zielsetzungen einer die Transition begleitenden Psychotherapie eindeutig trans* affirmativ formuliert (AWMF 2018). Des Weiteren wird auf die Möglichkeit des Bedarfs an Psychotherapie auch nach körpermodifizierenden Eingriffen hingewiesen.

Das Festlegen von Fristen (z. B. vor dem Ausstellen einer Behandlungsempfehlung) oder auch eine vorgegebene Reihenfolge von Behandlungsschritten wie in den MDS-Richtlinien von 2009 – erst Hormontherapie, dann chirurgische

Eingriffe – ist obsolet (AWMF 2018). Dementsprechend wurde in der Leitlinie darauf verzichtet. Damit wird vor allem den Bedürfnissen von nonbinären Behandlungssuchenden Rechnung getragen.

Es werden mehr mögliche transitionsunterstützende Behandlungen als bisher erwähnt und empfohlen. Dies sind insbesondere Haartransplantationen, gesichtsfeminisierende Operationen und die Epilation der Körperbehaarung in allen Bereichen, deren Kostenübernahme durch die Krankenkasse ebenfalls konsequent empfohlen wird (AWMF 2018). Zudem wird auf die Möglichkeiten von Fertilitätsbehandlungen hingewiesen, auch wenn hier bedauerlicherweise in der S3-Leitlinie noch keine Kostenübernahme durch die Krankenkassen angeregt wird. Es werden Statements zu Sexualität, dem Familien- und dem Arbeitsleben formuliert, und auch hier wird eine stärkende beraterische oder therapeutische Begleitung unter Beachtung von Diskriminierungsrisiken postuliert.

Wünsche nach Re-Transitionen werden weniger als ein Versagen der diagnostischen oder therapeutischen Praxis gewertet, aber weiterhin unter dem Blickwinkel eines irrtümlichen Handelns betrachtet, welches in Zukunft noch weiter minimiert werden sollte (ausführlicher zu Re-Transitionen Kapitel 5.5).

Die an der aktuellen Fachdiskussion (Fraser 2015) orientierte Weiterentwicklung des Verhältnisses zwischen Behandler_innen und Behandlungssuchenden wird in der S3-Leitlinie in einem Votum im Kapitel „Therapeutische Haltung und Beziehungsgestaltung – partizipative Entscheidungsfindung und Selbstbestimmung" deutlich. Von Seiten der psychologisch-psychiatrisch Tätigen wird hier folgende Empfehlung formuliert:

> *„Entscheidungen über die Notwendigkeit und die Reihenfolge der Behandlungsschritte sollen partizipativ im Sinne einer Übereinstimmung zwischen Behandlungssuchenden und Behandelnden getroffen werden. Sollte im Einzelfall eine Übereinstimmung nicht herstellbar sein, so sollten die Gründe dafür transparent dargelegt werden" (AWMF 2018, 20).*

Hingegen formuliert das Sondervotum des Bundesverbandes Trans* (BVT*), also aus Sicht der Behandlungssuchenden:

> *„Wenn eine trans* Person einwilligungsfähig ist und den Umfang und die Konsequenzen der Behandlung verstanden hat, soll die informierte Entscheidung im Sinne eines ‚Informed Consents' über die Notwendigkeit und die Reihenfolge der Behandlungsschritte allein bei ihr liegen" (AWMF 2018, 20).*

Der BVT* als Vertretung der Behandlungssuchenden formulierte an dieser Stelle ein Sondervotum, weil nach seiner Einschätzung ein Übereinstimmungsmodell bei der Entscheidungsfindung das Recht auf Selbstbestimmung der betreffenden trans* Personen nicht zu wahren scheint. Zudem wird betont, dass die in der Leitlinie formulierte Vorstellung einer partizipativen Entscheidung nicht ausreichend das in einer solchen Situation vorhandene Machtgefälle zwischen behandelnder und behandlungssuchender Person berücksichtigt.

Die derzeitige ärztliche oder psychotherapeutische Haltung innerhalb der Leitlinie lässt sich in etwa so illustrieren: „Ich kann Ihre Selbstdiagnose trans* zu sein vielleicht akzeptieren, wenn Sie mir weitreichenden Einblick in Ihre Lebensgeschichte geben und ich Sie einer umfangreichen psychologisch-psychiatrischen Diagnostik unterziehen darf. Dabei glaube ich, herausfinden zu können, ob Sie vielleicht doch unter einer psychischen Erkrankung leiden, die es nur so wirken lässt, als wären Sie trans*geschlechtlich. Auch wenn ich Ihrer Einschätzung trans*geschlechtlich zu sein, zustimme, möchte ich mitentscheiden, welche Transitionsbehandlungen Sie durchführen sollten und wann Sie dies tun sollten. Gern würde ich es gemeinsam mit Ihnen entscheiden. Unabhängig von meiner Einschätzung sollten Sie sich jedoch nicht für eine Behandlung entscheiden".

## Fazit

Der Umgang mit den Fragen der Eigenverantwortlichkeit der Behandlungssuchenden, dem ärztlichen oder psychotherapeutischen Wunsch nach Fürsorge und nach einer gemeinsamen Entscheidungsfindung für Behandlungsmaßnahmen ist noch immer spannungsgeladen und muss für die Zukunft weiterhin neu ausgehandelt werden. Die Arbeit an der S3-Leitlinie unter Einbeziehung der Behandlungssuchenden war ein wichtiger Baustein für die Verbesserung der Beziehung zwischen beiden Seiten. Sowohl das Sichtbarmachen der Zusammenarbeit als auch der Auseinandersetzungen dabei verdeutlichen die gewachsene Tragfähigkeit dieser Beziehung.

Die hierfür nötige Konfliktbearbeitungskompetenz war leider nicht allen beteiligten Fachgesellschaften gegeben. So verweigerte sich die Deutsche Gesellschaft für Sexualmedizin, Sexualtherapie und Sexualwissenschaft (DGSMTW) der abschließenden Konsentierung u.a. mit dem Verweis auf eine weiterhin notwendige **langfristige** Diagnostik von Trans*geschlechtlichkeit. Die gemeinsame Zeit der Erarbeitung, Diskussion und Konsentierung von Statements reichte der DGSMTW augenscheinlich nicht aus, um den aktuellen internationalen menschenrechtlichen und fachlichen Diskurs angemessen zu adaptieren.

Bisher gab es, vertreten z.B. in der MDS-Richtlinie, eine Haltung gegenüber dem Phänomen der Trans*geschlechtlichkeit, welche dieses als psychische

Störung wertete und somit davon ausging, dass trans* Personen psychisch krank seien, keine verantwortlichen Entscheidungen für sich selbst treffen können und vor sich selbst geschützt werden müssen. In der AWMF-Leitlinie werden trans* Personen zunehmend als mündige und selbstbestimmt handelnde Menschen respektiert, die nach umfassender Information die bestmöglichen Entscheidungen für sich und ihr Wohlbefinden treffen können. Ob damit letztlich ein Paradigmenwechsel eingeleitet wird, lässt sich noch nicht absehen.

In der Praxis der Entpsychopathologisierung sollten Behandler_innen verstärkt die Fähigkeit entwickeln, trans* Personen mehr zuzutrauen. Die Behandlungssuchenden hingegen sollten sich selbst mehr zutrauen. Also gilt es, sich die Frage „Bin ich trans*geschlechtlich?“ selbst zu beantworten und dabei selbstsicher genug zu sein, um ärztliche Empfehlungen für körperliche Behandlungen zu Rate zu ziehen und dann eigenständige Entscheidungen zu treffen.

Unter der bisherigen psychopathologischen Rahmensetzung war das Verhältnis zwischen Behandlungssuchenden und Behandelnden aufgrund vielfältiger Diskriminierungserfahrungen bei trans* Personen im Gesundheitssystem von Misstrauen und letztlich gegenseitiger Herabsetzung gekennzeichnet.

Ein Übergang von misstrauischer Kontrolle hin zu einer wohlmeinenden Fürsorge auf Seiten der Behandler_innen ist zwar vor diesem Hintergrund als ein erster Schritt verständlich und naheliegend, steht aber im Widerspruch zu einer zeitgemäßen Selbstermächtigung auf Seiten der Trans*community. So würde die Haltung der Trans*community in Unterscheidung zur Leitlinie in etwa so zu illustrieren sein: „Ich bin trans*geschlechtlich und brauche von Ihnen dafür eine klare Akzeptanz und Unterstützung für meine Transition. Bitte unterstützen Sie mich dabei, alles Wissen zu bekommen, das ich benötige, um für mich gute Entscheidungen zu treffen. Es stärkt mich, wenn Sie mir eine kompetente Entscheidung zutrauen. Und es hilft mir, wenn ich den Eindruck habe, mich auch an Sie wenden zu können, wenn ich über psychische Themen und Diskriminierungserfahrungen sprechen möchte und auch, wenn ich über meine Ängste und Zweifel bezüglich mancher Schritte in der Transition reden will.“

Die S3-Leitlinie bleibt bedauerlicherweise unklar gegenüber der Fragestellung, an welcher Stelle eine Psychotherapie indiziert ist. Wird die Diagnose einer psychischen Erkrankung benötigt oder ist Psychotherapie allein zur Begleitung bei einer Transition und dem Vorliegen der Diagnose Geschlechtsdysphorie/Geschlechtsinkongruenz indiziert? Zudem bleibt unklar, wie mit den divergierenden Rollen als Diagnostiker_in, beim Ausstellen von Behandlungsempfehlungen, als Psychotherapeut_in und Begleiter_in einer Transition umzugehen ist. Erfahrene Kolleg_innen haben dies sicherlich für ihre Praxis und Versorgungssituation geklärt, für noch unerfahrene Behandler_innen fehlt die Orientierungshilfe.

Aus Sicht der Behandlungssuchenden sollte es im Sinne von Transparenz und Partizipation deutlich unterscheidbar sein, was gerade stattfindet. Handelt es sich um eine diagnostische Sitzung, ein Aufklärungsgespräch zu einer körperlichen Behandlung mit einer anschließenden Ausstellung einer Behandlungsempfehlung, wird gerade eine psychotherapeutische Zusammenarbeit mit dem Schwerpunkt der Behandlung einer psychischen Erkrankung vereinbart oder geht es um eine Begleitung der Transition innerhalb eines psychotherapeutischen Settings?

Für die Compliance und letztlich Wirksamkeit der gemeinsamen Arbeit ist es sicherlich von großer Bedeutung, dass die Ausstellung einer Behandlungsempfehlung deutlich von einer therapeutischen Zusammenarbeit abgegrenzt ist. Wenn die_der Behandlungssuchende den Eindruck hat, dass das (Wohl-)Verhalten in einem therapeutischen oder Beratungsprozess Einfluss auf die Ausstellung einer Behandlungsempfehlung hat, wird kaum ein tragfähiges Arbeitsbündnis entstehen. Die bisherige häufig noch von Misstrauen geprägte Haltung gegenüber den psychiatrisch oder psychotherapeutisch Tätigen würde aufrechterhalten werden.

Eine Leitlinie ist nach den Vorgaben der AWMF fünf Jahre gültig und verfällt dann automatisch. Aktuell können noch keine zu verallgemeinernden Erfahrungen mit der Leitlinie aus der Praxis beschrieben werden. Die Versorgung und damit auch das Generieren von Wissen in der Anwendung der Leitlinie beginnen gerade erst. Für die nächsten fünf Jahre soll die S3-Leitlinie eine gewisse Versorgungssicherheit schaffen. Für den Fall, dass die Leitlinie auch danach noch versorgungsrelevant sein soll, ist eine Überarbeitung nötig und wichtig.

### 4.1.5 Versorgungszugänge und -strukturen

Trans*geschlechtliche Menschen können sich heute aufgrund relativ leicht zugänglicher Informationen über das Internet zu trans*spezifischen Versorgungsangeboten informieren. Hier sind sowohl die Organisationen und Strukturen der Trans*community hilfreich als auch Peer- und/oder professionelle Beratungsangebote für erste Orientierungen, weiterführende Unterstützungsangebote und Empfehlungen bezüglich trans*sensibler Angebote bzw. Behandler_innen.

Aufgrund der Verschiedenheit von trans* Personen und dem damit verbundenen großen Spektrum von Trans*identitäten, -lebenswelten und -selbstverständnissen (Schirmer 2013) ergeben sich unterschiedliche Bedürfnisse an eine Gesundheitsversorgung (Hamm/Sauer 2014). Idealerweise koordinieren sich trans*spezifische Angebote in einem multimodalen Konzept aus Selbsthilfe, psychosozialer Beratung, psychotherapeutischer Unterstützung und Begleitung, verschiedenen somatischen Behandlungen (nicht nur geschlechtsangleichende Maßnahmen) sowie ergänzenden Hilfsmitteln (Nieder et al. 2016).

In einigen Städten existieren trans*spezialisierte Versorgungsangebote in Trans*- und Inter-Beratungsstellen, sexualmedizinischen Zentren oder psychiatrischen und psychosomatischen Institutsambulanzen sowie in ambulanter psychotherapeutischer und/oder psychiatrischer Praxis. In ländlichen Gegenden und Flächenländern ist die Versorgungsstruktur unzureichend hinsichtlich jeglicher trans*spezifischer Beratungs- und Behandlungsangebote. Auch finden trans* Personen in vielen Gegenden Deutschlands kaum Gutachter_innen für die Vornamens- und Personenstandsänderung, die ihnen respektvoll und kompetent begegnen und die Gutachten zu einem vertretbaren Preis erstellen. Besonders erschwert ist die Erreichbarkeit einer trans*kompetenten Gesundheitsversorgung für geflüchtete trans* Personen, trans* Personen, die in Institutionen wie Haft oder Heimen für Menschen mit geistiger Behinderung leben (müssen).

Sind geschlechtsangleichende Maßnahmen (z.B. hormonelle und/oder chirurgische Behandlungen) gewünscht, sind eine psychotherapeutische (Begleit-) Therapie sowie Diagnosestellung der F64.0 nach ICD-10 („Transsexualismus") notwendig, um die entsprechenden Voraussetzungen der Behandlungs- und Begutachtungsrichtlinie für den MDK zu erfüllen sowie die dafür notwendigen Stellungnahmen und Indikationsschreiben für geschlechtsangleichende Maßnahmen zu erhalten, damit eine Kostenübernahme durch die Krankenkassen gewährleistet ist (MDS 2020).

Die Suche nach trans*erfahrenen und zugleich trans*sensiblen Psychotherapeut_innen erweist sich als eine große Hürde für behandlungssuchende trans* Personen, insbesondere in ländlichen Gegenden. Aber auch in Großstädten haben trans*affirmative Therapeut_innen lange Wartezeiten. Nur wenige der Psychotherapeut_innen mit Trans*expertise und Trans*sensibilität verfügen über eine Kassenzulassung. Einige mehr arbeiten im Rahmen einer Privatpraxis und können bei Bedarf mit Krankenkassen über das Kostenerstattungsverfahren abrechnen.

Das psychotherapeutische Kostenerstattungsverfahren ist mit der Erfüllung einer Vielzahl von Formalitäten verbunden (Dringlichkeitsnachweis, Nachweis vergeblicher Therapieplatzsuche, Bescheinigung über ambulante psychotherapeutische Sprechstunde, Antrag bei der Krankenkasse) (Pro Psychotherapie e.V. 2018). So ist der Zugang zur Therapie für die behandlungssuchende Person mit einem erheblichen Aufwand verbunden.

Zum Teil gestaltet sich die Kostenübernahme seitens der Krankenversicherungen auch für einzelne geschlechtsangleichende Maßnahmen schwierig. So gibt es beispielsweise wiederkehrend Probleme bei der Kostenübernahme der Epilationsbehandlung, da diese nur von Dermatolog_innen durchgeführt werden soll. Viele Dermatolog_innen haben auch nicht die nötigen Kapazitäten und Geräte für die Behandlung. Zum Teil müssen trans* Personen indizierte Maßnahmen in der Transition sozialgerichtlich einklagen (Sozialgericht Berlin 2016). Einige trans* Personen beschaffen sich wegen der Versorgungsbarrieren die für die Transition benötigten Maßnahmen auf dem freien Markt, auch unter Inkaufnahme gesundheitlicher Risiken (Sevelius 2013, Transgender Europe/ Balzer 2016).

Menschen, die in relativ hohem Lebensalter transitionieren, treffen auf ein Versorgungssystem, welches auf die Bedarfe von Personen, die wegen einer Alterserkrankung Versorgung benötigen und gleichzeitig eine körpermodifizierende Hormontherapie oder Operation brauchen, fachlich nicht gut vorbereitet ist (Fredriksen-Goldsen et al. 2013).

### 4.1.6 Forderungen an eine verbesserte Trans*gesundheitsversorgung

Jahrzehntelang war eine psychopathologisierende Sicht auf trans* Personen aus einer heteronormativen Zweigeschlechtlichkeit von Mediziner_innen und Psycholog_innen vorherrschend, die die Inhalte und Zugänge der Trans*versorgung geprägt hat. Mit dem Paradigmenwechsel wurde die dringende Notwendigkeit einer spezifischen, fachgerechten, bedürfnisorientierten, diskriminierungsfreien und menschenrechtskonformen Gesundheitsversorgung von trans* Personen sichtbar gemacht.

Der Bundesverband Trans* (BVT*) hat 2016 folgende Forderungen an Medizin und Politik in einem Policy Paper zusammengefasst:

- *„Schaffung einer individualisierten, zugänglichen, bedürfnisorientierten Gesundheitsversorgung für alle trans* Menschen in allen Lebenssituationen, Altersstufen, mit allen Körperlichkeiten und möglichen Beeinträchtigungen – ohne Zwang zur Psychodiagnostik.*
- *[...] Abschaffung der psychopathologisierenden Diagnose F64.0 „Transsexualismus" unter Psychischen und Persönlichkeitsstörungen im ICD bei gleichzeitiger Sicherstellung einer nicht-psychopathologisierenden Klassifizierung.*
- *[...] Sicherstellung der Kostenübernahme geschlechtsangleichender Behandlungen durch alle Formen der Krankenversicherungen in Verbindung mit transparenten und gleichzeitig bedürfnisorientierten Regelungen des Zugangs zu diesen [...].*
- *Der Entscheidungsfindungsprozess hinsichtlich körperkorrigierende bzw. -angleichende Maßnahmen sollte unter Berücksichtigung der Selbstbestim-*

*mung über die eigene Körperlichkeit gestaltet sein („informed consent"-Modell).*

- *Um die Diskriminierungen von trans* Menschen in der allgemeinen Gesundheitsversorgung zu beenden, müssen zeitnah Aus- und Fortbildungsprogramme für alle medizinischen, therapeutischen und pflegerischen Berufe entwickelt und implementiert werden.*
- *[...] Interessenvertretungen von trans* Menschen [müssen] aktiv in alle Veränderungen und Aktivitäten, die ihre Gesundheitsversorgung betrifft, einbezogen werden [Partizipation]. Ihre Peer-Beratungsangebote und die Selbsthilfen müssen ebenso verlässliche Unterstützung erfahren, wie die Trans*-Verbände selbst, um zu einem Dialog zu Anti-Diskriminierung und Ent-Stigmatisierung befähigt zu werden.*
- *Alle Gesundheitsforderungen der Transgender Resolution 2048 des Europarates von 2015 sind unverzüglich in Deutschland in Zusammenarbeit mit den trans* Verbänden umzusetzen." (Bundesverband Trans* e.V. i.Gr. 2016, 5)*

## 4.2 Diskriminierung und Gewalt gegen trans* Personen

BEISPIEL

Alexandra ist 27 Jahre alt und lebt in einer Großstadt. Sie definiert sich als trans*feminine Frau und nimmt seit einem Jahr Östrogene. Sie tritt überall als Frau auf, stellt sich mit ihrem Wunschnamen vor. Sie ist groß und füllig. Ihre Stimme ist tief. Obwohl sie sich sehr bemüht, als Frau gelesen zu werden, jeden Tag viel Zeit und Mühe auf Rasur und Schminken verwendet, gelingt ihr das gewünschte Passing nicht so, dass sie durchgängig als Frau anerkannt wird. In der Öffentlichkeit wird sie oft angestarrt und angepöbelt.

Aufgewachsen ist sie im männlichen Zuweisungsgeschlecht bei Vater und Mutter in einem kleinen Dorf in Hessen. Sie hat eine etwas jüngere Schwester und zwei Brüder. Zu ihrer Familie hat sie keinen Kontakt mehr. Die Eltern sind streng evangelisch. Schon als Kind sorgte sich Alexandra um die Mutter, die wie der Vater viel Alkohol trank. Beide Eltern waren viel zu Hause. Die Familie lebte von Sozialleistungen und war sehr arm.

Alexandra erinnert sich, dass sie sich bereits im Vorschulalter eher als Mädchen fühlte. Sie bot anderen Mädchen ihr Spielzeug an, um mit deren Puppen spielen zu können. In der Grundschule wünschte sie sich sehr, lange Haare tragen zu können, getraute sich jedoch nicht, dies gegenüber den Eltern anzusprechen. Sie fühlte sich von den Eltern nicht verstanden.

Die Eltern sprachen nicht oft mit den Kindern und erklärten auch nur wenig. Sie schlugen Alexandra und ihre Geschwister und, was für Alexandra am schlimmsten war, schrien sie an. Alexandra wusste nicht, weswegen sie angeschrien oder geschlagen wurde, dachte jedoch, dass die Eltern wohl lieber ein anderes Kind gehabt hätten. Aus der Überzeugung heraus, dass niemand sie mögen würde, zog sie sich in der Grundschule von anderen Kindern zurück und dachte viel darüber nach, nicht mehr da sein zu müssen. Obwohl sie gute Noten hatte, wechselte sie nach der Grundschule auf die Realschule. Den Besuch der Realschule schildert sie als „schrecklich". Die beginnende Pubertät stürzte sie in eine depressive Krise. Sie wurde sehr schmal. Den Lehrer_innen und ihren Mitschüler_innen erzählte sie, dass sie krank sei, um nicht am Sport teilnehmen zu müssen. Innerlich war ihr klar, dass sie kein Junge, sondern ein Mädchen ist. Sie versuchte dennoch mit aller Kraft, nicht aufzufallen und „normal" zu sein, um dem Spott der anderen Jugendlichen zu entgehen. Weder die Jungs noch die Mädchen nahmen sie jedoch auf. Sie vermied Kontakte zu ihren Mitschüler_innen und fühlte sich einsam.

Nach dem Realschulabschluss begann sie eine Ausbildung als Bäcker, die sie wegen der homosexuellenfeindlichen Bemerkungen eines Vorgesetzten ihr gegenüber abbrechen musste. Sie wechselte daraufhin den Ausbildungsort, konnte sich in der neuen Ausbildungsstelle jedoch nicht mehr einfinden und war mehrfach aufgrund von Erschöpfungsreaktionen krankgeschrieben. Schließlich brach sie auch diese Ausbildung ab und zog in die Stadt, in der sie heute lebt. Dort arbeitete sie zunächst in der Gastronomie.

Nachts auf dem Nachhauseweg von ihrer Arbeit wurde sie von drei Männern, denen sie aufgrund ihrer femininen Bewegungen aufgefallen war, ins Gesicht geschlagen. Danach wagte sie sich in der Dunkelheit nicht mehr auf die Straße und litt unter Ängsten und wiederkehrenden Erinnerungen (flashbacks). Ihre Belastungen dämpfte sie mit Alkohol. Als sie im alkoholisierten Zustand von Jugendlichen in der U-Bahn durch die Gegend gestoßen wurde, griff sie diese an, und es gelang ihr, sie zu vertreiben.

Aktuell hat sie große Schwierigkeiten, ihren Tag zu strukturieren. Das Aufstehen kostet sie sehr viel Überwindung und die Bewältigung alltäglicher organisatorischer Aufgaben gelingt ihr oft nicht. Sie würde sehr gerne endlich ihren Vornamen und Personenstand ändern, schafft es jedoch nicht, das Verfahren zu initiieren. Sie hat Angst, ihre Wohnung zu verlassen. Zu Hause trinkt sie sehr viel Alkohol, um sich zu beruhigen und einschlafen zu können. Ab und zu trifft sie sich mit Bekannten, die sie an ihrem Arbeitsplatz kennengelernt hat. Es fällt ihr jedoch schwer, sich diesen zu öffnen und ihnen zu vertrauen, weil sie sich wegen ihrer Schwierigkeiten in der Alltagsbewältigung und des Kontrollverlusts über den Alkoholgebrauch schämt.

### 4.2.1 Gesellschaftliche Ermöglichung von Diskriminierungen und Gewalt

Gewalt und Diskriminierungen sind eng miteinander verzahnte gesellschaftliche Phänomene. Sie werden von Menschen an Menschen ausgeübt und finden in einem sozialen Kontext statt, der Gewalt und Diskriminierungen ermöglicht. Grundlegend für jede Intervention dagegen ist das Wissen darüber, wie und durch wen Gewalt und Diskriminierungen ausgeübt werden, wie sie sich äußern und welche Auswirkungen sie haben. Menschen, die nicht selbst direkt von Diskriminierung und Gewalt betroffen sind, neigen oft dazu, deren Ausmaß auszublenden. Damit versuchen sie sich vor den unangenehmen und anstrengenden Konsequenzen zu schützen, die ein Anerkennen von Gewalt in den Kontexten, in denen sie leben, arbeiten und Beziehungen eingehen, mit sich bringt. Sobald eine Person erkennt und anerkennt, dass Gewalt und Diskriminierungen in ihrer Nähe ausgeübt werden, kann diese Person nicht mehr neutral sein. Sie steht vor der Aufgabe, sich zu entscheiden, ob sie sich an die Seite der angegriffenen Person stellen möchte oder ob sie das Leid der angegriffenen Person ausblenden, sich mit der Gewalt und Diskriminierung abfinden oder diese sogar befördern möchte. Es besteht also ein dringender Bedarf an Aufklärung über Formen und Folgen von Diskriminierung und die Rechte von trans* Personen sowohl in der Community selbst als auch bei staatlichen Stellen wie Kindertagesstätten, Schulen, Ausbildungsstellen und Arbeitgeber_innen, Gesundheitssystem, Krankenkassen und Behörden.

Diskriminierungen und Gewalt gegen trans* Personen basieren auf Stigmatisierungsprozessen, d. h. ihnen werden innerhalb eines gesellschaftlichen Machtkontextes Negativstereotype zugeschrieben. Damit werden sie sozial degradiert (Goffmann 1963/2010, Hatzenbuehler et al. 2013). Sie sind also – wie andere Angehörige gesellschaftlicher Minoritäten – von gruppenbezogener Menschenfeindlichkeit betroffen, die durch spezifische Vorurteile ausgedrückt und untermauert wird (Brown 1995, Zick et al. 2012). Besonders bedrückend in diesem Zusammenhang ist, dass trans* Personen gesamtgesellschaftlich oft von einer Mehrfachstigmatisierung betroffen sind: So werden sie sowohl für ihr Trans*sein stigmatisiert als auch für die Folgen der Stigmatisierung (z. B. Armut, Bildungsmarginalisierung durch Mobbingerfahrungen in der Schule und/oder gesundheitliche Folgen von Stigmatisierung wie Traumafolgestörungen, soziale

Unsicherheit und Angst, schädlicher Substanzgebrauch (Najavits 2017), Kapitel 5.3 „Trans*gesundheit“).

Gesamtgesellschaftlich erweist sich das Ausmaß der Diskriminierungen und Gewalt gegenüber einer Personengruppe als Indikator von Diskriminierung und Gewalt gegenüber anderen Personengruppen (Heitmeyer/Schröttle 2006). So lässt sich davon ausgehen, dass in einer Gesellschaft, in der trans* Personen vielfach diskriminiert und angegriffen werden, auch andere Personengruppen (z. B. Lesben und Schwule, Frauen, People of Color) aufgrund menschenfeindlicher Entwertungskonstrukte von Angreifer_innen und Bystander_innen diskriminiert und angegriffen werden (Wolf 2006, Zick et al. 2012). Das Ausmaß von Gewalt und Diskriminierungen gegen trans* Personen in einer Gesellschaft ist somit Spiegel eines gesellschaftlichen Zustands, in dem Angriffe gegen marginalisierte Personengruppen als legitim betrachtet werden, um eigene Interessen durchzusetzen und Privilegien zu sichern. Somit gefährdet Trans*feindlichkeit die Kohäsion einer Gesamtgesellschaft und hinterlässt Spuren bei allen, die der Gesellschaft angehören (Transgender Europe/Balzer 2018a).

Trans* Personen werden vor dem Hintergrund ihrer gesellschaftlichen Stigmatisierung gezielt schikaniert und angegriffen, um sie für ihr gendernonkonformes Auftreten zu sanktionieren, um sie niederzudrücken oder um sie fernzuhalten (Hatzenbuehler et al. 2013).

Direkte trans*feindliche Gewalt äußert sich in Form von Verachtung, Anschweigen, Beschimpfungen, Belügen, in der Verweigerung von notwendiger Unterstützung, im Vorenthalten von respektvollem und gerechtem Umgang, durch zudringliche Fragen, Zwangsouting, Beleidigungen und Beschimpfungen sowie in sexuellen und körperlichen Angriffen. Die Folgen von Diskriminierungen und Gewalt werden von der Schwere und Häufigkeit der Erfahrungen geprägt, von der Vulnerabilität der Person, den Reaktionen des Umfelds sowie von den Möglichkeiten, sich zur Wehr zu setzen und Unterstützung zu erhalten (Fischer/Riedesser 2009, Wolf 2018).

Diskriminierungen beschränken Menschen oder schließen sie aus, weil diese ein bestimmtes Merkmal haben. Ziel oder Auswirkung von Diskriminierung sind, dass die davon betroffene Person ihre Menschenrechte nicht vollständig ausüben kann (Rudolf 2017). Diskriminierungen begrenzen die Chancen und Ressourcen von Angehörigen gesellschaftlich stigmatisierter Gruppen (Hatzenbuehler et al. 2013). Diskriminierende Diskurse, Normen und Regelwerke stellen einen Legitimationszusammenhang für direkte Angriffe her. Dieser Legitimationszusammenhang kann so ausgeprägt sein, dass Personen sich vollkommen berechtigt sehen, Diskriminierungen und Gewalt auszuüben, und anschließend noch behaupten, gar nicht diskriminiert und auch keine Gewalt ausgeübt zu haben (Hansen 2009). So wird beispielsweise der durch die MDS-Richtlinie obligatorisch vorgeschriebenen Psychotherapie vor Inanspruchnahme medizinischer Transitionsmaßnahmen von den Medizinischen Diensten und von den Behandelnden selbst in der Regel kein Zwangscharakter zugeschrieben. Oder manche Feminist_innen sehen sich auf der Basis biologistischer Ideologien berechtigt, Trans*frauen generell und unabhängig von deren Verhalten feindlich zu begegnen (Raymond 1979). Dies führt zu tiefen Verletzungen bei denjenigen Trans*frauen, die Anschluss und Zugehörigkeit zu feministischen Communitys suchen und dort allein aufgrund ihres So-Seins zurückgewiesen werden (Serano 2013).

Sehr eindringlich, chronisch und kaum benennbar durch ihre „Normalität" und Omnipräsenz wirken Mikroaggressionen. Trans*feindliche Mikroaggressionen sind in einer hetero- und ciszentristisch organisierten Gesellschaft durch die entsprechend Privilegierten dahingeworfene Grobheiten, Entwürdigungen, Schikanen gegen trans* Personen. So äußern sich Mikroaggressionen beispielsweise in Anstarren von trans* Personen, Nichtbenennen ihrer Existenz, Unhöflichkeiten und Sensationsgier ihnen gegenüber.

Diese Formen der Aggression haben den Effekt, die angegriffene Person zu verunsichern, ihre Existenz unsichtbar zu machen, sie zum Schweigen zu bringen. Mikroaggressionen werden oft subtil gestaltet und sind durch die Betroffenen oft nicht leicht einzuordnen (Pascoe / Smart Richman 2009), weil die Angreifer_innen ihre aggressiven Intentionen kaschieren und bestreiten. Wehrt sich eine trans* Person gegen Mikroaggressionen, wird sie häufig als hypersensibel oder humorlos weiter stigmatisiert. Die angreifende Person zieht sich darauf zurück, sie habe doch keine böse Absicht gehabt und ihr Verhalten sei doch ganz „normal" (Drury / Kaiser 2014, Hansen 2009, Kaiser / Major 2006, Nadal et al. 2010, Shelton 2017).

Die gewalt- und diskriminierungsausübenden Personen weisen unterschiedliche Motivationen auf, jedoch geht es ihnen in der Regel darum, sich durch den Angriff auf die andere Person selbst zu erhöhen und zu stabilisieren (Soine / Zinn 2006, Wolf 2006). Die Angreifer_innen machen sich die gesamtgesellschaftliche Stigmatisierung von trans* Personen zunutze und passen die von ihnen ausgeübte Gewalt und Diskriminierung in der Regel so an die Gegebenheiten des Umfeldes an, dass sie möglichst wenig Widerstand zu erwarten haben (Hatzenbuehler et al. 2013).

Die gewaltbetroffenen trans* Personen stehen der Gewalt unterschiedlich abwehrbereit gegenüber. Je vulnerabler eine Person ist, umso weniger kann sie Angriffe abwehren oder sich vor Verwundung und Vernachlässigung schützen. Eine hohe Vulnerabilität einer Person wird z. B. durch Mangel an Unterstützung, Verwirrung über die erlittene Gewalt, Sprachlosigkeit und Überraschung und durch massive Kräftedifferenzen gegenüber den gewaltausübenden Personen bedingt.

### 4.2.2 Formen, Häufigkeiten und Folgen von Diskriminierungen und Gewalt gegen trans* Personen

Menschen, die sich selbst in einer nicht entsprechend stigmatisierten Position befinden, unterschätzen oftmals Ausmaß, Häufigkeit und Auswirkungen von Gewalt und Diskriminierung gegen marginalisierte Personen (Mbombi 2010). Diese Form der Wahrnehmungsverzerrung erzeugt oft eine Skepsis, wenn Personen, die einer stigmatisierten Minorität angehören, die von ihnen erlittene Gewalt und Diskriminierung benennen und skandalisieren. Die vorliegenden Studien zeigen jedoch durchgängig, dass trans* Personen in einem relativ starken Ausmaß von gesellschaftlicher Ausgrenzung in Form von Diskriminierungen und Gewalt betroffen sind. Studien aus den USA belegen, dass hierbei trans*weibliche Personen of Color besonders häufig und extrem heftige Gewalt erleben müssen (Potok 2015). Aus Deutschland haben wir keine wirklich validen Daten zur Gewaltbetroffenheit von trans* Personen of Color, jedoch Berichte über ebenfalls ausgeprägte Gewalterfahrungen (LesMigraS 2012).

Die Angriffe gegen trans* Personen beginnen oft schon biografisch früh, geschehen in allen Lebensphasen und finden in allen wesentlichen sozialen Räumen statt. Da Herkunftsfamilien und Schulen Hauptorte der erlittenen Ausgrenzung sind (Institute of Medicine 2011), nimmt die Gewalt oft über biografisch früh beginnende Internalisierungsprozesse tiefgreifenden Einfluss auf die Entwicklung des Selbstbildes, des sozialen Vertrauens und Gesundheitsverhaltens (Shelton 2017, Tress et al. 1996).

Nach Franzen und Sauer (2010) werden ein Drittel der trans* Kinder und trans* Jugendlichen in den Herkunftsfamilien wegen ihres gendernonkonformen Äußeren und wegen ihres Verhaltens kritisiert, 10% erleben verbale Gewalt, 5% Drohungen, 7% physische Gewalt durch Väter (Mütter werden in der Studie nicht benannt) und 5–10% Kontaktabbrüche durch Angehörige. Je deutlicher ein Kind oder ein_e Jugendliche_r gendernonkonform auftritt, desto mehr Gewalt erlebt diese_r (Grossman et al. 2011). Die Schlüsse, die trans* Kinder und Jugendliche aus der gegen sie gerichteten Gewalt ziehen, spiegeln vielfach das Dilemma wider, dem Menschen ausgesetzt werden, die wiederholt von Personen angegriffen werden, deren Sorge sie anvertraut sind und vor denen sie nicht fliehen können: Die eigene Schutzlosigkeit wird in Form von Hilflosigkeitserleben generalisiert und die eigene sich entwickelnde Persönlichkeit als Angriffsfeld erlebt (Courtois/Ford 2016). Die Konsequenz ist, das Eigene nach Möglichkeit dem Blick anderer zu entziehen und sich zu verstecken, um weiteren Angriffen entgehen zu können. Das Verstecken wiederum schwächt die soziale Eingebundenheit, erschwert den Kontakt zu Unterstützungspersonen, fördert die Scham über die eigene Verletzlichkeit und verstärkt damit die Vulnerabilität gegenüber weiteren Angriffen (Courtois/Ford 2016, Wolf 2006). Die Gesellschaft wiederum beschneidet die Möglichkeit der angegriffenen trans* Personen, sich zu wehren.

Die europaweit durchgeführte quantitative Untersuchung der Europäischen Grundrechteagentur (FRA 2014) mit 93079 lesbischen, schwulen, bisexuellen und trans* Teilnehmenden (lsbt*) zeigte, dass 47% aller befragten lsbt*-Personen innerhalb des letzten Jahres Diskriminierung oder Belästigung aufgrund ihrer sexuellen Ausrichtung und oder Genderidentität erfahren haben. 26% waren in den letzten fünf Jahren von Angriffen oder Gewaltandrohungen betroffen. 80% erinnern sich an negative Bemerkungen oder Mobbing gegenüber jugendlichen Lesben, Schwulen, Bisexuellen oder trans* Personen in der Schule. Die Diskriminierungen in der Schule führen zu Brüchen in der Bildungsbiografie. Trans* und genderqueere Personen berichten in Relation zu lesbischen, schwulen und bisexuellen Vergleichsgruppen von einem besonders hohen Ausmaß an Diskriminierungs- und Gewalterfahrungen (FRA 2014, LesMigraS 2012). Trans* Jugendliche versuchen, sich vor Gewalt in der Schule zu schützen, indem sie die Schule nicht mehr besuchen und Kontakt zu anderen marginalisierten Jugendlichen aufnehmen (Franzen/Sauer 2010, LesMigraS 2012). Trans* Personen sind darüber hinaus von einem im Vergleich mit cisgeschlechtlichen Personen erhöhten Ausmaß an häuslicher Gewalt betroffen (Landers/Gilsanz 2009, National Coalition of Anti-Violence Programs 2013).

Auf dem Arbeitsmarkt erzielen trans* Personen ein relativ geringeres Einkommen, auch wenn sie über eine hohe Qualifikation verfügen. Ihnen wird die Professionalität abgesprochen. Sie werden vermehrt unterhalb ihres Qualifikationsniveaus beschäftigt, müssen aufgrund von Diskriminierungen die Stelle wechseln oder sich krankschreiben lassen. Sie werden bei der Arbeitsvermittlung und der Fortbildung benachteiligt und sind vermehrt von Arbeitslosigkeit, Kündigung und Armut betroffen. All dies gilt verstärkt, wenn sich eine trans* Person noch im laufenden Prozess der körperlichen, sozialen und rechtlichen Transition befindet (Franzen/Sauer 2010, Fredriksen-Goldsen et al. 2013, Nabors et al. 2001, Whittle et al. 2008).

Im Gesundheitswesen werden trans* Personen durch vorhandene strukturelle Versorgungsbarrieren und konkret durch entwertende Haltungen und Handlungen seitens Gesundheitsversorger_innen von einer guten Versorgung ausgeschlossen und diskriminiert. Die Aufführung von „Transsexualismus" als Diagnose F64.0 in dem Kapitel „Persönlichkeits- und Verhaltensstörungen" im ICD-10 (Dilling et al. 2014) legitimiert dabei die diskriminierende gesellschaftliche Perspektive, Trans*geschlechtlichkeit sei etwas, was sich nicht mit psychischer Gesundheit vereinbaren ließe und auf dessen Prävention und Beseitigung sich die Bemühungen des Gesundheitssystems zu richten hätten (Council of Europe 2011, Franzen/Sauer 2010, Rauchfleisch 2007, Wolf 2013).

In Untersuchungen berichten mehr als 20% der befragten trans* Personen über unangemessenes Verhalten von Gesundheitsversorger_innen ihnen gegenüber, z.B. in Form von ungerechtem Verhalten, belästigender Neugier, Ignoranz gegenüber ihren Gesundheitsbedarfen. Einige trans* Personen beschreiben auch respektloses Verhalten von Mitpatient_innen ihnen gegenüber (Shelton 2017). Viele trans* Personen vermeiden aus Angst notwendige Behandlungen oder müssen nach Diskriminierungen ihre Gesundheitsversorger_innen wechseln (FRA 2014, Fredriksen-Goldsen et al. 2013, Fuchs et al. 2012, Ludewig 2009, Mizock/Lewis 2008, Shelton 2017).

### 4.2.3 Folgen von Diskriminierungen und Gewalt in den Trans*communitys

Die Trans*community ist durch vielfältig erlittene Ausgrenzungserfahrungen unter Druck. Stigmatisierung, Diskriminierung und Gewalt können bei den davon Betroffenen zu Bedrückung, Angst und Wut führen. Sie können so viel Kraft einfordern, dass Leistung und Selbstregulationsfähigkeiten beeinträchtigt werden (Hansen 2009). Ausgrenzung und Gewalt haben gesundheitliche Folgen durch die unmittelbaren Auswirkungen der Gewalt sowie reaktive Verzerrungen der Erwartungen an soziale Beziehungen und Beeinträchtigungen des gesundheitsbezogenen Verhaltens der Betroffenen (Kapitel 5.3 „Trans*gesundheit", Courtois/Ford 2016, Pascoe/Smart Richman 2009). Diese Erfahrungen erschweren auch die Möglichkeiten der angegriffenen Personen, den erwünschten Beruf und sozialen Status zu erreichen, und können auch soziale Beziehungen von trans* Personen Belastungen aussetzen. So kann eine Folge von Stigmatisierung auf Seiten der davon betroffenen Person sein, dass sie enge soziale Kontakte vermeidet, aus Sorge, andere könnten sie noch mehr ausgrenzen (Hatzenbuehler et al. 2013). Selbst wenn eine trans* Person schon lange offen lebt, können in schwierigen Lebenssituationen oder nach einem erneuten Angriff die alten Ängste wieder hervortreten.

Die erlittenen trans*feindlichen Entwertungs- und Ausgrenzungserfahrungen können über Internalisierungsprozesse quasi eine Folie bilden, durch die die betroffene trans* Person sich selbst in einem negativen Licht sieht und dann auch andere trans* Personen besonders kritisch betrachtet (Kapitel 5.3 „Trans*-gesundheit"). So können Gewalterfahrungen bei den gewaltbetroffenen Personen zur Verzerrung von sozialen Wahrnehmungsschemata führen, z.B. in Form von generalisiertem Misstrauen oder generellem Unterstellen feindlicher Intentionen bei interpersonellen Differenzen. Damit werden bei der traumatisierten Person die eigene Bereitschaft, sich sichtbar zu machen, sowie die Fähigkeit, in konflikthaften sozialen Situationen Kontakt und Kommunikation anzubieten, geschwächt. Solche verzerrten sozialen Schemata bei gewaltbetroffenen trans* Personen können in den Trans*communitys zu destruktiven Dynamiken mit Ausgrenzungen, Spaltungen, Kommunikationsbrüchen und -verweigerungen („silent treatment") und Entwertungen führen (Schulmann 2016, Wöller 2013). Dies wird von denjenigen trans* Personen, die dann davon betroffen sind, oft als besonders schmerzhaft empfunden. Zum einen sind sie verwirrt, weil sie wahrnehmen, dass die erlittenen Kommunikationsbrüche in der Community nicht etwa Resultat eigenen Fehlverhaltens sind, sondern Ergebnis einer verzerrten Wahrnehmung und Projektion des Gegenübers. Zum anderen bricht für sie mit der Ausgrenzung aus der Community eine enorm wichtige Unterstützungsressource weg, weil zuvor die Community für sie vielleicht der einzige Ort gewesen ist, an dem sie anderen vertrauen und sich offen zeigen konnten (Meyer 2016, Serano 2013).

# 5 Trans* im Fokus

## 5.1 Entwicklungsprozesse von Geschlechtsidentitäten

### 5.1.1 Herausforderungen im Entwicklungsprozess

BEISPIEL

David wuchs im weiblichen Zuweisungsgeschlecht auf. Er ist 11 Jahre alt und steht zu Beginn seiner Pubertät.

Er erzählt, dass er sich noch nie als Mädchen empfunden hat und auch kein Mädchen sein will. Mit vier Jahren habe er beim Friseur immer so lange geweint, bis die Mutter zugestimmt habe, ihm die Haare kurz schneiden zu lassen. Zum Fasching ist er als Cowboy oder Ritter gegangen und hat sich damit sehr wohl gefühlt.

Ab fünf hat er dafür gekämpft, ausschließlich Hosen aus der Jungenabteilung zu tragen. Besonders schwierig waren für ihn kirchliche Feiern, zu denen die ganze Familie darauf bestand, dass er Rock und Bluse tragen müsse. Die Großmutter weinte und sagte, sie würde sich für David vor den anderen Leuten aus dem Dorf schämen, wenn er nicht „ordentlich“ gekleidet in die Kirche ginge. Widerstrebend beugte er sich dem Druck.

In der Grundschule hatte er zunächst guten Kontakt zu den anderen Kindern. Er spielte überwiegend mit Mädchen, in der Regel mit denjenigen, die auch eher gendernonkonform auftraten. Er meint, mit seinem Körper sei er damals zufrieden gewesen. So lange er noch eine Badehose habe tragen dürfen, sei er mit Begeisterung geschwommen. Als sein Sportlehrer ab der vierten Klasse von ihm gefordert habe, zum Schwimmen einen Badeanzug zu tragen, sei dies sehr schwer für ihn gewesen. Er habe sich gefügt, sei jedoch nicht mehr gern schwimmen gegangen.

Mit dem Wechsel ins Gymnasium verlor er den Kontakt zu seinen früheren Freund_innen. Die Jungen und Mädchen spielten nun überwiegend getrennt. Er selbst war sich unsicher, wem er sich anschließen könne. Er versuchte, es den Mädchen gleichzutun, ließ sich die Haare wieder wachsen und trug auch wieder engere Kleidung aus der Mädchenabteilung. Dies hielt er jedoch nur ein halbes Jahr durch. Er fühlte sich in dieser

Bekleidung unpassend. Auch wollte er seine sich entwickelnden Brüste verbergen können. Deswegen entschied er sich, wieder weite Jungenkleidung zu tragen.
Im Internet stieß er über die Eingabe der Worte „Mädchen Junge“ auf Informationen über „Transsexuelle“. Er tauschte sich mit anderen im Netz aus. Er erhielt einige unterstützende Antworten, wurde jedoch auch von einer Person, die sich als gleichaltrig ausgab, als „Schwuli“ und „pervers“ beschimpft. Er schämte sich.
Bislang hat er sich nur seiner Mutter und einer Freundin geöffnet. Beide haben unterstützend reagiert. Er hat Sorge, was passieren würde, wenn in der Schule herauskäme, dass er kein Mädchen sein möchte, und ist sich sehr unsicher, wie sein Vater reagieren würde, wenn er sich mitteilen würde.

Im Laufe ihrer Geschlechtsidentitätsentwicklung stehen Kinder, Jugendliche und Erwachsene vor der Herausforderung, die Entwicklung des eigenen Körpers und Selbstkonzeptes zu begreifen und in Worte zu fassen, die ihnen soziale Anerkennung und Integration ermöglichen. Dabei müssen sie zusätzlich andere Identitätsaspekte integrieren und mit ihrer Geschlechtsidentitätsentwicklung in Einklang bringen (Meyer 2003). Hierbei sind die Erwartungen, Angebote und Grenzen des sozialen Umfeldes entscheidend dafür, wie schwer oder wie leicht es einem Kind gelingt, seine Möglichkeiten der Identitätsentwicklung auszuschöpfen. Unabhängig davon, welche geschlechtlichen Entwicklungsmöglichkeiten ein Kind in sich trägt, kann es hiermit entweder auf ein tendenziell eher trans*affirmatives Umfeld oder auf eher trans*feindliche Sozialisationsbedingungen treffen. In einer ciszentristischen Gesellschaftsstruktur ist generell davon auszugehen, dass trans*affirmative Entwicklungsbedingungen noch eher selten vorhanden sind. Deutlich häufiger sind Versuche des sozialen Umfeldes, ein Kind im Zuweisungsgeschlecht zu bestärken, und Bemühungen, die darauf gerichtet werden, dass ein Kind die sozialen Erwartungen bezogen auf sein Zuweisungsgeschlecht nicht übertritt (Graziottin 2015).

### 5.1.2 Theorien der Geschlechtsentwicklung

Die im Folgenden referierten maßgeblichen Theorien der Geschlechtsidentitätsentwicklung von Kohlberg (1966), Bem (1981) und Bandura (1977) basieren auf der Beobachtung des Verhaltens von Kindern und Jugendlichen. Diese Theorien tragen mit ihrer Berücksichtigung der miteinander verbundenen Einflüsse von sozialen Lernerfahrungen und kognitiven Entwicklungen von Kindern und

Jugendlichen wesentlich zum Verständnis bei und helfen, die vorliegenden empirischen Forschungsergebnisse zu strukturieren. Jedoch kann keine der bislang vorliegenden Theorien eine Antwort auf die Frage geben, warum ein Kind eine spezifische geschlechtliche Identität entwickelt. Dementsprechend erkennen die modernen Weiterentwicklungen der entwicklungspsychologischen Theorien zur Geschlechtlichkeit z. B. durch Devor (2004) und Ehrensaft (2016) an, dass die Geschlechtlichkeit eines Menschen zwar beobachtet und durch Lernerfahrungen befördert oder auch gehemmt werden kann, die Ausrichtung der Geschlechtlichkeit letztlich aber als etwas Gegebenes angesehen werden muss.

Alle Theorien zur Geschlechtlichkeit sind gebunden an den jeweiligen soziokulturellen Kontext, in dem die Beobachtungen und die Sozialisierung der Forschenden stattgefunden haben. Es soll hier kritisch darauf hingewiesen werden, dass intersektionale Faktoren in keiner der maßgeblichen Theorien der Geschlechtsidentitätsentwicklungen hinreichend berücksichtigt werden. So werden unter anderem die Perspektiven von Kindern mit Behinderungserfahrungen ebenso ausgeschlossen wie die von Kindern, denen es aus verschiedenen Gründen (z. B. sozioökonomische Marginalisierung) nicht ermöglicht wird, Kindergärten, Horte, Vorschulen zu besuchen. Auch wird nicht reflektiert, in welchem Ausmaß andere existentielle Themen die kognitive Entwicklung der Kinder und Jugendlichen fordern, z. B. Gewalterfahrungen, das Bemühen, für die eigenen Eltern Sorge zu tragen, oder viel Energie in die Sicherung körperlicher und seelischer Grundbedürfnisse stecken zu müssen. So vermitteln die rückblickenden Betrachtungen von trans* Personen zu ihrer Kindheit und Jugend vielfach den Eindruck, dass ihre Sozialisationserfahrungen nicht angemessen mit üblichen Konzepten einer Sozialisation „als Junge“ oder „als Mädchen“ erfasst werden können. Die Lebensgeschichten von trans* Personen weisen oft massive Erfahrungen mit Zurichtungsprozessen, d. h. „korrigierenden“ Erziehungsmethoden und teilweise gewaltvoll durchgesetzten Rollenerwartungen auf. Trans* Kinder und -Jugendliche mussten und müssen Widerstands-, Anpassungs- und Kompensationsstrategien entwickeln, um in einer ihnen gegenüber negativ bis feindlich eingestellten Umwelt zurechtzukommen. Diese werden in den grundlegenden sozialpsychologischen Theorien zur Geschlechtsidentitätsentwicklung gar nicht erfasst. Um den Erfahrungen trans*geschlechtlicher Kinder gerecht zu werden, müssen entwicklungspsychologische Theorien so ausdifferenziert werden, dass sie neben den Möglichkeiten cisidenter Entwicklungen auch eine valide Beschreibung trans*identer Wege ermöglichen.

Wir empfehlen deshalb, entwicklungspsychologische Konzepte zur Geschlechtsidentitätsentwicklung als Vorschläge zu betrachten, die manchmal hilfreich beim Verstehen sein können, jedoch nie die Wirklichkeit vollständig umfassen können. Konzepte, die von einer festgefügten geschlechtlichen

„Kernidentität“ ausgehen (Fast 1999), halten wir für nicht geeignet, um menschliche Entwicklungsprozesse angemessen zu beschreiben. Behandelnde und beratende Personen sollten sich der Begrenzungen der von ihnen verwendeten Konzepte bewusst sein und den Blick gezielt auch auf die Erfahrungshintergründe von Klient_innen richten, wofür die aktuelle Theorieentwicklung noch keine richtig guten Möglichkeiten zur Strukturierung zur Verfügung stellen kann.

Die kognitive Entwicklungstheorie nach Kohlberg (1966) beschreibt für Kinder und Jugendliche charakteristische und an bestimmte Altersphasen gebundene kognitive Prozesse, mit denen diese über ihre eigene und die Geschlechtlichkeit anderer nachdenken. Kohlberg ging davon aus, dass die Kinder und Jugendlichen in ihrem Entwicklungsprozess zunehmend mehr Faktoren in Bezug auf Geschlechtlichkeit berücksichtigen, ihr Denken also komplexer wird. Kohlberg bezog in seiner Theorie mit ein, dass Kinder und Jugendliche sich in ihrer Geschlechtsidentitätsentwicklung auf die Suche nach Informationen aus der Umwelt begeben. Aus seinen Beobachtungen und Befragungen leitete er ab, dass Kinder bis zum sechsten Lebensjahr ihr Geschlecht als „männlich“ oder „weiblich“ identifizieren sowie dieses als zeitlich und kontextbezogen stabil erleben.

Nach der Gender-Schema-Theory (Bem 1981) entwickeln Personen mit fortschreitendem Lebensalter zunehmend komplexe Vorstellungen darüber, was „Geschlecht“ ausmacht. Diese Vorstellungen nehmen Einfluss auf das Verhalten. Bem (1981) konnte damit den Prozess der Reifizierung von Geschlechterstereotypen beschreiben: Wenn sich beispielsweise Personen mit einer weiblichen Geschlechtsidentität so verhalten, wie sie denken, dass es typisch weiblich ist, bestätigen sie dieses Verhalten wiederum durch die Ausführung durch sie selbst als charakteristisch „weiblich“ und damit gleichzeitig in einem sich selbst verstärkenden Zirkelschluss auch ihre weibliche Geschlechtsidentität.

Bandura (1977) betonte in seiner sozialen Lerntheorie die Bedeutung sozialen Modelllernens auch bei der Entwicklung geschlechtlicher Selbstkonzepte. Nach dieser Theorie beobachten Kinder und Jugendliche den Habitus, das Verhalten und die Äußerungen anderer Menschen und imitieren das Verhalten. Forschungen zum sozialen Lernen zeigten, dass sie sich dabei bevorzugt an Modellen orientieren, die sie als stark und attraktiv wahrnehmen. Kinder und Jugendliche wählen sehr gezielt aus, welches Verhalten von welcher Person sie interessiert und in welcher Form sie das Verhalten oder Teile davon übernehmen möchten. Bandura (1977) machte auch darauf aufmerksam, dass das soziale Umfeld sehr stark in der Entwicklung der Geschlechtlichkeit von Kindern und Jugendlichen involviert ist, indem es diese zu steuern versucht und Verhaltensweisen, die als nicht erwünscht betrachtet werden, sanktioniert.

Devor (2004) weist in seinem Modell der Entwicklung trans*geschlechtlicher Identitäten auf die Bedeutung sozialer Spiegelungserfahrungen in der

Wahrnehmung, Interpretation und Benennung des eigenen Selbst hin. Erfährt eine Person Anerkennung und Spiegelung durch andere im Rahmen sicherer Bindungen, kann sie sich selbst wertschätzend explorieren, kennenlernen und sich darüber mit Bezugspersonen austauschen. Die Identitätsentwicklung kann in diesem sozialen Kontext relativ angstfrei erfolgen. Ein wertschätzendes Umfeld bietet viel Raum für eine breite Erkundung des eigenen Selbst sowie eine gute Basis für die Wahrnehmung und Anerkennung der Entwicklungsprozesse anderer Personen. Differenzen können von der sich entwickelnden Person als bereichernd wahrgenommen und als Möglichkeit genutzt werden, sich selbst tiefer zu reflektieren. Identitätsaspekte, die im Verlauf der Entwicklung als nicht mehr passend oder zu einengend erlebt werden, können in diesem Prozess modifiziert oder entlassen werden. Damit kann auch der Beweglichkeit eigener Geschlechtsidentitätsaspekte angstfrei begegnet werden. Devor (2004) geht davon aus, dass sich trans*geschlechtliche Kinder im bestehenden ciszentristischen gesellschaftlichen Kontext tiefgreifend damit auseinandersetzen müssen, dass sie sich hinsichtlich ihrer Geschlechtsidentität von anderen auf eine Art unterscheiden, die mit erheblichen und auch negativen sozialen Konsequenzen verbunden sein kann. Dies bedeutet für trans*geschlechtliche Kinder und Jugendliche, immer wieder Entscheidungen treffen zu müssen, wann sie sich wie und mit welchen Konsequenzen zeigen können. Das ist für viele mit erheblicher Angst vor einem Verlust sozialer Zugehörigkeit verbunden. Die Angst führt dazu, dass sich die Entwicklung trans*geschlechtlicher Kinder und Jugendlicher durch Zeiten der Anpassung an Identitätspräsentationen, die ihnen nicht entsprechen, verzögern kann. Diese Identitätspräsentationen bezeichnete Ehrensaft (2011) später als „False-Gender-Self“ und grenzte sie ab vom „True-Gender-Self“, womit sie eine tief empfundene geschlechtliche Identität bezeichnete.

Exkurs: Konversionsversuche

Ein Beispiel für gezielte Steuerungsversuche bei der Entwicklung von Geschlechtsidentität stellen z.B. psychiatrische Behandlungen dar, die zum Teil sehr gewaltvoll versuch(t)en, auf das Verhalten gendernonkonformer Kinder und Jugendlicher Einfluss zu nehmen. Auf der Basis von lerntheoretisch begründeten Konzepten und mit der Perspektive, gendernonkonformes Verhalten als unerwünscht und gesellschaftsschädlich zu betrachten, wurden die betroffenen Kinder gezielt für gendernonkonformes Verhalten sanktioniert und im Gegenzug für genderkonformes Verhalten belohnt. Konversionsversuche gelten heute wegen des hohen iatrogenen Schädigungsrisikos als unethisch (Fraser 2015, Preuss et al. 2012, Shelton 2017), werden jedoch gerade in der Behandlung gendernonkonformer Kinder immer noch von einigen Sexualwissenschaftler_innen empfohlen (Beier et al. 2005, 411). Es gibt leider aktuell auch noch in der Seelsorge Ansätze, welche Konversionsversuche befürworten (kath.net 2013).

Wegen der prägenden medizinhistorischen Bedeutung von Konversionsversuchen für das gespaltene Verhältnis zwischen trans* Personen und Gesundheitsversorger_innen möchten wir im Folgenden den Bericht von Daphne (heute Dylan) Scholinski über seine Erfahrungen als Jugendliche_r mit weiblichem Zuweisungsgeschlecht in psychiatrischer Behandlung in den 1980er Jahren in den USA (Scholinski 1998) auf dem Internationalen Tribunal zu Menschenrechtsverletzungen gegen sexuelle Minoritäten dokumentieren:

*„Die Ärzte versuchten mich wegen ‚Prä-Homosexualität' zu behandeln und wegen jeglichem Wunsch, den ich ihrer Meinung nach hatte, ein Junge zu sein. Dem lagen ihre Annahmen zugrunde, die sie auf meine ‚Kleidungswahl, meine Freundschaftsmuster und beruflichen Ziele' stützten. Ein erheblicher Teil der sogenannten ‚Behandlungen' bestand aus Druck, mich den bestehenden Normen von Heterosexualität und Femininität anzupassen. Ich wurde zu Versuchen gezwungen femininer zu werden. Ich sollte mich mehr um mein Äußeres kümmern, lernen mich zu schminken; mich mehr wie ein Mädchen zu kleiden; mein Haar in Locken zu legen und zu pflegen; und Zeit mit Mädchen zu verbringen, um Mädchensachen zu lernen, zum Beispiel was Jungs mögen etc.*
*Diese Versuche, mich zu zwingen, so zu sein, wie sie wollten, dass ich sein sollte, scheiterten. So sahen sie mich als Versagerin an. Ich würde nie ‚normal weiblich' werden. Sie setzten mich auf einen ‚Punkteplan'. Ich erhielt Punkte für ‚gutes Verhalten' und verlor sie für ‚schlechtes Verhalten'. […]*
*Ein Mitglied des Behandlungsteams hielt mir einmal [während ich am Boden lag, G.W.] seinen Fuß an den Kopf, während er sagte: ‚Halt die Klappe, Du verdammter verrückter queerer Arsch'. Danach schrie er nach Hilfe, um mich zu beruhigen, weil er den Eindruck hatte, ich würde die Kontrolle verlieren.*
*Ich blieb durch homophobe Beratung und ‚Behandlung' traumatisiert zurück. Zerstört, zum Schweigen gebracht, fallengelassen; mit emotionalen Narben, die ein Leben brauchen werden, um zu heilen. Als geistesgestört bezeichnet und behandelt zu werden aufgrund dessen, was ich bin, hatte über eine lange Zeit den Effekt, mich daran zu hindern, über meine Erfahrungen zu sprechen" (Scholinski 1995, 18f., Übersetzung: G.W.).*

### 5.1.3 Forschungsbefunde zur Entwicklung von geschlechtlichen Identitäten und Genderpräsentationen

Neuere empirische Forschungsarbeiten (Martin/Ruble 2010), in denen untersucht wird, in welchem Alter sich Kinder auf welche Art zum Thema Geschlechtlichkeit positionieren, zeigen ein sehr komplexes und dynamisches Bild. Sie eröffnen den Blick auf Kinder und Jugendliche als aktive Konstrukteur_innen von Geschlechtsidentitäten in ihrem jeweiligen sozialen Kontext. Die geschlechtsbezogenen Wahlmöglichkeiten von Kindern und Jugendlichen werden erheblich von ihrer jeweiligen Bezugsgruppe beeinflusst, erweitert oder auch erheblich begrenzt.

In der Entwicklung ihrer Genderidentität explorieren und konzeptualisieren Kinder und Jugendliche nicht nur ihre Geschlechtlichkeit, sondern sie positionieren sich auch gegenüber genderbezogenen Diskriminierungen und Ausschlüssen. Die Forschungsarbeiten machen zudem deutlich, dass bereits Kinder sich dahingehend unterscheiden können, für wie bedeutsam sie ihre Genderidentität für ihr Selbstkonzept ansehen, auch wenn sie merken, dass dem Geschlecht gesellschaftlich eine außerordentliche Relevanz zugeschrieben wird.

Die Variabilität in der Genderpräsentation von Kindern kann, wenn sie zugelassen wird, beträchtlich sein. Ein sehr stark ausgeprägtes genderbezogenes Verhalten erweist sich in der aktuellen empirischen Forschung als relativ stabil: Kinder, die schon im Vorschulalter ein sehr gendertypisches Verhalten zeigen, zeigen dies auch noch im Grundschulalter. Dies kann ebenfalls für diejenigen Kinder konstatiert werden, die sich sehr ausgeprägt gendernonkonform verhalten (Ehrensaft 2011, Martin/Ruble 2013). Eine trans*geschlechtliche Entwicklung mit Beginn im Kindesalter, die bis ins Jugendalter andauert und mit ausgeprägtem dysphorischen Erleben bezogen auf die primären und sekundären Geschlechtsmerkmale einhergeht, erweist sich auch zukünftig als relativ stabil (Di Ceglie 2015, Cohen-Kettenis et al. 2008, Pomara et al. 2015, Turban/Shadianloo 2018).

Mit sechs Monaten können Kinder männliche und weibliche Gesichter und Stimmen unterscheiden. Mit zehn Monaten sind sie in der Lage, stereotype Assoziationen in Bezug auf Gender zu bilden, z. B. „männlich" mit bestimmten Gegenständen zu assoziieren. Mit anderthalb Jahren beginnen Kinder, ein Konzept ihres Selbst zu entwickeln und gezielt nach Informationen zu suchen, wie sie es ausdrücken können. Mit zweieinhalb Jahren merken Kinder, welcher Genderkategorie sie zugewiesen werden. Bereits im Vorschulalter sind Kinder in der Lage, Geschlechterstereotype zu benennen und „Jungen" und „Mädchen" unterschiedliche Verhaltensweisen zuzuschreiben (Martin/Ruble 2013). Viele präferieren dann auch schon Kinder als Spielpartner_innen, denen sie sich aufgrund von wahrgenommener Ähnlichkeit in Bezug auf gegenderte Interessen als zugehörig empfinden. Die Favorisierung von dem Zuweisungsgeschlecht entsprechenden Peers wird vielfach vom sozialen Umfeld durch unterstützende Aufmerksamkeitszuwendung und Interessenförderung getragen und gebahnt. Bereits bei Kindern im Vorschulalter lässt sich dementsprechend schon beobachten, dass einige Kinder korrektiv darauf reagieren, wenn ein anderes Kind die binären Gendernormen verletzt. Sie fordern dann das Kind, welches die Gendernormen verletzt, auf, sich wieder normkonform zu verhalten, machen sich über das Kind lustig oder markieren es, indem sie ihm zuschreiben, dem „anderen" Geschlecht zuzugehören. Auch die Eltern versuchen in vielen Fällen, ein gendernonkonformes Verhalten ihres Kindes zu unterbinden, indem sie das Kind auffordern, dies zu unterlassen (Grossman et al. 2011). Die Basis dieses elterlichen Verhaltens ist oft die Furcht der Eltern, sie würden als defizitär in ihren erzieherischen Fähigkeiten angesehen werden, wenn ihr Kind sich nicht gendernormativ entwickelt (Fraser 2015). Je mehr Kinder einem Verhalten ausgesetzt sind, das geschlechtsrollennichtkonformes Verhalten überwacht und zu unterbinden versucht, desto intensiver versuchen sie, ihr Verhalten durch Verstecken und Verschweigen, Selbstkontrolle oder Übernahme der Normen anzupassen. Kinder von Eltern, die ihren Genderausdruck unterstützen und bestätigen, haben deutlich weniger Verhaltensprobleme als Kinder, deren Eltern die nichtkonforme Genderidentität ihres Kindes als Störung betrachten (Shelton 2017).

Während Kinder, die die Gendernormen verletzen, oftmals Sanktionen erfahren, wird andererseits den Kindern, die die Gendernormen überwachen, von vielen anderen Kindern ein hoher Status zugeschrieben. Jedoch sind es insgesamt nur wenige Kinder, die sich in diesem Bereich stark kontrollierend verhalten. Deren genderkorrektives Verhalten erweist sich als hoch kontextabhängig und hängt eng mit dem Verhalten der anwesenden Erwachsenen zusammen, das heißt wenn die Erwachsenen gendernonkonformes Verhalten sanktionieren, tun viele Kinder es ihnen gleich.

Alter (2000) beschreibt, wie prekär sich die Entwicklung des Identitätsbewusstseins in genderkorrektiven Kontexten für trans*geschlechtliche Kinder gestaltet. Ihnen wird

*„[...] ihr Nichtmännlich-Sein oder Nichtweiblich-Sein zu einem Zeitpunkt bewusst, zu dem sie die Tragweite dessen noch gar nicht einschätzen können. Sie merken schon sehr früh, dass sie Junge oder Mädchen sind, entgegen der biologischen Zuweisung. Jedoch die Menschen in ihrer Umwelt und ihre*

*körperliche Entwicklung signalisieren ihnen das Gegenteil. Die anders empfundene geschlechtliche Identität, der sich das Kind langsam bewusst wird, wird dann als kindlicher Wunsch oder fixe Idee bezeichnet. [...]. Für sie ist kein Platz!" (Alter 1999, 14, 39).*

Trans*geschlechtliche Kinder stehen hier vor dem Dilemma, dass ihnen ihre geschlechtliche Identität zunächst in der Negation und Abweichung dessen, was andere Kinder und auch das soziale Umfeld erwarten, wahrnehmbar wird. Viele trans*geschlechtliche Jugendliche berichten rückblickend bereits aus der Vorschulzeit von inneren und äußeren Kämpfen bezogen auf geschlechterbezogene Bekleidung oder Spiele. Sie versuchen mit all ihren Kräften einerseits die an sie gerichteten geschlechterbezogenen Zurichtungen abzuwehren und andererseits ihre Möglichkeiten auszuschöpfen, ihre Geschlechtlichkeit auszudrücken (Graziottin 2015). Dies erweist sich oftmals als enormes Ringen mit Phasen der Erschöpfung, Verwirrung, Aufgabe und Neubeginn.

Geht das soziale Bezugssystem relativ liberal mit Geschlechterthemen um, erleben trans*geschlechtliche Kinder dies in der Regel so, dass sie ihr Umfeld zumindest nicht gehindert habe, ihre Interessen zu pflegen. Beschreibungen einer durchgängigen aktiven Unterstützung und sensiblen Förderung gendernonkonformer Interessen bei Kindern durch das soziale Umfeld sind jedoch immer noch selten (Ehrensaft 2011). Gendernonkonforme Kinder erleben viel Gewalt (D'Augelli et al. 2006, Plöderl/Fartacek 2009, Savin-Williams 1994, Stevens/Morgan 2001) und auch deutlich mehr Sanktionen als ihre genderkonformen Geschwister (Balsam et al. 2005).

Di Ceglie (2015) weist darauf hin, dass über die Hälfte der trans*geschlechtlichen Kinder, die dem Gender Identity Development Service (London) vorgestellt wurden, deutliche Beziehungsschwierigkeiten mit Eltern und Gleichaltrigen beschrieben. Je rigider das soziale Umfeld mit Gendernormen umgeht, desto stärker werden die Sanktionen, die gendernonkonforme Kinder erleben müssen. Insbesondere trans*weibliche Kinder sind schon recht früh von Druck und Korrekturversuchen aus ihrem Umfeld betroffen, weil die Gendernormen für Personen mit männlichem Zuweisungsgeschlecht besonders eng sind (Alter 1999, Di Ceglie 2015, Martin/Ruble 2013, Pomara et al. 2015, Stevens/Morgan 2001). Vor diesem Hintergrund ist es vermutlich auch zu kurz gedacht, davon auszugehen, dass trans*weibliche Personen im Kindesalter Privilegien, die cisgeschlechtlichen männlichen Personen in diesem Alter zugeteilt werden, zu ihrem Vorteil nutzen können oder wollen. Vielmehr kann gerade hier eine besonders leidvolle Drucksituation für ein trans*geschlechtliches Kind mit männlichem Zuweisungsgeschlecht vermutet werden. Cisgeschlechtliche Jungen scheinen es besonders schwer zu haben, flexibel mit geschlechterbezogenen

Verhaltensnormen sowohl bei sich selbst als auch bei ihren Peers umzugehen (Martin / Ruble 2013).

In einem unterstützenden Umfeld eröffnen kognitive und emotionale Entwicklungsprozesse Kindern mit zunehmendem Alter mehr Möglichkeiten, genderbezogene Konzepte zu elaborieren. Während Kinder im Vorschulalter zunächst sehr viele Übergeneralisierungen bei der Entwicklung von kognitiven Konzepten vornehmen und Kategorientrennungen relativ rigide handhaben, wird das Denken im mittleren Grundschulalter zunehmend differenzierter. So können Unterschiede zwischen Personen, die zunächst als der gleichen Kategorie zugehörig wahrgenommen wurden, immer besser erkannt werden. Dies muss jedoch interessanterweise nicht mit einer Entwertung von Personen einhergehen, die als einer anderen Gruppe zugehörig wahrgenommen werden. Die vorliegenden Forschungen zeigen vielmehr, dass Kinder im Grundschulalter Menschen, denen sie sich ähnlich fühlen, zwar bevorzugen, andere deswegen jedoch nicht entwerten oder ausschließen wollen (Martin / Ruble 2013).

Wie Kindern die Entwicklung einer differenzierten Wahrnehmung von Menschen gelingt, welche Gemeinsamkeiten zwischen Menschen erkannt werden und wie Unterschiede gewertet werden, erweist sich ebenfalls an das soziale Umfeld gebunden. Dieses ermöglicht, erleichtert, erschwert oder verhindert Lernerfahrungen, stellt Worte, Informationen und Kontaktmöglichkeiten zum Erschließen der Welt zur Verfügung, drückt Anerkennung oder Ablehnung gegenüber den Äußerungen von Kindern aus, markiert bestimmte Inhalte als relevant. Das soziale Umfeld kann dem Drang des Kindes, sich und die Welt zu explorieren, Respekt und Rückhalt oder aber auch Angst und Unmut entgegenbringen. So formen sich zwischen Kindern in Abhängigkeit von den Einstellungen des sozialen Umfeldes im Laufe ihrer kognitiven und emotionalen Entwicklung erhebliche Differenzen hinsichtlich ihrer Akzeptanz gendernonkonformen Verhaltens heraus. Die Kinder lernen in einem heterosexistischen Umfeld, Geschlechterdifferenzen zu hierarchisieren. So lässt sich die Zuschreibung eines höheren Status an Männer bereits bei Grundschüler_innen im Alter zwischen fünf bis zehn Jahren nachweisen. Dass der Statusdifferenz auch Diskriminierungen zugrunde liegen können, nehmen Kinder zunehmend gegen Ende des Grundschulalters wahr (Martin / Ruble 2013).

Trans*geschlechtliche Kinder und Jugendliche bereiten sich oft sehr lange in einem intensiven inneren Prozess darauf vor, sich zu zeigen. Sie suchen aktiv nach Worten, um sich zu beschreiben. Der Zeitpunkt der ersten Selbstöffnung ist daran geknüpft, wann ein trans*geschlechtliches Kind oder ein_e trans*geschlechtliche_r Jugendliche_r Informationen und Worte über Trans*geschlechtlichkeit erhält. Das Auffinden von Worten zur Selbstbeschreibung liegt oft zeitlich weit hinter der Erkenntnis, nicht dem Zuweisungsgeschlecht anzugehören.

Die Zeit der Wortlosigkeit wird von trans*geschlechtlichen Menschen oft rückblickend als Zeit leidvoller sozialer Abgetrenntheit beschrieben (Güldenring 2009, Preuss 2019). Zahlreiche Forschungsbefunde verweisen darauf, dass es Menschen unter massiven Stress setzen kann, wenn sie über bedeutsame innere Erfahrungen schweigen müssen (Pennebaker 2000).

Gelingt trans*geschlechtlichen Kindern und Jugendlichen schließlich ein Aussprechen ihrer Genderidentität, machen sie häufig die Erfahrung, nicht gehört zu werden. In Reaktion darauf ziehen sich manche trans*geschlechtlichen Kinder und Jugendlichen zurück und drücken ihre geschlechtliche Identität erst nach Erreichen einer größeren Unabhängigkeit vom Elternhaus wieder aus. Andere wiederum verdeutlichen ihren Genderausdruck und vertreten ihre Genderidentität relativ vehement, auch gegen zum Teil erheblichen Widerstand.

Alle Jugendlichen werden in dieser Gesellschaft mit Vorurteilen gegenüber gendernonkonformen Personen konfrontiert und stehen vor der Entwicklungsaufgabe, dazu Stellung zu beziehen (Alter 1996). Vor dieser Aufgabe stehen sowohl cis- als auch trans*geschlechtliche Jugendliche. Wie ihnen die Positionierung gegenüber der eigenen trans*geschlechtlichen Entwicklung oder auch der trans*geschlechtlichen Entwicklung anderer gelingt, ob Respekt bzw. Selbstrespekt oder auch Diskriminierungen, Gewalt bzw. Selbstentwertungen daraus resultieren, hängt sowohl vom Wissen darüber ab als auch von den soziokognitiven Konzepten, die sie sich bis dahin entwickelt haben. Beinhalten diese Konzepte Zuschreibungen an gendernonkonforme Personen, dass diese „krank", „grundsätzlich anders", „moralisch defizitär" etc. seien, resultieren daraus bei trans*geschlechtlichen Jugendlichen Schweigen, Selbstablehnung und verzweifelte Versuche, sich anzupassen und die eigene trans*geschlechtliche Entwicklung zu verbergen.

Bei den cisgeschlechtlichen Jugendlichen resultieren daraus Handlungsweisen sozialer Ab- und Ausgrenzung unter aufmerksamer Berücksichtigung des Handelns erwachsener Personen. Hier erweist sich das Nicht-Reagieren oder Mitagieren von Lehrkräften bei homo- und trans*feindlichen Bemerkungen und Handlungen im Kontext Schule als hochproblematisch für eine gesunde Entwicklung trans*geschlechtlicher Jugendlicher (Biechele et al. 2000, International Lesbian and Gay Association ILGA 2000).

Durch die Entwicklung sekundärer Geschlechtsmerkmale in der Pubertät wird es für trans*geschlechtliche Jugendliche in dieser Zeit zunehmend schwieriger, in ihrem Identitätsgeschlecht gesehen und anerkannt zu werden. Das gestiegene Körperbewusstsein und Körperwissen und auch die mit den körperlichen und psychischen Entwicklungen in der Pubertät verbundenen Fokussierungsprozesse auf den eigenen Körper und die Körper anderer sind für trans*geschlechtliche Jugendliche häufig mit großer Angst und Beunruhigung verbunden bis hin zu krisenhaften Reaktionen (Preuss 2019). Manche versuchen dementsprechend, ihre Pubertätsentwicklung so gut wie möglich auszublenden. Andere erleben schmerzhaft, dass sich ihr Körper in eine von ihnen nicht gewünschte Richtung entwickelt. Wenn sie ihr Identitätsgeschlecht ausdrücken möchten, setzen sie sich sozialer Aufmerksamkeit aus, die die Gefahr in sich birgt, dass sie wegen ihrem Überschreiten von Geschlechternormen sanktioniert werden. Der soziale Druck, sich entsprechend der sozialen Geschlechtszuweisung zu verhalten, nimmt in der Pubertät erheblich zu (Devor 2004).

Manche trans* Jugendliche versuchen den Belastungen zu entgehen, indem sie sich selbst verleugnen, sich besonders angepasst oder leistungsorientiert zeigen, was von ihnen einen erheblichen Kraftaufwand verlangt (Alter 1999). Viele trans* Jugendliche weichen auf Handlungsfelder aus, auf denen sie sich der eigenen Person zuwenden, sich ausdrücken und ihre Gefühle regulieren können (z. B. selbstverletzende Handlungen, Risikoverhalten, Essstörungen, Gebrauch psychotroper Substanzen). Unter den Belastungen durch die Auseinandersetzungen mit ihrem sozialen Umfeld können trans* Kinder und Jugendliche schließlich auch erkranken, massive Beeinträchtigungen ihres Selbstwertgefühls erleiden und die an sie gerichteten Ansprüche in Schule und Ausbildung kaum mehr erfüllen (Alter 1999, Mallon 1999). Die Suizidgefährdung und auch die Häufigkeit selbstverletzenden Verhaltens sind bei trans*geschlechtlichen Jugendlichen erschreckend hoch (Institute of Medicine 2011, Preuss 2019).

Auch im weiteren Entwicklungsprozess einer trans*geschlechtlichen Identität erweisen sich die soziale Anerkennung und Selbstanerkennung als interdependent. Wird soziale Anerkennung gewährt und auch ausgedrückt in Form von Rückhalt und niedrigschwelligem Zurverfügungstellen von Möglichkeiten der sozialen, rechtlichen und medizinischen Transition, kann auch die Selbstannahme nach der Transition leichter gelingen (Cohen-Kettenis et al. 2008). Auf dieser Basis kann eine trans*geschlechtliche Person auch ihre Kräfte zunehmend in die Gestaltung ihrer sozialen Beziehungen, ihrer Sexualität und ihrer Zukunft im Identitätsgeschlecht stecken (Güldenring 2009). Barrieren in Form von Diskriminierungen, Gewalt und Verweigerung von Unterstützung erschweren den Entwicklungsprozess hingegen weiter.

*„Transidente Menschen müssen starke Persönlichkeiten werden, sonst scheitern sie, und ‚Puste' haben. Viel, viel Puste. Sich nicht abbringen lassen […]" (Zitat einer trans*geschlechtlichen Interviewpartnerin von Ludewig 2009, 45).*

## 5.2 Coming-outs

Der Begriff „Coming-out“ wird häufig singulär verwendet und suggeriert, es würde sich um ein einmaliges, zeitlich begrenztes Ereignis handeln. Aus der Perspektive von trans* Personen kann es aber ein vielfältiges Geschehen sein. Nach unseren Erfahrungen aus Beratungs- und Therapieprozessen mit trans* Personen kann dem inneren Bewusstwerden und Eingeständnis der eigenen Trans*thematik ein langer Prozess einer suchenden, aber auch recht zielgerichteten Beschäftigung mit den entsprechenden Fragen vorausgehen und auch als eine Episode diffuser Unsicherheiten, Ängste, schwer zuordenbarer Impulse und Handlungen beschrieben werden. Es kann gleichermaßen als eine recht überraschend eintretende Gewissheit oder Klarsichtigkeit erlebt werden. So zum Beispiel durch die Konfrontation mit einer vermeintlichen Unabänderlichkeit (wie bei der Entlassung aus einer Reha-Einrichtung mit der Aussage: „Ihre schwere depressive Erkrankung ist hier nicht behandelbar…“), nach der man sich noch einmal neu oder anders mit sich selbst auseinandersetzen und neue Weg suchen muss. Oder auch bei einem mehr oder weniger zufälligen Anschauen eines YouTube-Videos, also im Sich-wieder-Erkennen. Solche Bewusstwerdungsprozesse werden selten als ein lineares Geschehen erlebt, eher als ein passageres Erleben von Selbstakzeptanz, Selbstverleugnung und der Begegnung mit eigenen trans*negativen Anteilen. Ein weiterer häufig parallel stattfindender innerer Prozess kann die Auseinandersetzung mit vermeintlichen oder realen Normierungen einer trans*geschlechtlichen Identität sein: „Bin ich wirklich trans*, wenn ich nicht so bin wie diese andere trans* Person, wenn ich nicht dieser Diagnose/dieser Behauptung entspreche, wie eine trans* Person zu sein hat?“ An dieser Stelle wird deutlich, dass eine Diagnose schon allein durch ihr Vorhandensein Schaden anrichten kann, weil sie Selbstwahrnehmungen verstellen und individuelle Entwicklungen behindern kann.

Auch die in der Medizin zu findende Unterscheidung und Kategorisierung in „early onset“ und „late onset“ sowie die Verknüpfung mit einer sexuellen Orientierung sind unseres Erachtens nicht geeignet, ein Coming-out-Geschehen in Bezug zu Umweltfaktoren und individuellen Entwicklungsaspekten zu setzen und trans*geschlechtliche Entwicklungen angemessen und respektvoll zu beschreiben. Zu viele unterschiedliche Aspekte werden darin außer Acht gelassen. So sagen solche Unterscheidungen oder Einteilungen mehr über den Verstehenshorizont der Forscher_innen aus als über die Lebenswirklichkeiten von trans* Personen (Cerwenka et al. 2012).

Ein inneres Coming-out kann zeitnah zu einem äußeren Coming-out führen, muss es aber nicht (Vanderburgh 2014). Eine Studie des Deutschen Jugendinstitutes berichtet von einer – im Vergleich zu Coming-outs der sexuellen

Orientierung – ausgesprochen langen Phase zwischen beiden Schritten. Dort sind Zeiträume von etwa 3,5 bis 6,8 Jahre genannt, in denen trans* Personen schon recht genau wissen, wer sie sind, ohne sich bisher dazu geäußert zu haben (Krell/Oldemeier 2015). Die Zeit zwischen dem inneren und äußeren Coming-out kann wegweisend sein für den weiteren Umgang mit der eigenen Trans*thematik. In dieser Zwischenzeit ist die Aufmerksamkeit auf die Umwelt gerichtet und dabei fragend und prüfend, wie diese wohl mit solch einem Thema umgehen würde. Jegliche Äußerungen zu geschlechtlicher Vielfalt, Bewertungen, Abwertungen werden häufig sehr genau registriert, gleichermaßen aber auch wertschätzende Aussagen sowie explizite und implizite Einladungen, über das geschlechtliche Selbsterleben zu sprechen. In Beratung und Therapie beschreiben trans* Personen diese Zeit rückblickend häufig als äußerst belastend und schildern, wie verletzlich und zerrissen sie sich in dieser Zeit erlebt haben. Viele erinnern sich an abwertende Aussagen ihrer Umwelt. Diese nahmen sie zwar schmerzhaft wahr, konnten aber nicht direkt darauf eingehen, ihre Gegenüber kritisieren oder zur Rede stellen, da sie sich durch ein solches Verhalten im Grunde geoutet hätten oder ein Fremd-Outing befürchteten. Daher blieb ihnen nur, diese Verletzungen stillschweigend zu erdulden und möglicherweise den Schritt eines ersten äußeren Coming-outs weiter in die Zukunft zu verschieben.

Eine trans*geschlechtliche Entwicklung kann auch ein lesbisches, bisexuelles oder schwules Coming-out einbeziehen. Häufig wird es rückblickend als ein Versuch beschrieben, das erlebte Begehren, die romantische Attraktion zuerst in einem cisnormativen Bedeutungsrahmen zu verstehen und zu erproben. Dieses Erleben führt zu einem Verstehen, dass das eigene Begehren in seiner Umfänglichkeit einen anderen „Begehrensstandpunkt", also das Einnehmen eines trans*geschlechtlichen Identitätsstandpunktes benötigt, um sich „richtig" und „ganz" auch im Akt des Begehrens zu fühlen. Wir sprechen hier von „Probe-Identitäten" und „sexuellen Probeorientierungen" im Rahmen eines Entwicklungsprozesses, der über Annäherungen, Ausprobieren und Weitergehen zu gereiften Entscheidungen innerhalb einer Identitätsfindung führt. Gleichermaßen gibt es Identitätsentwicklungen hin zu einem Trans*coming-out, in dem die Fragen der sexuellen Orientierung weitgehend unberührt bleiben. Die Vorstellung, Nähe zu erleben, sich zu verlieben, begehrt zu werden oder eigenes Begehren sichtbar zu machen, ist für viele auf diesem Weg zunächst einmal unvorstellbar. Der eigene Körper wird als äußerst unpassend dafür erlebt. Gedanken, sich auf eine sexuelle Orientierung festzulegen, erscheinen sehr fern. Das Verstehen und Akzeptieren der geschlechtlichen Identität nimmt allen Raum ein.

Das äußere Coming-out wird häufig als das „eigentliche" Coming-out erlebt und beschrieben. Das (erste) Verbalisieren, das Reden oder Schreiben über das geschlechtliche Selbsterleben kann Station eines längeren planvollen Prozesses sein oder durch akute Anlässe eher spontan erfolgen. Häufig geht es dabei um das Überwinden von großen Ängsten vor Ablehnung, Gewalt, verstoßen und verachtet zu werden. Ein erstes äußeres Coming-out führt häufig zu einer großen Erleichterung bei der trans* Person, es wird als der Beginn eines neuen Lebensabschnitts erlebt, befreit vom Sich-verstecken-müssen und Sich-verschweigen-müssen. Ein großes Maß an Lebensenergie kann freigesetzt werden, da diese nun nicht mehr benötigt wird, sich zu verbergen und die inneren Spannungen dabei zu kompensieren. Für Außenstehende kann dieser „Energieschub" verblüffend, manchmal fast bedrohlich in seiner Veränderungsmacht erscheinen.

Nach solchen initialen Coming-outs ist in der weiteren Biografie immer wieder mit neuen Coming-out-Situationen zu rechnen, z. B. beim Kennenlernen neuer Freund_innen, neuer Ärzt_innen, beim Beginn einer neuen Tätigkeit. Nicht immer ist ein äußeres Coming-out nötig, nicht immer sofort. Die Aufgabe aber, so etwas entscheiden zu müssen, und entsprechend zu planen, erweist sich als ein dauerhaftes biografisches Thema. Die Herausforderungen bestehen immer wieder in der Aufgabe des Abwägens, welche Personen welche Informationen benötigen und in welcher Darreichungsform, welches eine verständliche und barrierefreie Ansprache ist, ob Wortwahl, Zeitpunkt und Ort stimmen. Die Umsetzung eines Coming-outs beinhaltet immer den großen Wunsch nach dem Erhalt der Beziehung mit der angesprochenen Person, es ist ein gewichtiges Beziehungsangebot.

Auslöser für das eigene Coming-out kann auch sein, dass jemand anderes, Angehörige, zufällige Beobachter_innen ein von der betreffenden Person nicht steuerbares Fremd-Coming-out, ein „Outing", androhen oder dieses vollziehen. Ein Coming-out kann auch von anderen an trans* Personen herangetragen werden, als eine quasi moralische Verpflichtung, sich doch outen zu müssen, sich zu erklären, die „Wahrheit" zu sagen, es „richtigzustellen". Solch eine Erwartung führt zu der Vermutung, dass manche Menschen annehmen, es gäbe geradezu eine Pflicht zur Veröffentlichung der Geschlechtszugehörigkeit oder der Geschlechtsidentität. Manche cis Personen können da eine Vehemenz und einen inquisitorischen Impetus entwickeln, der recht bedrohlich wirken kann. Auch die übergriffige Forderung nach einem sogenannten „Alltagstest" oder einer „Alltagserprobung" kann hier eingeordnet werden (Kapitel 4 „Trans* im Kontext"). Trans* Personen erleben es immer wieder als völlig unangemessen und gewaltvoll, sich zu ihrer Geschlechtszugehörigkeit, ihrer Geschlechtsidentität oder gar zu ihren Genitalien äußern zu sollen oder zu müssen. Sie verweisen darauf, dass Menschen mit einem Cisgeschlecht auch nicht genötigt werden, sich zu diesen Fragen zu äußern, und solch ein Ansinnen empört von sich weisen würden. An dieser Stelle wird deutlich, dass das Konstrukt „Coming-out" auf das Verhältnis zwischen gesellschaftlichen Mehrheiten und Minderheiten hinweist und ein Machtgefälle in Bezug auf „Wer hat sich wann wem gegenüber wegen was zu erklären/zu rechtfertigen?“ verdeutlicht. Dieses Machtgefälle birgt ein hohes Maß an Gewaltpotential gegenüber trans* Personen.

Nach einem äußeren Coming-out und dem Wunsch nach geschlechtsangleichenden Maßnahmen besteht die Möglichkeit, dass eine Variante der Geschlechtsentwicklung im Sinne einer Intergeschlechtlichkeit festgestellt wird. Für die betreffende Person stellen sich dann eventuell die Fragen, ob dieses Thema für die nächste Zukunft handlungsleitend sein soll und auch, ob das inter* Thema als identitätsstiftend betrachtet werden sollte. In jedem Falle ist ein spezifisches Unterstützungsangebot empfehlenswert.

Ein selbstbestimmtes Coming-out-Geschehen kann als eine erhebliche Kraftquelle erlebt werden, es werden teilweise überraschende Erfahrungen von Solidarität und Anteilnahme gemacht, die lebenslang eine Ressource bilden können, das Entstehen und Vertiefen von bedeutsamen Beziehungen ist möglich. Andererseits kann es als der Beginn einer lebenslangen und kraftkostenden Herausforderung, sich erklären zu müssen, erlebt werden. Ein bewusster Umgang mit Informationen über sich selbst muss erlernt werden und natürlich ein Verarbeiten von Erfahrungen der Zurückweisung, von Angriffen und des Entzugs jeglicher Unterstützung. Nach einem Coming-out können trans* Personen zudem mit der Unterstellung konfrontiert werden, „alles zuvor Gewesene wäre nicht echt gewesen…“ und sie hätten ihre Partner_innen oder Freund_innen „hintergangen“.

Ein Coming-out kann das „Ende“ eines Lebens, so wie es bisher geführt wurde, bedeuten – in einem bedrohlichen und gleichermaßen befreienden Sinne. Manches Mal wenden sich Bezugspersonen auch tatsächlich von einer trans* Person nach deren Coming-out ab und signalisieren durch den Kontaktabbruch, wie sehr sie das Sichtbarwerden der trans* Person verachten und unterbinden wollen. Solche Kontaktabbrüche sind oft für die betreffenden trans* Personen sehr schmerzhaft, zeigen sie doch auch, wie wenig ihr Gegenüber auch zuvor bereit gewesen ist, ihre Entwicklungsmöglichkeiten zu sehen und unterstützen zu wollen. Manche trans* Personen reagieren darauf mit einem langandauernden Trauerprozess, in dem Behandler_innen ihre Begleitung anbieten sollten (Kapitel „Trauer, Scham und Schuldgefühle“).

Mittlerweile wächst auch eine Generation von trans* Persönlichkeiten heran, welche schon im Kindesalter erfahren konnten, dass es trans* Personen gibt und Worte erlernen konnten, um trans*geschlechtliches Erleben zu benennen. Auf die Frage, seit wann sie denn wüssten, dass sie trans* seien, können sie dann antworten: „Na schon immer“. Immer mehr Kinder können die gute Erfahrung machen, dass ihre Eltern die ersten Signale eines gendervarianten Verhaltens respektvoll zur Kenntnis nehmen und ihre Kinder mit gewünschtem Pronomen oder Namen ansprechen und deren (auch temporäre) geschlechtliche Zuordnung akzeptieren. Damit haben diese Kinder die Möglichkeit einer von vornherein akzeptierten und unterstützten trans*geschlechtlichen Identitätsentwicklung. Die aus der Umwelt (z.B. Kita, Arztpraxis oder Schule) an sie herangetragenen Hinterfragungen oder dort ausgeübten Diskriminierungen müssen sie trotzdem ertragen, aber möglicherweise können sie diesen, durch die Familie in ihrer Entwicklung gestärkt, mit einem anderen Selbstbewusstsein begegnen.

Für die therapeutische Arbeit ist es von großer Bedeutung, die Erzählungen über das oder die Coming-outs einzubeziehen und nach Ressourcen und noch zu heilenden Verletzungen zu fragen. Manche zu dieser Zeit zum Selbstschutz oder als Überlebensstrategie geprägten Haltungen können in ihrer damaligen Bedeutung gewürdigt, möglicherweise aber auch verabschiedet werden. Wenn Therapeut_innen ein Coming-out-Erleben aus eigener Erfahrung kennen und diesen Prozess bereits für sich reflektiert haben, kann es für den gemeinsamen Prozess hilfreich sein, dies im Sinne einer Selbstöffnung kenntlich zu machen. Die Selbsterzählung soll hierbei unter dem Gesichtspunkt einer Beschreibung des eigenen Gelingens bedacht werden. Dabei sollte antizipiert werden, ob dies für die behandlungssuchende Person hilfreich und anschlussfähig ist. Eine gemeinsame Arbeit kann von Seiten der Klient_innen dann eher vertrauensvoll und vielleicht weniger unter der Befürchtung einer als voyeuristisch gedeuteten Neugier stattfinden.

Trans* Personen haben sich zum Zeitpunkt ihres äußeren Coming-outs häufig schon lange mit ihren Identitätsfragen beschäftigt und sind auf verschiedenen Ebenen Expert_innen ihrer selbst. Angehörige und auch Versorger_innen im psychomedizinischen Feld können davon manchmal überfordert sein. Gemeinsam sollte der unterschiedliche Stand des Wissens und der Auseinandersetzung mit Fragen der geschlechtlichen Zugehörigkeit thematisiert werden, ohne dass die trans* Person in ihrer Kompetenz und Selbstbeschreibung infrage gestellt wird.

## 5.3 Trans*gesundheit

BEISPIEL

Deborah wuchs im männlichen Zuweisungsgeschlecht mit ihren Eltern und vier Geschwistern auf. Aktuell ist sie 56 Jahre alt.

Ihre Eltern waren arm. Der Vater arbeitete gelegentlich als Schreinergehilfe, die Mutter kümmerte sich um die Kinder und ging ab und zu in der Nachbarschaft putzen. Beide Eltern waren alkoholabhängig. Deborah erinnert sich daran, dass sie sowohl ihren Vater als auch ihre Mutter oft betrunken gesehen hat. Gegenüber Nachbarn und Lehrer_innen, die nachfragten, wie es ihren Eltern ginge, erzählte sie „Geschichten", um die Eltern vor Beschämung zu schützen.

Deborah fühlte sich bereits in der Kindheit „anders" und hatte das Bedürfnis, sich wie ein Mädchen anzuziehen. Dies tat sie dann auch ab dem Grundschulalter heimlich und mit viel Angst. Das Versteckenmüssen und dass andere sie immer wieder als Junge ansprachen, belasteten sie sehr.

In der Grundschule hatte sie den Eindruck, die anderen Schüler_innen mieden sie wegen ihrer Scheu und Ängstlichkeit. Sie fühlte sich als Außenseiterin. Dieses Gefühl begleitete sie über die gesamte Schulzeit. Rückblickend beschreibt sie sich selbst als „unsozial".

Als Jugendliche versuchte sie, sich anderen Jugendlichen anzuschließen, und sie bekämpfte ihre Ängste mit viel Alkohol und Essen. Die Schule schaffte sie trotzdem. Mit der Unterstützung einer Lehrerin konnte sie mit der Mittleren Reife abschließen.

Der Vater drängte sie dann in eine von ihr nicht gewünschte Schreinerlehre. Während der Lehrzeit trank sie am Wochenende bis zum Rausch Alkohol. Ihre Ängste wurden so stark, dass sie schließlich gar nicht mehr an den Maschinen arbeiten konnte. Schließlich brach sie die Ausbildung ab, was zu massiven Vorwürfen ihrer Eltern führte („Versager").

Sie ging von zu Hause weg, zog in eine Großstadt und schlug sich mit Gelegenheitsarbeiten durch. Einmal ging sie eine Beziehung zu einer Frau ein, die jedoch nach drei Jahren nach heftigen Konflikten zerbrach, nachdem ihre Partnerin herausgefunden hatte, dass Deborah gelegentlich zu Hause Frauenkleidung trug.

Wegen schädlichem Alkoholgebrauch, Ängsten und Depressionen wurde sie mehrfach stationär und ambulant behandelt. Mehrfach brachte sie dabei ihre Transidentität zur Sprache, ohne dass darauf durch die Behandler_innen mit einem Gesprächsangebot reagiert wurde. Einmal sagte ihr eine Ärztin, es sei doch nun zu spät, in die Transition zu gehen, und sie möge sich mit ihrem männlichen Geschlecht abfinden.

Aktuell leidet Deborah unter Übergewicht und Diabetes. Sie schafft es über Monate abstinent zu leben, dann trinkt sie wieder. Vor drei Jahren besorgte sie sich körpermodifizierende Hormone über einen Arzt, der ihr eine psychotherapeutische Begleittherapie empfahl. Sie hatte jedoch Angst, sich in der Psychotherapie bezüglich ihrer Geschichte zu öffnen, weil sie weitere Entwertungen fürchtete. Also gab sie sich sehr kooperativ und zeigte sich möglichst stabil, um von der Psychotherapeutin das ersehnte Empfehlungsschreiben für die körpermodifizierenden Operationen zu erhalten.

Ihr Antrag auf körpermodifizierende Operationen wurde von der Krankenkasse bewilligt. Sie ließ diese in dem Krankenhaus durchführen, welches ihr den nächstmöglichen Termin dafür anbieten konnte. Nach der Operation zum Aufbau einer Neovagina stimmte sie auf Drängen der Ärzte einer raschen Entlassung aus dem Krankenhaus zu, obwohl sie den Eindruck hatte, dass sie noch gar nicht gut alleine zu Hause sein konnte. Das operierte Gewebe entzündete sich. Sie wartete ab, weil sie sich nicht sicher war, was ihre Schmerzen bedeuteten, und suchte erst fünf Tage später eine Ärztin auf, um die Entzündung behandeln zu lassen.
Unterdessen liegt die Operation ein halbes Jahr zurück. Die Entzündung ist abgeklungen. Deborah leidet jedoch immer noch unter Schmerzen im Operationsgebiet. Sie ist mit dem Operationsergebnis unzufrieden.

### 5.3.1 Das Recht auf bestmögliche Gesundheit

Eine gute Gesundheit und Gesundheitsversorgung sind grundlegend für die Möglichkeiten einer Person, an der Gesellschaft teilzuhaben und das tun zu können, was ihr wichtig ist und sie erfüllt (Elo 2009). Dass die Gesellschaft Bedingungen zur Verfügung stellt, unter denen alle Personen die bestmögliche Gesundheit erreichen können, wird als jeder Person zustehendes Menschenrecht betrachtet (Fraser 2015, Vereinte Nationen 1966, Wolf 2017). Dazu gehört auch die Verpflichtung der Staaten, für alle Personen eine gute und bedarfsgerechte Gesundheitsversorgung anzubieten. Deutschland ist zudem aufgrund innerhalb der Europäischen Union geltender Regelungen verpflichtet, den Zugang zu einer Gesundheitsversorgung für alle Bürger_innen diskriminierungsfrei zu gestalten (Europäische Union 2000, Dennert/Wolf 2009).

### 5.3.2 Epidemiologie gesundheitlicher Beeinträchtigungen bei trans* Personen

Insgesamt verfügen wir in Deutschland noch nicht über valide Kenntnisse zur psychischen und physischen Gesundheit von trans* Personen. Grund dafür ist die bisher noch nicht gelungene Integration des Merkmals „Trans*geschlechtlichkeit“ in bevölkerungsrepräsentativen Untersuchungen in Deutschland (Wolf 2018). Wir müssen also, um Hinweise auf gesundheitliche Risikofaktoren und Ressourcen bei trans* Personen zu erhalten, auf Studien aus anderen Ländern (insbesondere den USA) zurückgreifen, wo das Thema besser untersucht ist. Diese Daten sind jedoch wegen der länderspezifischen Unterschiede in der

Gesundheitsversorgung und hinsichtlich der soziokulturellen Bedingungen einer Sichtbarwerdung von trans* Personen nur mit Einschränkungen auf die Situation in Deutschland übertragbar. Um die Gesundheitsversorgung von trans* Personen in Deutschland qualitativ gut und evidenzbasiert gestalten zu können, brauchen wir hier mehr communitybasierte und trans*affirmative Gesundheitsforschung.

## Intersektionale Perspektive

Für eine Betrachtung der Entwicklung der Gesundheit von trans* Personen empfiehlt sich eine Perspektive, die auf die Lebensspanne gerichtet ist und die gesellschaftliche Positionierung sowie den Stand der untersuchten Personen hinsichtlich der sozialen, rechtlichen und medizinischen Transition berücksichtigt (Elo 2009, Institute of Medicine 2011). Gesundheit und Krankheit einer Person werden wesentlich geprägt durch intersektional verschränkte Faktoren, die über den Zugang zu gesellschaftlichen Ressourcen entscheiden.

Das Konzept der Intersektionalität wurde 1989 von der US-Amerikanischen Juristin Kimberlé Crenshaw entwickelt, um die Erfahrungen von Schwarzen Frauen zu analysieren, die gleichzeitig von Rassismus und Sexismus betroffen sind (Crenshaw 1991). Eine intersektionale Betrachtungsweise beleuchtet die Erfahrungen, Ressourcen und Beschränkungen einer Person vor dem Hintergrund ihrer Positionierung hinsichtlich unterschiedlicher gesellschaftlich relevanter Zugehörigkeiten (der sogenannten „Achsen der Differenz“), z. B. sozio-ökonomischer Status (Elo 2009), Geschlechtlichkeit (Annandale / Hunt 2000), sexuelle Orientierung, Behinderungserfahrung, Migrationserfahrung und weitere (Northridge et al. 2007). Die Auswirkungen der Positionierung einer Person auf den verschiedenen Achsen der Differenz überschneiden sich. Dabei können auch unterprivilegierte Positionierungen auf der einen Achse (z. B. hinsichtlich sozioökonomischem Status) mit machtvollen Positionierungen (z. B. „weiß“, cismännlich) verwoben sein. So können Auswirkungen von Deprivilegierungen in einem Bereich durch Privilegierungen in einem anderen Bereich abgemildert werden (Clarke et al. 2010, Dören et al. 2009, Winker / Degele 2009, Wolf et al. 2015).

Intersektional verschränkte Zugehörigkeiten einer Person prägen auch ihren Zugang zu gesundheitsrelevanten Gütern (Wohnung, Nahrung, freie Zeit, Arbeit), ihre gesundheitsbezogenen Lernerfahrungen, ihre Kompetenzen und Möglichkeiten, sich gesundheitsschützend zu verhalten sowie ihr gesundheitsbezogenes Bewältigungsverhalten, ihre Fähigkeit und Bereitschaft, das Gesundheitssystem aufzusuchen und das dann erhaltene Behandlungsangebot anzunehmen.

## Epidemiologische Daten zur Trans*gesundheit

Vor dem Hintergrund der Gewalt-, Ausgrenzungs- und Deprivilegierungserfahrungen besteht bei trans* Personen über die Lebensspanne ein insgesamt relativ hohes Risiko für Ängste, Depressionen und auch Suizidgefährdungen, insbesondere dann, wenn die Gendernonkonformität einer Person bereits relativ früh sichtbar und deutlich wird (Fredriksen-Goldsen et al. 2011, Grossman et al. 2011, Institute of Medicine 2011, Mizock / Lewis 2008, Plöderl / Fartacek 2009, Whittle et al. 2008). Gerade bei jungen trans*- und gendernonkonformen Personen steht die Suizidalität in engem Zusammenhang mit Ausgrenzung und Gewalt in der Herkunftsfamilie und der Schule (Institute of Medicine 2011). Auch im Erwachsenenalter zeigen trans* Personen mit Gewalterfahrungen mehr suizidale Ideen und Suizidversuche. Sie berichten von Ängsten, Trauer und Ärger, Erschöpfung und glauben, dass sie mit ihren Gewalterfahrungen allein sind (Sevelius 2013).

Die berichtete Lebenszeitprävalenz für eine psychische Erkrankung entsprechend einer sogenannten Achse-I-Störung (entsprechend der Kategorisierung nach dem DSM-IV, Keller 2000), hauptsächlich Angsterkrankungen und Depressionen, lag bei einer europäischen Stichprobe von trans* Personen mit einem transitionsbezogenen Behandlungsanliegen bei 70 % (Heylens et al. 2014a). Dabei korreliert das Ausmaß depressiver und ängstlicher Symptome mit Erfahrungen trans*feindlicher Diskriminierung und Gewalt, negativen Zukunftserwartungen und Versterktleben (Shelton 2017). Die Prävalenzen von Posttraumatischen Belastungsstörungen stehen bei trans* Personen in einem Zusammenhang mit Diskriminierungs- und Gewalterfahrungen und sind im Vergleich mit der Allgemeinbevölkerung deutlich erhöht (Reisner et al. 2016). Hingegen zeigen die vorliegenden Studien keinen Hinweis auf eine erhöhte Prävalenz von sogenannten „Persönlichkeitsstörungen" bei trans* Personen (Heylens et al. 2014b, Heylens et al. 2014a). Und trotz einer Vielzahl an Ausgrenzungs- und Diskriminierungserfahrungen ist ein erheblicher Anteil von trans* Personen psychisch gesund (Ettner 2015).

Als Gefühlsregulationsstrategie im Umgang mit Gewalt- und anderen Belastungserfahrungen ist Substanzgebrauch kompensatorisch relevant. So ist die Prävalenz entsprechender Störungen in Form von schädlichem und süchtigem Substanzgebrauch bei trans* Personen wahrscheinlich erhöht (Institute of Medicine 2011, Shelton 2017, Wolf 2017, 2018).

In Bezug auf die Prävalenz von Essstörungen bei trans* Personen ist die Datenlage bislang unzureichend. Die wenigen Forschungsarbeiten zum Thema zeigen eine trans*spezifische Funktionalität von Essstörungen für ein verbessertes Passing (Kapitel 7.5 „Therapeutische Themen und Prozesse") vor einer medizinischen Transitionsbehandlung auf (Cohen-Kettenis et al. 2008, Hepp/Milos 2002). Auch können Essstörungen bei trans* Personen im Zusammenhang mit selbstgerichteter Wut und Verzweiflung stehen und den Hass auf den eigenen Körper ausdrücken (Preuss 2019). Die epidemiologischen Daten ergeben jedoch bislang keine Hinweise auf eine generelle Erhöhung der Prävalenz von Essstörungen bei trans* Personen (Heylens et al. 2014a).

Im Verlauf einer medizinischen Transitionsbehandlung können sich depressive und auch ängstliche Symptomatiken deutlich verbessern (Heylens et al. 2014a). Aus der Versorgungspraxis liegen zahlreiche Erfahrungen vor, dass sich auch andere Erkrankungen im Verlauf der Transition verbessern können, wie zum Beispiel Essstörungen, schädlicher Substanzgebrauch (graham 2013), Schmerzerkrankungen (Anaya 2018). Es ist davon auszugehen, dass die Suizidalität im Verlauf der Transitionsbehandlung deutlich abnimmt. In Abhängigkeit von prä- und posttransitionären Belastungen kann jedoch bei einigen trans* Personen weiterhin eine Gefährdung für Suizidalität bestehen bleiben, die in der gesundheitlichen Versorgung zu beachten ist (Eicher 1992, Cohen-Kettenis et al. 2015, Rolle et al. 2015).

Die Erwartung und die Erfahrung von Diskriminierungen im Gesundheitssystem können dazu beitragen, dass eine Person die Inanspruchnahme primär- und sekundär präventiv wirksamer Gesundheitsmaßnahmen hinauszögert, und dass diese Erkrankungen damit zu Folgeschäden führen, insbesondere bei onkologischen und Herz-Kreislauferkrankungen (Institute of Medicine 2011, Mizock/Lewis 2008, Murad et al. 2010, Radix/Eisfeld 2014).

Mit zunehmendem Lebensalter kann sich bei offen lebenden trans* Personen auch eine erhebliche Widerstandsfähigkeit und Krisenkompetenz entwickeln (Fredriksen-Goldsen et al. 2011, Institute of Medicine 2011, Ludewig 2009). Andere leiden jedoch im höheren Lebensalter unter den gesundheitlichen Folgen kumulativer Ausgrenzungen und schlechter Gesundheitsversorgung sowohl hinsichtlich ihrer seelischen Gesundheit (z. B. in Form chronischer Depressivität) als auch auf der Ebene der Körpergesundheit (etwa in Form von Herz-Kreislauferkrankungen und spezifischen onkologischen Erkrankungen wie Lungenkarzinomen) (Fisher/Maggi 2015, Institute of Medicine 2011, Murad et al. 2010). So berichtet nahezu die Hälfte älterer trans* Personen eine Behinderung, mehr als ein Drittel depressive Symptome und Ängste. Viele ältere trans* Personen beschreiben, dass sie sich einsam fühlen. Neun von zehn haben sich irgendwann im Verlauf ihres Lebens mit Suizidalität auseinandergesetzt. Auch bei älteren trans* Personen zeigen sich psychische und physische Probleme eng verknüpft mit Diskriminierungs- und Gewalterfahrungen sowie dem gesundheitsbezogenen Verhalten (z. B. Bewegung, Substanzgebrauch) (Fredricksen-Goldsen et al. 2013, Shelton 2017).

Intersektional angelegte Trans*gesundheitsforschung zeigt deutliche Unterschiede hinsichtlich gesundheitlicher Risiken zwischen trans* Personen mit unterschiedlichen gesellschaftlichen Privilegierungs- und Deprivilegierungserfahrungen. Trans* Personen, die sozioökonomisch schlecht gestellt, über wenig soziale Unterstützung verfügen und/oder von Rassismus betroffen sind, sind im Vergleich zu privilegierteren trans* Personen stärker gesundheitlich eingeschränkt (Bariola et al. 2015, Fredriksen-Goldsen et al. 2011).

Arme und psychisch kranke trans* Personen erleben im Gesundheitssystem eine schlechtere Versorgung, mehr Diskriminierungen und verfügen gleichzeitig über deutlich weniger Ressourcen, um sich dagegen wehren zu können (Whittle et al. 2008, Wolf 2018). Dementsprechend sind trans* Personen mit psychischen Erkrankungen oder/und mit niedrigem sozioökonomischen Status auch deutlich unzufriedener mit den Ergebnissen ihrer Transitionsoperationen, und sie weisen auch eine höhere Rate an postoperativen Komplikationen auf (graham 2013). Hingegen haben psychisch gesunde trans* Personen und solche mit guten sozioökonomischen Ressourcen auch deutlich bessere Möglichkeiten, ihre Gesundheitsversorgung bedarfsangemessen zu gestalten. Sie sind dann auch zufriedener mit den Ergebnissen der Transitionsoperationen (graham 2013).

### 5.3.3 Modelle zu gesundheitlichen Risiken und Entwicklungen

Zur Analyse und Sichtbarmachung der Bedingungen der gesundheitlichen Risiken, unter denen trans* Personen innerhalb eines hetero- und ciszentristischen Gesellschaftssystems stehen, bieten sich soziologische und psychologische Modelle an, die die psychischen und gesundheitlichen Folgen von gesellschaftlicher Marginalisierung und Entwertung zu fassen versuchen. Basierend auf Studienergebnissen, gesellschaftspolitischen Analysen und Erfahrungen, entwickelten Forscher_innen ab den 1980er Jahren Modelle, welche die Verschränkungen zwischen gesellschaftlich verankerten Entwertungsprozessen und den Selbstkonzepten und gesundheitlichen Entwicklungen der entsprechend marginalisierten Personen zu begreifen versuchen. Diese Modelle zeigen systematische Verbindungen zwischen Ausgrenzungserfahrungen und gesundheitsrelevanten Handlungsweisen. In Therapie und Beratung können diese Modelle genutzt werden, um die für Angehörige einer marginalisierten Gruppe spezifische und kollektive Geschichte von gesundheitlichen Einschränkungen sichtbar zu machen. Das Aufzeigen dieser Geschichte ermöglicht oft eine Entlastung der beratungssuchenden Person, die ihr Leiden nun als etwas wahrnehmen kann, was vor dem Hintergrund ihrer Erfahrungen innerhalb eines spezifischen gesellschaftlichen Kontexts verstehbar ist. Aufbauend auf dieser Sichtweise können von Selbstrespekt getragene Schritte zur Suche nach Wegen zur Verbesserung der eigenen Situation entwickelt werden.

## Cultural Pain

1992 konzeptualisierten Bell und Peterson die Verarbeitung der Erfahrungen von Rassismus betroffener Personen als Cultural Pain. Als innere Wahrnehmungen einer Person, der Cultural Pain zugefügt wird, benannten Bell und Peterson u.a. Unsicherheit, Irritation sowie den Eindruck, selbst unzureichend zu sein, und umrissen damit die Beschädigungen, die das Selbst(-bild) im hassenden soziokulturellen Kontext erleidet (Bell/Peterson 1992, Ziegler/Beelmann 2009).

BEISPIEL

Eine trans*weibliche Person ist aus dem arabischen Raum nach Europa geflüchtet. In ihrem Herkunftsland war ihr sowohl von Angehörigen ihrer eigenen Herkunftsfamilie als auch von Angehörigen ihrer Partnerin massive Gewalt angedroht worden. Mehrfach wurde sie von Polizeikräften auf der Straße aufgegriffen und misshandelt. Durch eine lebensgefährliche Flucht erreicht sie ein europäisches Land. In diesem erhält sie zwar einen gesicherten Aufenthaltsstatus, wird jedoch nach einigen Monaten Aufenthalt von einem Passanten auf der Straße mit einem Messer angegriffen. Als sie den Angriff bei der Polizei anzeigen möchte, weigern sich die Beamten, dem Fall nachzugehen. Die trans*weibliche Person flieht in ein weiteres europäisches Land, aus dem sie jedoch abgeschoben zu werden droht, weil das erste Ankunftsland als „sicher" gilt. Die Person wird zunehmend resignativ, denkt, dass niemand sie schützen wolle und spricht auch andere nicht mehr um Hilfe an.

Das Beispiel beschreibt die Auswirkungen von Rassismuserfahrungen, politischer Verfolgung und Marginalisierung aufgrund einer trans*geschlechtlichen Identität auf das Selbstbild und die Erwartungen der betreffenden Person. Damit wird der ursprünglich im Cultural-Pain-Konzept angelegte Fokus auf rassistische Ausgrenzung durch die Erfahrung der betroffenen Person um eine intersektionale Perspektive erweitert. Das im Folgenden beschriebene Minoritäten-Stress-Modell nimmt ebenfalls eine Fokussierung vor, diesmal auf den Aspekt der sexuellen Orientierung.

## Minoritäten-Stress-Modell

Systematische Beschreibungen der Zusammenhänge zwischen gesellschaftlicher Homonegativität und gesundheitlichen Problemen bei Lesben, Schwulen und bisexuellen Personen wurden von Virginia Brooks (1981), Ilan Meyer (1995) und Joanne DiPlacido (1998) vorgenommen. Ilan Meyer entwickelte daraus das Minoritäten-Stress-Modell (Meyer 1995, 2003).

Das Minoritäten-Stress-Modell beschreibt gesundheitliche Entwicklungsprozesse von Menschen, die aufgrund ihrer sexuellen Orientierung gesellschaftlich stigmatisiert und durch Vorurteile, Diskriminierungen und Gewalt belastet werden. Diese Gewaltwiderfahrnisse werden von Meyer (2003, 993) als „distale Stressoren" bezeichnet. Dadurch, dass die betroffene Person erlebt, dass sich die Gewalt gegen sie aufgrund ihres So-Seins richtet, kann die Gewalt nicht als ein willkürlich und zufällig erlittenes Ereignis verarbeitet werden, sondern formt Erwartungshaltungen und Verhaltensweisen, mit denen die betroffene Person sich zu schützen versucht. Diese Erlebnis- und Verhaltensweisen bezeichnet Meyer (2003, 993) als „proximale Stressoren". „Proximale Stressoren" umfassen beispielsweise:

- eine Erwartung, erneut angegriffen zu werden, mit resultierender Wachsamkeit,
- das Bestreben, die eigene sexuelle Orientierung und auch sich selbst als Person zu verbergen sowie
- die von Meyer (2003, 993) als „internalized homophobia" bezeichneten Selbstentwertungsprozesse, die durch Anpassung an und Übernahme der kontinuierlich erlebten Stigmatisierung geformt werden.

Nach Meyer (2003) können Schwule, Lesben und bisexuelle Personen diesen Belastungen spezifische individuelle Coping-Strategien sowie die Unterstützung, die sie in ihren Communitys erfahren, entgegenstellen. Das Ausmaß, in dem für eine Person die gesellschaftlich stigmatisierte sexuelle Orientierung wichtig ist und in dem es ihr gelungen ist, diese selbstwertschützend in ihr Selbstbild zu integrieren, nimmt ebenfalls Einfluss darauf, ob und wie eine Person auf die erfahrene Stigmatisierung mit gesundheitlichen Problemen (von Meyer 2003, 993, als „Mental Health Outcomes" bezeichnet) reagiert.

Phil Langer (2009) wies auf der Basis seiner Forschungsarbeiten zur Gesundheit schwuler Männer darauf hin, dass das Minoritäten-Stress-Modell von Meyer (2003) erweitert werden muss, um Befunde zur Gesundheit schwuler Männer besser abzubilden. Langer empfahl unter anderem, das Modell um die Perspektive zu ergänzen, dass Identitäten sich in einem soziokulturell beeinflussten

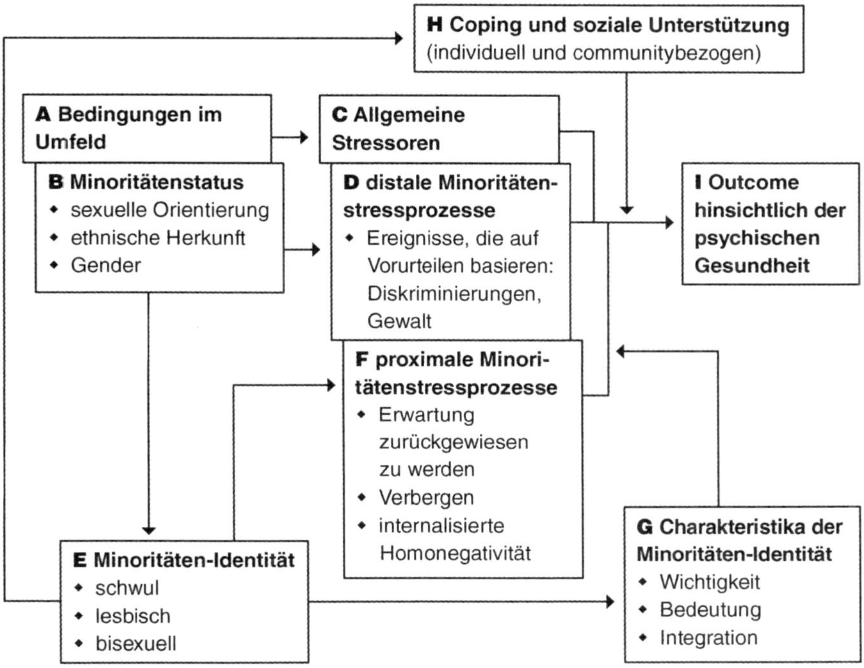


**Abb. 1:** Minoritäten-Stress-Modell nach Meyer (2003)

Konstruktionsprozess befinden und bereits eine einzelne Person ihre Identität(-en) auch kontextbezogen unterschiedlich ausdrücken kann. Auch machte Langer (2009) deutlich, dass hinsichtlich der behaupteten Unterstützungsfunktion der Community ein differenzierterer Blick notwendig ist, um erfassen zu können, inwieweit innerhalb einer Community tatsächlich für eine Person hilfreich agiert wird oder wo innerhalb einer Community erneute Belastungen produziert werden (Wolf/Meyer 2017). Weiter plädierte Langer (2009) dafür, das Konzept der „internalized homophobia" durch den Begriff des „internalisierten Heterozentrismus" zu ersetzen. So sollte der Blick auf die gesellschaftliche heterosexistische Struktur gelenkt werden, unter deren Bedingungen Entwertungen von Menschen aufgrund ihrer sexuellen Orientierung befördert und legitimiert werden. Zudem leistete Langer (2009) mit seiner Forschung einen erheblichen Beitrag zur Ausdifferenzierung der von Meyer (2003) noch sehr kursorisch gefassten gesundheitlichen Auswirkungen von Heterosexismus auf die Gesundheit schwuler Männer. Langer (2009) beschrieb zum Beispiel als spezifische gesundheitliche Risikosituation die Verknüpfung von Substanzgebrauch mit sexuellem Risikoverhalten mit einer erhöhten Übertragungswahrscheinlichkeit für sexuell übertragbare Infektionen. Er machte deutlich, dass sich aus den gesundheitlichen Konsequenzen von Stigmatisierung eine rekursive und sich aufschaukelnde Dynamik entwickeln kann. Ein solches Muster miteinander zusammenhängender und sich gegenseitig verstärkender gesundheitlicher Probleme in einer Gruppe wird als „Syndemie" bezeichnet (Walkup et al. 2008).

So kann beispielsweise Substanzgebrauch das sexuelle Risikoverhalten steigern und die Bereitschaft und Fähigkeit zum Selbstschutz vermindern. Hieraus können weitere gesundheitliche Probleme erwachsen, die dann wiederum das Belastungsausmaß steigern und den Ausgang aus der destruktiven Dynamik erschweren können (Langer 2009). 2009 konnten Pascoe und Smart Richman in einer Metaanalyse nachweisen, dass Personen, die Diskriminierungen erlitten haben, insgesamt weniger gesundheitsschützendes Verhalten zeigen. Als These formulierten sie, dass Diskriminierungen die Möglichkeiten der Selbststeuerung beeinträchtigen könnten. Diskriminierungsbetroffene Personen könnten dann vermehrt zu kurzfristig wirksamen, jedoch gesundheitsschädigenden Strategien greifen, um sich selbst wieder besser regulieren zu können (z. B. schädlicher Substanzgebrauch, Essanfälle) und weniger gesundheitsfördernde Verhaltensweisen unternehmen (u. a. Sport treiben, auf gesunde Ernährung achten), weil diese die Fähigkeit zur Selbstmotivierung und Selbststeuerung erfordern, Ressourcen kosten und von der Person auch prinzipiell für die Zukunftsgestaltung als sinnvoll erlebt werden müssen (Pascoe / Smart Richman 2009).

Wolf (2004) differenzierte die bereits von Meyer (2003) erwähnten gesundheitlichen Folgen des Schweigens und Verschweigenmüssens anhand einer Forschungsarbeit zur Gesundheit lesbischer Frauen. Danach errichten die Stigmatisierungsprozesse in einer heterozentristischen Gesellschaft spezifische Kommunikationsbarrieren. Nicht-heterosexuelle Personen müssen in diesem gesellschaftlichen Kontext einen erheblichen kommunikativen Aufwand leisten, um ihre nicht-normativen Erfahrungen und Lebensweisen mitteilen zu können. Der Druck, innerhalb eines repressiven gesellschaftlichen Kontextes über die eigene Identität oder sexuelle Orientierung schweigen zu müssen, um nicht eine Verschärfung der Stigmatisierung zu erleiden, kann zu massiven inneren Spannungen führen. Diese Anspannungen angesichts der Notwendigkeit, das eigene Selbst zu verbergen, stellen Risikofaktoren für gesundheitliche Probleme dar (Depressivität, problematische Emotionsregulationsstrategien, Einschränkungen der Immunkompetenz etc., Wolf 2004). Schweigen erschwert zudem die Einordnung und selbstwertschützende Restrukturierung von bedeutsamen Lebenserfahrungen und blockiert gleichzeitig die Suche nach sozialer und informativer Unterstützung. Die Untersuchung von Fredriksen-Goldsen et al. (2013) an älteren trans* Personen zeigte, dass bei diesen ebenfalls ein Versteckenmüssen mit einer höheren Rate an Depressivität und Stress einhergeht.

Das Minoritäten-Stress-Modell muss schließlich für die Anwendung in der therapeutischen und beratenden Praxis um intersektionale Überlegungen erweitert werden. Durch diese Erweiterung soll verhindert werden, dass das Modell die Behandelnden dazu verleitet, nur auf die gesundheitlichen Risiken aufgrund der Marginalisierungserfahrungen hinsichtlich eines Merkmals zu fokussieren und dabei andere gesellschaftliche Bedingungen von Gesundheit und Krankheit auszublenden. Das Modell wird damit zwar komplexer, gewinnt jedoch an ökologischer Validität (Steinke 2000). Es ermöglicht also eine realitätsangemessenere Konzeptualisierung der Erfahrungen der Behandlungssuchenden und verbessert damit das Verstehen und die Kommunikation in der Behandlung.

## Gender Affirmation Framework

Sevelius (2013) legte mit dem *„Gender Affirmation Frame"* eine trans*spezifische Ausarbeitung des Minoritäten-Stress-Modells vor. Darin differenzierte Sevelius sowohl die Belastungen als auch die syndemischen gesundheitsbezogenen Folgen anhand von Interviewdaten von trans*weiblichen Personen aus. Ziel der Arbeit von Sevelius war, eine Konzeption zur Erklärung des gesundheitsbezogenen Risikoverhaltens von trans* Frauen zu entwickeln. Die von Sevelius als Expert_innen befragten trans*weiblichen Personen waren als People of Color weiterer Ausgrenzung durch Rassismus ausgesetzt. Bei einigen befragten trans*-weiblichen Personen lagen zusätzliche Belastungen durch Armut vor. Einige arbeiteten als Sexarbeiter_innen in risikoreichen Settings. Sie beschrieben sehr eindrücklich, wie sich ihre gesellschaftliche Unterdrückung innerlich in einer Abwendung von der eigenen Person, einer Wahrnehmung, weniger wert zu sein, und Ängsten niederschlägt. Die Suche nach einem Ausweg aus diesen Gefühlen und das Bemühen, sich selbst besser annehmen zu können, verstärkt die Dringlichkeit eines verbesserten Passings, u.a. durch geschlechtsangleichende Maßnahmen. Mit diesem Versorgungsbedarf treffen trans* Frauen jedoch auf ein Gesundheitssystem, welches vor dem Erhalt geschlechtsangleichender Maßnahmen massive Barrieren (Wolf et al. 2010) aufrichtet. Die von den interviewten trans* Frauen geschilderten zum Teil massiv gesundheitsschädigenden Handlungen lassen sich als Versuche interpretieren, diese Barrieren zu überwinden, z.B. wenn eine Person in der Sexarbeit Sexualität mit serodiskordanten Partner_innen zulässt (d.h. mit Partner_innen, die nicht den gleichen HIV-Status in Bezug auf die Übertragungsmöglichkeiten der Infektion haben, wie die Sexarbeit anbietende Person), um sich Geld für Transitionsoperationen zu beschaffen, wenn eine Person in ihrer Verzweiflung über den versperrten Zugang zur Versorgung Substanzen zur Gefühlsregulation gebraucht, wenn sich eine Person

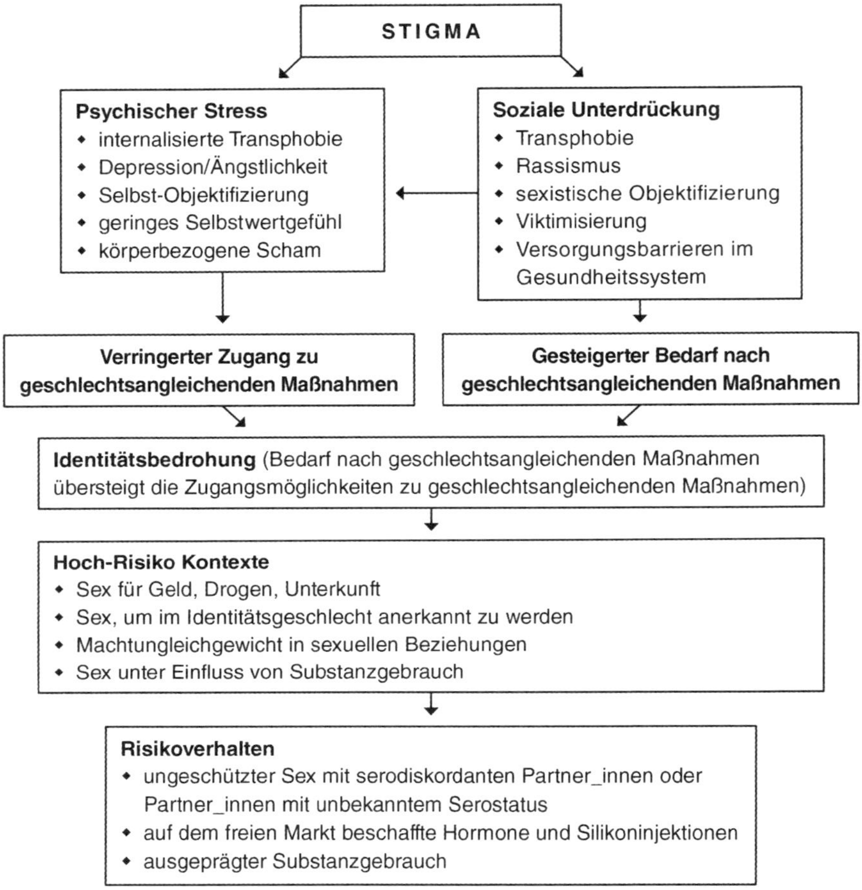


**Abb. 2:** Gender Affirmation Framework zur Konzeptualisierung von gesundheitsbezogenem Risikoverhalten bei trans* Frauen of Color unter Stigmatisierungsbedingungen (Sevelius 2013, 21)

Hormonpräparate auf dem freien Markt unter Umgehung einer endokrinologischen Behandlung und ohne Blutbildkontrollen besorgt oder sich Silikone zum Aufbau einer weiblicheren Körperkontur injizieren lässt oder selbst injiziert.

Die Arbeit von Sevelius liefert deutliche Hinweise darauf, wie eine trans*spezifische gesundheitliche Versorgung gerade hochbelasteter trans* Personen gestaltet werden könnte. So kann ein verbesserter und bedarfsgerechter Zugang zu Transitionsmaßnahmen letztlich auch ein Schlüssel zur Überwindung einer Depression oder von schädlichem Substanzgebrauch sein. Eine weitere Anwendung der Überlegungen aus dem Minoritäten-Stress-Modell auf die spezifischen

Erfahrungen von trans* und gendernonkonformen Personen findet sich in der Forschungsarbeit von Rood et al. (2016).

## Internalisierung von Stigmatisierung

> *„I tend to internalize a lot of stress and sadness, and wonder about myself rather than thinking so much about the people who stress me out" (Trans*weibliche Person, Interviewstudie von Sevelius 2013, 158).*

Zum Verständnis von Internalisierungsprozessen erfahrener Entwertungsprozesse eignet sich das Konzept des „Zyklisch Maladaptiven Musters" von Tress et al. (1996). Die Autor_innen gehen davon aus, dass sich eine Person aufgrund biografischer Erfahrungen insbesondere in der Kindheit ein inneres Modell früherer relevanter Bezugspersonen formt. Dieses innere Modell dient dem Schutz der Bindung zu den Bezugspersonen (Mucha et al. 2016) und beeinflusst im weiteren biografischen Verlauf u.a. Selbstbild und Gesundheitsverhalten der Person. Auch nimmt es Einfluss auf die Gestaltung von Interaktionen mit anderen Personen (Wöller 2013).

Über den Prozess der **Introjektion** wird der Umgang einer Person mit sich selbst geprägt. So übernimmt eine Person zum Beispiel entwertende Einstellungen ihrer Bezugspersonen in ihr Selbstbild und kritisiert sich selbst stark, hält sich für wenig wertvoll oder richtet sich auf der Handlungsebene gegen sich selbst. Wenn die Person dabei auch ihrer Gesundheit Schaden zufügt, findet eine **Inkorporation** (Costanzo 1992) der erlittenen Entwertung statt.

Eine **Internalisierung** der Erfahrungen mit früheren Bezugspersonen führt dazu, dass eine Person die von früheren Bezugspersonen erlittene Entwertung nun auch von weiteren Personen erwartet und diesen dann wiederum ängstlich und defensiv begegnet.

Dies beeinträchtigt u.a. die Entwicklung von Mentalisierungsfähigkeiten, also der Fähigkeiten, eigene innere Prozesse gut wahrnehmen und ausdrücken zu können und auf dieser Basis auch die inneren Prozesse, wie zum Beispiel Intentionen anderer, realistisch einschätzen zu können. Die sozialen Erwartungsschemata sind insgesamt übermäßig rigide und eignen sich so nicht mehr gut zur Interpretation neuer Situationen. Der Aufbau positiver Erwartungen an andere ist erschwert. Dadurch, dass die Person sich nicht sicher ist, auf Anerkennung und Gehörtwerden zu treffen, kommuniziert sie vorsichtig und unklar, so dass andere ihre Wünsche, Bedürfnisse und Grenzen nicht mehr gut erkennen können. Damit nehmen auch die sozialen Gestaltungsmöglichkeiten einer Person deutlich ab. Anderen wird vor diesem Hintergrund rasch eine

Schädigungsabsicht zugeschrieben, auch in Fällen, in denen tatsächlich eine ambivalente Motivation des Gegenübers, ein Konflikt oder Missverständnis vorliegen. Die von biografischen Verletzungen betroffene Person interagiert auch mit Beziehungspartner_innen ambivalent und neigt dazu, sich selbst und ihr Gegenüber zu entwerten, wenig Vertrauen in reziproke Konfliktlösungsmöglichkeiten zu setzen und Beziehungen zornig und frustriert abzubrechen (Riggs 2017). Prozesse der Internalisierung und Weitergabe erlittener Entwertungen und Traumatisierungen können somit einen Erklärungsrahmen für feindseliges Verhalten von trans* Personen gegenüber anderen und für verletzende soziale Dynamiken in Trans*communitys bilden (Schulmann 2016) – Weiteres dazu im Kapitel 7.5 „Therapeutische Themen und Prozesse".

Im Prozess der **Identifikation** nimmt eine Person Wertvorstellungen und Konzepte von Bezugspersonen gegenüber anderen Menschen an und sieht später andere Menschen durch die Brille früherer Bezugspersonen. Mit dieser Perspektive verhält sich eine Person dann auch gegenüber anderen so, wie frühere Bezugspersonen sich gegenüber anderen verhalten haben. So lassen sich beispielsweise von trans* Personen selbst geäußerte entwertende Einstellungen gegenüber anderen trans* Personen verstehen.

Kritisch anzumerken zum Konzept des „Zyklisch Maladaptiven Musters" von Tress et al. (1996) ist, dass es zwar innere Prozesse bei Menschen, die früh und chronisch Entwertung durch andere erleiden mussten, differenziert erfassen kann, jedoch die soziokulturellen Gegebenheiten ausblendet, unter denen Menschen entwertende Einstellungen gegenüber anderen entwickeln und dann auch kommunizieren.

Diese soziokulturellen Bedingungen, die menschenfeindliche Entwertungen befördern und reifizieren, wurden bei der Analyse von Internalisierungsprozessen in einer sexistisch geprägten Gesellschaft durch Fredrickson und Roberts (1997) in den Blick genommen. Fredrickson und Roberts entwickelten daraus die „Objectification Theory", mit der sie für Frauen die gesundheitlichen Konsequenzen der Internalisierung einer sexistischen Beobachterperspektive beschrieben. Danach fokussieren Frauen, die sexistisch behandelt werden, ihre Aufmerksamkeit auf diejenigen, die sexistisch handeln, zunächst mit der Intention sich zu schützen. Permanente Konfrontation mit Sexismus führt schließlich dazu, dass die betroffenen Personen ihre Aufmerksamkeit häufig von sich selbst wegwenden, weniger Selbstbewusstsein für den eigenen Körper aufbringen können, und Scham, Angst, Hypervigilanz erleben. Dies schadet der Selbstwahrnehmungsfähigkeit und auch dem Selbstrespekt.

Die Objectification Theory lässt sich prinzipiell auch auf andere gesellschaftliche Stigmatisierungsstrukturen anwenden, konkret eben auch auf Cissexismus. So findet sich der Bewältigungsversuch über Selbstobjektivierung auch in den empirischen Daten und der Modellentwicklung des Gender Affirmation Framework nach Sevelius (2013) wieder. Die Entfremdung von trans* Personen von ihrem eigenen Selbst wird neben Stigmatisierungserfahrungen in Herkunftsfamilien und Schulen noch einmal spezifisch durch Diskriminierungen im Gesundheitswesen und in der Öffentlichkeit reifiziert, wo trans* Personen sich immer wieder Blicken auf ihre Person aussetzen müssen, die sie entwerten und die nicht ihrem tief empfundenen Selbst entsprechen.

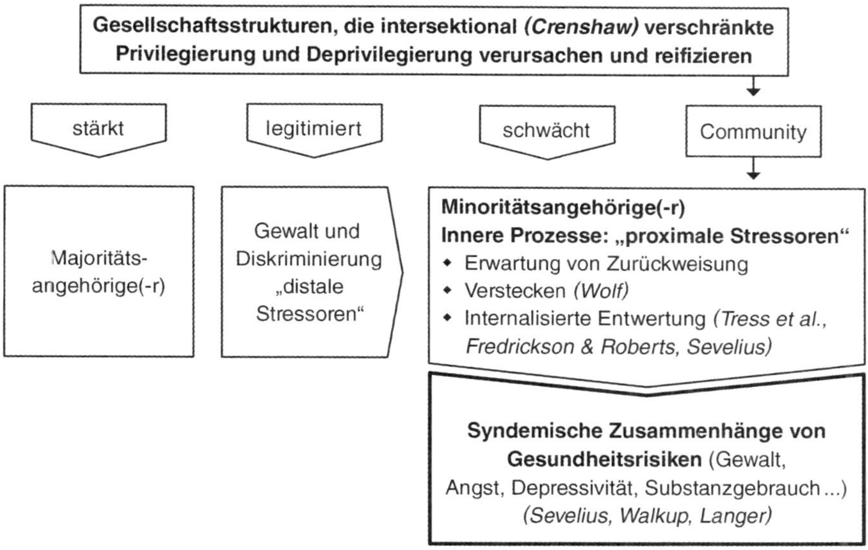


**Abb. 3:** Zusammenfassung der Stellen, an welchen das Minoritäten-Stress-Modell durch die Forschungen und Konzeptentwicklungen der im Text genannten Autor_innen erweitert wurde

## Einbettung der Erfahrungen und gesundheitlichen Entwicklung von Deborah in die dargestellten Modelle und Ableitung von Möglichkeiten zur Gestaltung des therapeutischen Gesprächs

### Intersektionalität

BEISPIEL

Deborah ist in einer relativ deprivilegierten Ausgangssituation aufgewachsen. Die Familie war arm und die Eltern litten beide unter Gesundheitsproblemen durch Alkoholgebrauch. Um die Situation in einer Beratung oder Behandlung noch besser verstehbar zu machen, kann an dieser Stelle durch die behandelnde Person nachgefragt werden, was die Einschränkungen in sozioökonomischer Hinsicht für Deborah und ihre Geschwister bedeutet haben, wie sie mit der Situation umgegangen sind. Es kann im Gespräch gewürdigt werden, wie es Deborah trotz der Hindernisse geschafft hat, sich selbst zu spüren und bei ihrem Gefühl für ihre geschlechtliche Identität zu bleiben. Wo liegen die Ressourcen, die ihr dies ermöglicht haben? Das Bewusstmachen der Kontexte und der Chancen, mit denen sie aufgewachsen ist und an die sie sich mit all dem, was sie konnte, adaptiert hat, kann die Stärke, die hinter ihren Bewältigungsbemühungen liegt, für sie erfahrbar machen.

### Minoritätenstress und die Internalisierung von Entwertungserfahrungen

BEISPIEL

Vor dem Hintergrund zahlreicher Ausgrenzungserfahrungen und negativer Zuschreibungen an sie bezeichnet sich Deborah als „unsozial". Auch hat sie die Entwertungen inkorporiert und in Form von Substanzgebrauch versucht zu dämpfen. Mit dem Aufzeigen der Geschichte und des Prozesses von Selbstentwertungen können diese als Möglichkeit, zu der Menschen in Not greifen, um letztlich wichtige Beziehungen zu bewahren und sich zu schützen, in der zugrunde liegenden selbstfürsorglichen Intentionalität sichtbar gemacht werden. Es kann im therapeutischen Gespräch eine Atmosphäre geschaffen werden, in der Deborah darüber nachdenken kann, was sie selbst damals eigentlich wollte und was ihr wichtig war und heute noch ist. Die entwertenden Zuschreibungen können als Äußerungen konkreter anderer sichtbar gemacht, betrauert und damit etwas auf Abstand gebracht werden.

Die Einordnung von zuvor oft als Bestandteil der eigenen Person wahrgenommener gesundheitsschädigender Handlungen (Substanzgebrauch, Regulation der Gefühle durch mehr essen, als der Körper braucht), kann die Scham über diese Handlungen lindern und diese damit besprechbar machen. Hier kann seitens der behandelnden Person auch die Information eingebracht werden, dass viele queere Menschen im Laufe ihrer Biografie zu solchen Handlungen greifen. So kann die Isolation, die die Scham bewirkt, verringert werden. Durch den Abbau der durch Beschämung errichteten Kommunikationsbarriere kann Deborah im Gespräch nach alternativen Möglichkeiten zur Entlastung von schwer erträglichen Gefühlen suchen.

Deborah leidet aktuell unter Schmerzen und einer Unzufriedenheit bezüglich der Ergebnisse der körpermodifizierenden Operationen. Hier kann im Rückblick auf das Minoritäten-Stress-Modell geschaut werden, ob eine Erwartungshaltung von ihr, im Gesundheitswesen schlecht behandelt zu werden, vorliegt und diese Erwartungshaltung als nachvollziehbar gewürdigt werden. Es kann darüber gesprochen werden, womit genau sie unzufrieden ist, und es können die Möglichkeiten ausgelotet werden, wie sie mit ihrem Körper selbstrespektvoll in Kontakt treten und für sich in der weiteren Gesundheitsversorgung einstehen kann. Hierbei kann auch danach gefragt werden, welche Erfahrungen für sie so schwierig waren, dass sich diese nicht mehr wiederholen dürfen und was dafür getan werden kann. Eventuell benötigt Deborah auch noch weitere medizinische Behandlungen. Hier kann sie unterstützt werden, sich über diese genau zu informieren, sich geeignete Versorger_innen sorgfältig auszusuchen und mit diesen so zu kommunizieren, dass sie schließlich eine wohlüberlegte Behandlungsentscheidung treffen kann.

## 5.4 Ressourcen und Resilienzen

### 5.4.1 Die Vielfalt trans*spezifischer Ressourcen

Für die Begleitung von trans* Personen ist das Wissen um individuell vorhandene und fehlende Ressourcen von großer Bedeutung. Deren Exploration ist ein wichtiges Element für den therapeutischen Prozess und Empowerment. In der Praxis begegnen wir trans* Personen, die ihre geschlechtliche Identität erkannt, häufig anerkannt und zumindest uns mitgeteilt haben. Schon dieses Geschehen, die Fähigkeit, das eigene Empfinden in Worte zu fassen und sich damit jemandem anzuvertrauen, kann als eine eigenständige Ressource betrachtet werden.

Der Aufwand und das Gelingen von Transitionsschritten können in deutlicher Abhängigkeit vom Zugang zu Ressourcen stehen. Gut nachvollziehbar ist dies am Beispiel der Eroberung des öffentlichen Raums. Trans* Personen wollen sich in ihrem Identitätsgeschlecht in der Öffentlichkeit bewegen und entsprechend „gelesen" werden. Für ein solches Gelingen benötigen sie finanzielle Mittel für Kleidung, Binder (Kleidungsstück zum Komprimieren der Brust mit dem Ziel, ein flacheres Brustprofil zu erreichen), Perücken, Make-up etc. (materielle Ressourcen). Zudem müssen sie das Selbstbewusstsein aufbringen, dafür in Geschäfte zu gehen und mit Missverständnissen oder Diskriminierungen zurechtzukommen (soziale Ressourcen). Oder sie müssen in der Lage sein, Online-Bestellungen aufgeben zu können, auch dafür bedarf es eines Kontos, einer positiven Schufa-Auskunft, einer festen Wohnadresse (materielle Ressourcen). Für das Bewegen in der Öffentlichkeit brauchen sie kommunikative Fertigkeiten, um auf überraschende Ansprachen angemessen reagieren zu können, das Wissen um sichere Orte in der Community und Fähigkeiten zum Kontaktaufbau, die den Zugang hierzu ermöglichen. Sie benötigen sowohl die Fähigkeit als auch die Mittel, entweder öffentliche Verkehrsmittel zu nutzen oder sich ein Auto oder eine Taxifahrt leisten zu können. Hinzu kommt der Aspekt, dass Bekleidung und Schuhe passender Größe im „Gegengeschlecht" viel teurer und schwer zu bekommen sein können. Zudem müssen trans* Personen mit enttäuschenden Erlebnissen und Diskriminierungserfahrungen umgehen können (soziale und psychische Ressourcen). Dafür können der Rückgriff auf gute Freund_innen und die Fähigkeit zur Selbststabilisierung (psychische Ressourcen) wichtig sein.

Trans* Personen haben aufgrund ihrer geschlechtlichen Identität und der hieran gekoppelten Stigmatisierung einen erschwerten Zugang zu bestimmten Ressourcen. Im Einzelfall kann sich dies anders gestalten, doch lassen sich gewisse Häufungen und Gewichtungen formulieren. So ist der Zugang zu strukturellen, materiellen und sozialen Ressourcen deutlich eingeschränkt (Dennert/Wolf 2012). Gleichzeitig geben die Beschreibungen von trans* Personen zahlreiche Hinweise auf eine erhebliche Kompetenz von trans* Personen, mit widrigen Situationen umzugehen und ihren Weg zu gehen (Institute of Medicine 2011).

Unter **strukturellen und materiellen Ressourcen** verstehen wir finanzielle Mittel, eine gute Infrastruktur, Sozial- und Gesundheitsversorgung. Diese erschließen grundlegende Möglichkeiten, gut zu wohnen, sich Nahrung und für den eigenen Bedarf geeignete Kleidung leisten zu können, Transportmittel nutzen zu können, sich freie Zeit leisten zu können, teilhaben zu können an Bildungs- und soziokulturellen Angeboten.

Bei allen diesen Aspekten müssen sich trans* Personen aktiv Zugänge schaffen und Barrieren überwinden. Spezifisch für trans* Personen kommen auf der strukturellen Ebene noch die (bisher fehlenden) Ressourcen einer gleichberechtigten Anerkennung trans*geschlechtlicher Lebensweisen im Recht hinzu. Es fehlen insbesondere ein inkludierendes und wirksames Antidiskriminierungsgesetz (Allgemeines Gleichbehandlungsgesetz, kurz: AGG), welches die geschlechtliche Identität als Diskriminierungsmerkmal benennt, ein uneingeschränkter Zugang zur Wahl eines angemessenen Personenstands und Vornamens sowohl für trans*- als auch für nicht-binäre Personen (für die z. B. als Personenstand „divers" eingetragen werden könnte). Auch eine Strafverfolgung, die trans*feindliche Gewalt in den Bereich der vorurteilsmotivierten Kriminalität einbezieht und entsprechend sanktioniert, ist häufig nicht gegeben. Der vielfach nicht vorhandene Zugang zu strukturellen Ressourcen verhindert die gleichberechtigte Teilhabe von trans* Personen am gesellschaftlichen Leben. Damit ist wiederum die soziale Einbettung und Sicherheit, der Zugang zu Rechtsansprüchen, der Zugang zu Ausbildungen und Bildungsabschlüssen und zu finanziellen Ressourcen erschwert.

**Soziale Ressourcen** können bestärkende Kontakte zur Herkunftsfamilie, zu Freund_innen und informellen und professionellen Beratungsmöglichkeiten und Partner_innenschaften sein. Auch das Wissen, woher man angemessene Hilfe erhalten kann, gehört dazu.

Hinsichtlich der sozialen Ressourcen lassen sich zwei unterschiedliche Pole beschreiben: Einerseits können trans* Personen von sozialer Isolation betroffen sein, kaum Zugang zu Freund_innenkreisen haben und unter Kontaktabbrüchen mit der Herkunftsfamilie oder auch der bisherigen selbst gegründeten Familie leiden. Andererseits können trans* Personen eine sehr gute Einbindung in eine queere oder Trans*community haben, dort einen vielfältigen Zugang zu Wissen und Vernetzung und im Austausch mit anderen trans* Personen eine gute Selbstwirksamkeit erleben und sich eingebunden fühlen. Da sich trans* Personen in einer cis Mehrheitsgesellschaft häufig erklären müssen, um ihre geschlechtliche Identität, ihre Entwicklungsprozesse zu beschreiben, entwickeln sie im Laufe der Zeit die Fähigkeit, individuell abgestimmte, passgenaue Erklärungen zu sich anzubieten. Diese Fähigkeit zur Selbstauskunft prägt auch das Miteinander in der Community, in welcher Lebenserzählungen sowie Rat suchen und geben häufig identitätsstiftend sind. Das erste Trans*coming-out ist eine Selbstermächtigung, häufig der Beginn eines anderen Lebens. Das Erleben und Teilen von Solidarität in der Trans*community bedeutet Gemeinschaft und aufgehoben sein nach manchmal langer emotionaler Einsamkeit. Die Erinnerung an solch eine Selbstwirksamkeit auf beiden Ebenen kann viel Motivation erzeugen, um weitere Belastungssituationen zu überstehen. Auch die Fähigkeit zur Abgrenzung von Menschen, die dauerhaft die geschlechtliche Identität einer trans* Person hinterfragen, wird gestärkt.

Als **psychische Ressourcen** verstehen wir mentale und emotionale Zugangs- und Interpretationsmöglichkeiten, die zu einem besseren Befinden beitragen sowie soziale Beziehungen besser verstehen helfen. Wenn wir diese Schätze in den Fokus nehmen, finden wir z.B. wohlwollende persönliche Einstellungen, eine gute Wahrnehmungs- und realitätsgerechte Interpretationsfähigkeit, Mentalisierungsfähigkeiten (d.h. Verstehen dessen, was in einer anderen Person vorgeht und in einem selbst), Empathie, Fähigkeiten, mit den eigenen Emotionen angemessen umzugehen, und spezifische Handlungskompetenzen wie soziale Kompetenzen und die Fähigkeit, selbstfürsorglich zu planen, die Umgebung und die Konsequenzen des eigenen Handelns möglichst realistisch einzuschätzen, psychische Gesundheit bzw. Kompetenzen im Umgang mit psychischer Erkrankung und einen kreativen und angemessenen Umgang mit der jeweiligen Umwelt.

Diese psychischen Ressourcen können durch psychische Erkrankungen zum Teil oder auch sehr umfassend beeinträchtigt sein. Hinzu kommen kann die durch Erfahrung einer sozialen Randposition oft entwickelte Fähigkeit zur Antizipation dessen, was eine andere Person denken und vorhaben könnte, und die Fähigkeit zum Perspektivenwechsel. Trans* Personen können durch die Integration ihrer früheren Lebensabschnitte in einem „anderen Geschlecht" auf Lebenserfahrungen verschiedener Geschlechtszuordnungen zurückgreifen. Ihnen sind unterschiedliche Kommunikationsmuster und -regeln geläufig und sie können unter Umständen fließend zwischen ihnen wechseln. Das kann unter anderem Verständigungs- und Transitionsprozessen in privaten und beruflichen Kontexten, z.B. in Teams und Organisationen, zugutekommen. Diese Fähigkeiten entwickeln trans* Personen auch, weil sie manchmal recht schnell erkennen müssen, ob in einem bestimmten Raum oder einer Situation ein Bedrohungspotential besteht. Sie können recht schnell erfassen, wer das Sagen hat und aus welcher Richtung Gefahr drohen könnte.

Trans* Personen müssen einen Umgang mit dem Gesundheitssystem lernen, der ihnen Zugang zu den gewünschten Leistungen ermöglicht. Dafür müssen sie dessen Verhaltensregeln und Strukturen verstehen und dürfen individuelle (diagnostische) Erwartungen ihres Gegenübers im Verlauf der Transition nicht enttäuschen. Dabei gelingt es ihnen, eine innere Distanz zu den pathologisierenden Zuschreibungen zu bewahren und ihre Individualität zu schützen. So kann große Kompetenz in der Nutzung des Gesundheitswesens und beim Erwerb von gesundheitsbezogenem Wissen entstehen.

Auch vollziehen trans* Personen über einen längeren Zeitraum (manchmal über Jahrzehnte) eine innere Auseinandersetzung mit sich selbst, mit ihrem trans*geschlechtlichen Erleben und möglichen Konsequenzen ihres zukünftigen Verhaltens. Dies kann zu einer hohen Introspektionsfähigkeit führen. Die

Erfahrungen eines Transitionsprozesses können eine gute Voraussetzung sein, realistisch zu planen, Konsequenzen des Handelns prospektiv einzuschätzen und lang andauernde Prozesse durchzuhalten. Daraus kann sich eine übergreifende und ausgeprägte Widerstandskraft entwickeln (Grossman et al. 2011).

Gerade für die Bewältigung von Hindernissen der persönlichen Entwicklung können trans* Personen auf ein bestärkendes inneres Bild zurückgreifen, wie sie sein möchten und welches Leben sie führen wollen. Sie können sich an einer Vision für sich selbst orientieren und unbeirrbar ihre Ziele auch unter widrigen Umständen verfolgen. Hierbei handelt es sich nicht nur um eine kognitive Fähigkeit, sondern auch um einen emotionalen Antrieb, der wiederum einer existentiellen Gewissheit folgt.

BEISPIEL

Veronique, 43 Jahre alt, erzählt von einer Traumsequenz aus den letzten Tagen: „Ich habe beschlossen, das Kind, das vor der Schule steht, an die Hand zu nehmen. In meinem Traum hat das Kind seine Hand in meine gelegt". Dazu schildert sie ihre Erinnerungen: „Ich erinnere mich daran, schon mit vier bis fünf Jahren zu meinen Eltern gesagt zu haben, dass ich später ein Mädchen sein will. Sie haben das irgendwie ignoriert. Ein letztes Mal habe ich es mit acht versucht, als mich meine Mutter von der Schule abholte. Es war schon dunkel und ich sagte zu ihr, dass ich später ein Mädchen sein will. Sie sagte: ‚So etwas gibt es doch nicht'. Und ich habe damals gedacht, sie hat recht, habe irgendwie aufgegeben und versucht, nicht mehr daran zu denken. Irgendwie bin ich dort im Dunkeln vor der Schule stehengeblieben. Ich habe mich nun nach dieser langen Zeit abgeholt. Ich will nicht mehr umkehren, auch wenn ich könnte. Ich habe mich lange geprüft und unterstütze meine Wünsche wohlwollend. Ich fühle mich zu Hause bei mir".

Manche trans* Personen zeigen eine Risikobereitschaft, eine Unerschrockenheit im Einlassen auf noch nicht erzählte Lebensentwürfe, sie können mehrere Lebensaspekte zur gleichen Zeit infrage stellen (z.B. soziale Zugehörigkeit, politische Einstellung, Kontaktgestaltung). Dabei können sie gegen völlig unerwartete Widerstände angehen sowie Widerstands- und Bewältigungsstrategien entwickeln. In der Beratung erleben wir immer wieder eine enorme Offenheit dafür Anderes und Neues auszuprobieren, es besteht bei manchen trans* Personen geradezu eine Furchtlosigkeit vor Veränderungen. Die Bewältigung der inneren Hemmnisse, zur eigenen Trans*biografie zu stehen, kann eine Haltung befördern, vermeintliche Gewissheiten zu hinterfragen, sich mit Antworten nicht ohne weiteres zufriedenzugeben und ein Verständnis für ungewöhnliche Lebensentwürfe zu entwickeln. Trans* Personen können eine Neugier und Empathie für andere Menschen haben und eine solidarische Haltung gegenüber anderen marginalisierten Gruppen einnehmen. Ihnen kann eine Reflexion zu selbst ausgeübten Diskriminierungen gut gelingen. Dies geht einher mit der Fähigkeit, das eigene Sein in der Welt mit etwas Abstand zu betrachten und über sich selbst lachen zu können.

Unter **körperlichen Ressourcen** verstehen wir die körperliche Gesundheit und Widerstandskraft, körperliche Fitness und die Fähigkeit, für den Körper angemessen Sorge zu tragen, sich um Verletzungen, Heilungsprozesse und Narben kümmern zu können. Aber auch die Haltung zum eigenen Körper, ihn schätzen zu können, gehört mit dazu.

Der Zugang zu körperlichen Ressourcen kann unterschiedlich ausgeprägt sein. Der Bezug zum Körper und zu Erkrankungen kann durch Ausgrenzungs- und Gewalterfahrungen verstellt sein. Die Narration des „falschen" Körpers und dessen Ablehnung können zu mangelnder Selbstfürsorge und Gesundheitssorge führen. Bedeutsam sind hier aber gleichermaßen die Diskriminierungserfahrungen im Gesundheitswesen, beide Aspekte potenzieren sich häufig. Der eigene Körper kann mit Hilfe von sportlichen Aktivitäten zum Spannungsabbau und zur Gefühlsregulation genutzt werden. Da gruppen- und mannschaftsbezogener Sport sehr häufig geschlechtergetrennt ausgeführt wird, werden eher individuelle Aktivitäten bevorzugt, womit leider der sozial stärkende Aspekt eines gemeinsam ausgeführten Sports fehlt. Im Zuge der Transition kann es zu einer Selbstaneignung kommen, zu einem positiven Beziehungsaufbau und einer signifikanten Verbesserung des Bezugs zum Körper. Der Körper wird nicht mehr als der „falsche" erlebt und eine verbesserte Selbstfürsorge ist möglich. Insbesondere für den Umgang mit den primären und sekundären Geschlechtsmerkmalen entwickeln trans* Personen Fähigkeiten zur Aneignung und Umdeutung ihrer Körperlichkeit. Sie können ihre Körperlichkeit in ihr trans*geschlechtliches Selbstbild integrieren, so dass einerseits Selbstliebe, andererseits gelebte Sexualität möglich sind (Bauer 2015).

Neben den individuellen Ressourcen von trans* Personen dürfen die **Ressourcen der Trans*community** nicht unerwähnt bleiben. Gerade im Laufe des letzten Jahrzehnts hat sich in Deutschland eine differenzierte und potente Trans*community entwickelt, die zunehmend und selbstbewusst die eigenen Geschicke in die Hand nimmt und die Deutungshoheit über sich selbst erlangt. Es entstehen in den verschiedensten Lebensbereichen spezifisch für trans* Personen Angebote, die einen individuellen Nachteilsausgleich schaffen und einen Zugewinn an individuellen Ressourcen ermöglichen.

Beispielhaft seien hier ein exklusives „Trans* und Inter* Schwimmen", trans* und inter* inklusive Sportangebote, communitybasierte Familienberatungen und -vernetzungen, Jugendfreizeiten, trans* und inter* Forschungsnetzwerke,

Fachtagungen, Publikationen und eine eigene Dachorganisation genannt. Die „Keimzellen“ solcher Entwicklungen waren und sind die (physischen und virtuellen) Selbsthilfegruppen, in denen häufig ein erstes Verstehen, Annahme und Vertrautheit möglich sind (Fredriksen-Goldsen et al. 2011).

## 5.4.2 Resilienzerfahrungen

Mit Resilienz bezeichnen wir die Fähigkeiten einer Person, in der Auseinandersetzung mit Belastungen persönlich zu wachsen und daraus gestärkt hervorzugehen. Resilienz ist damit das Ergebnis eines Entwicklungsprozesses, in dem eine Person immer wieder nach Möglichkeiten und Ressourcen gesucht hat, um in schwierigen Lebenssituationen zu bestehen.

Jede Person, die belastende Lebensereignisse überlebt hat und ihre aktuelle Situation bewusst vor diesem Hintergrund gestaltet, weist Resilienzen auf. Die sorgfältige Suche nach Widerstandskräften in der Lebensgeschichte einer Person ermöglicht ein Anerkennen und Benennen dessen, was eine Person auch in extremer Not tragen und was sie selbst unter ungünstigsten Bedingungen schaffen konnte (Wöller 2013).

Resilienz ist keine stabile Persönlichkeitseigenschaft, sondern vielmehr **relational** (Rutter 1987). Das bedeutet, die Möglichkeiten einer Person, Widerstandskräfte zu entwickeln, hängen ab vom Ausmaß der Belastung, den Ressourcen der Person, ihrer sozialen Einbindung und entwicklungspsychologischen Faktoren. Keine Person ist generell „stressresistent“, sondern sie kann einen bestimmten Zeitpunkt, eine bestimmte Situation, einen bestimmten sozialen Kontext nutzen, um nach Umgangsweisen mit Belastungen zu suchen, die dann spezifisch zu ihrem Wachstum beitragen (Knoll et al. 2005).

Für trans* Personen, die aufgrund gesellschaftlicher Stigmatisierung und resultierender Gewalt von erheblichen und chronischen sozialen Belastungen betroffen sind, ist die Entwicklung von Widerstandskräften existentiell notwendig, um ihr Leben trotz aller Hindernisse auf ihre Art gestalten zu können (Bariola et al. 2015). Dabei sind die von ihnen gestalteten widerständigen Entwicklungsprozesse oftmals den erwarteten Effekten der Belastung genau entgegengesetzt. Dies zeigt sich zum Beispiel in Situationen von Diskriminierungen und Gewalt, in denen die angegriffene Person auf faszinierende Weise den von den Angreifer_innen intendierten Effekt umkehrt:

- Aus einer Intention der Angreifenden, eine Person zu demütigen und ihren Selbstwert zu schwächen, kann bei einer trans* Person die Haltung erwachsen, schützenswert zu sein und auch andere schützen zu wollen.

- Auf die Intention der Angreifenden, eine trans* Person zum Schweigen zu bringen, kann diese mit einer umso intensiveren Suche reagieren, ihre Erfahrungen in Worte zu fassen und sich anderen mitzuteilen.
- Aus der Intention der Angreifenden, eine trans* Person an der Transition zu hindern, können bei dieser Kräfte wachsen, sich auf dieses Ziel zu fokussieren und alle Wege zu nutzen, um sich gegen allen Druck verteidigen und durchsetzen zu können.
- Aus den Zielen von Angreifer_innen, einer trans* Person Wege in die Zukunft zu verbauen, sie so zu beschämen, dass sie sich isoliert, kann bei dieser die Kraft erwachsen, sich von den Einflüssen der Angreifer_innen zu lösen, sich um ihre Zukunftsgestaltung zu bemühen und sozialen Rückhalt zu suchen, Worte für ihr Erleben zu suchen und sich zu zeigen, obwohl sie sich zunächst schämt.

Für die Entwicklung von Resilienz als Antwort auf das Durchleben belastender Lebenssituationen und Krisen sind offenbar Bindungserfahrungen grundlegend, in denen sich Bezugspersonen als erreichbar, feinfühlig und auf die Bedürfnisse der Person angemessen antwortend erwiesen haben (Wöller 2013). Aus solchen sozialen Erfahrungen kann sich eine Betrachtungsweise entwickeln, die Antonovsky (1979) als „**Kohärenzsinn**" beschrieben hat. Aus einer solchen Perspektive gelingt es einer Person, sich im Bewältigungsprozess auf die Aspekte des Erlebten zu fokussieren, die für sie verstehbar, handhabbar und mit Sinn erfüllt sind. Das Erleben des Kohärenzsinnes ist insbesondere wichtig für den Erhalt und die Wiedergewinnung psychischer Gesundheit (Knoll et al. 2005). Auch Victor Frankl (1981) beschrieb den Prozess der Suche nach Sinn nach dem Durchleiden schwerer Schicksalsschläge als grundlegend für die Fähigkeit, weiterzuleben. Krisen, Gefährdungen des eigenen Lebens, Erfahrungen von Verlusten können Menschen dahin führen, den Suchprozess nach dem für sie Wesentlichen im Leben als leitend in ihr weiteres Leben zu integrieren (Schnarch 2011). Nach Kobasa (1979) ist zudem kennzeichnend für Resilienz, dass es einer Person auch nach erschütternden Erlebnissen gelingt, sich der Gegenwart zuzuwenden und sich aktiv für das zu engagieren, was ihr wichtig ist.

Schnarch (2011, 270) hat Resilienz als die Fähigkeit „Unbehagen um der eigenen Entwicklung willen zu ertragen" beschrieben. Diese Beschreibung umfasst sehr treffend das Erleben von trans* Personen. Es werden darin auch die Entscheidungsspielräume einer Person sichtbar, die diese im Umgang mit belastenden Situationen hat: Sie kann sich zunächst entscheiden, die Konfrontation mit dem Geschehenen und der daraus resultierenden Situation zu meiden oder zu verschieben, um Kräfte zu sammeln und sich selbst zu schützen. Entscheidungen, diese Konfrontation zu vermeiden, sind jedoch oft verbunden mit einem hohen Ausmaß an Scham und Verzweiflung. Sie können Entwicklungsprozesse wie zum Beispiel die Transition blockieren. Eine Person kann sich jedoch auch irgendwann schmerzhaft mit den Entwicklungsherausforderungen und deren Hindernissen konfrontieren, um auf der Basis dieses Wissens umso intensiver nach dem zu streben, was ihr wichtig ist. So erfordern resilienzschaffende Wandlungsprozesse von einer trans* Person eine Unruhe, ein beharrliches Bestreben, sich Handlungsspielräume auch dort zu suchen, wo die gewohnten Wege verschlossen sind. Manches Mal verwenden trans* Personen unglaubliche Energien allein darauf weiterzumachen. Trans* Personen zeigen sich hier vielfach als Überlebenskünstler_innen.

## Erfahrungsbericht von Ilka Christin Weiß

BEISPIEL

So etwas wie eine Transition macht kein Mensch aus Spaß. Niemand würde da durchgehen, nur aus einer Laune heraus. Wer sich in eine Transition begibt, hat oftmals bereits einen jahrelangen Leidensweg hinter sich. Manche trans* Personen haben ihr Leben lang gedacht, einfach nur falsch zu sein, bis es nicht mehr ging, und entwickeln dadurch ungeahnte Kräfte, die Transition zu beginnen und durchzustehen. Um eine Transition zu bewältigen, muss eine Person ultrastark sein und am besten mit anderen trans* Personen gut vernetzt sein. Zumindest zu Beginn des Weges liegen die meisten Steine.

Ich selbst habe meine Transition Ende 2013 begonnen und hatte im Mai 2015 alle Gutachten und notwendigen Papiere für die geschlechtsangleichende Operation und die Lasergesichtsepilation meiner Krankenkasse zur Weiterleitung an den MDK zugesandt. Nach § 13 Abs. 3a SGB V hat die Krankenkasse fünf Wochen Zeit, einen Antrag, der einen Gutachter benötigt, zu entscheiden. Kann sie das nicht, muss sie das an die versicherte Person mitteilen. Unterlässt die Kasse das, kann sich die versicherte Person die Leistung selber besorgen, wenn sie der Kasse vorher eine angemessene Frist gesetzt hat. Ich bekam eine Aufforderung, die Aufklärung über die Lasergesichtsepilation nachzureichen, weil diese fehlte. Woher jetzt so schnell einen Facharzttermin bekommen? Doch ich steckte sehr viel Energie darein, zeitnah einen Termin bei einer Hautärztin zu bekommen, die diese Behandlung anbot, und hatte Glück, noch in der gleichen Woche vorstellig werden zu können. In der nächsten Woche hatte die Ärztin dann die Aufklärung bereits an meine Krankenkasse geschickt, worüber ich sehr glücklich war. Dachte ich doch, die Bearbeitung würde nun schnell vonstattengehen, doch die Kasse schaltete auf stumm. Das Warten zermürbt, zudem in der Zwischenzeit bei mir auch noch Lungenkrebs diagnostiziert wurde und ich mich einer komplizierten Operation an der Lunge unterziehen musste. Aber auch hier hatte ich wieder Glück. Ich musste nur operiert werden und hatte keine Metastasen. Zudem bekam ich eine Reha verschrieben und sollte ca. drei Wochen nach der OP die Reha antreten. Meine irrationalen Ängste, der MDK könnte mir nun die weitere angleichende Therapie wegen des Lungenkrebses versagen, bestätigten sich zum Glück nicht, aber eine Antwort war immer noch nicht eingegangen. Die Zeit drängte, und ich litt an den Folgen der OP. Ich lebte alleine, war sehr geschwächt und durch den Teilverlust der Lunge kurzatmig und nur eingeschränkt belastbar. Mehrfach versuchte ich mit meiner Kasse zu telefonieren, wurde aber jedes Mal mit dem Hinweis auf einen Rückruf abgewiesen. Trotz dieses Versprechens rief niemand an. Auch mehrere Schreiben mit dem Hinweis auf den Ablauf der fünfwöchigen Frist wurden nicht beantwortet. Einmal schaffte ich es, eine Mitarbeiterin der Kasse, die entscheidungsfähig war, ans Telefon zu bekommen. Von dieser Mitarbeiterin wurde ich darauf verwiesen, dass noch Papiere fehlen würden, bekam aber keine Auskunft, welche das wären. Dann hatte ich einen Termin bei meinem Therapeuten, der das Indikationsschreiben erstellt hatte und bei dem ich die Psychotherapie und den Alltagstest machte. Er empfing mich gleich mit den Worten, ob ich schon den begehrten OP-Termin für die geschlechtsangleichende Operation hätte, was ich prompt verneinte. Meine Gefühle befanden sich am Rande der Verzweiflung. Mein Therapeut informierte mich, dass das Gutachten des MDK bereits eine Woche nach meiner Antragstellung positiv beschieden und bei ihm eingegangen sei. Dieses Gutachten bekommt die versicherte Person nicht! Ich war empört und war froh, in dieser Therapiestunde Kräfte sammeln zu können. Mein Therapeut unterstützte mich (und alle anderen Patient_innen) mit allen Kräften. Zornig und kampfbereit fuhr ich nach Hause. Am nächsten Tag begab ich mich in die Geschäftsstelle meiner Kasse. In so einer Situation noch um Leistungen kämpfen zu müssen, ist ein ganz übles Ding. Aber ich hatte mir eine gute Strategie zurechtgelegt. Ich hatte mein Frühstücksbrot, eine Flasche Wasser und ein paar Polizeihandschellen in meiner Handtasche. Leider war die Geschäftsstelle bei meiner Ankunft leer. Sonst ist es immer sehr voll. Ich steuerte auf eine der Sachbearbeiter_innen zu und nahm vor ihr Platz. Ich gab ihr meine Gesundheitskarte und erklärte ihr, warum ich hier sei. Ich wartete auf die Kostenübernahmeerklärung für die angleichende OP und die Lasergesichtsepilation. Die Frist von fünf Wochen sei lange verstrichen, und ich sagte zu ihr, ich würde die Geschäftsstelle nicht ohne die schriftliche Zusage verlassen. Ich war in Kampfstimmung. Das hatte ich noch aus einer Jugend mitgenommen, als ich mich in der Friedens- und Antiatomkraftbewegung engagierte. Ich packte mein Brot, mein Wasser und meine Handschellen aus. Die Augen der Sachbearbeiter_innen weiteten sich. Ich erklärte der Sachbearbeiterin vor mir, ich würde mich mit den Handschellen an ihren Tisch anketten und nicht eher gehen, wenn ich die Zusage meiner Anträge nicht in den nächsten dreißig Minuten bekäme. Die Schlüssel für die Schellen seien zudem bei mir zu Hause und in dreißig Minuten bekämen wir alle ein Problem, weil ich eine schwache Blase hätte, die höchstens eine halbe Stunde durchhielte. Die vier Frauen in der Geschäftsstelle schwankten zwischen Entsetzen, Freude und „Endlich ist hier mal etwas los". „Meine" Sachbearbeiterin Frau F. bat mich, bevor ich mich anketten würde, doch noch einmal zum WC zu gehen, worüber alle schmunzeln mussten. Gut reagiert. Dann bat sie mich zu warten, sie würde „nach oben" gehen und das klären. „Nach oben", da saßen wohl die Entscheidungsträger_innen. Die Handschellen lagen vor mir. Ich trank ein bisschen Wasser und knabberte an meinem Brot. Die anderen Sachbearbeiter_innen verwickelten mich in ein Gespräch. Ich glaube, die fanden meine Aktion recht aufregend. Nach gut einer halben Stunde erschien Frau F. wieder und versicherte mir, der Bescheid sei bis zum Ende der Woche in meiner Post, ich könne ihn heute jedoch nicht mitnehmen. Ich überlegte, fand sie aber glaubhaft. Zumindest war das ein Punktsieg für mich. Ich entschied mich, das Angebot anzunehmen. Aber ich versicherte Frau F., am Montag wieder hier zu sein und dann Freunde und eine Redakteur_in der hiesigen Tageszeitung mitzubringen, wenn die Kostenübernahme nicht bis Samstag in meiner Post sein würde. Tatsächlich war der Brief dann am Samstag in der Post, aber nur mit der Kostenübernahme für die angleichende OP. Die Lasergesichtsepilation wurde nicht erwähnt. Ein Pyrrhussieg? Nein! Auch dafür würde ich weitermachen und gewann auch diesen Kampf noch vor meiner Reha. Als ich in der Reha ankam und das erste Gespräch mit der dortigen Psychologin hatte, erkläre ich ihr, dass ich trotz des (vorläufig überstandenen) Lungenkrebses im Moment die wohl glücklichste Frau auf der Welt sei, weil ich die Kostenübernahme für die OP und die Epilation in der Tasche habe.

## 5.5 Re-Transition – Ein neuer Lebensabschnitt

BEISPIEL

K. ist im männlichen Geburtsgeschlecht in einer Herkunftsfamilie aufgewachsen, in der er massiv misshandelt und vernachlässigt wurde. Er war schon als Kind und ist auch als Erwachsener eher weich und zurückgezogen. Mit 16 Jahren schloss er sich einer evangelikalen Gemeinde an, in der er das erste Mal Rückhalt und Fürsorge erlebte. Mit 24 Jahren entschloss er sich für eine körpermodifizierende Hormontherapie und einen Brustaufbau sowie die Entfernung der Hoden nach einer kurzen psychotherapeutischen Behandlung, in der er jedoch seine belastenden Vorerfahrungen verschwieg, um möglichst rasch die befürwortende Stellungnahme seiner Psychotherapeutin für die körpermodifizierenden Maßnahmen zu erhalten. Nach den körpermodifizierenden Operationen wurde er in seinem religiösen Umfeld, dem er die Transitionsbehandlungen verschwiegen hatte, massiv unter Druck gesetzt. Schließlich entschied er sich für eine Re-Transition und nahm eine erneute psychotherapeutische Behandlung auf, um sich darin begleiten zu lassen. Gegenüber der behandelnden Psychotherapeutin äußerte er sich sehr entwertend gegenüber anderen trans* Personen. Er wünsche sich, er wäre nie einer trans* Person begegnet, denn dann hätte er niemals die Entscheidung getroffen, sich körpermodifizierenden Eingriffen zu unterziehen.

Wir verwenden den Begriff der „Re-Transition“ im Bedeutungssinne einer „weiteren“ oder „erneuten“ Transition, nicht im Sinne einer „Rückkehr“. Wir sind der Überzeugung, dass ein „Umkehren“ in einem biografischen also auch geschlechtsidentitären Lebensfluss nicht möglich und auch nicht notwendig ist.

So wie das Thema der Re-Transition zum einen in der psychomedizinischen Fachwelt überproportional in den Diskurs bezüglich „Diagnostik und Behandlungsempfehlungen“ und der damit verbundenen Sorge vor „Fehleinschätzungen“ eingebracht wird, ist es zum anderen in weiten Teilen der Trans*community tabuisiert. Trans* Personen mit dem dringenden Wunsch, **nach** der Transition ein Leben in einer weiteren Geschlechtsidentität zu führen, haben keine guten Orte, ihre Bedürfnisse und Anliegen vorzubringen. Im medizinischen Versorgungssystem werden sie instrumentalisiert, in der Trans*community dämonisiert oder unsichtbar gemacht. Die Ausgrenzung kann zu einer Entfremdung von der Trans*community führen.

In diesem Zusammenhang ist zu betonen, dass die Häufigkeit einer Re-Transition bei einer trans* Person, die bereits körpermodifizierende Behandlungen hat durchführen lassen, „als sehr niedrig beurteilt“ wird. Laut der Ergebnisse der Literaturübersicht für die AWMF-Leitlinie (2018, 85) reicht die „Spanne der Schätzung [...] von weniger als 1 % [...] bis zu 3,8 %".

Ein wichtiger Grund für eine Re-Transition ist einerseits die Unzufriedenheit mit den Ergebnissen körpermodifizierender Eingriffe, was zum Teil auf unzureichende Operationen, Operationsmethoden, Nachsorgemöglichkeiten und zu hohe Erwartungen an operative Ergebnisse zurückgeführt werden kann. Andererseits kann ein Re-Transitionswunsch auch daraus resultieren, dass eine trans* Person in ihrem persönlichen Lebenskontext feststellen muss, dass sie dort nicht in der neuen Geschlechterrolle leben kann. In der Medizin tritt das Phänomen, dass Personen mit ihren ursprünglich getroffenen Behandlungsentscheidungen zu einem späteren Zeitpunkt nicht mehr zufrieden sind, relativ häufig und in einer Vielzahl von Behandlungsprozessen auf. Von daher erstaunt es eher, wie wenige Personen re-transitionieren möchten (graham 2017). In Anbetracht der geringen Zahl der Re-Transitionen wird die Bedeutungsaufladung des Themas auffällig: Menschen, die für das Leben ihrer Geschlechtlichkeit eine andere, beziehungsweise neue Entscheidung treffen, werden permanent benutzt und zitiert, um die eigenen Ängste und Zweifel sowohl bei Gesundheitsversorger_innen als auch bei anderen trans* Personen zu kontrollieren. Dafür werden immer wieder neue Gründe konstruiert, um medizinisch notwendige Transitionsbehandlungen zu verhindern.

Psychotherapeutische und medizinische Kolleg_innen äußern häufig die Angst, für ihre Entscheidung, einer trans* Person Zugang zu körpermodifizierenden und eventuell „irreversiblen" Behandlungen geschaffen zu haben, verantwortlich gemacht werden zu können. So sprechen Operateur_innen Befürchtungen an, wegen „Körperverletzungen" verklagt zu werden, und fordern teilweise mehrfache „Absicherungen" mittels Gutachten und Stellungnahmen neben der schon vorhandenen Kostenübernahme durch die Krankenkasse, der bereits ein umfangreicher Prozess der Prüfung vorausgegangen ist.

Damit sind wir wieder bei der Hybris der Diagnostik angekommen, welche davon ausgeht, Trans*geschlechtlichkeit fremddiagnostizieren zu können und in den weiteren Schritten der Behandlung trans* Personen eine eigenverantwortliche Selbstbestimmung abspricht. Vor diesem Hintergrund ist die Entscheidung der betreffenden Person für eine Re-Transition per se eine Kränkung des_der Diagnostikers_in, die sich durch mögliche Schuldvorwürfe bestätigt. Das Kränkungserleben sichert zwar die Macht der Diagnostizierenden, beruht jedoch auf mehreren irrationalen Annahmen: nämlich erstens derjenigen, es gäbe einen fixierten Verlauf von Transition, zweitens, dass dieser für alle trans* Personen gelten müsse, und drittens, dass er von außen immer treffend vorhergesagt werden könne und müsse. Diese rigiden Annahmen werden jedoch nicht der Selbstbestimmungskompetenz trans*geschlechtlicher Personen gerecht und entsprechen auch nicht der Vielfalt trans*geschlechtlicher Lebenswege.

In Anbetracht der jahrelang praktizierten „Verhandlung“ des Trans*seins unter dem Label „Transsexualismus“ nach ICD-10 wurde eine Eindeutigkeit im binären Zweigeschlechter-Konstrukt verlangt, die mit einem „Ganz-oder-garnicht-, Alles-oder-nichts-Denken“ (Günther 2015, 120) einhergeht sowie dem postulierten „Wunsch nach hormoneller und chirurgischer Behandlung, um den eigenen Körper dem bevorzugten Geschlecht soweit wie möglich anzugleichen“ (Dilling et al. 2014, 294). Dadurch haben sich viele Behandlungssuchende im Rahmen eines iatrogenen Geschehens gezwungen gefühlt, diesem Trans*bild zu entsprechen, um über die „Diagnose F64.0“ Zugang zu geschlechtsangleichenden Interventionen zu erhalten, aber eben nicht zwingend alle zur Verfügung stehenden Maßnahmen in Anspruch nehmen zu wollen. Doch das Äußern solcher individuellen Bedürfnisse nach nur ausgewählten Aspekten der in den MDS-Richtlinien beschriebenen körpermodifizierenden Maßnahmen in der Transition hat in der Vergangenheit wiederkehrend zur Infragestellung der Trans*geschlechtlichkeit bis hin zur Verweigerung des Zugangs zu bedarfsangemessenen geschlechtsangleichenden Interventionen geführt. Deshalb gibt es bei einigen Behandlungssuchenden bis heute ein noch zu beobachtendes Bemühen, keinerlei Zweifel aufkommen zu lassen und einem trans*normativen Narrativ auch in Bezug auf ihre Entscheidungen hinsichtlich geschlechtsangleichender Maßnahmen möglichst zu entsprechen. Erst in den letzten Jahren etablieren sich zunehmend selbstbewusste Überlegungen zu den Fragen „Wie viel (körperliche) Angleichung und Veränderung brauche ich, um mich in meinem Identitätsgeschlecht wohlzufühlen?“ und „Wie viel Angleichung ist notwendig, um in meiner Umwelt zu bestehen?“ oder „Welche Funktionen muss mein Genital / Sexualorgan erfüllen?“, auf deren Basis trans* Personen dann bedarfsorientierte Behandlungsangebote einfordern.

Trans*feindliche soziokulturelle Umfelder, in denen trans* Personen ihre Entscheidungskraft abgesprochen wird und sie gezwungen werden, sich den binären Geschlechtererwartungen entsprechend zu verhalten, spielen eine weitere Rolle bei den Belastungen, unter denen eine Person bei und nach ihren Entscheidungen im Transitionsprozess leidet. Die Trans*feindlichkeit des Umfelds kann sich äußern in Sätzen wie „Wenn du jetzt ein Frau bist, dann musst du dich aber schminken!“ oder „Als Mann musst du breitbeinig dasitzen!“. In manchen Kontexten (z. B. in religiösen) kann auf trans* Personen Druck ausgeübt werden zu re-transitionieren, oder religiöse und konversionsbefürwortende Akteur_innen instrumentalisieren Personen, die re-transitionieren, für ihre trans*feindliche politische Agenda (graham 2017).

In diesem Spannungsfeld zwischen psychomedizinischen Konstruktionen und den sozialen Geschlechterrollenerwartungen sowie der eigenen Bedürfnisgemengelage müssen trans* Behandlungssuchende Entscheidungen treffen und für Behandlungen kämpfen in der Hoffnung, dass diese wiederum den Leidensdruck reduzieren. Dieser Prozess ist dadurch hoch emotional aufgeladen, da viele auf einen langen Leidensweg durch Diskriminierungen, Ausgrenzungen, Coming-out, Pathologisierung etc. blicken und einen großen Aufwand auf sich nehmen und genommen haben, den Transitionsprozess umzusetzen. Dies scheint auch Einfluss auf die Tabuisierungsprozesse bezogen auf Re-Transition in der Community zu haben: Es wird befürchtet, dass die Thematisierung von Re-Transitionen ein gesellschaftliches Klima schafft, in dem trans* Personen im Allgemeinen durch Re-Transitionen nicht ernst genommen werden könnten, Transitionsentscheidungen als „Modetrend" diskreditiert werden und daraufhin weitere Barrieren aufgebaut werden, die den Zugang für eine Transition erschweren. Dadurch könnten die Belastungen für Personen in ihren Transitionsentscheidungen so weit ansteigen, dass sie es kaum mehr schaffen, körpermodifizierende Maßnahmen durchführen zu lassen.

Trans* Personen, die sich für eine Re-Transition entscheiden, werden vor diesem Hintergrund wiederum mit diskriminierenden Äußerungen konfrontiert, indem ihnen beispielsweise vorgeworfen wird, dass sie nicht trans* seien, dass es doch nur eine Phase gewesen sei, dass sie sich das doch nur alles eingebildet hätten, dass sie die „falsche" Entscheidung getroffen hätten. Somit wird der trans* Person erneut eine eigenständige Entscheidung abgesprochen. Des Weiteren beziehen sich die Unterstellungen auf ein starres Gender- und Lebenskonzept, in dem einmal getroffene Entscheidungen ein Leben lang Gültigkeit hätten. Diese Haltung ist realitätsfern.

In der Medizin als auch in der Gesellschaft werden für Personen, die sich für eine Re-Transition entscheiden, Begriffe genutzt wie „Regreter", „Regret" oder „Rückumwandlung". Der Umstand eines möglichen „Bereuens" liegt jedoch in der Wahrnehmung und Bewertung der trans* Person. Alles andere ist eine grenzüberschreitende und „anmaßende moralische Wertung" durch andere (Günther 2015, 121). Diese Begrifflichkeiten spiegeln eine Haltung wider, dass es einen Weg von A nach B gebe und von B nach A. Darin zeigen sich zum einen das starre Zweigeschlechterkonstrukt und zum anderen eine daraus resultierende Entweder-oder-Einstellung. Doch häufiger besteht unser Leben aus einem Sowohl-als-auch. Wir können in unserem Leben nicht zurück gehen. Somit kann es eine Entscheidung für ein Trans*coming-out mit einer Transition geben und zu einem späteren Zeitpunkt eine Entscheidung für eine weitere Transition. Nicht alle, die sich für eine Re-Transition entscheiden, bereuen die Transition. Für manche war es ein wichtiges Stadium ihres Lebens, welches sie erfahren wollten, aber in dem sie nun nicht mehr bleiben möchten (graham 2017). Wenn wir Geschlecht und Identität als etwas Veränderliches verstehen, wird es uns gelingen, das Thema Re-Transition zu entmystifizieren und entdämonisieren.

Im Zusammenhang mit ausgeprägten Scham- und Schuldgefühlen können trans* Personen auf unwissenschaftliche und pathologisierende Konzepte zurückgreifen, um eine Entlastung für ihre Entscheidung zu erfahren. Dies kann sich unter anderem darin ausdrücken, dass sie Ideen einer Traumagenese zitieren und die damalige Entscheidung als „falsch" deklarieren und/oder für eine genaue Prüfung im Sinne einer Diagnostik mit umfänglicher „Alltagserfahrung" etc. plädieren und moderne Ansätze der Trans*gesundheitsversorgung dämonisieren. Es gleicht dem Prinzip „den Teufel durch den Beelzebub austreiben". Dem zugrunde liegt ein starres Genderkonzept, welches veränderliche Geschlechtsidentitäten in der Lebensspanne ausblendet. Trans* Personen können sich vor diesem Hintergrund als „Betrüger_innen" fühlen, insbesondere wenn sie sich vor der Transition gegenüber ihrem sozialen Umfeld und vor allem gegenüber den Behandler_innen sehr „beweisen" und rechtfertigen mussten. Häufig sind sie mit dem Wunsch nach einer Re-Transition ähnlichen Angriffen und Anfeindungen wie mit der Entscheidung für die Transition ausgesetzt und geraten wieder in Rechtfertigungsdruck im Rahmen der neuen Entscheidung. Viele haben lange Zeit aus Angst vor Beschämung nicht den Mut, mit anderen über ihre Wünsche nach einer Re-Transition zu sprechen. Damit fühlen sie sich einerseits wieder allein gelassen in ihrer Not und andererseits wiederum gezwungen, einer bestimmten Erwartung zu entsprechen. Nicht selten haben trans* Personen im Verlauf ihrer Transition zu hören bekommen: „Sei doch jetzt zufrieden damit!", „Eigentlich musst du dankbar sein für das, was dir alles ermöglicht wurde!", „Du hast es doch so gewollt!". Dies ist vor allem fatal, wenn es um Unzufriedenheiten mit körperlichen und sozialen Veränderungen (Unlebbarkeit in der neuen Rolle) in Folge der Transition geht, die dadurch nicht thematisiert werden können, weil sie ein mögliches Infragestellen des Trans*seins seitens des Umfeldes bedeuten würden.

Für den therapeutischen Kontakt empfehlen wir eine wertfreie und empathische Haltung für die Entscheidungen. Dabei können Umstände, die zur damaligen Entscheidung geführt haben (Diagnosekriterien, binärer Geschlechterrollendruck, unzureichende Informationen, Operationszwang für rechtliche Anerkennung), reflektiert und gewürdigt werden, um eine Versöhnung mit den getroffenen Entscheidungen zu finden und die Selbstakzeptanz zu stärken. Eventuell kann ein stark ausgeprägtes binäres und normatives Verständnis von Geschlechtsidentität hinterfragt und erweitert werden. Für die Entwicklung von Lebensperspektiven als Re-Transitionist_in ist eine offene Haltung – auch bei Behandler_innen – notwendig, die nicht zu sehr von Scham, Schuld und Versagensphantasien belastet ist.

Schuldvorwürfe gegenüber Behandler_innen sind ernst zu nehmen und genau zu prüfen, ob die Entscheidung damals hätte anders getroffen werden können. Eine solche Externalisierung der Verantwortungszuschreibung kann unter anderem dem Selbstschutz und Erhalt des Selbstbildes dienen, aber auch dem Schutz vor Anfeindungen und Vorwürfen von anderen.

Personen, die re-transitionieren, brauchen gute und kompetente (ggf. therapeutische oder beratende) Begleitung, um:

- die Entscheidung für die Re-Transition verstehen zu können,
- erfassen zu können, ob die Person mit den geschlechtsangleichenden Maßnahmen unzufrieden ist und in welche Richtung sie gehen kann, um zufriedener zu werden,
- die Person bei einem gesundheitsunterstützenden Ausstieg aus medizinischen Maßnahmen und dem Ergreifen weiterführender Behandlungen zu unterstützen (wie geschlechtsangleichende Hormone sicher ausschleichen, unerwünscht gewachsene Haare wieder entfernen zu lassen), bei einem selbstfürsorglichen Umgang mit dem eigenen Körper zu unterstützen,
- einen Umgang mit Gefühlen wie Scham, Schuldempfinden, Einsamkeit, Misstrauen zu finden,
- beim Erzählen der getroffenen Entscheidungen zu unterstützen und ein unterstützendes soziales Netzwerk aufzubauen, mit der Person darauf achten, dass andere ihre Entscheidungen für die Re-Transition nicht instrumentalisieren,
- einen Umgang mit evtl. weiter oder in anderer Form bestehendem genderdysphorischen Erleben zu erarbeiten.

Dass es einige Personen gibt, die re-transitionieren möchten, bedeutet nicht, dass anderen Personen geschlechtsangleichende Maßnahmen versagt werden sollten oder die Versorgungshürde höher gesetzt werden sollte. Vielmehr bedeutet es, für alle eine sorgfältige und fachlich fundierte Versorgung anzubieten, die betreffenden trans* Personen im Vorfeld von geschlechtsangleichenden Maßnahmen umfassend über ein wahrscheinliches Ergebnis, das Behandlungsprocedere, Risiken, Nebenwirkungen, mögliche Komplikationen und Alternativen zu informieren, mit dem Ziel, dass sich die betreffenden trans* Behandlungssuchenden ein möglichst realistisches Bild von der in Frage kommenden geschlechtsangleichenden Behandlung machen können. Bei der Aufklärung über die geschlechtsangleichende Maßnahme sollte auch geprüft werden, ob die betreffende Person die Information richtig verstanden hat und auch, ob und wieweit sie in der Lage ist, sich vorzustellen, wie sie mit der geschlechtsangleichenden Maßnahme zukünftig leben kann. Auch sollte danach geschaut werden, ob gegebenenfalls sozialer und/oder anderweitig existentieller Druck auf die Person ausgeübt wird, welcher die Entscheidung für oder gegen eine geschlechtsangleichende Maßnahme wesentlich prägt.

# 5.6 Trans* in Beziehungen

## 5.6.1 Trans* in vielfältigen sozialen Beziehungen

BEISPIEL

Magdalena, eine 45-jährige trans* Frau lebte vor diesem Coming-out etwa 20 Jahre in einer Crossdressing-Identität. Sie führte eine heterosexuelle Ehe, in der diese „Vorliebe“ bekannt war, aber abgelehnt wurde. Magdalena arbeitet freiberuflich seit vielen Jahren als Buchhalterin und berichtet in den ersten Gesprächen davon, dass sie in einigen Firmen pro Monat einige Tage Aufträge hat und dass ihre Arbeit wenig wertgeschätzt wird. Die gewünschten Unterlagen liegen nicht bereit, ihre Fragen werden nicht so geklärt, dass sie zügig ihre Arbeit erledigen kann. Die Bezahlung ist häufig unangemessen schlecht. Anlässlich ihres Coming-outs als trans* Frau teilt sie nun ihren Geschäftskund_innen ihren neuen Namen und ihr neues Pronomen mit und hofft auf eine weitere gedeihliche Zusammenarbeit. Mehr Kund_innen als ursprünglich befürchtet wollen weiterhin die Dienste von Magdalena in Anspruch nehmen. Doch schon nach wenigen Monaten beendet Magdalena die Zusammenarbeit mit wichtigen Kund_innen und setzt damit ihre wirtschaftliche Existenz aufs Spiel. Sie begründet ihre Entscheidung, indem sie beschreibt, dass sie sich in ihrer weiblichen Identität um so viel sicherer, stabiler und klarer fühlt. So kann sie es nicht mehr mit sich vereinbaren, unter solchen unwürdigen und schlecht bezahlten Bedingungen zu arbeiten.

Das Bewusstsein, trans* zu sein, und schon das vorbewusste Gefühl, nicht „richtig“ Mann oder Frau zu sein, als auch ein Trans*coming-out und eine Transition haben Einfluss auf die Beziehungen und deren Gestaltungsmöglichkeiten sowie Auswirkungen auf die hierfür zur Verfügung stehenden Ressourcen von trans* Personen. Markante Aspekte können eine weitreichende Unsicherheit in sozialen Beziehungen, das Erleben von Einsamkeit und die Notwendigkeit einer Neugestaltung, eines Wiederaufbaus von sozialen Beziehungen sein.

Trans* Personen sind in ihren Beziehungen immer auch mit ihrem Geschlecht gemeint und bezüglich erwarteten Verhaltens in gewissem Maße festgelegt. Ein bisher nicht geouteter trans* Mann wird als Ehefrau, Tochter, Mutter,

Schwägerin, Cousine, Kollegin, Mitarbeiterin, Patientin, Nachbarin, Freundin usw. betrachtet. Jegliche sozialen Beziehungen und der dazugeordnete Interaktionsrahmen werden vom zugeschriebenen Geschlecht mitbestimmt und unterliegen dabei auch cis- und heteronormativen Vorannahmen.

Im Beratungs- und Therapiekontext berichten trans* Personen oft rückblickend von Beziehungserfahrungen, in denen sie sich nicht wohl fühlten, eine unsichere Position verspürten und sich fragten, ob sie für die erfahrene Zuwendung und Anerkennung eigentlich gut genug gewesen wären, ob sie es verdient hätten, geliebt zu werden, ob ihnen die Anerkennung z. B. als Freund, Tochter, Kollege zugestanden hätte.

Häufig berichten auch trans* Jugendliche aus ihren Kindheitserinnerungen, dass sie, nachdem ihnen innerlich klar war, trans* zu sein, lange Zeit zögerten, sich gegenüber ihren Eltern sowie ihren primären Beziehungen zu offenbaren. Als eine wichtige Überlegung dabei wurde uns in einer Beratungssituation berichtet: „…wenn ich nicht den Erwartungen entspreche, die an mich als Junge oder Mädchen, also an meine Geschlechterrolle gerichtet werden, dann werde ich womöglich nicht mehr geliebt…, …wenn ich mich offenbare, setze ich es aufs Spiel, ein geliebtes Kind zu sein…“.

Von solch einem Grundkonflikt geprägt, zumal wenn ein Coming-out oder die weitere Vermeidung dessen keine besseren Beziehungserfahrungen ermöglichte, können spätere Beziehungsaufnahmen und Beziehungsgestaltungen zu Konstellationen führen, die von Ungleichheit, Tendenzen zur Unterdrückung sowie Selbstunterdrückung gezeichnet sind. Aufgrund von Unsicherheiten („bin ich ein guter Partner, guter Freund, wenn ich doch gar kein richtiger Mann bin?“) nehmen trans* Personen manchmal auch dysfunktionale Beziehungskonstellationen in Kauf. Aus der Perspektive von Familienangehörigen, Partner_innen, Freund_innen wird in der Beratung wiederum rückblickend formuliert, dass die noch ungeoutete trans* Person eher unsicher, anlehnungsbedürftig, aber auch irgendwie abwesend, wenig greifbar, vermeidend, farblos wirkte, möglicherweise aber auch kompromissbereiter, fügsamer, nachgiebiger.

Eine Transition und schon allein ein Trans*coming-out können das bisherige Beziehungsgefüge in Frage stellen. Im Vorfeld solch einer Entscheidung spüren trans* Personen die anstehende „Zerreißprobe“ für ihre sozialen Beziehungen. Sie überlegen, welche Menschen im Umfeld eher als potentielle Verbündete betrachtet werden können und wo ein Beziehungsabbruch zu erwarten ist. Trotz solcher Überlegungen und teilweisen Planungen besteht häufig eine große Angst und Unsicherheit, ob wichtige Menschen mit der trans* Person in Kontakt bleiben, ob die „soziale Position“ gehalten werden kann oder ob Vereinsamung droht. Vor dem Hintergrund oft zahlreicher Ablehnungserfahrungen können diese Ängste als existentiell erlebt werden.

Eine Transition führt häufig noch immer dazu, dass viele soziale Kontakte abgebrochen werden, sei es aufgrund der Ablehnung oder befürchteten Stigmatisierung auf Seiten der Freund_innen und Familie oder auch von Seiten der trans* Person selbst, manchmal schon im Vorfeld eines Coming-outs. Wenn die gewünschte Akzeptanz und ein respektvoller Umgang mit der Trans*geschlechtlichkeit nicht erlebt werden, besteht das Risiko einer Vereinsamung. Es fallen Ressourcen weg wie der soziale Rückhalt in einem Freund_innenkreis, aber auch Erbschaften oder die Wertschätzung innerhalb der Herkunftsfamilie bis hin zum Verlust des Kolleg_innenumfeldes am Arbeitsplatz.

Die Beziehungs- und Kontaktabbrüche werden häufig geballt im Zeitraum der ersten öffentlichen Präsentationen des Identitätsgeschlechts erlebt und können zu einem weiteren sozialen Rückzug führen, weil sich die Erfahrungen von solchen Verletzungen nicht wiederholen sollen. Zu deren Vermeidung kann eine Beziehungsgestaltung beitragen, die weniger verbindlich, vorsichtiger oder recht selbstbezogen erscheinen kann. Die Erfahrung, als trans* Person bedingungslos geliebt zu werden, obwohl man doch „geschlechtlich falsch" sei, muss über einen längeren Zeitraum möglich sein, bevor ein Vertrauen in die Tragfähigkeit einer Beziehung entstehen kann.

Angesichts einer Tendenz zur Vereinsamung möchten trans* Personen in ihrem nun gelebten Identitätsgeschlecht gern neue Beziehungen aufbauen, neue Freund_innen finden, manchmal auch eine „Ersatzfamilie". In großen Städten gibt es Szenen und (halb-)öffentliche Orte, an denen trans* Personen Kontakte knüpfen können. Ansonsten werden häufig soziale Medien und Kontaktplattformen genutzt. Der Beziehungsaufbau zu neuen trans* und cis Personen kann von hohen Erwartungen z. B. nach Respekt und Anerkennung geprägt sein, aber auch von großer Unsicherheit und Vorsicht. Nicht selten müssen übergriffige und gewaltvolle Erfahrungen verarbeitet werden. Manche überhöhten Erwartungen an das Gegenüber und an das eigene Selbstverständnis müssen relativiert oder korrigiert werden. Bestehenden Beziehungen kann aus Sicht der trans* Person ein höherer Stellenwert gegeben werden, als es von anderen eingeschätzt wird.

Wenn freundschaftliche Beziehungen über eine Transition hinweg erhalten bleiben, bedarf es häufig einiger Zeit und manchmal auch einer Klärung, ob und wann z. B. aus der Freundschaft eines cis Mannes zu einem ehemaligen Kollegen eine Freundschaft zu einer (trans*) Frau wird, also ob eine Anerkennung im Identitätsgeschlecht möglich ist.

In der Lebenszeit als ungeoutete trans* Person möglicherweise erworbene Skills, wie die Handhabung von Geheimnissen, das Ausüben von Kontrolle, sich unauffällig, erwartungskonform verhalten zu können, das Vermeiden von größeren Konflikten, das Bagatellisieren von Abwertungserleben und ausgeübten

Abwertungen, ein selbstbezogenes Verfolgen von persönlichen Zielen, können im weiteren Beziehungsleben bedeutsam sein und einer Bearbeitung bedürfen.

### 5.6.2 Trans* in Partner_innenschaften

Paare oder Beziehungen können aus den verschiedensten Kontexten heraus mit einer Trans*thematik konfrontiert sein. So können es Paare sein, die sich bisher als „hetero“ verstanden, als auch Paare, die sich als „schwul“ oder „lesbisch“ beschrieben haben. Angesichts eines Trans*coming-outs müssen sie sich häufig mit Nachfragen, Kommentaren und Infragestellungen ihres jeweiligen Umfeldes auseinandersetzen. Sie können dabei Unterstützung und Stärkung erfahren, aber auch Anfeindungen und Ausgrenzungen. Wenn bisher der Zuspruch und der Halt innerhalb einer lesbischen oder schwulen Community wichtig waren, können Ausgrenzungen eine zusätzliche Belastung darstellen, da vielleicht schon der fehlende Rückhalt von Seiten der heteronormativen Herkunftsfamilie kompensiert werden musste.

Noch immer wird in solch einer Situation recht häufig eine Trennung der Partner_innen thematisiert. Gerade die Vorstellung, durch ein Trans*coming-out des_der Partners_in eine andere sexuelle Orientierung zugeschrieben zu bekommen, kann von dem_der anderen Partner_in als verstörend und verunsichernd erlebt werden. So werden sie vom Umfeld oft gefragt, ob sie denn jetzt „lesbisch“ seien oder „hetero“. Solche Zuschreibungen können in einer ersten Reaktion vehement abgelehnt werden. Cis Partner_innen machen zudem immer wieder die Erfahrung, dass ihnen ein Teil des Trans*seins „übertragen“ wird. Es wird erwartet, dass sie Auskunft geben können über das Phänomen Trans*geschlechtlichkeit, sie werden nach intimen Details gefragt, erleben ganz ähnlich wie trans* Personen selbst ein grenzüberschreitendes Verhalten. Ihnen wird Einfluss oder Kontrolle zugeschrieben, indem gefragt wird, ob sie „das denn einfach so zulassen würden“ und „warum sie das nicht verhindert haben“. Angehörige finden sich in einem Spannungsfeld wieder, in dem sie durch ihre Akzeptanz einer Trans*entwicklung gleichermaßen unter dem Verdacht stehen, „verrückt zu sein“ und doch die Unterstützung ihrer Umwelt annehmen sollten, weil „sie es ja so schwer hätten“. Auch wird ihnen indirekt die Fähigkeit abgesprochen, für sich verantwortliche Entscheidungen treffen zu können.

Wenn es zu einer Trennung im Zuge eines Trans*coming-outs kommt, dann ist diese häufig sehr emotionsgeladen und mit Kontaktabbrüchen verbunden. In Auseinandersetzungen wird dann gelegentlich seitens der cis Partner_innen der Vorwurf vorgebracht, „betrogen“ und „ausgenutzt worden zu sein“. Manchmal äußern sich Angehörige mit der Forderung, „Die Ehe muss annulliert werden“.

Trans* Personen wird der Vorwurf gemacht, nur ihrem „blinden Egoismus“ zu folgen, und es steht gegen sie der Vorwurf im Raum, „krank, verrückt zu sein“. Trans* Personen werden nicht selten von ihren Partner_innen und Familienangehörigen z. B. bei gemeinsamen Freund_innen, aber auch Arbeitsstellen zwangsweise geoutet, ihre gesellschaftliche Position wird zu untergraben versucht. Nicht selten wird solch ein Verhalten damit begründet, dass die trans* Person dann „zur Vernunft kommen“ würde, da sie doch überall Unverständnis und Ablehnung erfahren würde.

Solch ein Geschehen haben trans* Personen häufig schon im Vorfeld erahnt und dann in ihre Abwägungen, sich zu outen, miteinbezogen. Daher gibt es auch Trennungen vor einem Coming-out, die eine trans* Person z. B. initiiert, um sich überhaupt erst outen zu können. Trans* Personen in Beziehungen erleben einen dramatischen Konflikt: sich für sich selbst, ihre Lebensperspektive zu entscheiden und dabei aber das Gefühl zu haben, sich zugleich gegen ihre Beziehung entscheiden zu müssen. „Wenn du das tust, trenne ich mich!“ aus dem Munde der Beziehungsperson ist ein nach unserer Erfahrung in diesem Kontext häufig zitierter Satz (Günther 2018, 14). Partner_innen, aber auch trans* Personen selbst haben ein Gefühl von entweder-oder und sehen sich diesem unauflösbar scheinenden Widerspruch ausgesetzt. Beide Seiten erleben dies als ein kaum erträgliches Leid. Zwischenstufen oder Zwischenlösungen sind in diesem Stadium häufig noch nicht erkennbar. Trans* Personen wollen ihre geschlechtliche Identität leben, dabei aber ihre Liebesbeziehung nicht aufs Spiel setzen. Jeder Schritt in die gelebte Trans*identität fühlt sich an wie ein „Verrat an der Liebesbeziehung“. Aus der Sicht der trans* Person ist jedoch die Entscheidung für das (Aus-)leben einer Trans*identität eine Entscheidung für das Leben und manchmal auch für das Überleben. Es ist keine egoistische selbstbezogene Entscheidung zu einem beliebigen Zeitpunkt, die vorsätzlich zu Lasten anderer Menschen gehen soll. Häufig geht es für die trans* Person „nicht mehr so weiter“.

An den Auswirkungen auf Partnerschaften und Familien wird sichtbar, welche große Bedeutung die geschlechtsrollenbezogenen Erwartungen und deren Erfüllung noch immer in der Gesellschaft haben. Der auf allen Beteiligten lastende Druck der Geschlechtsrollenkonformität wird spürbar und die normierende Gewalt wirkt. Ihre Folgen äußern sich oftmals in einer hohen Anspannung, Aggression, Dünnhäutigkeit und Erschöpfung der Partner_innen.

Zunehmend versuchen Paare und Beziehungen trotz dieser Belastungen nach einem Trans*coming-out zusammenzubleiben. Dies geschieht nicht mit dem Anspruch, nun gleich „für immer“ eine neue Form des Miteinanders zu finden, zumindest aber für eine kommende Zeit, die nahe Zukunft. In der Beratung formulieren die Beteiligten dann den klaren Wunsch, nicht im Affekt auseinander zu gehen. Zu solch einer Haltung können pragmatische Aspekte wie gemeinsame Kinder oder gemeinsames Eigentum führen, aber auch der Wunsch nach einer Würdigung der gemeinsamen Jahre, der Vertrautheit und Nähe, die als zu kostbar erlebt werden, als dass sie ohne weiteres hinter sich gelassen werden können. Vermutlich wird dies durch eine gestiegene gesellschaftliche Akzeptanz trans*geschlechtlicher Lebensweisen erleichtert. Wir hoffen sehr, dass Beziehungen, die in solchen Entscheidungen sensible professionelle Unterstützung suchen, diese in Zukunft besser finden werden.

Die Zeit im Anschluss an ein Coming-out innerhalb der Beziehung kann von großen Emotionen geprägt sein. So kann eine große Erleichterung bestehen, es endlich geschafft zu haben, sich zu offenbaren, und trotz großer Befürchtungen noch in Beziehung zu sein. Es kann auch große Sorge bestehen, den vielfältigen anstehenden Aufgaben nicht gerecht werden zu können, und es kann den Anspruch geben, die neue Rolle so eindeutig wie möglich zu füllen und sich dabei sehr auf (vermeintliche) äußere Erwartungen zu beziehen. Das wird von cis Partner_innen auch als Überforderung erlebt, die Veränderungen sind für sie oftmals zu abrupt.

Gleichermaßen beschreiben Partner_innen eine große Rücksicht im Umgang miteinander und Bemühungen auf allen Seiten, ihre Energien zu regulieren, im Kontakt zu bleiben. Für trans* Partner_innen ist es manchmal eine Zerreißprobe: Wann den eigenen Bedürfnissen gerecht werden, wann den brechenden Damm, das Freiheitsgefühl, die Erfüllung von Sehnsüchten genießen? Wann den_die Partner_in mitnehmen, ihren_seinen Wünschen gerecht werden? Wann sich gemeinsam neu entdecken und (er-)finden? Und wann innehalten? Cis Partner_innen können sich manchmal von den neuen Entwicklungen mitreißen und mittragen lassen, sie können das Gefühl haben „nicht hinterher zu kommen", und sie können die Veränderungen als Nötigung erleben. Anders als die trans* Person selbst beschäftigen sie sich damit nicht ganz freiwillig. Aus solchen und ähnlichen Situationen heraus suchen Paare und andere Beziehungen Beratungs- und Therapieangebote auf oder wünschen sich, dass ihre Belange bei einer Einzeltherapie im Rahmen der Angehörigenarbeit einbezogen werden.

### 5.6.3 Spezifische Beziehungsthemen

Im Folgenden wollen wir hier mögliche spezifische Aufgaben und Themen beschreiben und weitere Anregungen zum Umgang damit in Beratung und Therapie geben.

Eine wichtige Aufgabe kann es sein, mit den Partner_innen gemeinsam die gesamte Situation in den Blick zu nehmen, sie zu kontextualisieren und eine erste Sprach- und Hilflosigkeit und Enttäuschung als eine normale, im Grunde angemessene Reaktion zu würdigen. Die Partner_innen stehen vor Aufgaben, für die es noch keine Vorlagen gibt und kaum Erfahrungswerte. Die Anzahl der Belastungsfaktoren ist häufig umfangreich, der gesellschaftliche Gegenwind erheblich. Die gemeinsame Arbeit besteht oft auch in der Bewertung und Einordnung der an die Beteiligten herangetragenen Erwartungen und Anforderungen.

Für Paare und Beziehungen geht es beim Umgang mit den bisherigen geschlechtsbezogenen Rollenbildern und -erwartungen um die Frage, ob das bisherige Modell von Beziehung ein Zusammensein ermöglicht. Es muss vermutlich ein Umgang mit körperlichen Veränderungen (Stimme, Haptik, Geruch, Habitus, Behaarung) gefunden werden, veränderte Bedürfnisse nach Nähe und Freiheiten, nach Sexualität und verändertem Begehren können Themen sein. Angesichts von Trennungsüberlegungen oder Trennungen kann die Würdigung der bisherigen Beziehung von Bedeutung sein. Zudem müssen Diskriminierungserfahrungen bewältigt werden.

Für einen guten Umgang mit **Diskriminierungen** sollte Raum gegeben werden für Erlebnisse und Befürchtungen aller Beteiligten. Dabei kann es wichtig sein, in den Blick zu nehmen, wie das Erleben einer diskriminierenden Situation von den betroffenen Beziehungspartner_innen jeweils unterschiedlich gewertet wird. Je nachdem, ob das Erleiden von Diskriminierung vor dem Hintergrund der Entscheidung, als trans* Person sichtbar zu werden, erfolgt, oder ob Diskriminierungen erlebt werden, weil eine Person als Trans*angehörige sichtbar wird, können die Umgangsmöglichkeiten damit unterschiedlich sein. Den betroffenen Personen stehen eventuell auch unterschiedliche Ressourcen zur Verfügung, mit den Diskriminierungen zurechtzukommen. Manche cis Personen haben bis zu diesem Zeitpunkt noch keine für sie bedeutsamen Diskriminierungserfahrungen gesammelt. Sie haben noch keinen Umgang damit entwickeln können und sind diesen Erfahrungen geradezu schutz- und erfahrungslos ausgeliefert. Paare und Beziehungen sollten deshalb motiviert werden, sich vor erwartbaren Diskriminierungen möglichst gut zu schützen, was jedoch auf Kosten der Ausdrucksmöglichkeiten der trans* Person gehen kann.

Beide Seiten sollten immer wieder zu **Perspektivenwechseln** eingeladen werden, wobei hier die Selbstverortung der therapeutisch tätigen Person von Bedeutung ist. Die Einladung zu einem Perspektivenwechsel ist eine deutliche Aufforderung zum Verlassen einer sicheren Position. Die mögliche Verunsicherung und Verängstigung der Partner_innen sollte dabei bedacht werden. Auch muss die therapeutisch tätige Person für sich klären, ob sie ein „Halten" solch einer vulnerablen Situation leisten kann und ob sie auch auf ausreichende Kenntnisse über die jeweiligen Lebenswirklichkeiten zurückgreifen kann.

Zu einem Perspektivenwechsel kann eingeladen werden mit der Aufforderung an die trans* Person: „Stellen Sie sich vor, Ihr_e Partner_in würde sich auch als trans* outen und solch einen Wunsch äußern. Wie würden Sie dies beantworten?“ Dabei geht es nicht darum, eine Trans*geschlechtlichkeit als etwas Beliebiges darzustellen, sondern für einen Moment zu verdeutlichen, welch Herausforderung darin liegen kann, so viel Veränderung an einem geliebten Menschen hinzunehmen und mitzutragen. Auch ermöglicht es ein Verstehen, wenn eine trans* Person die angehörige Person einmal erzählend „mitnimmt“ in Situationen von Begutachtungen und diagnostischen Gesprächen. Hier kann für die angehörige Person greifbar werden, welche Anspannungen und Grenzverletzungen die trans* Person ertragen muss. Beide konfrontieren sich mit schmerzhaften Erfahrungen, was sie bisher vielleicht eher vermieden haben.

Die Vermittlung **verschiedener Geschwindigkeiten** hat in der Regel eine große Bedeutung. Die trans* Person beschäftigt sich seit vielen Jahren mit ihrem Thema, alles ist vielfach durchdacht, jeder Schritt ist in der Phantasie schon zigmal gegangen. Die cis Person ist möglicherweise erst seit wenigen Monaten mit dem Thema konfrontiert, und viele Aspekte und Konsequenzen konnte sie noch gar nicht betrachten. Sie fühlt sich abgehängt und allein gelassen. Die Entfernung der Partner_innen auf dieser „temporären“ Ebene kann auch (unbewusst) der Nähe-Distanz-Regulation dienen. Es sollte in der Beratung sowohl dem Informations- und Verstehensbedürfnis der cis Person Raum gegeben werden als auch der Frage, welche Schritte die trans* Person bewusst erst einmal allein gehen möchte.

Mit Blick auf die patriarchale Prägung der binären Zweigeschlechtlichkeit ist es wichtig, vermeintliche und vorhandene Abhängigkeiten innerhalb einer Beziehung anzusprechen und das Potential sowie die Gefahr von Veränderungen zu benennen. So kann z. B. ein konventionelles Versorger_innenmodell (Steinbach 2004) der Beziehung verlassen und es können gleichberechtigtere und auf ausdrücklichen Konsens basierende Beziehungsweisen erprobt werden. In der Begleitung kann hier auch die Suche nach neuen Bündnissen angeregt werden, die die neu gestaltete Beziehung unterstützen können. Hier ist ebenso eine Einladung zum Perspektivenwechsel an alle Partner_innen von Nutzen.

Ein gemeinsamer Blick auf die jeweilige **familiäre Herkunft** der Partner_innen kann helfen zu erkennen, welche Sprache und Sprachräume in der eigenen Familie vorhanden waren und wie diese das geschlechtliche Selbsterleben von der Kindheit über die Pubertät bis hin in das junge Erwachsenenleben geprägt haben. Welche Vorstellungen und Erzählungen gab es zu Körpererleben, Begehren, Beziehungsmodellen, einer Veränderlichkeit von geschlechtlicher Identität, zu Fluiditäten im biografischen Verlauf? Solch eine biografische Arbeit kann helfen, gemeinsam mit den Partner_innen einen Entwicklungsrahmen abzustecken, Räume zu eröffnen für Neues und zu Erprobendes, Einladungen z. B. zu Nähe und Zärtlichkeit anzusprechen, über Begrenzungen zu reflektieren, sich im Miteinander etwas zuzutrauen, aber auch Erwartungen in Bezug zur Realität zu setzen und Unlösbares zu akzeptieren.

Partner_innen können sich erzählen, welche Worte und Vorstellungen sie für sich gewonnen haben, um über ihre Sexualität, ihr geschlechtliches Selbsterleben, ihre Rolle zu sprechen, sich also verständlich zu machen. Aufschlussreich kann dabei auch ein Blick auf die jeweiligen Erziehungserfahrungen sein, um die geschlechtsrollentypischen Zurichtungen zu verstehen und mit den aktuellen Vorstellungen von sich selbst und der gemeinsamen Beziehung in Bezug zu setzen.

Paare und Beziehungen sollten eingeladen werden, über ihre Bedürfnisse in der derzeitigen Situation zu sprechen. Dabei kann gemeinsam geschaut werden, wie sehr diese Bedürfnisse mit geschlechtstypischen Rollenerwartungen verknüpft sind, z. B.: „Wie sehr ist Ihr Wunsch nach Halt und Geborgenheit mit Ihrer Vorstellung von Weiblichkeit oder Männlichkeit verbunden?“ Solche Verknüpfungen können respektvoll hinterfragt und gemeinsam dekonstruiert werden. Die Äußerung und gleichermaßen die gegenseitige Befriedigung der Bedürfnisse sollten zumindest in Teilen auch unabhängig von bisherigen Rollenbildern möglich sein, auch um einer drohenden Entfremdung vorzubeugen.

Das Verlassen von rollentypischen Zuschreibungen kann manche Unsicherheiten auslösen: „Es geht alles so schnell, ich kann ihm_ihr nicht gerecht werden“, ein Konkurrenzerleben: „Sie gibt sich weiblicher, als ich es je getan habe!“ und Eifersuchtsgefühle auslösen: „Alle bewundern ihn, nur ich kann das nicht“. Solchem Erleben sollte Raum gegeben werden und es als eine verständliche Reaktion gekennzeichnet werden. Auf ein Beziehungsgeschehen hat das Verlassen oder Verweigern von geschlechtsbezogenen Zuschreibungen umfangreiche Auswirkungen, die oft nicht absehbar sind.

So stehen Angehörige vor der Herausforderung, in einer sich verändernden Beziehung ihre Position zu wahren und in Teilen neu zu finden und zu gestalten. Mit Blick auf die normativen Erwartungen an eine Transition, die an trans* Personen häufig herangetragen werden und / oder denen sie gerecht werden wollen, kann es wichtig sein, vermeintlich feste Reihenfolgen oder lineare Vorstellungen zu hinterfragen und gemeinsam mit den Partner_innen nach Wegen und gerade möglichen Schritten zu suchen, die alle Beteiligten derzeit bewältigen können und wollen. Die Partner_innen sollen vor normativen Erwartungen geschützt und in ihrer individuellen Gestaltung gestärkt werden.

Das Reden über **intime Aspekte** wie die Sehnsucht nach körperlicher Nähe, die gemeinsame Sexualität, den Umgang mit der veränderlichen Libido und den veränderten Körperlichkeiten, kann sehr schwerfallen. Es ist für alle Seiten eine sehr verletzliche Situation, denn es stehen häufig noch keine passenden Worte zur Verfügung, die nichtheteronormatives oder nichtcisnormatives Erleben angemessen beschreiben können. Manchmal kommt hinzu, dass schon längere Zeit ein Paarkonflikt besteht, der sich auf die gemeinsame Sexualität bezieht, und nicht selten auch eine gegenseitige Kränkungsdynamik mit den (verdeckten) Vorwürfen: „Du bist kein richtiger Mann/keine richtige Frau! Ich muss für Dich jemand sein, der/die ich nicht sein will!“ Das Miteinandersprechen findet unter großer Anspannung statt. Manchmal muss ein langes Schweigen gebrochen werden. Die Gefahr gegenseitiger Verletzungen ist groß.

Daher kann es hilfreich sein, Worte und Beschreibungen anzubieten, im verstehenden Zuhören Klischeehaftes ein wenig umzudeuten und damit vorsichtig zu hinterfragen und die Beteiligten einzuladen, sich die Geschichte ihrer erotischen Beziehung noch einmal neu zu erzählen. Dabei kann es gelingen, den Anteil der Fremdzuschreibungen zu sehen und auch die eigene Widerständigkeit zu erkennen: „In welche Person haben Sie sich damals verliebt, was war das Besondere? Was hat Sie fasziniert? Was ist davon heute noch vorhanden?“ Für das Aufeinanderbezogensein können sich andere neue Worte und Beschreibungen finden. Das Ablösen von Geschlechterrollenzuschreibungen erleichtert den Umgang mit Schamgefühlen und das Formulieren von Bedürfnissen und Ängsten. Es kann Partner_innen gelingen, neue Erfahrungen miteinander zu sammeln, eine Nähe entstehen zu lassen, die befreiter von vermeintlichen Erwartungen ist. Eine Sensibilität für andere Bedürfnisse ist möglich. Diese werden nicht mehr als befremdlich erlebt, müssen nicht mehr abgelehnt oder vermieden werden. Sexuelle Rollen und Praktiken können neu verhandelt werden, es kann probiert und experimentiert werden.

Wenn Partner_innen ihr Begehren, ihre Sexualität nicht mehr teilen möchten oder können oder wenn sich die sexuelle Orientierung der trans* Partner_innen – z. B. unter einer Hormontherapie – ändert und dabei häufig erweitert, kann die **Öffnung der Beziehung** ein Thema in der Paartherapie sein. Dafür ist es gut, Erfahrungen von Einsamkeit, Verlassenwordensein, Eifersucht zu Wort kommen zu lassen und diese in ihrem Bedingungsgefüge und auch ihrer jetzigen emotionalen Wirksamkeit und Funktion zu betrachten. Manchmal gibt es hier auch spätere Trennungen als Ergebnis solcher Zeiten des Miteinanders und Überlegungen. Diese Trennungen bergen dann die Chance in sich, vor dem Hintergrund des gegenseitigen Bemühens um Kommunikation mit Verständnis und Respekt füreinander, die gemeinsame Zeit zu würdigen und den Abschied zu gestalten.

Ziel der gemeinsamen Arbeit kann es sein, den Verhandlungs- und Gestaltungsspielraum unter anderem in Bezug auf Geschlechterrollen zu erweitern. Die Konfrontation mit Geschlechtergrenzen erzeugt eine dichotome Enge, es entstehen kaum Vorstellungen von einem sowohl-als-auch. Es scheint nur Grenzlinien und keine Grenzräume zu geben, die gestaltbar wären. In diesem

Zusammenhang kann es auch um die Einführung geschlechtlich polytomer Vorstellungen gehen: „Kann ich Frau sein und gleichzeitig Beschützer, Beschützerin oder Versorger, Versorgerin? Kann ich Mann sein und Nähe geben, die häufig als eine typisch weibliche verstanden wird? Können wir uns als Paar gleichzeitig hetero- und homoerotisch begehren und begegnen? Können wir in unserer Beziehung die bisherige Vertrautheit bewahren und uns Freiheiten zugestehen, die unsere Verlustängste aktivieren? Kann ich meine Zugehörigkeit zu einem anderen Geschlecht verdeutlichen, wenn ich bisherige ‚gegengeschlechtliche' Anteile integrieren möchte, und wie kann ich mich von gesellschaftlichen Erwartungen an eine ‚regelgerechte', normative Transition frei machen? Kann ich als cis Partner_in meine sexuelle und romantische Orientierung als trans*liebend verstehen und mich von hetero- und homonormativen Zuschreibungen entlasten?"

Einladungen zu einer Perspektivenentwicklung jenseits traditioneller Beziehungsvorstellungen zumindest als temporäre Lösungen können entlastend wirken: „Ihre Situation ist so außergewöhnlich, da passen außergewöhnliche Ideen ganz gut dazu. Ihre Umwelt ist schon jetzt so sehr durcheinander, dass dieses Vorgehen gar nicht mehr auffällt. In den Beziehungen Ihres Freund_innen- und Kollege_innenkreises werden nun sicherlich auch manche Geschlechterrollenerwartungen infrage gestellt. Sie haben einigen mit ihrem Mut sicherlich ein großes Geschenk gemacht".

Für die Begleitung **konfliktreicher Prozesse** scheint es wichtig zu sein, trans* Personen in der Wahrnehmung ihrer Rechte zu stärken. Die Bedürfnisse aller Beteiligten sind gleichermaßen legitim, es gibt aufgrund eines Trans*coming-outs nichts „wiedergutzumachen", es ist kein schuldhaftes Verhalten, es gibt kein „Opfer", dem per se etwas zustünde in solch einer Situation. Der in Schuldzuweisungen enthaltene Wunsch nach eigener Entlastung sollte von Seiten der Therapeut_innen thematisiert werden und unter Umständen mit dem cis- und heteronormativen Konformitätsdruck in Zusammenhang gebracht werden, um eine gemeinsame Arbeit an dieser Dynamik zu ermöglichen.

Für die therapeutische **Beziehungsgestaltung** in der gemeinsamen Arbeit ist es wichtig, die Cis- oder Trans*dyade im Blick zu haben und zu thematisieren. Je nachdem, ob der_die Therapeut_in sich als trans* oder cis positioniert, kann dies zu einer cis- oder trans*geschlechtlichen Dyade führen. Die sich jeweils in der Minderheit befindende Person kann den Eindruck gewinnen, dass ihre Anliegen weniger Beachtung bekommen und dass es ein „stillschweigendes Bündnis" zwischen den beiden „gleichgeschlechtlichen" Personen gibt. Dieser Effekt hat nichts mit der sonst üblichen eher heteronormativen Frage danach zu tun, wer männlich oder weiblich sei oder gelesen werde. Diese Allianzen können möglicherweise noch hinzu kommen und sind hier zudem abhängig von individuellen Wahrnehmungen und Bedeutungszuschreibungen an Geschlechtlichkeit.

### 5.6.4 Trans* in polyamoren Beziehungen

Polyamore Beziehungen bestehen aus mehr als zwei Partner_innen und entstehen in den verschiedensten Konstellationen, Altersgruppen und gesellschaftlichen Schichten. Wir verstehen hier polyamore Beziehungen als Ergebnis einer bewussten Beziehungsgestaltung, die alle Beteiligten mitgestalten und die allen transparent ist. Im Zusammenhang mit trans* Personen entstehen polyamore Beziehungen häufig aus einem queeren Begehrenskontext heraus, in dem die Beteiligten Bedürfnisse nach sexueller Anziehung, Vertrautheit, Versorgung bewusst jenseits von hetero-, cisnormativen und monoamoren Vorgaben gestalten und dabei offen miteinander umgehen wollen. Ein weiterer wichtiger Auslöser solcher Beziehungen kann das Trans*coming-out sein, welches ein bisher monoamor und hetero lebendes Paar vor die Aufgabe stellt, sich mit einer homonormen Zuschreibung auseinandersetzen zu müssen und festzustellen, dass zwar die Beziehung in ihrer Vertrautheit – Halt und Sicherheit gebend – erhalten werden soll, die sexuelle Anziehung, das gegenseitige Begehren aber mit den veränderten Körperlichkeiten und Rollenzuschreibungen nicht mehr möglich ist. Beide Partner_innen wollen ihre erotischen und sexuellen Bedürfnisse leben, beide gestehen sich dies zu und wollen ihre Beziehung erhalten. Sie erproben möglicherweise eine offene Beziehung, die polysexuellen und polyamoren Charakter annehmen kann. Häufig geht es bei der gemeinsamen Auseinandersetzung um Fragen der Informiertheit, um Verbindlichkeiten, Ex- und Inklusivitäten. Auch wird thematisiert, inwieweit mit der Beziehungskonstellation nach außen offen umgegangen wird, wie mit den Kindern darüber gesprochen wird, und wie das Zusammensein praktisch geplant werden kann. Es werden Modelle mit gleichrangigen Beteiligten erprobt oder auch „primäre" und „sekundäre" Beziehungsstränge. Für manche Paare / Beziehungen ist solch ein Miteinander ein Übergangsmodell, bis sich jeweils neue, eher monoamore Beziehungen entwickelt haben. Es hat dann unter anderem der persönlichen und familiären Stabilität und Bereicherung gedient. Für andere entsteht daraus ein dauerhaftes Beziehungsmodell. In der Begleitung solcher Entwicklungen ist großer Respekt angebracht, denn die Beziehungspartner_innen suchen oft unter hoher emotionaler Belastung nach einer für ihre Bedürfnisse guten Lösung. Sie nehmen dabei häufig noch zusätzliche Ausgrenzungen und Diskriminierungen in Kauf, zum Beispiel, dass Außenstehende ein Zusammenbleiben mit „so jemandem" entwertend kommentieren. Auch begeben sie sich nicht nur geschlechtlich, sondern auch liebend und beziehungsmäßig auf ein Terrain, von dem es noch kaum eine Landkarte gibt. Für viele Fragen – wie das Verbalisieren und praktische Aushandeln sehr persönlicher Bedürfnisse, die Entwicklung von Regeln, den Umgang mit Eifersucht und Verlustängsten – finden sie selten informierte und unterstützende Berater_innen oder Therapeut_innen. Eher ist mit Unverständnis und teils offener Diskriminierung zu rechnen, wenn Menschen in polyamoren Beziehungen, zumal mit beteiligten trans* Personen und auch im Einzelkontakt, Rat in einer regulären Beziehungs- und Familienberatungsstelle suchen. Daher kann es wichtig sein, dass Behandler_innen auch im Rahmen von Familien- oder Psychotherapie als affirmative, informierte und respektvolle Gesprächspartner_innen zur Verfügung stehen und das gegenseitige Verständnis sowie die offene und wertschätzende Kommunikation zwischen allen Partner_innen in der jeweiligen Konstellation unterstützen (Davidson 2002, Weitzman et al. 2009–2010, Veaux/Rickert 2014).

### 5.6.5 Trans* in Familien

Im Folgenden geht es uns um Familien, in denen mindestens ein Elternteil trans*geschlechtlich ist. Damit wird nur ein Ausschnitt von familiären Möglichkeiten unter der Beteiligung von trans* Personen beleuchtet. Eine umfassende familienbezogene und familientherapeutische Abhandlung würde den Rahmen dieses Buches sprengen und steht noch aus. Unter Familien verstehen wir hier alle Personen, die sich für eine biologische und/oder soziale Elternschaft und für eine dauerhafte Verantwortungsübernahme für Heranwachsende entschieden haben. Biologistische oder abstammungsrechtliche Postulate sind bei diesem Verständnis nicht maßgeblich.

Es ist davon auszugehen, dass ein Trans*coming-out für alle Familienmitglieder eine erhebliche Herausforderung ist. Aber auch wenn das trans* Elternteil schon längere Zeit im Identitätsgeschlecht lebt, ist und bleibt das Coming-out eines trans* Familienmitglieds in gewissem Maße ein Familienthema. Zu vielfältig sind die Lebenssituationen, in denen das Elternteil oder ein anderes Familienmitglied an dieses Thema und sich daraus ergebende Besonderheiten erinnert wird: Das können ein Schwimmbadbesuch, die Anmeldung in der Schule oder eine Flugreise sein. In all diesen Situationen kann die Trans*geschlechtlichkeit einer Person nach außen sichtbar werden, was auch für ihre Familienmitglieder Konsequenzen haben kann, etwa in Form von invasiven Rückfragen anderer.

Hier sollen nun einige Aspekte beleuchtet werden, die für Familien anlässlich einer Transition eines Elternteils von Bedeutung sein können:

Die Trans*geschlechtlichkeit eines Elternteils ist noch immer ein imposantes Phänomen, welches viel **Aufmerksamkeit im Umfeld** auf sich ziehen kann. Es lädt zu Deutungen, Assoziationen und Befürchtungen ein. Außenstehende, auch Fachleute, fühlen sich berufen, auf vermeintlich unvermeidliche Probleme, Störungen der psychosexuellen Entwicklung der Kinder, familiäre Traumata und den „Verfall der guten Sitten" hinzuweisen. Die Familien müssen vielfach die Auswirkungen einer individuellen, familiären und auch strukturellen Diskriminierung kompensieren. So geschieht es immer wieder, dass sich Familien mit einem trans* Elternteil vielfachen Unterstellungen hinsichtlich ihrer mangelnden Funktionstüchtigkeit erwehren müssen. Die Erziehungskompetenz wird ihnen abgesprochen, die elterliche Paarbeziehung wird in Frage gestellt. Elternpaare können im Kontakt mit Erzieher_innen, Kinderärzt_innen, Familienberatungsstellen, Schulpsycholog_innen, Verwandten etc. erleben, dass ihr jeweiliges Anliegen oder Problem mit der Trans*thematik des Elternteils in Verbindung gebracht und diese als (Mit-)ursache gedeutet wird. Eine sachgerechte Einschätzung der Situation ist so nicht zu erwarten.

In einer weiteren Annäherung an das Thema kann aber auch beschrieben werden, wie in der Familie mit Hilfe einer Trans*thematik Veränderungsprozesse in Gang gesetzt oder beeinflusst werden, wie die Erwartungen an ein geschlechtsrollenbezogenes Verhalten aller Familienmitglieder neu formuliert werden, wie sich Familien- und Erziehungsaufgaben neu verteilen, wie Kinder miterleben, dass jemand durch eigenes Handeln glücklicher wird und wie sie dann selbstbewusst ihren familiären Background beschreiben.

Im Zuge einer Transition kann es bei trans* Elternteilen um die **Mit-Transition der elterlichen Identität** gehen, also um ein verändertes Verständnis der elterlichen Rolle und der elterlichen Präsenz. Die Vorstellungen von einem „guten Elternsein" müssen möglicherweise von den Vorstellungen eines guten Vater- oder Mutterseins entkoppelt werden. Dabei kann die Wirksamkeit der überlieferten Bilder aus der Herkunftsfamilie bedeutsam sein, aber auch eine Auseinandersetzung mit der bisherigen Mutter- oder Vaterschaft, welche möglicherweise von der irrtümlichen Zuschreibung der Geschlechterrolle geprägt und eventuell negativ besetzt ist. Auch eine Auseinandersetzung auf Paarebene kann nötig werden, um einer Bedrohlichkeit von Rollenüberschneidungen entgegenzuwirken. Gelegentlich scheint hier ein dichotomes Verständnis zu herrschen: „Wenn der Vater jetzt Frau wird, will er auch Mutter sein und macht mir Konkurrenz, nimmt mir mein Muttersein weg…" Solche Gedanken werden seitens der cisgeschlechtlichen Partner_innen nicht selten geäußert. Oder es wird ein biologistisches Konstrukt bemüht: „Ohne richtige Mutter kann ein Kind nicht gut aufwachsen, wer behütet es, schenkt mütterliche Wärme?" Für ein cis Elternteil kann somit eher unfreiwillig die Auseinandersetzung mit dem bisherigen Konzept der eigenen Mutter- und Vaterschaft anstehen. Dabei können sich jedoch im Verlauf einer Auseinandersetzung auch unverhoffte Gestaltungsräume eröffnen.

Eine große Herausforderung für das trans* Elternteil kann der Blick auf die Bedürfnisse des Kindes gerade angesichts des eigenen Eingebundenseins als „Patient_in“ oder „Klient_in“ in die Anforderungen von Seiten des Gesundheitssystems sein. So bestehen auf Seite der Hausärzt_innen, Psychotherapeut_innen, Gutachter_innen möglicherweise auch noch verschiedene „diagnostische Erwartungen“ an das Auftreten und das Selbstverständnis als trans* Person. Auf der anderen Seite gibt es bei der trans* Person eine individuelle Suchbewegung zu der Frage: „Wer und was kann ich für mein Kind gerade sein?“ Damit können der Wunsch des trans* Elternteils nach stimmiger elterlicher Präsenz und das Sicherheitsgefühl des_der Diagnostikers_in in Widerspruch treten. Die eine Seite ringt vielleicht um eine situative Lösung jenseits der tradierten Konzepte von Zwei- und Trans*geschlechtlichkeit, die andere Seite wünscht sich ein eindeutiges normkonformes Bekenntnis zur Diagnosesicherung.

Ein weiterer wichtiger Aspekt zur Frage von Zuwendung und elterlicher Präsenz ist das häufig vorhandene Bedürfnis der trans* Person nach einem Ausleben der neu gewonnenen Identität. So kann diese sich wünschen, das jahre- oder jahrzehntelang abgewehrte Selbsterleben endlich bestätigt zu sehen, „in die Szene einzutauchen“ und ihre neuen Kontakte zu genießen. Sie setzt damit andere Prioritäten und die familiären Aufgaben und individuellen Freiräume müssen neu verhandelt werden.

Für die Kontakte mit der Umwelt braucht es von Seiten der trans* Person eine aktive Aufklärung zur eigenen Identität im Nahumfeld des Kindes. Eine Vernetzung mit anderen Familien mit trans* Elternteilen kann dabei unterstützen. Wenn die eigenen Kinder wiederum Kinder aus anderen Familien, die ähnliche Erfahrungen machen, kennenlernen und sich darüber austauschen können, bestärkt es die Kinder, nicht die einzigen in solch einer Situation zu sein. Auch Elternteile können sich austauschen. Das kann für alle Familienmitglieder eine entlastende Wirkung haben.

Das Trans*coming-out eines Elternteils kann zu einem Paarkonflikt und auch zu einem Trennungsgeschehen führen. In solchen **Konflikt- oder Trennungssituationen** kann es dazu kommen, dass dem trans* Elternteil aufgrund des Trans*-coming-outs die „Schuld“ zugeschrieben wird. Damit werden Kinder in einen Loyalitätskonflikt gebracht und teilweise instrumentalisiert. Eine zweite Ebene kann hier hinzu kommen, wenn Kinder miterleben, wie ihr trans* Elternteil in der Öffentlichkeit, aber auch z. B. bei Familienzusammenkünften, stigmatisiert wird. Das enttäuschte oder schwer gekränkte cis Elternteil kann – nicht selten gestärkt durch Familie und Fachkräfte – die Haltung vertreten, dass das gemeinsame Kind vor dem trans* Elternteil „geschützt" werden solle. Weiterhin sind wir in der Beratungs- und Behandlungspraxis schon Konstellationen begegnet, in denen regelmäßige Kontakte des trans* Elternteils zu den Kindern ohne nachvollziehbare Gründe verhindert werden sollten oder ein Umgang nur in begleiteter Form ermöglicht werden oder das trans* Elternteil die bisherige gemeinsame Wohnung aufgrund seines_ihres „schuldhaften" Verhaltens verlassen sollte. Unter dem „schuldhaften Verhalten" wird dann z. B. auch der Wunsch des trans* Elternteils subsummiert, gegenüber den Kindern im Identitätsgeschlecht auftreten zu wollen. Damit findet eine mehrfache Belastung der Eltern-Kind-Beziehung statt. Das Kind steht nicht nur zwischen zwei zerstrittenen Elternteilen, sondern auch vor dem Dilemma, ein Elternteil vor dem Hintergrund gesellschaftlicher Ausgrenzungen moralisch bewerten zu sollen. Nicht selten geschieht es, dass Kinder diese Belastung nicht schultern können oder wollen und sich von dem Trans* Elternteil abwenden. Solch ein Rückzug oder sogar Kontaktabbruch wird von trans* Elternteilen als besonders schmerzhaft erlebt. Er ist letztlich als Teil struktureller und individueller Diskriminierung von trans* Personen und weniger als eine unabhängige Entscheidung eines Kindes / Heranwachsenden zu betrachten. Die in einer Mehrheitsgesellschaft bestehende Trans*feindlichkeit kann zu anhaltenden Entfremdungstendenzen zwischen trans* Elternteilen und ihren Kindern führen. Für das trans* Elternteil kann hier eine große Hilflosigkeit entstehen, die Bindung, den Kontakt zum Kind zu verlieren und im Grunde dabei das Gefühl zu haben, nichts dagegen tun zu können. Solche Abstoßungstendenzen können ein trans* Elternteil auch dazu bringen, sich selbst von der Familie abzuwenden. Wenn die trans* Person selbst eine Trennung ihrer Eltern miterlebt hat, können hierbei Schuldgefühle nochmals eine besonders ausgeprägte Bedeutung bekommen, indem sich die aus der Kindheit und Jugend herrührenden Ängste und Überverantwortlichkeiten für das Hüten von Beziehungen mit dem aktuellen Erleben von Schuld und Verantwortlichkeit verbinden.

In der **familientherapeutischen Arbeit** gibt es häufig ganz ähnliche erste Anliegen: „Wie können wir in solch einer Situation zusammen sein und in Kontakt bleiben? Wie können wir unseren Alltag organisieren?" Für die gesamte Familie besteht ein Ausnahmezustand, und viele Selbstverständlichkeiten sind infrage gestellt. Es bedarf mancher Zwischenlösungen und kreativer Ideen. Eine weitere wichtige Fragestellung bezieht sich auf den zukünftigen Umgang mit den Kindern und wie mit ihnen die Trans*thematik besprochen werden kann: „Wie sollen sie informiert werden? Welche Erklärungen können sie verstehen? Kann es ihnen schaden? Wie können wir Eltern diese Belastung lindern?" Zu allererst kann es wichtig sein, Eltern an die Kompetenz ihrer Kinder zu erinnern, mit Herausforderungen zurechtzukommen. Dann kann überlegt werden, welche Ansprechpartner_innen der Kinder, an die sie sich sonst mit heiklen Fragen wenden, so vorbereitet werden können, dass sie gut auf die Fragen und eventuellen Unsicherheiten der Kinder reagieren können. Weiterhin kann geplant werden, wie das soziale Umfeld der Kinder (Nachbarn, Kita, Schule, Sportverein) im Vorfeld so informiert wird, dass die Kinder nicht in die Verlegenheit kommen müssen, Auskunft zu geben, Erwachsenen etwas erklären zu müssen, was sie vielleicht selbst noch nicht richtig verstehen können oder was für sie, wenn sie von klein auf mit einem trans* Elternteil aufgewachsen sind, selbstverständlich ist. Kinder solidarisieren sich mit ihrem trans* Elternteil, fühlen sich aber hilflos, wenn ihnen die Worte fehlen oder sie die Vermutung haben, sie könnten ihrem trans* Elternteil nicht gerecht werden, wenn sie etwas mit ihren Worten erzählen. Es würde sie beschämen. Die Aufklärung des Umfeldes kann für trans* Elternteile eine große Anstrengung bedeuten. So wäre in der therapeutischen oder beratenden Begleitung zu überlegen, wo Verbündete dafür gewonnen werden können und wieviel Zeit es braucht.

Häufige Erfahrungen in der Praxis zeigen, dass Kinder mit einer trans*geschlechtlichen Entwicklung eines Elternteils recht entspannt umgehen können, wenn wichtige Bezugspunkte, Rituale u. ä. erhalten bleiben. Sie sind nicht belastet durch das Trans*sein eines Elternteils, sondern viel eher durch das Miterleben von Ausgrenzung und Stigmatisierung des Elternteils und die daraus entstehenden Auswirkungen, die sie direkt oder indirekt betreffen können. So kann ein trans* Elternteil in der Öffentlichkeit gestresst wirken, weil es Diskriminierung befürchtet und diese gerade im Beisein des Kindes vermeiden will. Das führt wiederum zu einer Verunsicherung des Kindes, da dieses die angespannte Situation spürt, den Grund aber nicht verstehen kann und die Stimmung vielleicht auf sich bezieht. Solch eine Dynamik kann zur Meidung sozialer Kontakte durch das trans* Elternteil führen und damit wiederum auch z. B. die Spielplatzbesuche des Kindes einschränken.

So hat die Diskriminierung aufgrund einer Trans*thematik immer Auswirkungen auf die gesamte Familie. Die Familie benötigt vor diesem Hintergrund genauso Unterstützung und Schutz wie die trans* Person selbst. In der beratenden und therapeutischen Zusammenarbeit kann es wichtig sein, Teufelskreise aus Diskriminierungen und familiären Konflikten aufzudecken und verstehbar zu machen, auch um diesbezüglich individualisierte Schuldgefühle sichtbar und bearbeitbar zu machen.

Ein hin und wieder geäußerter Verdacht (American College of Pediatricians 2017), Kinder könnten durch die Anwesenheit von trans* Elternteilen in ihrer psychosexuellen Entwicklung gestört werden, lässt sich aus den Praxiserfahrungen nicht nachvollziehen. Wir weisen darauf hin, dass es anlässlich von diskriminierenden Äußerungen bezogen auf vermeintlich gestörte psychosexuelle Entwicklungen von Kindern durch die sich verändernde Genderpräsentation einer trans* Person wichtig wäre, sich darauf zu verständigen, was genau eine „gestörte psychosexuelle Entwicklung“ sein soll. Wie im Kapitel 5.1 „Entwicklungsprozesse von Geschlechtsidentitäten“ ausgeführt, reflektieren die etablierten Konzepte zur Identitätsentwicklung bisher nicht, wie eine variable Genderpräsentation bei Heranwachsenden, auch bezogen auf die psychosexuelle Entwicklung, respektvoll verstanden werden kann. Solch eine variable Genderpräsentation bei Kindern kann unseres Erachtens tatsächlich eine kreative Antwort auf die trans*geschlechtliche Entwicklung eines Elternteils sein und ist keineswegs eine „Störung“ der Identitätsentwicklung des Kindes. Eine kindliche psychosexuelle Entwicklung wird nicht durch das Trans*sein eines Elternteils gestört. Manche Kinder zeigen sich resonant gegenüber dem sich verändernden Geschlechtsausdruck des Elternteils, manche tun dies nicht. Wenn das Elternteil hingegen über längere Zeit aufgrund von Diskriminierungserfahrungen belastet wird, ist natürlich mit Auswirkungen auf die Eltern-Kind-Beziehung zu rechnen. Wenn sich das trans* Elternteil mit Zweifel seitens des Umfeldes an der trans*geschlechtlichen Identität auseinandersetzen muss, kann dies verständlicherweise dazu führen, dass zu wenig positive elterliche Präsenz zur Verfügung gestellt wird. Dies kann dann tatsächlich auf kindliche oder adoleszente Entwicklungsprozesse wirken, wie andere massive familiäre Belastungen dies auch können. Unseres Erachtens kann es ohne Weiteres eine „Störung“ darstellen, wenn besorgte Ärzt_innen, Therapeut_innen, Verwandte das Kind einer trans* Person unablässig kritisch beobachten und von der Suche nach einer psychosexuellen Verunsicherung nicht ablassen können.

Das Miterleben von Stigmatisierung, Abwertung und Ausgrenzung des trans* Elternteils kann Kinder sehr verunsichern. Wenn ihnen dann von Vertrauenspersonen vermittelt wird, dass das Trans*sein die Ursache der Probleme sei, können sie diese Sichtweise auch übernehmen und ihr trans* Elternteil ablehnen. Im Hintergrund solcher Dynamiken sind häufig weitere Elternpaar- und Generationskonflikte zu finden. Das Trans*thema wird häufig von cis Partner_innen instrumentalisiert und trägt zu einer machtvolleren Position in Auseinandersetzungen bei. Für die gemeinsame beratende oder therapeutische Arbeit kann die Einordnung solch einer Situation in die gesellschaftlichen Herrschaftsverhältnisse wichtig sein, ebenso das klare Ansprechen der möglichen Überschneidung mit anderen Konflikten, die schon vor dem Coming-out bestanden haben.

Das Kind erlebt zudem möglicherweise gerade eine – in ihrer geschlechtlichen und elterlichen Rolle, ihrer Präsenz und in ihren Emotionen – unsichere und manchmal befremdliche Elternperson. Hinzu kommt ein gesellschaftlicher

Normierungsdruck, der das Verhalten von Angehörigen gleichermaßen mit bewertet. Die Bedürfnisse des Kindes, z. B. nach Entlastung, sollten den Eltern verdeutlicht werden. Zudem kann gemeinsam überlegt werden, welches Wissen oder welche Unterstützung das cis Elternteil benötigt, um gemeinsamen mit dem_der trans* Partner_in als ein konsistentes und Sicherheit gebendes Elternpaar aufzutreten.

Für die Begleitung der Entwicklung von Kindern scheint es von großer Bedeutung zu sein, für die individuelle „geschlechtliche Situation" **aller** Familienmitglieder angemessene Worte und Beschreibungen zur Verfügung zu haben. Nicht das Reden verunsichert hier, sondern ein Schweigen. Ein an dieser Stelle aus einer konservativen Perspektive denkbarer Vorwurf einer sogenannten „Frühsexualisierung" durch ein offenes und altersgerechtes Sprechen über Geschlechtlichkeit verdeutlicht nur das häufig bestehende Phänomen der „Sprachlosigkeit" einer cis- und heteronormierten Erziehung. Es ist daher oft schon eine Herausforderung für Eltern, die eigene cisgeschlechtliche Entwicklung in Worte zu fassen und sie kindgerecht zu beschreiben. Hinzu kommt nun, eine trans*-geschlechtliche Entwicklung verständlich zu vermitteln und als eine gleichrangige Variation daneben zu stellen. Eine noch nicht vorhandene Sprache sollte von therapeutischer Seite reflektiert werden und zu einer gemeinsamen Suche nach verständlichen, nicht ängstigenden Worten und Beschreibungen eingeladen werden. In Gesprächen allein mit den Eltern können Beschreibungen erprobt werden. Dies kann in einen familiären Prozess münden, in dem es auch dem Kind gelingen kann, sein trans* Elternteil besser zu verstehen. Es bekommt die Gelegenheit, das eigene Erleben und die eigenen, möglicherweise durch das Trans*coming-out ausgelösten Auseinandersetzungen verständlich zu machen. Kinder von trans* Elternteilen können dabei eine höhere Sensibilität für Ausgrenzungsgeschehen entwickeln.

Ein wichtiger Aspekt kann der Wunsch des Kindes nach körperlichem Kontakt sein. Gerade wenn trans* Personen ihren Körper sehr ablehnen und damit manchmal auch körperlichen Kontakt zu ihrem Kind, also ihre körperliche Präsenz, vermeiden wollen, besteht die Gefahr einer emotionalen Unterversorgung. Hier gilt es, zu einer Betrachtung der Körperlichkeit einzuladen und nach Körperarealen oder Berührungen zu suchen, welche mit weniger Ablehnung belastet sind. Die Bedürfnisse des Kindes nach Bindung, Nähe und Kontakt haben nichts mit der Geschlechtlichkeit eines (Eltern-)Körpers zu tun. Auch können ein guter körperlicher Kontakt und emotionale Nähe helfen, Zeiten zu überbrücken, in denen dem Kind ein kognitives Verstehen noch nicht zugänglich ist. Mit Blick auf die körperlichen Veränderungen unter einer Hormontherapie scheint es zudem gerade für kleinere Kinder von großer Bedeutung zu sein, viel Körperkontakt mit dem trans* Elternteil zu teilen, damit die teilweise recht massiven Veränderungen bei Stimme, Haptik, Geruch, Habitus, Behaarung etc. miterlebt werden können und die Bindung erhalten bleibt.

## Begleitung einer familiären Transition

Die Transition eines Elternteils beeinflusst die Familie auf verschiedenen Ebenen, es entstehen eine Mitbetroffenheit und Mitstigmatisierung. Familienmitglieder können ähnliche Erfahrungen von Ausgrenzung und Diskriminierung erleben und das füreinander Einstehen und der familiäre Zusammenhalt können ein anderes Gewicht bekommen. Das Maß der Abgrenzung nach außen kann sich verändern, je nachdem, ob Verwandtschaft, Schule, Kita, Sportverein, Chor etc. als mehr oder weniger unterstützend erlebt werden. Sowohl die sozialen Ressourcen können dadurch eingeschränkt sein als auch die familiären Ressourcen z. B. für Konfliktbearbeitungen. Elterliche und geschlechtliche Rollenbilder können sich verändern, dabei können sich bisherige Abhängigkeitskonstruktionen auflösen und neu bilden. Für die Begleitung kann es bedeutsam sein, bisherige Verständnisse von Familie und elterlichen Rollen zu erfragen, sie auf ihre derzeitige Tragfähigkeit zu prüfen und nach gewünschten Vorstellungen für die Zukunft zu fragen. Erprobungen gilt es zu ermutigen, wobei es den zu erwartenden gesellschaftlichen Normierungsdruck mitzubedenken gilt.

Die Auseinandersetzung mit der Herkunftsfamilie und der Familiengeschichte kann viele Fragen einbeziehen: „Welches Motto, welche Aufträge und Delegationen haben es mir leicht oder schwer gemacht, meinen Weg zu finden? Hilft mir ein Blick in die Familiengeschichte, mein Trans*sein gut anzunehmen oder erschwert er dies? Gab es in anderen Generationen schon Versuche, geschlechtliche Vielfalt zu leben? Und wie ist die Familie damit umgegangen? Wie gehe ich mit erlebter Zurückweisung und Verletzung um? Wie will ich weiterhin Kontakte gestalten oder beenden? Welchen Umgang mit Schuldgefühlen habe ich in meiner Herkunftsfamilie gelernt und wie will ich diesen in Zukunft gestalten? Welchen Umgang mit Geheimnissen habe ich in meiner Herkunftsfamilie erfahren?“ Schon zu Beginn einer Genogrammarbeit kann es z. B. ein wichtiger Prozess sein, zu überlegen, welches Symbol am besten das Geschlecht und die geschlechtliche Identität widerspiegelt. Es kann dabei ein anregender Prozess sein, ein eigenes Symbol für sich zu finden.

Manchmal möchten erwachsene trans* Personen parallel zu einem therapeutischen Verlauf Kontakt zu ihrer Herkunftsfamilie aufnehmen. Unter Umständen gab es eine lange Zeit ohne Kontakt zueinander. Anlass kann das äußere Coming-out sein, der Wunsch kann aber auch entstehen, wenn wichtige Transitionsschritte bewältigt sind, wenn sich die trans* Person stabiler als bisher fühlt und etwas „geschafft" hat. In der Vergangenheit können massive Verletzungen und Traumatisierungen stattgefunden haben. Ein Besuch oder auch die Einladung zu einer gemeinsamen familientherapeutischen Arbeit sollte im Vorfeld gut abgewogen werden: „Was deutet darauf hin, dass Ihre Eltern heute anders mit Ihrer männlichen Identität zurechtkommen als damals?" Das mit Sicherheit vorhandene große Bedürfnis nach Verständigung, Annäherung und Annahme sollte respektiert und gewürdigt werden, gleichermaßen sollte die Möglichkeit eines Wiederauflebens belastender Familiendynamiken oder schmerzhafter Erinnerungen benannt und in die Überlegungen einbezogen werden. Recht häufig ist es erfahrungsgemäß erforderlich, die Vergangenheit zu bearbeiten, ohne die Herkunftsfamilie direkt einzubeziehen, da eine respektvolle Begegnung nicht realistisch ist. Zu groß scheint in manchen Elterngenerationen noch die Furcht vor Stigmatisierung, die eintreten könnte, wenn die Eltern ihr Kind mit der Trans*geschlechtlichkeit annehmen würden.

## 5.7 Sexualität

### 5.7.1 Zugänge zur Sexualität

Eine Annäherung an das gemeinsame Sprechen über Sexualität sollte behutsam stattfinden und die Beteiligten sollten sich Zeit nehmen. Da das Verhältnis einer trans* Person zum Geschlechtsorgan nichts über ein Trans*sein aussagt, sind Fragen nach der Sexualität in einer anamnestischen Phase nicht maßgeblich. Hinsichtlich des Thematisierens von Trans*sexualität können schon viele diskriminierende Versorgungserfahrungen vorliegen.

Die ungefragte Verwendung hetero- oder homonormativen Vokabulars und eine genderspezifische Konnotation sollten vermieden werden. So sollte darauf geachtet werden, dass bei der Frage nach Partner_innenschaften nicht bereits von der Bezeichnung her Partner_innen ein bestimmtes Geschlecht und damit auch gleich allen Beteiligten eine bestimmte sexuelle Orientierung zugeschrieben werden. Auch sollte nicht automatisch eine monoamore Beziehungskonstellation sprachlich vorgegeben werden. Es empfiehlt sich hier von „Partner_innen" zu sprechen, von Personen, denen sich jemand verbunden fühlt, von Herzensmenschen. Auch ist zu bedenken, dass die Begriffe „gleich- und gegengeschlechtlich" für trans* Personen eine andere Bedeutung haben können als für cis Personen. So kann eher nach einer Selbstbeschreibung der sexuellen Orientierung gefragt werden, als von „lesbisch", „schwul" oder „hetero" auszugehen.

BEISPIEL

Ein weiteres Beispiel: Zwei Männer und ihr Kind suchen eine Erziehungsberatung auf. Sie schildern eingangs ihre Fragen zur Erziehung und werden von der Beraterin recht bald gefragt, wo denn die Mutter des Kindes sei. Anhand dieser Frage wird einerseits eine cis- und heteronormative Vorannahme – ein Kind müsse eine Mutter haben, und andererseits eine heterosexistische Vorannahme – die Mutter solle anwesend sein, deutlich. In diesem Falle handelte es sich um zwei trans* Männer, von denen einer das gemeinsame Kind geboren hatte.

Genitalien können anders bezeichnet werden, sie können andere Pronomen besitzen oder die Bedeutung der Genitalien kann identitätsentsprechend verändert werden (Bellwether 2010). Zum Beispiel kann der_die Penis auch als „Bigclit" benannt werden, eine trans*männliche Person kann ihre Praxis eher als „Bonus-Hole-Sex" statt als „Vaginalsex" bezeichnen (Edelman/Zimman 2014). Auch kann es wichtig sein, eine Lust auf Penetriert-werden zu formulieren, ohne sich dabei als „weiblich" zu konnotieren. Beide Gesprächspartner_innen, also Behandler_innen und Behandlungssuchende, sind eingeladen, ihre Phantasie zu nutzen, um individuelle Vokabeln und Landkarten des Miteinander-Sprechens über Sexualität zu entwickeln.

Trans* Personen sind mit ihrer Sexualität auf eigentümliche Weise verknüpft: einerseits durch den Begriff der „Trans-sexualität", der das Trans*sein per se zu etwas Sexuellem machen möchte, und andererseits durch die Sichtweise der Medizin, besonders der Sexualmedizin und der Diagnostiker_innen, die aus der Sexualität, dem Sexualverhalten von trans* Personen psychodiagnostische Erkenntnisse über das Trans*sein ableiten möchten. Von Seiten der trans* Personen wird der sexualmedizinische Blick dabei auch hetero- und cisnormativ sowie störungsorientiert wahrgenommen und damit wird die Sexualität von trans* Personen von vornherein eingeengt, bewertet und pathologisiert. Eine solche Sicht ist letztlich nicht geeignet, um die Vielfalt, Spannbreite und das Potential von Trans*sexualität zu erfassen. Gleichermaßen scheint ein wertfreies Sprechen über Sexualität insgesamt innerhalb der Medizin und auch der Psychotherapie noch immer hoch tabuisiert zu sein.

Die Sexualität von trans* Personen ist in der traditionellen Psychotherapie und Medizin noch immer ein von vielen Fremdzuschreibungen und unreflektierten Annahmen geprägtes Feld. Nur einige sollen hier aus unserer Erfahrung genannt sein: So sei die Ausübung von Sexualität eng mit der Verwendung von Genitalien verknüpft, und es gäbe „richtige" oder „falsche" Genitalien, die zu jeweils einem Geschlecht gehören würden. Zudem wurde bisher aus der diagnostischen Perspektive die Ausübung von Sexualität mit „ursprünglichen" Genitalien bei trans* Personen für eine Widerlegung des „Transsexuell-Seins" betrachtet, es wurde daraus eine „Versöhnung“ mit dem Geburtsgeschlecht konstruiert und damit die Diagnose des „Transsexualismus“ verweigert, was den Zugang zu körpermodifizierenden Behandlungen unmöglich machte. Darüber hinaus wurde lange Zeit eine ausschließlich heterosexuelle Orientierung im Identitätsgeschlecht als maßgebliches Kriterium für die „Transsexualismus“-Diagnose betrachtet.

Es gibt im psychomedizinischen Kontext kaum einen Ort, an dem trans* Personen über ihre Sexualität sprechen können, ohne willkürlichen Bewertungen ausgesetzt zu sein und mit undurchdachten Zuschreibungen konfrontiert zu werden. Hinzu kommen Zuschreibungen aus dem gesellschaftlichen Kontext. So berichten trans* Frauen davon, grundsätzlich sexualisiert zu werden und dass ihnen Promiskuität unterstellt wird. Trans* Männer berichten dafür häufiger, dass ihnen eine „unreife Sexualität“ oder die Unfähigkeit zu einer „erfüllten“ Sexualität unterstellt wird. Vor diesem Hintergrund kann es trans* Personen schwerfallen, ein entspanntes, ungestörtes Verhältnis zu ihrer Sexualität und auch zu deren Veränderlichkeit zu entwickeln. Dies gilt zudem ebenso für das Erzählen darüber. Ein wertfreies, verständnisvolles und affirmatives Gesprächsangebot ist also gerade im Themenfeld Sexualität von größter Bedeutung.

Gelebte Sexualität kann für trans* Personen der Identitätsgewinnung oder -bestätigung dienen. Sie kann aber gleichermaßen als ein Feld der Selbst- oder auch Fremdablehnung erlebt werden. Die Konfrontation mit der eigenen Körperlichkeit kann Ängste auslösen. Körperteile müssen verhüllt bleiben, sind für den_die Sexpartner_in tabu. Trans* Personen haben jeweils die Möglichkeit, ein neues Verhältnis zu ihren bisherigen Genitalien zu entwickeln, diese in ihr Konzept von Trans*sein zu integrieren oder sich genitalangleichenden Operationen zu unterziehen und ein neues Genital zu erhalten. Sie können aber auch eine Sexualität gestalten, welche die Genitalien und auch sekundäre Geschlechtsmerkmale kaum oder gar nicht einbezieht. Die sexuellen Orientierungen bei trans* Personen sind vielfältig, unabhängig von Fragen der geschlechtlichen Identität und können zeitlebens veränderbar und fluide sein (Wierckx et al. 2013).

Zum Umgang mit dem Übertragungsrisiko sexuell übertragbarer Krankheiten ist noch wenig bekannt. Das vorhandene und verbreitete Präventionswissen bezieht sich derzeit auf cisnormative Praxen und Genitalien. Einige Publikationen vermitteln bereits Wissen über *safer* Sex in Form einer inkludierenden Ansprache in schwulen, lesbischen, hetero und BDSM (Bondage & Discipline, Dominance & Submission, Sadism & Masochism) Aufklärungsmaterialien sowie in exklusiven Materialien für trans* Personen (gendered intelligence 2012, Harrington / Williams 2012, Trans*Recht e. V. 2017).

Wenn trans* Personen zudem eine Inter*thematik haben, kann es aufgrund früherer hormoneller und chirurgischer Eingriffe zur Schädigung ihrer Genitalien gekommen sein, wodurch anhaltende Schmerzen, ein Verlust der Funktion und eine geringe sexuelle Appetenz die Folge sein können.

## 5.7.2 Sexualität und Genitalien

Die Genitalien sind für trans* Personen häufig beladen mit dem Gefühl, die „falschen" zu sein. Das Genital „verrät" die trans* Person, auch wenn ansonsten ein äußeres Passing erreicht werden kann. Andererseits ist es häufig die Umwelt, die am Genital festmachen möchte, zu welchem Geschlecht „man gehört oder gehören solle". Dem Genital wird die Macht zugesprochen, das Geschlecht zu „bestimmen". Die Ablehnung des eigenen Genitals kann also eng damit verknüpft sein, dass es ein „Zuweisungsorgan" ist. Das muss nicht unbedingt bedeuten, dass dieses Genital auch hinsichtlich seiner Funktion abgelehnt wird. Es ermöglicht z. B. eine Orgasmusfähigkeit, die sonst nicht gegeben wäre. Es kann also eher als ein „Sexualitätsorgan" und weniger als ein „Identitätsorgan" erlebt werden.

Neben einem hierin begründeten Spannungsverhältnis zum vorhandenen Genital kann eine Ablehnung hinzu kommen, die eher von außen zugeschrieben wurde und in der Fehlannahme zu finden ist, die behauptet, wenn eine Person mit dem „als falsch erlebten" Genital auch nur in Maßen zurecht käme, wäre damit belegt, dass die Person mit dem Zuweisungsgeschlecht einverstanden und folglich nicht trans*geschlechtlich sei. Aus dieser Gemengelage heraus kann das Lustempfinden einer trans* Person mit widersprüchlichen Gefühlen verknüpft sein. Die normativen Postulate können ein schon dysphorisches Verhältnis verstärken und zu einer Blockade führen, die ein entspanntes lustvolles Erleben als trans* Person mit einem herkömmlichen Genital verbietet. Zudem können hier auch weitere gesellschaftlich geprägte Aspekte von Sexualitäts- und Lustfeindlichkeit mit hineinspielen. Solch eine überladene und komplexe Beziehung zum eigenen Genital und zum Lustempfinden kann im ungünstigen Fall von Selbstabwertung und Selbstbestrafungstendenzen gezeichnet sein. Eine Auseinandersetzung mit den eigenen und fremden Zuschreibungen an Genitalien kann nötig sein, auch damit die Entscheidung für eine operative Veränderung des Genitals weniger überlagert wird und bewusst für sich getroffen werden kann.

Trans* Personen haben also sowohl den Anlass als häufig auch die Notwendigkeit, ihre eigene Sexualität aus einem fremdgedeuteten und -zugeschriebenen Verhältnis heraus zu entdecken. Sie können eine Sexualität leben, in der Genitalien eine andere Rolle als bisher spielen, ihnen eine andere Bedeutung zuschreiben, ihnen andere Namen und Pronomen geben. Sie können eine

Sexualität entwickeln, in der andere Körperregionen eine wichtige Rolle spielen sowie Praktiken und Konstellationen gelebt werden, die eine Fixierung auf Genitalien weniger bedeutsam machen.

Innerhalb der Trans*community haben sich Szenen entwickelt, in denen insgesamt eine große Experimentierfreude herrscht. Sexpositive Haltungen werden veröffentlicht, verschiedene Kontaktplattformen ermöglichen eine offensive Suche nach passenden Sex- und Rollenspielpartner_innen. Polyamoröse und polysexuelle Beziehungsformen etablieren sich und sind sichtbar. Ein Spiel mit BDSM-Praktiken ermöglicht vielfältige Lust- und Beziehungserfahrungen über konsensuell gestaltete Formen machtvoller Interaktionen, das Spiel mit Körperempfindungen wie Schmerz, Gefesseltsein, Wärme, Prickeln, den Einsatz einer Vielzahl von Spielzeugen wie Augenbinden, Seile, Strap-ons, Schlaginstrumente, Kerzen ... sowie Möglichkeiten der Ausgestaltung unterschiedlicher Rollen und Szenen in der Sexualität (MacAutrey 2014, Rinella 2003). Eigene Räume hierfür wurden und werden erobert. In verschiedenen Passagen der Ausgestaltung einer trans*geschlechtlichen Identität können verschiedene Sexualitäts-, Liebes- und Beziehungskonzepte erprobt und angeeignet werden. So formulierte ein_e Klient_in: „Sich einen blasen zu lassen, ist keine Frage eines Organs, sondern eine Frage der Haltung".

Solch diverses Erleben kann auch von einigen trans* Personen als verunsichernd und überfordernd empfunden werden. Ein ungefragtes Zuschreiben von sexualitätsbezogener Experimentier- und Veränderungsfreude wäre also übergriffig. So kann auch die Orientierung an hetero-, homo- und cisbezogenen Praktiken Halt und Sicherheit geben sowie die Entwicklung als Frau oder Mann mit „trans*geschlechtlichem Hintergrund" und die Anpassung an ein als für sich als „normal" konnotiertes Sexualleben unterstützen.

### 5.7.3 Sexualität vor einem Trans*coming-out

Wenn trans* Personen (noch) in ihrem Zuweisungsgeschlecht leben, dann häufig auch in Beziehungen, in denen von ihnen sexuelle Praktiken erwartet werden (oder sie das annehmen), die ihrem geschlechtlichen Selbstverständnis nicht oder wenig entsprechen. Die praktizierte Sexualität konfrontiert sie häufig mit der falschen geschlechtlichen Zuweisung. Es kann zudem eine Kommunikationsbarriere mit den Partner_innen darüber bestehen, welche Art der Sexualität, welche Praktiken passender wären, da diese Fragen untrennbar mit der geschlechtlichen Zuordnung verknüpft scheinen und einem Trans*coming-out gleichkommen würden. Es besteht vielleicht eine Angst vor Überforderung des Gegenübers oder auch eine Angst vor Bloßstellung und Beschämung oder einer zu großen Belastung für die Beziehung. Manche trans* Personen können solch ein Spannungsverhältnis über lange Zeit aushalten, andere trans* Personen entscheiden sich eine Zeitlang oder dauerhaft für eine Asexualität. Sie leben möglicherweise Beziehung, Nähe und Vertrautheit, verzichten aber auf sexuelle Aktivitäten.

Auch die Suche nach anonymem Sex, teilweise im Zuschreibungsgeschlecht und teilweise situativ geoutet im Identitätsgeschlecht, kann den Wunsch nach Sexualität und die sich noch versagte soziale Anerkennung im Identitätsgeschlecht aushaltbar machen. Es werden manchmal nur kurzfristige Sexualkontakte gesucht, eher impulsiv und *unsafe*, dabei kann eine Selbstablehnung erlebt und verstärkt werden. Um solch einen Schmerz zu lindern, kann es notwendig sein, den_die jeweilige_n Partner_in zu verachten, beziehungsweise sich zuvor oder anschließend zu betäuben, um das Erleben von Gefühlen zu vermeiden (Sevelius 2013).

Die Sexualität mit sich selbst ist häufig weniger gewollt, als dem Sich-verstecken-müssen geschuldet. Neben einem teilweise hohen emotionalen Druck, der Befürchtung, entdeckt und bloßgestellt zu werden, was die Situation noch zusätzlich auflädt, und den teilweise aufwändigen Vorbereitungen des Sich-zurecht-machens, ist es häufig eine Situation der Konfrontation mit einer unglücklich machenden Körperlichkeit. Das Erleben von Sexualität kann verknüpft sein mit Selbstablehnung, Scham und Schuldgefühlen. Einerseits werden bei der Sexualität mit sich selbst Sehnsuchtsbilder sichtbar und spürbar, andererseits geschieht eine Konfrontation mit der Unmöglichkeit des (Aus-)Lebens. Damit sind intime Situationen manchmal aufgeladen mit der Frage nach dem Sinn der eigenen Existenz und können als recht schmerzvoll erlebt werden.

### 5.7.4 Sexualität nach einem Trans*coming-out

Das Verlassen einer Geschlechterrolle und der damit verbundenen (antizipierten) Zuschreibungen ermöglicht häufig schon eine andere Sexualität, ein anderes Selbsterleben sowie die Erweiterung sexueller Handlungsspielräume. Bisherige Rollenerwartungen können abgelegt werden, die Formulierung von Wünschen und Vorlieben fällt häufig leichter. Das Erleben eines Begehrtwerdens bestätigt das eigene Geschlecht und kann damit letztlich die Entscheidung für ein Coming-out befördern. Damit kann die sexuelle Praxis mit einer großen Bedeutung verbunden sein und Aspekte von Selbstfürsorge, Schutz und Safer-Sex-Praktiken können weit in den Hintergrund treten. Die vorhandene Beziehung kann von solch einer Selbst-Ent-Deckung und Ent-Täuschung gleichermaßen profitieren oder auch sehr belastet sein.

## 5.7.5 Einfluss von Hormontherapien auf die Sexualität

Die von trans* Personen häufig gewünschten Hormontherapien korrespondieren mit der sexuellen Appetenz. Eine Reduzierung des Testosteronspiegels führt häufig zu einem Abfall der Libido, eine Erhöhung desselben zur Steigerung der Libido (Wierckx et al. 2013). Diese Effekte sind häufig gewünscht, können aber auch als problematisch erlebt werden, wenn z. B. eine trans* Frau gern etwas mehr Libido verspüren würde oder ein trans* Mann sich gerade gar keine Sexualität vorstellen kann, aber mit einer gesteigerten Libido zurechtkommen muss.

Da aber die körperlichen Veränderungen durch Hormontherapien auch ein wichtiges Passing-Element sind und dessen Bedeutung als zentral erlebt wird, ist es gut möglich, dass die Bedürfnisse bezüglich der Sexualität nicht gleichermaßen zentral gesetzt werden und auch unerwünschte Effekte auf sich genommen werden.

Die Auswirkungen der Hormontherapien auf die Sexualität können vielfältig sein. Trans* Frauen können erleichtert sein, nicht mehr von Spontanerektionen geplagt zu werden und weniger eine als „typisch männlich" erlebte Lust zu verspüren. Trans* Männer können einerseits mehr Lust verspüren, sich diese vielleicht mehr erlauben, mit Verweis auf die hormonelle Wirkung auch eine Entlastung verspüren und einen Umgang mit ihrem Wunsch nach Selbstbefriedigung finden, der weniger mit Schamgefühlen verknüpft ist. Andererseits können sie ihre Lust als eine unpassende oder unangemessene „Triebhaftigkeit" erleben. Ein verändertes Erleben von Erregung, das Zulassen von Phantasien verbunden mit dem Gefühl, durch die Hormontherapie mehr im eigenen Geschlecht angekommen zu sein, können neue Zugänge zur Sexualität ermöglichen. Für manche trans* Personen kann eine Hormontherapie überhaupt erst den Beginn des Auslebens der eigenen Sexualität bedeuten. Es kann darum gehen, die eigene Sexualität neu zu entdecken, sich erstmalig als positiv erlebtes Subjekt der eigenen Sexualität, auch mit sich selbst, zu erleben. Nicht selten wird in der Community hier von einer zweiten Pubertät gesprochen.

Für manche Beziehungen können die Veränderungen unter der Hormontherapie einen belebenden Effekt haben und zu mehr und bereichernderer Intimität führen. Alle Beteiligten können die Situation als Einladung verstehen, sich ihrer Wünsche und Vorlieben besser bewusst zu werden, diese auszuprobieren und ins Experimentieren zu kommen. Der Beginn einer Hormontherapie kann auch zu einem Ende oder dem Aussetzen der bisherigen gemeinsamen Sexualität führen. Die trans* Person wird von der_dem Partner_in als zunehmend fremd oder befremdlich erlebt. Dabei können körperliche Veränderungen oder veränderte Bedürfnisse eine Rolle spielen.

Die Effekte von Hormontherapien können sich sehr direkt auf das Beziehungsleben auswirken. Partner_innen sind nicht nur von einer veränderten Libido und dem Wunsch nach einem Ausprobieren von neuen Praktiken betroffen, sondern auch von Veränderungen des Körpergeruchs, der Hauttextur und der Körperbehaarung. Eine Hormontherapie kann zudem Einfluss auf die sexuelle Orientierung nehmen: Manche trans* Personen erleben eine Erweiterung ihrer sexuellen Orientierung. Wenn sie sich beispielsweise bisher als männerliebend erlebten, können sie nun auch cis Frauen oder trans* oder nonbinär lebende Personen in ihr Begehrensspektrum einbeziehen. Die ursprüngliche sexuelle Orientierung scheint dabei eher erhalten zu bleiben und erweitert zu werden, als ausgetauscht zu werden.

Hormontherapien verändern über einen längeren Zeitraum hin die Sensibilität der Genitalien. So können trans*weibliche Personen mit einem nicht operierten Genital ein anderes Lustempfinden entwickeln, da sich die sensitiven Areale verschieben können. Ein Zusammenhang zwischen Erektion und Orgasmus kann sich zunehmend auflösen. Eine Atrophie der Prostata kann die anale Sensibilität verändern. Bei trans*männlichen Personen kann sich die Sensitivität vom G-Punkt hin zur Klitoris verschieben, Orgasmen werden schneller und kürzer erlebt (Doorduin/van Berlo 2014). Aufgrund des hormoninduzierten Wachstums der Klitoris (und wenn chirurgisch ein Klitpen angelegt wurde) kann damit Penetration möglich sein. Häufig wird von einer Zunahme sexuellen Begehrens berichtet (Wierckx et al. 2011).

Für die endokrinologische Versorgung als auch für die gelebte Sexualität ist es wichtig, eine den verschiedenen Bedürfnissen angepasste Hormontherapie zu erhalten, also mit den behandelnden Ärzt_innen die gewünschten Hormongaben zu besprechen, gerade wenn diese von den eher üblichen „gegengeschlechtlichen" Normwerten abweichen sollen. Die gewünschten Dosierungen und somit die „Wirkungsgrade" einer Hormontherapie im Bezug zur Sexualität können sich im Laufe eines trans*geschlechtlichen Lebens mehrfach verändern. In jeder Lebensphase ist ein Gesprächsangebot durch die behandelnden Ärzt_innen, Psychotherapeut_innen oder Berater_innen hierzu von großer Bedeutung (Deutsch 2016).

## 5.7.6 Sexualität nach Genitaloperationen

Schon im Vorfeld von Genitaloperationen müssen sich trans* Personen zu ihrer zukünftigen Sexualität Gedanken machen. Bei der Beschäftigung mit den verschiedenen Operationsmöglichkeiten stellt sich auch die Frage nach der herzustellenden Penetrabilität. Trans*männliche Personen stellen sich die Frage, ob sie einen Penis haben möchten, der eine cis-gemäße Penetration ermöglicht. Trans*weibliche Personen fragen sich, ob sie vaginal penetrierbar sein möchten. Geprägt sind diese Überlegungen zwar häufig von einer hetero- und cisnormativen Matrix, aber trans* Personen nutzen diese Gelegenheit auch zunehmend, ihre individuellen Bedürfnisse zu formulieren, denen auch nichtnormative Praktiken zugrunde liegen können. Dabei treffen sie hin und wieder auf Operateur_innen, die sich der Vorstellung nicht-binär gestalteter Genitalien nur zögerlich annähern und nur auf cisnormative Konstruktionsprinzipien zurückgreifen (wollen). Trans* Personen müssen ihre Wünsche nach umfangreicher Sensibilität, dem weitgehenden Erhalt sensiblen Gewebes und dessen stimulationsfähige Platzierung deutlich formulieren, wenn sie dies möchten. So stellen sich bei trans*männlich angleichenden Eingriffen die Fragen nach dem Erhalt der Sensibilität der Brustwarzen und der Lage des ursprünglich klitoralen Gewebes am Penisschaft. Bei trans*weiblich angleichenden Eingriffen sind Größe, Lage und teilweise Bedeckung der Neo-Klitoris, also Teilen der bisherigen Glans penis von Bedeutung. In den Entscheidungsprozessen für diese Eingriffe wird auch deutlich, dass es eine individuelle Kompromissbildung braucht, da ein Neo-Genital nicht in allen Aspekten einem Cis-Genital entspricht. Die Erwartungen an neue Genitalen hinsichtlich ihrer Ästhetik und Funktion sollten zudem realistisch sein. Die Aufgaben der Operateur_innen liegen hier in sorgfältiger Aufklärung über die zu erwartenden Effekte körpermodifizierender Operationen (Cavalot/Cossu 2015).

In der Heilungsphase können Wundheilungsstörungen oder anhaltende Schmerzen eine Sexualität für längere Zeit unmöglich machen. Zudem kann der seelische Zustand sehr von dem (anstehenden) Ende der körperlichen Transition geprägt sein. Der Wegfall dieses belastenden, aber auch orientierungsgebenden Themas kann die psychische Belastbarkeit so sehr ausschöpfen, dass für weitere Themen kaum Energie bleibt.

Postoperativ beginnt für viele trans* Personen dann die lange ersehnte Sexualität im Identitätsgeschlecht, für manche auch überhaupt erst das Ausleben ihrer Sexualität. Viele Erwartungen und Phantasien, auch von Partner_innen, wollen erfüllt und umgesetzt werden. Dabei ist das neue Genital vor allem erst einmal ein unbekanntes Terrain. Im Grunde ist ein Kennenlernen und Beziehungsaufbau notwendig. Das (Wieder-)Erlangen der Orgasmusfähigkeit kann merklich von den früheren Erfahrungen abhängen, dem „Orgasmusgedächtnis“. Ein Selbsterforschen und eine gute Kommunikation hinsichtlich der eigenen Wünsche und Bedürfnisse im Rahmen sexueller Kontakte haben eine zentrale Bedeutung für die erfüllte Sexualität. Gerade trans*weibliche Personen setzen sich damit auseinander, wie sie die selbstbewusste Formulierung ihrer sexuellen Bedürfnisse mit ihrem weiblichen Rollenverständnis in Einklang bringen können. Alle trans* Personen haben die Gelegenheit, eine selbstbestimmte, ihren Bedürfnissen entsprechende Sexualität zu gestalten.

### 5.7.7 Beziehungsklärung mit dem eigenen Körper

Die Wünsche nach genitalangleichenden Veränderungen sind von einer großen Hoffnung geprägt, dann im Ergebnis das „richtige" Genital, den „richtigen" Körper zu haben. Die Entscheidungsprozesse hierfür werden weitgehend als unumkehrbar betrachtet. Sie sind hinsichtlich operativer Veränderungen häufig eng verknüpft mit dem Erleben oder Nicht-Erleben von Sexualität. So kann die Erfahrung, als trans* Person geliebt und begehrt zu werden, dazu führen, dass ein Wunsch nach operativen Veränderungen eine Zeitlang zurücktritt oder umso mehr in den Vordergrund rückt. Ein im Grunde kaum auflösbares Spannungsfeld kann greifbar werden: „Wieviel körperliche Veränderungen brauche ich, um mich selbst zu lieben und lieben zu lassen – für mich richtig zu sein, und wieviel Körperveränderung braucht (vermeintlich) mein Gegenüber, meine Umwelt, um mich zu lieben, mich richtig zu finden?" Ein Abwägen, eine Kompromissbildung scheinen unumgänglich. Im Zuge genitalverändernder Eingriffe wird häufig bewusst, dass es „das andere originale Organ", „den originalen, richtigen Körper" nicht gibt und auch nach Abschluss der Operationen nicht geben wird. Es geht also hier um eine Kompromissbildung, eine Angleichung, die graduell bleiben muss. Das Erleben einer Kongruenz mit dem eigenen Geschlecht, der geschlechtlichen Identität scheint möglich, das Erleben eines Kongruenzgefühls mit dem eigenen Körper bedarf vielleicht eines Kompromisses, „kein richtiges physisches Zuhause zu haben" oder einer Selbstermächtigung, den richtigen Körper, das richtige Genital zu haben, nämlich ein richtiges „Trans*-Genital".

Trans* Personen können sich für ein „neues" Genital entscheiden und dies als das richtige oder richtigere erleben. Gleichermaßen können sie eine andere Beziehung zu ihrem schon vorhandenen Genital entwickeln und dieses in ihr trans*geschlechtliches Lebens- und Sexualitätskonzept integrieren (Bauer 2015). In jedem Falle scheint es dabei um die Fähigkeit zu gehen, Kompromisse zu entwickeln, verschiedenste Körperlichkeiten, Körpererleben zu integrieren und sich im biografischen Verlauf als veränderlich zu akzeptieren. Die gelebte Sexualität bleibt damit ein aktiv gestaltbares und dementsprechend herausforderndes Feld.

Die hier zu findenden Beschreibungen beziehen sich auf Erfahrungen, die trans* Personen gemacht haben, die für sich ein Coming-out erlebt und praktiziert haben. Wichtig ist es, auch daran zu denken, dass es mittlerweile zunehmend mehr Kinder und Heranwachsende gibt, die ihr trans*geschlechtliches Erleben schon immer verspürten, lebten und sich nie explizit offenbaren mussten. Möglicherweise haben diese Personen einen Zugang zu ihrer Sexualität, der sich deutlich von den hier beschriebenen Aspekten unterscheidet. Das Berichten solcher Erfahrungen steht noch aus.

## 5.8 Reproduktivität

Eingangs sollte man sich vor Augen halten, dass bis 2011 die gesetzliche Vorgabe bestand, für eine juristische Personenstandsänderung im Rahmen des Transsexuellengesetzes (TSG) eine dauerhafte Fortpflanzungsunfähigkeit nachgewiesen zu haben. In Deutschland wurde es trans* Personen bis 2011 unmöglich gemacht, sich fortzupflanzen, wenn sie die rechtliche Anerkennung ihres Geschlechts wünschten. Somit ist das Thema der Reproduktion überschattet von einer massiven Verletzung der Grundrechte von trans* Personen.

Zudem wurden und werden die Zeugungs- und Empfängnisakten von trans* Personen von Seiten der Mediziner_innen für „diagnostische“ Einschätzungen missbraucht. Zeugung, Empfängnis und Gebären bei trans* Personen wurden und werden noch häufig als eine „Aussöhnung“ mit dem Zuweisungsgeschlecht interpretiert (Korte 2019, 51). Das Empfinden, trans* zu sein, wird dann von den Diagnostiker_innen negiert und die Diagnose des „Transsexualismus“ nach ICD-10 ausgeschlossen. Die Frage des Kinderbekommens war eng mit dem Trans*sein im Sinne eines gegenseitigen Ausschlusses verknüpft. Das Nachdenken und Reden über einen Kinderwunsch, den Erhalt oder den Wiederzugang zu Reproduktivität finden aktuell erst zögerlich und vor dem Hintergrund entwürdigender und pathologisierender Erfahrungen und Überlieferungen statt.

So stellen sich trans* Personen die Frage nach einer eigenen Elternschaft nicht selten in einem Klima der Verunsicherung. Elternschaften bei trans* Personen haben das Potential, die geschlechtliche Identität infrage zu stellen: „Bin ich ein Mann, wenn ich ein Kind austrage?“ „Bin ich eine Frau, wenn ich ein Kind zeuge?“ Das kann aus Zuschreibungen des sozialen Umfeldes herrühren, aber auch einer verinnerlichten Unsicherheit geschuldet sein.

Trans* Personen müssen sich in der Regel mit der Frage des Erhalts der eigenen Reproduktionsfähigkeit auseinandersetzen, wenn sie am Beginn ihrer Transition stehen. Es gibt zu diesem Zeitpunkt aber häufig noch wenig Lebenserfahrung und Selbstverständlichkeit im Identitätsgeschlecht. Mit den Jahren kann eine Selbstsicherheit in der eigenen trans*geschlechtlichen Identität wachsen, die auch durch eine bewusst entschiedene Reproduktion nicht mehr in Frage gestellt wird. Nur bestehen dann häufig andere reproduktive Voraussetzungen aufgrund von vollzogenen hormonellen oder operativen Körperveränderungen (Feliciani et al. 2015).

Für trans* Kinder und Jugendliche besteht hier eine besondere Herausforderung. Schon zum Eintritt ihrer Geschlechtsreife oder kurz zuvor, also zu einem Zeitpunkt, zu dem das geschlechtsdysphorische Erleben sehr plastisch und bedrückend werden kann, müssen sie sich anlässlich der Einleitung einer pubertätsverzögernden und spätestens im Vorfeld feminisierender oder maskulinisierender Hormonbehandlungen mit der Frage der Erlangung oder dem Erhalt der Fertilität auseinandersetzen und sich fragen (lassen), ob und wie sie später selbst einmal Kinder haben möchten (Hembree et al. 2017).

Für viele trans* Männer scheint sich die Frage nach der eigenen Reproduktionsfähigkeit kaum zu stellen. Das Austragen eines Kindes ist für diese unvereinbar mit ihrem Selbstverständnis als trans* Mann. Es gibt jedoch trans* Männer, die gebären wollen. Für trans* Frauen scheint die Überlegung, ihre Spermien für eine künstliche Befruchtung aufzubewahren und sich damit eine biologische Elternschaft zu ermöglichen, eher denkbar. Einen gewissen Einfluss haben hier auch die präferierten Partner_innenschaftskonstellationen. So denkt möglicherweise ein schwul lebender trans* Mann mit seinem Partner anders über ein mögliches Austragen eines gemeinsamen Kindes nach, als ein hetero lebender trans* Mann mit seiner cis Partnerin, da hier alternative Entscheidungen möglich sind. Ähnliches gilt für eine hetero oder lesbisch lebende trans* Frau. Hinzu kommen sicherlich auch die unterschiedlichen Auswirkungen auf die körperlichen Veränderungen bei einer eigenen Schwangerschaft. Unabhängig von der Frage einer biologischen Beteiligung ist für trans* Personen die Frage nach einer sozialen Elternschaft von großer Bedeutung. Gerade im Vorfeld gemeinsam geplanter Elternschaften können große Unsicherheiten entstehen. Trans* Personen lassen sich gleichermaßen von biologistischen Konstrukten zu Mutter- und Vaterschaft beeindrucken, wie andere soziale Elternteile das auch erleben können. Hinzu kommen häufig neue Erfahrungen des Nichtanerkennens, des Absprechens des Identitätsgeschlechts. So wird ein Absprechen der Fähigkeit zu einer guten Elternschaft, die Unterstellung, kein richtiger Vater, keine richtige Mutter sein zu können, befürchtet und auch sich selbst zugeschrieben. Die eigentlich für solche Fragestellungen zuständigen Unterstützungsangebote wie Familienplanungs-, Erziehungs- und Familienberatungsstellen, Jugendämter u. ä. sind auf diese Familienkonstellationen häufig nicht vorbereitet und können keine adäquate Unterstützung anbieten. Eher muss mit weiterer Verunsicherung und teilweise mit erheblicher Diskriminierung gerechnet werden.

Von Seiten der Trans*community gibt es verschiedene Erwartungen und Wünsche an die reproduktionsunterstützende Medizin. Trans* Personen wollen Zugang zur Kryokonservierung von Spermien und Eizellen, um eine spätere Befruchtung oder ein Austragen, dann aber häufig von einer dritten Person, zu ermöglichen. Manchen Wünschen von trans* Personen stehen die aktuellen

(Nicht-)Regelungen zur Leihmutterschaft in Deutschland im Wege. Einrichtungen der Reproduktionsmedizin, z. B. Samenbanken, sind auf die Anliegen von trans* Personen häufig noch nicht eingestellt. Anfragen müssen erfahrungsgemäß erst intern diskutiert werden, und es kann zu Einzelfallangeboten oder -entscheidungen kommen. Aktuell kann dem Wunsch trans*weiblicher Personen nach Einlagerung und späterer Insemination von Spermien bei einer Partnerin in der Regel entsprochen werden. Nach Auskunft der Samenbanken sollte zum Zeitpunkt der Einlagerung noch keine Hormontherapie begonnen haben. Bei trans*männlichen Personen ist nach einer hormonellen Stimulation mit Östrogenen eine Entnahme und Einlagerung gereifter Eizellen prinzipiell möglich, ein späteres Einbringen in eine andere Gebärmutter als die des Spenders wäre aktuell nur in Ländern möglich, in denen eine Leihmutterschaft geregelt ist. Auch der Transport und Export der eingelagerten Eizellen unterliegt möglicherweise gewissen rechtlichen Einschränkungen. Der Zugang zu Spendersamen unter Wahrung der Anonymität oder mit einer nachvollziehbaren Herkunft ist gleichermaßen von trans* Personen als auch deren Partner_innen gewünscht. Eine Diskussion der Bedürfnisse von trans* Personen in der reproduktionsbezogenen Wissenschaft oder auf ethischer Ebene wird derzeit in Deutschland leider noch nicht geführt. Wir hoffen, dass sich die wissenschaftliche Diskussion hier bald weiter entwickelt und sich damit auch der Tatsache stellt, dass trans* Personen genau die gleichen reproduktiven Rechte haben, wie andere Menschen auch (Weerawardhana 2016).

Erhebliche Probleme bestehen derzeit ebenfalls im rechtlichen Bereich. So findet ein gebärender Vater seinen Namen und Personenstand nicht in der Geburtsurkunde seines Kindes wieder. Dort wird der frühere weibliche Name und weibliche Personenstand eingetragen. Damit hat der gebärende Vater keine Möglichkeit, sein Verwandtschaftsverhältnis zu belegen, ohne gezwungen zu sein, sich als trans* Person zu outen. Wenn zudem das Kind einen anderen Nachnamen tragen sollte, ist die Verwandtschaft nicht mehr nachvollziehbar. Ähnliches gilt für zeugende trans* Frauen. Zwar soll mit der zugrunde liegenden Vorschrift im Abstammungsrecht das Recht des Kindes auf Wissen um seine Herkunft geschützt werden, doch in der Praxis entsteht die gegenteilige Situation. Zusammen mit der Vorgabe des Offenbarungsverbots im derzeitigen Transsexuellengesetz hätte das Kind große Schwierigkeiten, ein leibliches trans* Elternteil zu ermitteln. Mit der derzeitigen Regelung wird der aktuellen Realität nicht Rechnung getragen. Das rechtliche Postulat sagt immer noch: Die gebärende Person ist die Mutter des Kindes (BGH 2017). Dies bedeutet gleichzeitig für einen gebärenden trans* Mann, dass mit der Geburt eines Kindes sein Zuweisungsgeschlecht zwangsweise geoutet wird (Kapitel 8 „Trans* im Recht"). Eine Überarbeitung des Abstammungsrechts steht aus.

Da trans* Elternteile ihre Reproduktionswünsche mit ihren identitätsbezogenen Körperveränderungswünschen abstimmen müssen, ist die lebenszeitliche Phase der Reproduktion häufig kürzer und von einer hohen emotionalen Bedeutung. Sehr bewusst wird ein biografischer Abschnitt dem Kinderwunsch gewidmet und sich selbst in dieser Zeit eine körperliche Expression des Identitätsgeschlechts zumindest teilweise versagt. Trans* Elternteile können ihre elterliche Rolle sowohl eng verknüpft mit ihrer Geschlechtsrolle verstehen als auch etwas unabhängiger davon. So kann ein elterliches Rollenverständnis von Vorstellungen zu „Väterlichkeit" oder „Mütterlichkeit" geprägt sein, aber auch eine elterliche Präsenz meinen, die im Rahmen der Beziehungsgestaltung z. B. Schutz, Nähe, Ermutigung und Korrektiv anbietet, ohne diese geschlechtsrollenbezogen zu werten.

In der aktuellen Praxis zeugen trans* Frauen Kinder, und trans* Männer tragen Kinder aus. Sie entscheiden sich bewusst für die Verzögerung oder Unterbrechung ihrer Hormontherapie und planen körpermodifizierende Eingriffe entsprechend. Sie verschaffen sich bei Bedarf Spendersamen über private Netzwerke oder aus in- und ausländischen Samenbanken. Derzeitig übernehmen die gesetzlichen Krankenkassen noch nicht die Kosten für assistierte Reproduktion bei trans* Personen. Dies stellt genauso wie der aktuelle Ausschluss von homosexuellen Personen von einer Kostenübernahme der Krankenkassen für assistierte Reproduktion eine Diskriminierung gegenüber cisgeschlechtlichen heterosexuellen Personen dar. Es ist zu hoffen, dass diese Diskriminierung in den Folgeregelungen der „Ehe für alle" abgeschafft wird und trans* Personen damit einen besseren Zugang zu Möglichkeiten der assistierten Reproduktion erhalten.

## 5.9 Trauer, Scham und Schuldgefühle

Im Transitionsprozess können zahlreiche Gefühle auftreten, von intensiver Freude bis zu Trauer und Wut. In der Behandlung wollen wir einen Raum schaffen, in dem über all diese Gefühle gesprochen werden kann, damit eine Person sich selbst mit ihren Gefühlen besser spüren, verstehen und annehmen kann und ihre Gefühle nutzen kann, um sich mit anderen zu verbinden. Wir beschäftigen uns im Folgenden mit drei Gefühlen, die unseres Erachtens besonders relevant in der Begleitung von Transitionsprozessen sind: Trauer, Scham und Schuld (-gefühle). Dies sind innere Erlebnisweisen, die oft in Reaktion auf Ausgrenzungen, Gewalt und die damit verbundenen Bindungsbrüche entstehen. In vielen Fällen verhandeln trans* Personen diese Empfindungen zunächst einmal über eine lange Zeit mit sich selbst, weil sie kein Gegenüber dafür haben. In der Transition werden diese dann manches Mal mit Wucht spürbar durch die

Erweiterung der eigenen Perspektiven beim Vorwärtsgehen und Zurückschauen und durch das Angebot, darüber zu sprechen. Oft sind diese Empfindungen durch sekundäre Gefühle (wie Wut oder Depressivität) überlagert (Greenberg 2006).

BEISPIEL

Eine trans*weibliche 45-jährige Person erinnert sich in der Transitionsbegleitung zunehmend daran, wie sie als Kind versucht hat, weiblich aufzutreten, dies jedoch immer wieder durch die Schläge ihrer Eltern und den Spott ihrer Klassenkamerad_innen unterbunden wurde. Ihre Eltern beschämten sie dafür, dass sie Röcke tragen wollte, indem sie sie als „eklig" und als „Freak" bezeichneten. Sie erlebt eine tiefe Scham darüber, dass sie sich nicht hat wehren können und ab dem Jugendalter in Reaktion auf die erlittene Gewalt sehr viel getrunken hat (was sie als „Abstürze" beschreibt). So hat sie jahrzehntelang die Transition nicht gewagt und auch andere Personen, die sich ihr zuwenden wollten und sie liebten, „weggebissen". Unterdessen wird sie stellenweise auch sehr wütend, wenn sie bei einem Gegenüber Ablehnung vermutet, und vertreibt damit andere. Sie sehnt sich nach einer Beziehung und einem Angenommensein.

Trans* Personen sind in besonderem Maße im Laufe ihres Lebens und Transitionsprozesses mit Erfahrungen konfrontiert, die schmerzhaft und enttäuschend sind oder mit Verlust, Trennung oder Abschied verbunden sein können. Dem Gefühl der Trauer Raum zu geben und Ausdruck verleihen zu können, ist in vielfältiger Hinsicht ein wichtiger Aspekt in der therapeutischen Arbeit. Grundsätzlich geht es um die Erlaubnis, Verlusterfahrungen, Trauer, Zweifel, Scham und Schuld zulassen und zeigen zu können, ohne dass das Trans*sein im Sinne eines Irrtums infrage gestellt wird oder trans* Personen unter Rechtfertigungsdruck für ihre Entscheidungen geraten. Das Konstrukt einer dichotomen Geschlechtlichkeit verstärkt die trennende Annahme, erst das Leben in einer Geschlechtsidentität beenden und sich davon verabschieden zu müssen, bevor die andere Geschlechtsidentität gelebt werden kann.

Das in der Trauer „eigene Erleben wird oft als diskrepant zu den Vorstellungen und den gesellschaftlich geforderten Zuständen erlebt" (Znoj 2004, 3). Es ist jedoch dem Erleben von trans* Personen hinsichtlich ihrer Geschlechtsidentität sehr vertraut. Damit einher gehen Vorwürfe und Forderungen seitens des sozialen Umfeldes und des Versorgungssystems, zu funktionieren und die eigene „Stabilität" zu demonstrieren. Diese Anforderungen können dazu beitragen, dass eine Realisierung der eigenen Gefühlslage und die selbstrespektvolle Auseinandersetzung mit dem eigenen Empfinden blockiert werden.

Aus den individuellen Lebenserfahrungen haben Menschen einen Schatz an Erfahrungen im Umgang mit Abschieden, Verlusten und Trennungen gesammelt und dadurch persönliche Möglichkeiten der Trauerverarbeitung gefunden. Trans*normative Narrative, die oft beinhalten, etwas „geschafft" zu haben und trotz aller erlittener Gewalt relativ „unverletzt" zu sein, müssen häufig solche individuellen biografischen Erfahrungen ausblenden, da z. B. Zerrissenheit, Zweifel, unlogisch anmutende Entscheidungen als Instabilität ausgelegt werden könnten. Damit ist sowohl der Zugriff auf persönliche Trauerthemen als auch auf die damit verbundenen Ressourcen (z. B. Erfahrungen der Verbindung mit sich selbst und eventuell auch anderen) für trans* Personen erschwert.

Scham und Schuldgefühle sind „affektive Begleiter einer negativen Beurteilung des eigenen Selbst" (Hirsch 2007, 1). Sie dienen der Selbstwertregulierung und der Regulation sozialer Beziehungen, z. B. durch vermittelte Wertvorstellungen und Normen oder antizipierte Schuld (Hirsch 2007, Tiedemann 2013), und sind eng verknüpft mit den Themen Schwäche, Sexualität und Körper (Wurmser 2013). Zudem können sie sich unter der kritischen bis entwertenden Betrachtung durch andere in Beschuldigung und Beschämung zeigen.

Scham ist ein intrapsychisches und körpergebundenes Geschehen. So löst eine negative Bewertung des Körpers oder von Körperreaktionen häufig Schamgefühle aus.

Fromm (1988, 120) beschreibt die Vertreibung aus dem Paradies als das „Gewahrwerden von Gut und Böse" und einhergehend mit der Geschlechtertrennung als „die tiefste Scham, die es gibt: einem Mitmenschen ‚nackt' gegenüberzutreten und sich dabei der gegenseitigen Entfremdung, der tiefen Kluft bewusst zu sein, die sie voneinander trennt". Bei trans* Personen kann die Scham bezogen auf den „nackten" Körper noch verstärkt werden durch das Gewahrwerden des „falschen" Körpers. Die Vorwegnahme von Scham hat etwas mit gesehen werden zu tun (Blick der anderen oder der internalisierte Blick einer verachtenden anderen Person) und kann nicht durch „Beichte" – wie etwa bei Schuld – gelindert werden, sondern wird durch Offenlegung zunächst eher verstärkt (Wurmser 2013). Scham kann so über eine gewisse Zeit eine adaptive Funktion einnehmen bei der Wahrung der sozialen Integrität des Selbst durch die scharfe Sensibilisierung für Sichtweisen anderer. Damit trägt Scham zur Stärkung der Gruppenkohäsion bei, sowohl durch das Verstecken und Verschweigen beschämender Aspekte des Selbst als auch durch das Erfolgen von Ausschlüssen, die beschämen.

Schuldgefühle sind eher interpsychisch, sie beziehen die Annahme oder Erfahrung eines Handelns gegenüber anderen mit ein: „Ein Schuldgefühl ist die – unrealistische – Annahme, jemanden zu schädigen, reale Schuld ist dagegen objektiv, sie entsteht durch die Handlung, die einem Anderen [sic] Schaden zugefügt hat" (Hirsch 2007, 1).

Die Psychoanalyse unterscheidet zwischen Abhängigkeitsscham und Trennungsschuld. Beides sind Themen, mit denen trans* Personen in vielerlei Hinsicht im Rahmen ihrer Transition konfrontiert sind. Die therapeutische Situation ist als solche oft schon beschämend, insbesondere wenn sie vorgeschrieben ist, da hier die Abhängigkeit von trans* Personen besonders deutlich wird und Körperthemen besprochen werden (müssen), die für behandlungssuchende trans* Personen häufig mit Leid, Entwertung und Ausgrenzung verbunden sind. Im Transitionsprozess selbst gibt es zahlreiche Bereiche, in denen es um die Themen der sozialen Beschämung und der daraus resultierenden Entfremdung und Bedrohung von Zugehörigkeit geht: körperlich, sozial, strukturell, mental, rechtlich etc. Es bedarf der Erarbeitung einer sehr vertrauensvollen und sicheren therapeutischen Beziehung, um die durch den Zwang „vergiftete“ Atmosphäre für selbstbestimmte Auseinandersetzungen nutzbar zu machen.

Bezüglich der Schuld ist wichtig zu unterscheiden, ob es sich um eine reale Schuld handelt (z. B. tatsächlich körperlich und/oder emotional gewalttätig geworden zu sein), ein Schuldgefühl oder eine existentielle bzw. persönliche Verantwortung (z. B. Schuldgefühle hinsichtlich nicht gelebten Lebens). Viele Menschen sind für etwas verantwortlich, haben sich jedoch nicht schuldig anderen gegenüber gemacht. Scham und Schuldgefühle sind häufig verknüpft mit den Kategorien „gut“ und „böse“ und „Gewissen“ sowie den Fragen nach Konsequenzen und Wiedergutmachung.

Scham entsteht aus der „Diskrepanz von idealem und realem Selbst“ (Hirsch 2007, 1). Scham trennt damit Menschen von sich selbst und entfremdet sie so auch von anderen. Ein Anerkennen des eigenen Verwundetseins wird durch die Scham, sich nicht hinreichend geschützt haben zu können, verhindert (Hooks 2018). So errichtet Scham eine mächtige Kommunikationsbarriere, die sich oft auf weite Bereiche des Selbst ausweitet (Schulmann 2016). Wenn dann in der Transition Schritte gelingen, und die Person darauf auch stolz ist, wird oft die Scham im Kontrast noch schärfer wahrnehmbar und die Gefühle können sich differenzieren. Dann erst kann auch reflektiert werden, ob eine Person sich schuldig fühlt bzw. sich tatsächlich auch schuldig gemacht hat (z. B. durch verletzendes Handeln anderen gegenüber) und zunehmend Selbstverantwortung übernommen werden. So stellt das Wahrnehmen und Differenzieren von Schuldgefühlen und Schuld bereits einen wichtigen Wachstumsschritt dar:

> *„Schuldig wird der Mensch durch die relative Freiheit, über sein Tun zu entscheiden, auch die Notwendigkeit, sich gegen die Natur und die Mitmenschen zu behaupten“ (Hirsch 2007, 10).*

Eine Transition von Scham, „Ich bin falsch“, hin zu Stolz auf eine trans*geschlechtliche Identität, „Ich bin richtig!“, braucht ein selbstbehauptendes Handeln. Das ist ohne ein Schuldig-werden gegenüber sich selbst, in dem die trans* Person etwas für sie sehr Wichtiges aufgeben muss („Ich verrate meine Sehnsucht nach unbedingtem Geliebt-werden-wollen“), und gegenüber anderen („Ich erfülle nicht mehr deine geschlechtsbezogenen Erwartungen“) nicht zu haben (Wurmser 2013). Diese inneren Konflikte zu würdigen und zu tragen, braucht viel Zeit, Achtsamkeit und Respekt.

## Trans*spezifische Themen im Umgang mit Trauer, Scham und Schuldgefühlen

**Nichtzugehörigkeit** und die Erkenntnis der Zugehörigkeit zu einer geschlechtlichen Minderheit ist ein zentrales Thema für viele trans* Personen. Häufig wird dieses Nichtzugehörigkeitserleben schon seit frühester Kindheit geschildert. Es gibt ein Gefühl von „anders sein“, „nicht stimmen“, „nicht passen“, „fremd sein“, „nicht dazu gehören“, „keinen Platz in der Welt haben“, „falsch sein“.

Trans* Personen können in ihrer Biografie durch Zurechtweisungen hinsichtlich ihrer gendernonkonformen Wünsche sehr früh Schuldgefühle erleben, nicht gewollt zu sein oder „so“ nicht gewollt zu sein. Zudem können durch frühe Beschämungen in Form von Auslachen, Ausschluss und Reglementieren tiefe Schamgefühle gegenüber dem eigenen Körper und sich selbst entwickelt werden.

Häufig versuchen trans*geschlechtliche Personen in ihren Herkunftsfamilien schon sehr zeitig, alles zu tun, um unauffällig zu sein und nicht zur Last zu fallen, wenn Eltern signalisieren, dass das Kind „anstrengend, schwierig, nicht normal“ ist oder verantwortlich gemacht wird für das Wohlbefinden der Eltern. „Ich habe als ‚gutes Kind‘ versagt und mich schuldig gemacht, indem ich nicht den Erwartungen der Eltern entsprochen und sie enttäuscht habe“.

Starre, konservative Geschlechterrollenstereotype (heteronormativ, binär) und genderkonforme gesellschaftliche Normen des Bezugssystems fördern neben den Gefühlen von Nichtzugehörigkeit und Fremdheit auch Schuld und Scham in der lebensgeschichtlichen Entwicklung (Rauchfleisch et al. 2002). Hinzu kommen Schuld- und Schamgefühle gegenüber sich selbst, weil das Trans*sein nicht losgelassen und kontrolliert werden kann, und gegenüber dem sozialen Umfeld, dass diesem das „zugemutet“ werden muss.

In sozialen Kontakten wird häufig eine Scham erlebt, sich zu benennen: „bei mir ist das so …“; es besteht eine Scham, Biografisches zu erzählen: „früher als Mädchen …“; Scham, über das eigene Genital zu sprechen: „ich habe …“; Scham, wenn sich eine trans* Person offenbaren muss oder bestätigen muss, anders zu sein, „nicht richtig“ zu sein, „Ich bin zwar eine Frau, aber…“. Es besteht eine Scham und eine große Unsicherheit: „Werde ich jetzt respektiert, wenn ich etwas über mich sage oder gerade nicht?“ Es gibt ein Schamgefühl, den Erwartungen des_der Partners_in, der Eltern, der Kinder, der Freund_innen nicht zu entsprechen: „Ich habe versagt“, „ich bin anders“, „ich kann diese Rolle nicht ausfüllen“, „ich kann euren Erwartungen nicht gerecht werden“, „ich genüge nicht“. Diese Schamgefühle schützen einerseits vor voreiligen Äußerungen zu sich selbst und damit auch vor Voyeurismus, andererseits erschweren sie die Kontaktaufnahme, ein Kennenlernen und auch das Eintreten für die eigenen Bedürfnisse.

Mit dem Coming-out und dem Gewahrwerden, nicht allein mit dem Thema zu sein, kann ein Zugehörigkeitsempfinden zu Communitys erfahren werden. Jedoch kann sich vor dem Hintergrund einer wachsenden Heterogenität und Vielfalt in den Communitys gerade bei denjenigen trans* Personen, die sich in den Communitys mit ihrer spezifischen Geschichte und Lebensweise nicht gespiegelt sehen (z. B. nonbinäre trans* Personen), erneut ein Nichtzugehörigkeitsgefühl einstellen, welches dann als besonders schmerzhaft empfunden werden kann. Auch trans* Personen mit einer ausgeprägten sozialen Scheu und Unsicherheit gelingt es manches Mal kaum, Anschluss an Communitys zu finden.

Im Rahmen der Transition können körpermodifizierende Maßnahmen das „nicht stimmig sein“ mit der Angleichung des Körpers an das Identitätsgeschlecht reduzieren. In diesem Zusammenhang erfolgt eine Auseinandersetzung mit den Anteilen, die verändert werden können und gewünscht werden sowie jenen, die akzeptiert werden müssen. Dabei ist sowohl die Beschäftigung mit Geschlechternormen von großer Bedeutung als auch die Reflexion und Verabschiedung von Idealbildern. Die „Sehnsucht nach einem Dazugehören“ steht im Spannungsfeld zur „Akzeptanz der Heimatlosigkeit“ sowie der „stolzen Akzeptanz des Besondersseins“ (Günther 2018, 14).

Die sogenannten **„verlorenen Jahre“** (Günther 2018, 17) oder das „nicht gelebte Leben“ werden häufig als die Zeit betrauert, in der trans* Personen noch nicht in ihrer eigenen Geschlechtsidentität lebten und versucht haben, den an sie herangetragenen Geschlechterrollenerwartungen zu entsprechen. Zu der verlorenen Zeit gehören auch Lebensphasen, in denen trans* Personen von dem Identitätskonflikt und der Genderdysphorie so eingenommen waren, dass andere Lebensbereiche wie Schule, berufliche Ausbildung, Beziehungen, Sexualität, Pubertät an ihnen quasi vorbeigegangen sind oder unerträglich waren und ungelebt blieben. Insbesondere die Phase der Pubertät wird häufig in vielerlei Hinsicht als hochproblematisch erlebt. Geschlechterzuordnungen und -abgrenzungen und damit verbundene Interessen werden prägnanter, wodurch die Nichtzugehörigkeit spürbarer und auch gewaltvoll erlebt wird. Mit dem

Beginn der körperlichen Veränderungen in der Pubertät nimmt das Unbehagen bezüglich der eigenen Körperlichkeit zu und Hoffnungen („dass sich mein Körper nicht in diese Richtung entwickelt“) werden von der unerbittlichen Realität eingeholt. Damit gehen nicht selten Scham- und Ekelgefühle einher, die sich bis zum Selbsthass entwickeln können. Unter diesen Umständen ist es vielen trans* Personen nur schwer möglich gewesen, zufriedenstellende intime Beziehungen einzugehen. Diese Lebenszeit wird schmerzvoll vermisst und ist nicht nachholbar. Beim Betrachten der verlorenen Lebenszeit erleben trans* Personen neben der Trauer und dem Schmerz darüber, auch eine starke Wut und Enttäuschung, nicht früher Unterstützung erhalten zu haben, da viele ihrem Umfeld schon früh signalisiert haben, dass sie sich nicht passend in ihrem zugeschriebenen Geschlecht erleben. Vielfach sind sie damit von Familie, Freund_innen, Lehrer_innen, Gesundheitsversorger_innen nicht ernst genommen worden, in ihren Anliegen ignoriert, pathologisiert oder (teilweise traumatischen) „Umerziehungsversuchen“ unterzogen worden. Diese Erfahrungen trugen eher dazu bei, dass die trans*geschlechtliche Identität versteckt, verheimlicht und selbst verachtet wurde.

In der Sichtbarwerdung der Trans*geschlechtlichkeit wird leider noch häufig vom sozialen Umfeld, aber auch von Behandler_innen von einer „Phase“ gesprochen: „Das ist nur eine Phase“ oder „Will sich nur wichtigmachen und Aufmerksamkeit“. Dadurch wird ein Coming-out erschwert.

Es gibt auch eine sehr tiefgreifende und den gesamten Lebenslauf berührende Trauer, die an der Frage „Warum bin ich nicht mit dem zu meinem Identitätsgeschlecht passenden Körper geboren?“ rührt und sich in einem großen Zweifeln an der Welt manifestieren kann.

Mit dem Trans*coming-out und der Entscheidung für eine Transition treten nicht selten **Beziehungsabbrüche** und **Trennungen** in Partner_innenschaften, Familien, Freundeskreisen und im Arbeitsbereich auf. Diese schmerzhaften Erfahrungen sind häufig von einem (manchmal einseitigen, manchmal aber auch gegenseitigen) respektlosen Umgang und vielfältigen Kränkungen begleitet. Ehen werden geschieden, trans* Personen müssen ausziehen und der Kontakt zu Kindern wird teilweise erschwert (Günther 2018). Freund_innen und Familienangehörige brechen den Kontakt ab oder outen die trans* Person ungefragt gegenüber anderen. Arbeitsplatzbedingungen können aufgrund von Diskriminierungen unerträglich werden, so dass sich trans* Personen teilweise gezwungen fühlen, sich beruflich neu zu orientieren. Neben dem Abschiedsschmerz und den Anforderungen des Transitionsprozesses sind trans* Personen dadurch zusätzlichen Belastungen ausgesetzt und gefordert, sich neue Strukturen (Wohnung, Arbeit) und soziale Netzwerke aufzubauen. Damit sind nicht nur erhöhte finanzielle Belastungen verbunden, sondern auch ein enormer Aufwand an emotionalen

Kräften und Bereitstellung persönlicher Ressourcen. In solchen Zeiten ist es unmöglich, allen Anforderungen – ob eigenen oder denen anderer – gerecht zu werden. Damit verbundene Schuldgefühle sind in diesen Bezugsrahmen zu setzen und entsprechend zu bewerten.

Aus dem Schmerz, der langanhaltenden Anspannung und der Erschöpfung resultieren häufig Schuldgefühle und Zweifel hinsichtlich der getroffenen Entscheidung, da der Preis für ein Leben in der gewünschten Identität teilweise unerträglich hoch zu sein scheint. Trans* Personen erleben sich beispielsweise in Partner_innenschaften in dem Konfliktfeld „entweder-oder", indem sie sich für ein Leben in der empfundenen Geschlechtsidentität entschließen können, sich damit aber gegen die Beziehung entscheiden müssen. Das Erahnen dieser Auswirkungen ist nicht selten ein Grund, warum trans* Personen lange ein Coming-out hinausgezögert haben und für eine ungelebte Identität über viele Jahre einen langen Leidensweg auf sich genommen haben. Hierin zeigt sich nicht nur eine große Ungerechtigkeit, sondern auch das Dilemma des Lebens, nämlich dass wir nicht zwei Leben zugleich führen können. Das Schulderleben kann sowohl durch Reaktionen des Umfeldes als auch durch intervenierende und beratende Institutionen wie Jugendämter oder Familiengerichte durch Schuldzuschreibungen im Trennungsgeschehen verstärkt werden. Diese Täter-Opfer-Dynamik kann dazu beitragen, dass trans* Personen nicht für ihre Rechte und Bedürfnisse in Konflikt- und Streitsituationen einstehen und kämpfen, auch weil Stärkung und Rückhalt nicht zu erwarten sind.

Im Zusammenhang mit dem Pathologisierungskonzept (Kapitel 7.2 „Diagnostik") können trans* Personen sich Leid aufladen, um wieder etwas gutzumachen, den sogenannten Makel des Trans*seins und die Belastung für andere. Dies kann dazu führen, dass trans* Personen die daraus resultierenden Schuldgefühle über beispielsweise besondere Leistungen oder Anpassung zu kompensieren versuchen (Kapitel 7.5.7 „Internalisierte Trans*feindlichkeit"). Eine daraus resultierende Überforderung kann im Sinne eines Circulus vitiosus zur weiteren Verstärkung von Schuldgefühlen beitragen.

Trans* Personen berichten, dass es häufig nicht auszuhalten ist, sich selbst im Spiegel anzuschauen, eine Körperlichkeit wahrzunehmen, die als nicht richtig, nicht stimmig erlebt wird. Sie möchten sich verhüllen, abwenden und dieses Gefühl vergessen. Das „verkörperte" Geschlecht wird als nicht passend erlebt. Zur Linderung dieser Beschämung werden primäre und sekundäre Geschlechtsmerkmale verdeckt, abgebunden, als stimmiger erlebte Körperareale werden hervorgehoben. Trans* Personen möchten sich dann insgesamt stimmiger träumen und in diesem stimmigen Gefühl verweilen. Diese Augenblicke werden als ganz für sich, ganz intim erlebt und müssen vor den Blicken und Kommentaren anderer sehr geschützt werden. Es besteht eine große Furcht vor Entdeckung, vor Bloßstellung und damit vor Beschämung. Allein die Angst davor, entdeckt zu werden, führt zu immer wiederkehrenden Reaktionen von Schuldgefühlen, die Abwehr und Verdrängung verstärken. Dinge und Kleidung werden weggeworfen, Kontakte zu Menschen, die etwas ahnen könnten, werden abgebrochen, auch wenn bewusst ist, dass dies nur für den Augenblick entlastet.

Häufig erleben trans* Personen eine Scham dem eigenen Körper gegenüber, der nicht passt (Günther 2018), so dass sie es vermeiden, ihren Körper anderen zu zeigen, z.B. beim Sport, in Umkleidekabinen, beim Sex, im Sommer). Nicht selten sind trans* Personen bloßgestellt und beschämt worden, indem sich andere beispielsweise über sie lustig gemacht haben. Dies bedeutet für trans* Personen, dass sie selbst ihren geschlechtlichen Körper zumindest graduell ablehnen, sich für ihn schämen und gleichermaßen das Gefühl haben, sich dafür schämen zu müssen, sich einen anderen zu ersehnen, sich ihrem Bild davon mit Hilfsmitteln anzunähern. Das Schamgefühl scheint tief verwurzelt und über diese Gefühlslagen ist selten ein Reden möglich. Das Empfinden, den eigenen Körper abzulehnen und zudem ein anderes als das zugeschriebene Geschlecht zu haben, bleibt lange unaussprechlich. Einer Minderheit anzugehören, scheint per se Schamgefühle auszulösen. Die Nichterfüllbarkeit der körperbezogen Normalitätserwartungen ist nicht abstellbar, der eigene Körper „verrät" die trans* Person.

Ein weiterer Trauerprozess geht mit der **Körperlichkeit** einher. Dies betrifft ungeliebte Körperbereiche, den Verlust der körperlichen Unversehrtheit nach körpermodifizierenden Behandlungen, körperliche Veränderungen, körperliche Integrität, Verlust von Körperteilen und Körperfunktionen, unbefriedigende Ergebnisse körpermodifizierender Behandlungen (Kapitel 7.5 „Therapeutische Themen und Prozesse"). Ein wichtiger Kontextfaktor dabei kann die durch die MDS-Richtlinien fehlgeleitete Aufmerksamkeit des Gesundheitswesens sein, vorrangig ein Trans*sein beurteilen zu wollen. Bedürfnisorientierte Informationen sowie sorgfältige und ehrliche Aufklärung über einzelne körpermodifizierende Eingriffe können dabei in den Hintergrund treten.

Die Trauer um **„falsche" Entscheidungen** ist unter dem Gesichtspunkt zu betrachten und zu reflektieren, unter welchen Bedingungen, in welchem Kontext und mit welchen Ressourcen und Informationen Entscheidungen getroffen wurden. Oft lässt sich hier ein Perspektivenwechsel hin zu einer selbstrespektvollen Haltung anregen, wenn die Sichtweise, aus der heraus damals Entscheidungen getroffen wurden, präsent gemacht wird und dieser die Weiterentwicklung des eigenen Wissens über sich selbst heute gegenüber gestellt wird.

TIPP

Parabel: Wenn ich in einem Fluss schwimme, dann kann ich nur den Flussabschnitt bis zu der nächsten Flussbiegung überschauen und in dem Moment entscheiden, welchen Weg ich im Fluss nehme. Steige ich später aus diesem Fluss aus und gehe die Uferböschung hinauf, um zurückzublicken, sehe ich erst, an welchen Stellen ich hätte anders oder leichter Hindernisse, Stromschnellen, Steine überwinden oder eine Pause machen können. Doch während ich im Fluss geschwommen bin und von der Strömung getragen wurde, konnte ich nur unter den aktuellen Gegebenheiten meine Entscheidungen treffen.

Wenn trans* Personen mit früher getroffenen Entscheidungen zu einem späteren Zeitpunkt nicht mehr zufrieden sind, können neben der Trauer auch Gefühle von Bereuen, Scham und Schuld oder Wut eine Rolle spielen. Im Rahmen des Transitionsprozesses kann es dabei um Entscheidungen bezüglich körpermodifizierender oder sozialer Veränderungen gehen. Hinsichtlich körperlicher Veränderungen können trans* Personen unzufrieden sein mit ihrem eigenen Verhalten im Gesundheitssystem, mit der Wahl der Operation/en, Operationsergebnissen, unerwünschten Nebenwirkungen, Komplikationen, Funktionseinschränkungen, Wegfall von Funktionen (wie Verlust der Orgasmusfähigkeit). Bezogen auf Entscheidungen, die das soziale Feld betreffen, können trans* Personen feststellen, dass sie in den gewählten Lebensbezügen nicht ankommen. So kann beispielsweise ein beruflicher Wiedereinstieg ins Arbeitsleben nicht wie ersehnt gelingen. Durch den Verlust sozialer Kontakte können Einsamkeit und Schuld erlebt werden. Mit der Trauer um „falsche" Entscheidungen ist nicht ein Infragestellen des Trans*seins bzw. der Geschlechtsidentität verbunden. Vielmehr sind die Auswirkungen von Entscheidungen häufig auch Ausdruck gesellschaftlicher Diskriminierungsbedingungen (z. B. Arbeitsplatzverlust) und der medizinisch begrenzten Möglichkeiten (z. B. Operationsverfahren). Trans* Personen brauchen die richtigen Orte und geschulte Behandler_innen, um über diese Themen offen und angstfrei sprechen zu können.

# 6 Trans* im Kontakt

## 6.1 Im Kontakt mit sich selbst: Selbsterfahrung

Selbsterfahrung gehört zu jeder therapeutischen Ausbildung und Arbeit. Wir wollen an dieser Stelle auf Aspekte eingehen, die für die Arbeit mit trans* Personen von besonderer Bedeutung sein können.

Trans* Personen können im Rahmen von Psychotherapien neben der zentralen Frage ihrer Geschlechtszugehörigkeit auch geschlechtsrollenbezogene Aspekte in ihrer Erziehung und ihre Erfahrungen von Zurichtung und Gewalt thematisieren. Das Verhältnis zu ihrem Körper, insbesondere zu ihren primären und sekundären Geschlechtsmerkmalen, ihre sexuelle Orientierung, vielfältige Beziehungsmodelle und Sexualitäten können Thema sein. Sie setzen sich mit massiven körperlichen Eingriffen auseinander, und sie beschäftigen sich mit der Frage des Kinderwunsches oder einer bewussten Kinderlosigkeit.

In all diesen Themenfeldern werden Psychotherapeut_innen mit ihren eigenen Konzepten, vermeintlichen Gewissheiten, Ängsten und Verletzungen konfrontiert, wenn sie mit trans* Personen arbeiten. Diese Konfrontationen können Wut, Verzweiflung, Verwirrung, Angst vor Vernichtung, Ängste vor dem Verlust körperlicher Unversehrtheit, Distanzierung und Ähnliches auslösen (Becker 2014). Daher ist im Vorfeld eine persönliche Auseinandersetzung im Rahmen von Selbsterfahrung notwendig für die gemeinsame Arbeit. Insbesondere eigene homo- und trans*negative Anteile sollten aufgedeckt und reflektiert werden. Ziel dieser Auseinandersetzungen kann es sein, diskriminierungsarm und authentisch in Kontakt zu gehen und sich eigener Begrenztheiten und blinder Flecken bewusst zu sein.

### 6.1.1 Auseinandersetzung mit dem Konstrukt von Zweigeschlechtlichkeit

Fast alle Menschen sind von geschlechtsbinären Konstrukten geprägt und in diesen Vorstellungswelten aufgewachsen. Sie haben häufig dichotome Vorstellungen der Geschlechtlichkeit, so dass es keinen gedanklichen Zwischenraum zwischen den zwei angenommenen Geschlechtern gibt. Andererseits stellen trans* Personen mit ihrem „Wechsel“ von einer geschlechtlichen Zuschreibung zu einer anderen eben diese Vorannahmen in Frage, ob sie das wollen oder nicht. Das eine Geschlecht lässt sich nicht mehr ohne weiteres von anderen unterscheiden, und es gibt Zwischenstufen, Unschärfen, Zwischenwelten. Das kann die behandelnden Personen im Kontakt mit behandlungssuchenden trans* Personen verunsichern, auch dadurch, dass Erinnerungen an eigene geschlechtliche oder sexuelle Unsicherheiten – vielleicht in der Pubertät oder in anderen Lebensphasen – angerührt werden. Zudem können Gewissheiten über sich selbst und den eigenen Lebensentwurf so sehr in Frage gestellt werden, dass der Kontakt mit trans* Personen insgesamt als bedrohlich erlebt wird. Die Erarbeitung eines Verständnisses von Geschlecht, welches über ein Konstrukt von Zweigeschlechtlichkeit hinausgeht, sollte das Ziel einer entsprechenden Selbsterfahrung sein.

### 6.1.2 Die Begegnung mit der Verwirrung

Wenn cis Personen, besonders auch cisgeschlechtliche Therapeut_innen, im Kontakt mit trans* Personen noch ungeübt sind, beschreiben sie häufig ein Phänomen der Verwirrung (Güldenring 2009). Sie werden mit unterschiedlichen Wahrnehmungen konfrontiert. So kann eine trans* Person zwar auf der verbalen Ebene postulieren, eine Frau zu sein, aber auf anderen Kanälen der Wahrnehmung hört, sieht, spürt, riecht der_die Therapeut_in vielleicht etwas, dass er_sie männlich zuordnet. Er_sie erlebt Signale, die er_sie als gegensätzlich empfindet. Daraus kann eine Unsicherheit, aber auch eine große Skepsis entstehen, dem verbal Geäußerten und Gehörten Glauben zu schenken. Diese Skepsis kann im Kontakt eine erhebliche Dynamik entfalten, da dies das Gegenüber bemerkt und gern aus dem Weg räumen möchte. Eine schlüssige Reaktion liegt für die behandlungssuchende Person in der verbalen Bekräftigung der Aussage und auch in dem Versuch einer narrativen Herleitung und Beweisführung. Da dies manchmal schon ungefragt geschieht, kann diese Erzählung durch die Behandler_innen wiederum als unangemessen vehement erlebt werden und zu weiterer Skepsis führen. Um diese hier angedeutete Dynamik noch mehr zu verstehen, kann es hilfreich sein, sich einen kleinen Ausschnitt der „Leitsymptome der transsexuellen Entwicklung“ von Volkmar Sigusch anzuschauen, die er 1979 erstmals veröffentlichte und sich gut zehn Jahre später davon distanzierte:

> *„Im ärztlichen Gespräch wirken Transsexuelle kühl-distanziert und affektlos, starr, untangierbar und kompromißlos, egozentrisch, demonstrativ und*

> *nötigend, dranghaft besessen und eingeengt, merkwürdig uniform, normiert, durchtypisiert. Wenn der unerfahrene Untersucher den zweiten transsexuellen Patienten gesehen hat, meint er, bereits alle zu kennen. Introspektions- und Übertragungsfähigkeit fehlen weitgehend. Konfrontationen und Probedeutungen gehen ins Leere. Trotz oft unablässiger Schilderungen des Leidensweges drückt der Patient kaum Affekte aus. Bei oft gesten- und floskelreicher Redseligkeit wirkt der Patient stereotyp, monoton, fassadenhaft" (Sigusch et al. 1979, 251).*

Neben der Feststellung, dass hier äußerst abwertend und geradezu feindselig von trans* Personen gesprochen wird, kann man sich anhand dieser Schilderung in etwa vorstellen, wie das ärztliche Gespräch in diesem Falle eskaliert ist. Wie sehr die trans* Person versucht hat, ihr Gegenüber von ihrem trans*-geschlechtlichen Erleben zu überzeugen und wie sehr der Arzt in den Widerstand ging und letztlich kühl-distanziert und affektlos, starr, untangierbar und kompromisslos, egozentrisch, demonstrativ, normiert wirkte, Konfrontationen und Probedeutungen ins Leere gehen ließ und letztlich stereotyp, monoton, fassadenhaft in seiner eigenen Abwehrhaltung und Skepsis blieb. Sigusch selbst reflektiert letztlich diese Dynamik, wenn er einige Jahre später schreibt:

> *„Heute denke ich, dieses Leitsymptom [gemeint ist das Drängen, die Autor_innen], das ich aus späterer klinischer Erfahrung nicht mehr vertrete, hat mit meiner damaligen Situation (und Abwehr) mindestens ebensoviel zu tun wie mit der damaligen Situation (und Abwehr) der transsexuellen Patienten. Bedrängt, geschoben, verstrickt und entsetzlich genervt von den allzu vielen Transsexuellen, die zur Frankfurter Abteilung pilgerten (die anfänglich nur aus mir und einem Assistenten bestand), habe ich mich sadistisch gerächt – wie vielleicht sogar bei generalisierter Betrachtung mit dem ganzen ‚Programm' der Untersuchung und Behandlung – nach der unbewussten Devise: ‚Wenn ihr mich schon bis aufs Blut peinigt, dann werde ich euch sagen, was von euch zu halten ist und wer letztendlich die Geißel schwingt'" (Sigusch 1992, 91 f.).*

Eine wirkliche Einsicht in die eigene Hybris stellte sich anhand dieser Reflexion leider nicht ein. Ein aufrichtiges Anerkennen des mitverursachten Leidens, der abwertenden Normierungen ist aus diesen Beschreibungen nicht herauszulesen.

Sobald eine trans* Person auf ein Gegenüber trifft, welches der geschlechtlichen Selbstbeschreibung keinen Glauben schenkt oder diese nur bagatellisiert, ist die Wahrscheinlichkeit gegeben, dass sich solch eine Dynamik aus Skepsis der Behandler_innen und resultierenden Versuchen der Behandlungssuchenden, die Skepsis durch Beweisführung zu überwinden, entwickelt. Damit schwindet die Möglichkeit, für einen respektvollen Kontakt und eine tragfähige Arbeitsbeziehung, da es in dieser Dynamik vor dem Hintergrund des Machtgefälles einer therapeutischen Beziehung kaum noch möglich ist, dass Klient_innen Vertrauen schenken können. Ein trans*geschlechtliches Erleben kann nur die trans* Person selbst feststellen, daher kann dieses seitens der Behandler_innen letztlich nur unhinterfragt zur Kenntnis genommen werden. Wenn hier Zweifel erlebt werden, dann sagen diese nichts über die Trans*geschlechtlichkeit des Gegenübers aus, sondern viel mehr über die Wahrnehmung und Selbstreflexion der Therapeut_innen. Nur die zweifelsfreie Akzeptanz eines trans*geschlechtlichen Erlebens durch das Gegenüber ermöglicht es der trans* Person, eigene Zweifel, z.B. zu anstehenden Schritten in der Transition, zu thematisieren. Genauso wie sich vielleicht trans* Personen in solch einer Situation überfordert fühlen, nämlich indem sie etwas beweisen wollen, was weder beweisbar ist noch bewiesen werden muss, sollten sich Therapeut_innen hier ihre eigene Überforderung bewusst machen. Sie glauben, es doch wissen zu müssen, doch richtig erfassen zu müssen, „wer da vor mir sitzt". Und genau von diesem überfordernden Anspruch gilt es sich zu lösen. Bezüglich des Trans*seins reicht es völlig aus, wenn die trans* Person sich mehr oder weniger sicher ist, es zu sein.

### 6.1.3 Die Konfrontation mit dem Bedürfnis nach körperlicher Unversehrtheit

Trans* Personen lösen manchmal nur durch ihr Auftreten bei ihrem Gegenüber die Vorstellung aus, ob sie wohl operierte Genitalien haben. Die alleinige Vorstellung vom Schneiden am Genital kann bei Behandler_innen große Ängste und Abwehr auslösen, es können eigene Erinnerungen an Verletzungen der körperlichen Integrität und an sexualisierte Gewalt aktiviert werden. Auch können über Generationen in der Herkunftsfamilie erworbene Ängste einfließen. Die eigene Befangenheit sollten Behandler_innen vorab in einem sicheren Setting reflektieren. Diese Auseinandersetzung ist von großer Bedeutung, auch weil in der Begleitung von trans* Personen Behandler_innen häufig gefragt werden, Bescheinigungen für anstehende Transitionsoperationen auszustellen und diese damit zu befürworten. Eine Verweigerung oder Verzögerung des Ausstellens dieser Bescheinigungen kann ohne weiteres mit persönlichen Ängsten der Behandler_innen korrespondieren. Die Verweigerung ist also nicht etwa fachlich begründet, sondern beruht auf unfachlichen Vorkonzepten und Empfindungen der Behandelnden. Um eine solche Verweigerung noch im Rahmen des professionellen Diskurses vertretbar zu machen, geben manche Behandelnde vor, sie seien in einem psychotherapeutischen Sinne „abstinent". Tatsächlich verhalten sie sich jedoch intransparent und entziehen sich ihrer Verantwortung. Abstinenz im psychotherapeutischen Sinne bedeutet, dass eine behandelnde Person darauf verzichtet, in der Therapie eigenen und nicht sichtbar gemachten Bestrebungen zu folgen und eigene Normvorstellungen durchzusetzen (Wöller/Kruse 2001). Bei einer intransparent gestalteten und machtvoll durchgesetzten Verweigerung und Verzögerung von indizierten Transitionsmaßnahmen handelt es sich somit nicht um therapeutisch gebotene Abstinenz, sondern um einen Machtmissbrauch.

### 6.1.4 Die Bedeutung der Beziehung zum eigenen Körper

Trans* Personen erleben ihren Körper, insbesondere ihre primären und sekundären Geschlechtsmerkmale häufig aversiv. Wenn sie von ihrem Körpererleben sprechen, geschieht es, dass die Therapeut_innen mehr oder weniger bewusst ihre Beziehung zu den eigenen Körperlichkeiten in einer Art von Spiegelung oder Vergleich mitvollführen. Dann können recht gegensätzliche Empfindungen im Raum sein, wenn z. B. der Klient mit einem Widerwillen oder Ekel das Verhältnis zu seinen Brüsten beschreibt, die therapeutisch tätige Person hingegen ein angenehmes Verhältnis zu ihren Brüsten hat. Auf beiden Seiten kann ein Befremden spürbar werden, welches dazu führen kann, dass es der trans* Person schwerfällt, weiter über dieses Thema zu sprechen und sich den Raum dafür im therapeutischen Geschehen zu nehmen. Daher ist es wichtig, im Rahmen von Selbsterfahrung das eigene Verhältnis zum Körper und besonders auch zu den Geschlechtsmerkmalen zu reflektieren und sich eine respektvolle Haltung gegenüber Personen zu erarbeiten, die die eigene Körperlichkeit deutlich anders beschreiben und bewerten.

### 6.1.5 Das selbstbestimmte vorzeitige Beenden der eigenen Fertilität

Da sich trans* Personen mit dauerhaften Hormontherapien und auch körpermodifizierenden Eingriffen auseinandersetzen, müssen sie sich – möglichst im Vorfeld – auch mit der Frage eines zukünftigen Kinderwunsches und des Erhalts oder des Verlusts der Fertilität beschäftigen. Damit ist das Verhältnis zum eigenen Kinderwunsch sowie zur Fertilität der therapeutisch tätigen Person angesprochen und muss reflektiert werden. Hinzu kommt die Reflexion der Haltung gegenüber „künstlichen" Maßnahmen der Fortpflanzung, der assistierten

Befruchtung, der Samenspende, der Anonymität von Spender_innen und der Leihelternschaft. Etwaige ethische Einwände sollten benannt werden und – möglichst auch im Vorfeld – zu einer Entscheidung der Behandler_innen führen, ob sie die Arbeit in diesem Feld leisten können.

### 6.1.6 Die Reflexion der eigenen Trans*biografie

Therapeutisch tätige trans* Personen haben im Rahmen der Selbstreflexion die Aufgabe, ihre eigene Entwicklung, ihre Trans*biografie zu abstrahieren und als eines von unendlich vielen möglichen Beispielen zu betrachten. Eigene Erfahrungen fanden zu einer anderen Zeit in einem anderen Kontext statt, und es standen andere Ressourcen zur Verfügung. Daher sind aus der eigenen Erfahrung abgeleitete Empfehlungen nicht ohne weiteres anschlussfähig und auch schädlich, weil sie die Suche nach eigenen Lösungsansätzen unzulässig verkürzen können. Zudem kann die rückblickend erzählte Geschichte Druck bei der behandlungssuchenden Person erzeugen, die Probleme „genauso gut" bewältigen zu müssen. Der therapeutische Raum für ein Innehalten, ein Eingestehen von Mutlosigkeit etc. wäre dem Prozess dadurch entzogen.

Wenn sich ein_e Behandler_in in der Therapie, bezogen auf eigene Erfahrungen, hinsichtlich seiner_ihrer Geschlechtlichkeit öffnen möchte, kann dies sinnvoll sein, um es der behandlungssuchenden Person zu ermöglichen, zu erkennen, über welchen Erfahrungshintergrund die behandelnde Person verfügt. Für eine entsprechende Selbstöffnung seitens der behandelnden Person empfehlen wir ein Vorgehen nach der Methode des „Location of Self" (Watts-Jones 2010). Dabei zeigt der_die Therapeut_in bewusst einen Aspekt von sich selbst in einem Bereich, der hinsichtlich Privilegierung/Ausgrenzung relevant ist, und bespricht gemeinsam mit dem_der Klient_in, was diese Positionierung für ihn_sie bedeutet. Am Anfang stehen hierbei die Überlegungen: „Nutzt meine Positionierung dem_der Klient_in? Kann ich selbst klar und konfliktfrei darüber sprechen? Habe ich mich hinsichtlich dieses Identitätsaspektes ausreichend reflektiert, so dass ich ruhig und überlegt darüber sprechen kann?" (Also konkret z. B.: „Nutzt es meinem_r Klient_in, wenn ich sage, dass ich mich selbst als nicht-binär identifiziere?", „dass ich nicht geschlechtsangleichend operiert bin?"). Dann spricht der_die Therapeut_in es in einem geeigneten Moment aus und achtet dabei darauf, dass noch genügend Zeit besteht, die Wirkung der Selbstöffnung auf den_die Klient_in zu erfassen. Diese Wirkung wird dann exploriert und damit auch eine Einladung ausgesprochen, dass der_die Klient_in in diesem Bereich auch das Wissen der behandelnden Person nutzen kann. Nach der Intervention sollte die behandelnde Person nochmals ihre Eindrücke prüfen anhand der Frage, ob ihre Selbstöffnung den Kontakt vertieft und auch den Möglichkeitsraum für die behandlungssuchende Person spürbar erweitert hat.

### 6.1.7 Der Umgang mit einer verinnerlichten Trans*negativität

Trans* Personen können eine Ablehnung von Trans*lebensweisen verinnerlicht haben, die ihnen möglicherweise kaum bewusst ist. So formulieren trans* Personen manchmal, lieber schon immer im Identitätsgeschlecht gelebt haben zu wollen, die Zeit der Transition vergessen zu wollen, oder sie reden häufig abfällig über sich selbst etc. Anhand dieser Beispiele ist ein internalisiertes trans*negatives Erleben greifbar und sicherlich auch anzusprechen.

Psychotherapeutisch arbeitende trans* Personen können auch ein Gespür für eigene Trans*negativität bekommen, wenn sie beispielsweise nicht zusammen mit nicht-passenden trans* Personen in der Öffentlichkeit gesehen werden wollen, weil sie dabei Scham fühlen, oder auch, wenn sie eine Prüfung und Diagnostik von Trans*geschlechtlichkeit und damit eine weitere Pathologisierung befürworten.

### 6.1.8 Der unterschiedliche Zugang zu Privilegien

Trans* Personen stehen viele für selbstverständlich gehaltene Privilegien in der Gesellschaft nicht ohne weiteres zur Verfügung. Daher können aus Cisperspektive als leicht oder einfach eingeschätzte Aufgaben möglicherweise für trans* Personen kaum zu bewältigen sein (Fitness-Studio-Besuch, Flughafenkontrollen). Das Gespräch mit einer örtlichen Selbsthilfegruppe oder auch der Versuch, mit einer „falschen“ EC-Karte einzukaufen, das Erlernen und Praktizieren trans*respektvollen Verhaltens (der sogenannten „Trans*-Etiquette“, Cava 2014) können eine entsprechende Sensibilität auf Seiten der Behandelnden anregen.

### 6.1.9 Der Kontakt mit Menschen, die Gewalt und Diskriminierungen erfahren haben

Für viele Menschen, die selbst nur wenige Diskriminierungs- und Gewalterfahrungen haben, ist zunächst einmal kaum nachvollziehbar, wie es sich anfühlt, sich als trans* Person mit Diskriminierungs- und Gewalterfahrungen in einer

Gesellschaft zu bewegen, in der aufgrund von gesellschaftlichen Machtstrukturen auch weiterhin sexistische und trans*feindliche Übergriffe geschehen. So verlangt es von trans* Personen mit Gewalt- und Diskriminierungserfahrungen erheblich viel Mut und auch die Bereitschaft, sich Risiken zu stellen, wenn sie nach solchen Erfahrungen wieder in die Öffentlichkeit gehen oder auch Beziehungen leben wollen. Ihr Gegenüber kann jedoch im Bedürfnis, sich selbst in einer sicheren und gerechten Welt aufgehoben zu fühlen, dazu neigen, der gewaltbetroffenen Person eine Schuld für die erlittene Gewalt oder deren Folgen zuzuschreiben, ihr einen Opferstatus zuzuweisen und sie damit zu stigmatisieren. Wenn diese Haltung angewandt wird, um das Leiden anderer dahingehend zu werten, ob sie es verdient hätten oder es ihnen zustünde, würde dies ein Ausblenden unterschiedlicher Gewalt- und Diskriminierungslasten bedeuten, die unterschiedlich marginalisierte Gruppen innerhalb einer Gesellschaft erfahren. Der emotionale Gewinn bestünde für das Gegenüber in der Vermeidung von Konfrontation mit einem beängstigenden Leid in sich selbst oder anderen. Die Gefahr im therapeutischen und beratenden Setting wäre aber das Ausbleiben von Empathie, das Vermeiden von Kontakt und damit die Infragestellung des therapeutischen Bündnisses. So sollten sich Behandler_innen auch mit eigenen Gewalt- und Diskriminierungserfahrungen auseinandersetzen sowie mit der Frage, wie die eigenen Erfahrungshintergründe den Kontakt zu gewalt- und diskriminierungsbetroffenen Klient_innen beeinflussen können. Ziel ist es, hier letztlich zu einer Klarheit zu gelangen, ob sich die behandelnde Person in der Lage fühlt, Kontakt zu gewalt- und diskriminierungsbetroffenen Klient_innen herzustellen und wie sie diesen so gestalten kann, dass Klient_innen beim Offenlegen ihrer entsprechenden Erfahrungen unterstützt und gestärkt werden können.

### 6.1.10 Die vermeintliche Kenntnis von Trans*lebenssituationen

Lesbische, schwule und bisexuelle Therapeut_innen können verleitet sein, aus ihrer eigenen Biografie Wissen um Coming-outs, Diskriminierung u.ä. abzuleiten und auf ihre Arbeit im Feld der Trans*geschlechtlichkeit zu übertragen. Dabei unterschätzen sie häufig die Unterschiede und die Diskriminierungslast, die sich am Infragestellen einer Geschlechtszugehörigkeit festmacht. Hinzu kommt manchmal die Überzeugung, mit einer homosexuellen Biografie „im Gepäck" gar nicht diskriminierend gegenüber trans* Personen handeln zu können. Tatsächlich sind trans* Personen von einer erheblich größeren Rate an Diskriminierungen und Gewalt betroffen als lesbische, schwule und bisexuelle Personen.

Das Problem der Diskriminierungslast nimmt zudem noch massiv zu, wenn die betreffenden trans* Personen zusätzlich wirtschaftlich oder hinsichtlich ihres Zugangs zu anderen Ressourcen, wie Gesundheit und Bildung, benachteiligt sind. Hier empfiehlt sich eine sorgsame Reflexion der Behandelnden, bezüglich ihrer Position auf verschiedenen Achsen der gesellschaftlichen Differenz (Geschlecht, Gesundheit, Herkunft und Aufenthaltsstatus, sozioökonomischer Status, Alter, Gewalterfahrungen …), und ein achtsames Bemühen im Gespräch, um wirklich zu erkennen, wie tief die tatsächlichen Einflüsse der gesellschaftlichen Positionierungen und Erfahrungen des Gegenübers dessen Lebensmöglichkeiten prägen.

## 6.2 Im Kontakt mit trans* Personen

### 6.2.1 Ansprache und Beziehungsgestaltung

Das Phänomen einer trans*geschlechtlichen Identität tritt in allen Bevölkerungsgruppen, Schichten und Altersstufen auf. Nur ein Ausschnitt davon ist die übliche Zielgruppe von Psychotherapie (Bundespsychotherapeutenkammer 2006). Für viele Menschen ist eine Psychotherapie keine naheliegende oder überhaupt in Betracht zu ziehende Möglichkeit der Problembearbeitung.

Besonders aufgrund der immer noch in den MDS-Richtlinien postulierten Therapiepflicht begeben sich trans* Personen derzeit in eine Psychotherapie, um den Zugang zu medizinischen Leistungen abzusichern, aber auch in der Hoffnung, dort Verständnis, Akzeptanz und Lösungsansätze für ihre Fragestellungen rund um ihr trans*geschlechtliches Erleben zu finden. Solch ein Schritt kann von Zweifeln und Zögern bestimmt sein, da über das Geschehen in einer Psychotherapie landläufig bestimmte Vorannahmen kursieren und auch, weil z. B. in den Foren der Trans*community Berichte von Therapieerfahrungen zu lesen sind, die häufig Unwissen, Hilflosigkeit und Diskriminierung von Seiten der Therapeut_innen schildern (FRA 2014). Positive Therapieerfahrungen werden vermutlich seltener berichtet. Plastisch wird hier die unsägliche Versorgungssituation: In dem Feld der wenigen für dieses Thema ansprechbaren Therapeut_innen befindet sich ein erheblicher Anteil von Kolleg_innen, die überholte pathologisierende und auch abseitige Annahmen zu trans*geschlechtlichem Leben vertreten. So ist das Ankommen einer trans* Person in einer respektvollen und unterstützenden Psychotherapie schon ein bedeutsamer Schritt.

Ein verunsichernder, unsensibler Erstkontakt kann dazu führen, dass eine trans* Person auf Jahre hinaus keinen erneuten Versuch unternimmt, die eigene Transition zu beginnen oder fortzuführen und sich dafür Unterstützung zu suchen (Ludewig 2009). Deshalb ist es wichtig, die Psychotherapie sorgfältig trans*sensibel zu gestalten, wofür die folgenden beziehungsgestaltenden Zugangsweisen grundlegend und unverzichtbar sind.

### 6.2.2 Anrede

Im Erstkontakt sollen die geschlechtliche Selbstbezeichnung, falls es gerade eine passende gibt, die gewünschte Anrede sowie das gewünschte Pronomen erfragt und angewendet werden. Für die Anrede können „Frau", „Herr" oder das „Hamburger Sie", also die Verwendung des gewünschten Vornamens und ein Siezen, passend sein. Die Verwendung von Pronomen kann neben dem weiblichen und männlichen auch eine wechselnde Verwendung, eine Vermeidung eines geschlechtlich konnotierten Pronomens (unter Verwendung des Vornamens) oder ein selbstgewähltes Pronomen einbeziehen. Trans* Personen tut es häufig gut, neu gewählte Namen und Pronomen zu probieren, ohne sich damit gleich und auf Dauer festlegen zu müssen. Die vertrauensvollen therapeutischen Gespräche können ein guter Ort für ein Ausprobieren von Namen, Pronomen und Selbstbezeichnungen sein.

Selbstbezeichnungen und Namen können sich in der weiteren individuellen Entwicklung auch mehrfach ändern und sind entsprechend zu verwenden. In der Dokumentation, bei Empfang/Sekretariat usw. sollten die Wünsche vermerkt werden, so dass eine fehlerhafte Anrede auch durch andere involvierte Personen vermieden werden kann. Die Verwendung eines anderen Namens als dem, der in der Geburtsurkunde steht, ist rechtlich zulässig und an keinerlei Bedingungen geknüpft, also jederzeit möglich (Ausnahme siehe Augstein 2013).

Auch für eine Person, die eine unspezifische Unsicherheit oder Fraglichkeit der geschlechtlichen Identität formuliert, kann eine temporäre Ansprache mit anderen Namen oder Pronomen zur Klärung beitragen. Die manchmal formulierte Befürchtung, durch eine andersgeschlechtliche Ansprache könne jemand unangemessen in eine geschlechtliche Richtung gedrängt werden, ist irrelevant. Im Zweifelsfalle empfehlen wir hier den Selbstversuch.

### 6.2.3 Sprache

Im gemeinsamen Gespräch sollten heteronormative und cisnormative Worte und Formulierungen vermieden werden. So sollte beispielsweise nicht einfach nach dem hetero-logischen Partner oder der Partnerin gefragt werden, sondern mit einer offenen Formulierung, die nach einer Beziehung fragt, nach einer

Beziehungsperson oder nach einem_r oder mehreren Partner_in/nen. Auch sollte, wenn im Kontext der Planung von Transitionsbehandlungen über Körperlichkeit gesprochen wird, Raum gegeben werden, den eigenen Körper mit denjenigen Begriffen zu beschreiben, die der Person einen selbstrespektvollen Zugang ermöglichen (z. B. kann ein trans* Mann auch vor der Mastektomie die eigene Brust eben als solche bezeichnen und nicht als „Brüste"). Ein unhinterfragtes Reproduzieren normativer Formulierungen und Vorannahmen erzeugt eine Gesprächsatmosphäre, die nichtnormative Erzählungen erschwert und damit möglicherweise wichtige therapeutische Themen nicht zugänglich macht.

Für die gemeinsame Arbeit sollten auf Seiten der Therapeut_innen eine Vorstellung von Geschlecht vorhanden sein, die über eine Annahme einer Zweigeschlechtlichkeit hinausgeht, und auch eine Haltung, die eine Vorstellung von Zwischenräumen zwischen „geschlechtlichen Polen" ermöglicht, also eine nicht-dichotome Vorstellung. So ist es einfacher, eine fluide Vorstellung von Geschlechtsidentität oder eine Agenderidentität nicht per se als eine Unsicherheit oder Entscheidungsschwäche fehlzudeuten.

In der Praxis kann es dann zunächst darum gehen, zu verstehen, in welchen geschlechtsbezogenen Denkräumen sich die trans* Person bewegt und wie sie selbst von hetero- und cisnormativen Vorstellungen der ihr zugeordneten Geschlechtsrolle geprägt wurde. Zudem sollte betrachtet und gewürdigt werden, welche zwischenzeitlichen Lösungen und Antworten sie für ihre Identitätsfragen schon gefunden hat.

### 6.2.4 Selbstreflexion

Da trans* Personen im Rahmen von Psychotherapie verschiedene existentielle Fragestellungen, wie z. B. ihre Geschlechtszugehörigkeit, ihr Verhältnis zum Körper, den Wunsch nach erheblichen körperlichen Veränderungen einbringen, sollten sich Psychotherapeut_innen im Vorfeld einer gemeinsamen Arbeit mit diesen Themen und ihren eigenen Vorstellungen und Erfahrungen dazu auseinandersetzen. Diese und weitere Aspekte sind im Kapitel 6.1 „Im Kontakt mit sich selbst: Selbsterfahrung" ausgeführt. Doch auch im Verlauf langjähriger Praxis kann es immer wieder zu Kollisionen mit vermeintlichen Gewissheiten und der Konfrontation mit eigenen Ängsten und Verletzungen kommen. Für die Selbstreflexion der Behandler_innen bedarf es eines geschützten und respektvollen Rahmens, der es diesen ermöglicht, auch widersprüchliche und ablehnende Gefühle zu thematisieren, ohne dafür als Person diskreditiert zu werden. Gleichermaßen dürfen in diesem Rahmen trans*respektvolle Äußerungen von Kolleg_innen, z. B. zur Erfragung oder Verwendung eines gewünschten

Pronomens, nicht als mangelnde professionelle Distanz interpretiert werden. Supervisor_innen und Intervisionsgruppen sollten dementsprechend sorgfältig ausgewählt werden.

### 6.2.5 Rolle und Macht

Der möglichen Verknüpfung von Gegenübertragungen und dem Machtgefälle in der therapeutischen Beziehung bezüglich des Ausstellens von Behandlungsempfehlungen für körpermodifizierende Maßnahmen sollte besonderes Augenmerk geschenkt werden. Wenn es Therapeuten_innen schwerfällt, sich vorzustellen, dass es für eine trans* Person gut sein kann, das Genital operativ zu verändern, dann ist es relativ naheliegend, aber fatal, die auszustellende Behandlungsempfehlung dafür zu vermeiden und eventuell weitere „nötige" diagnostische oder therapeutische Klärungsprozesse als Rechtfertigung zu nutzen. Hier sollten Behandler_innen besonders sorgfältig beachten, dass sie Zweifel, welche der_die Klient_in im Verlauf des therapeutischen Prozesses formuliert hat, nicht für den Ausdruck eigener Zweifel und Ängste instrumentalisieren. Zweifel und Ängste von Behandler_innen sollten vielmehr im Rahmen von Selbsterfahrung und Supervision thematisiert werden. Der Ansatz, trans* Klient_innen mit den persönlichen Gefühlssensationen zu konfrontieren, damit dann einen Widerstand zu erzeugen und an dessen Vehemenz ablesen zu wollen, wie ernst es jemand meint mit ihrer_seinem Transitionsvorhaben, ist fachlich unangemessen. So ist uns aus der Arbeit mit Vorbehandler_innen berichtet worden, dass diese gezielt Jugendliche mit dem Geburtsnamen angesprochen haben, um die Ernsthaftigkeit ihres trans*geschlechtlichen Empfindens zu überprüfen. Dies wurde dann seitens der Vorbehandler_innen damit rationalisiert, dass doch Konfrontationen Teil einer verhaltenstherapeutischen Behandlung seien. Ein solches Vorgehen ist unseres Erachtens ethisch nicht vertretbar.

Häufig haben sich trans* Klient_innen schon ein umfangreiches Wissen rund um Transitionsprozesse, insbesondere zu medizinischen und rechtlichen Maßnahmen angeeignet. Natürlich kann es für Behandelnde sehr aufschlussreich sein, sich dieses Wissen innerhalb von Therapiesitzungen erläutern zu lassen und sich damit „fortbilden" zu lassen. Dies beinhaltet zwar die Anerkennung von Kompetenz der trans* Personen in eigener Sache, aber es kann auf Seiten der Klient_innen auch der Eindruck entstehen, ausgenutzt zu werden. Die Zeit der Therapiesitzungen steht dann weniger den Anliegen der trans* Person zur Verfügung. Daher ist es Behandler_innen sehr zu empfehlen, sich selbst fortzubilden und sich für spezifische Fragen an Kolleg_innen und Trans*netzwerke zu wenden.

Trans* Personen, die sich mit ihrer Körperlichkeit auseinandersetzen und von ihrem Körper erzählen, lösen bei der zuhörenden Person nicht selten den Impuls aus, nachfragen zu wollen, mehr und Genaueres wissen zu wollen. Diese Art Neugier kann als Voyeurismus erlebt werden. Daher sollten sich Therapeut_innen immer auch selbstkritisch prüfen, wofür sie jeweilige Informationen für den aktuellen therapeutischen Prozess benötigen und ob sie selbst solch eine Frage beantworten würden.

Im Laufe der Zusammenarbeit können trans* Klient_innen den Wunsch äußern, eine Einschätzung zu bekommen, ob oder wie ihnen eine weibliche / männliche / nonbinäre Performance gelänge. Hier werden Therapeut_innen zu einer „Bewertung" eingeladen, die im ungünstigen Falle dazu führen kann, eigenes vermeintliches Wissen um „richtiges" Mann- oder Frau- oder Trans*sein zu präsentieren und unter Umständen noch die „richtige" Performance zu erklären: „Also wenn Sie so dasitzen, sieht das aber nicht richtig weiblich aus. Sie müssen mit ihrem Gang was machen. Wenn Sie sich dezenter schminken würden …"

Der Wunsch nach einer solchen Bewertung kann eher zum Anlass genommen werden, gemeinsam zu reflektieren, was eine derartige Fremdeinschätzung auslösen würde und was solch eine Hierarchie (Wer bewertet wen?) bedeutet. Andererseits kann im Rahmen einer längerfristigen vertrauensvollen Zusammenarbeit der Wunsch nach einem Rat, einer Einschätzung bedeutsam und angemessen sein. Unter Einbeziehung oben genannter Reflexion können Fragen des geschlechtlichen Ausdrucks und Rückmeldungen dazu Teil der gemeinsamen Arbeit sein.

Wie eingangs erwähnt, ist das Zusammenfinden von trans* Klient_in und Therapeut_in in einer persönlichen Passung ein entscheidender Aspekt für den Zugang zu einer trans*affirmativen Gesundheitsversorgung. Die entgegengebrachte trans*respektvolle Haltung wird von trans* Klient_innen häufig als wichtiger erlebt als ein vorhandenes Fachwissen. Daher sollte ein Weiterverweisen aufgrund mangelnden Wissens gut überlegt sein. Auch die Vereinbarung, sich gemeinsam verstehend dem Themenfeld trans*geschlechtlichen Lebens anzunähern, kann eine zielführende Zusammenarbeit ermöglichen. Eine tragfähige therapeutische Beziehung hat auch angesichts der gesellschaftlichen Skepsis gegenüber trans*geschlechtlichen Lebensweisen einen eigenen Wert, welcher nicht unterschätzt werden sollte.

## 6.3 Im Kontakt mit der Community

> *„Auf diese äußerst wichtige Frage – ‚was sind die Wurzeln von Trans- und Genderfeindlichkeit' – habe ich versucht, mein ganzes Leben eine Antwort zu finden. Ich kann Ihnen sagen, dass ich in jeder historischen Epoche Genderdiversität, Geschlechtsangleichungen und Intersexualitäten gefunden habe. Jedoch erst mit der Spaltung der Gesellschaft in Klassen, die Vermögen haben und solche, die keines haben, habe ich patriarchalische Erlasse gefunden, die die Geschlechter voneinander trennten, die historische Rolle von Frauen umstürzten, intersexuelle Personen bestraften oder umbrachten, Genderrollen festlegten, die Einhaltung der Grenzen von Genderrollen überwachten, und Sexualität zum Ziel staatlicher Repressionen machten" (Leslie Feinberg in einem Interview mit Lilian A. Bogater, Übersetzung: G.W.; Bogater 2006).*

Transgenderaktivist_in Leslie Feinberg beschrieb so ein lebenslanges Bemühen, die von Leslie Feinberg und anderen trans* und gendernonkonformen Menschen erfahrenen Feindseligkeiten zu verstehen. Dieses Bemühen liegt der Kultur und der Suche nach der kollektiven Geschichte von trans* und gendernonkonformen Personen zugrunde. Trans* und gendernonkonforme Menschen kämpfen weltweit darum, ihr Leben so leben zu können, wie es ihrer tief empfundenen Geschlechtlichkeit entspricht. Sie kämpfen dafür, sich sichtbar machen zu können, die Gesellschaft zu verändern, einander zu unterstützen. Leslie Feinberg hat in der zitierten Interviewpassage auch ausgesprochen, wie gesellschaftliche Strukturen, die trans* und gendernonkonforme Lebensweisen unterdrücken, die Welt für alle Menschen enger machen.

### 6.3.1 Gerechtigkeitsdefizite

In der Auseinandersetzung mit Geschlechtlichkeit gibt es keine neutrale Position. Alle Personen in dieser Gesellschaft haben ihre eigene Auseinandersetzung mit dem Thema vollzogen und sind täglich mittendrin. In der psychosozialen Arbeit werden wir in diesem Themenfeld immer wieder mit massiven Gerechtigkeitsdefiziten konfrontiert: Personen, die nicht cisgeschlechtlich leben können und möchten, werden aufgrund ihrer Geschlechtlichkeit vielfältig benachteiligt, angegriffen, am Sichtbarwerden gehindert. Viele trans* Personen verlieren ihr Leben durch die Repression. Ihre Geschichten sind Teil der kulturellen Tradition der Trans*bewegungen, wie zum Beispiel die Geschichte von Tyra Hunter:

BEISPIEL

1995 starb Tyra Hunter, eine Schwarze trans* Frau in den USA an den Folgen ihrer schweren Verletzungen nach einem Autounfall. Die Rettungskräfte hatten ihre medizinische Behandlung unterbrochen, nachdem sie die Genitalien von Tyra Hunter als „männlich" eingeordnet hatten. Anstatt die Rettungsversuche weiterzuführen, machten sie entwertende Kommentare. Spätere Untersuchungen zeigten, dass Tyra Hunter große Überlebenschancen gehabt hätte, wenn die medizinische Versorgung nicht unterbrochen worden wäre. Der Tod von Hunter führte zu einer breiten Mobilisierung von trans*, queeren und anderen Personen, die eine Untersuchung des diskriminierenden Verhaltens der Rettungskräfte einforderten und in Erinnerung an Tyra Hunter Unterstützungsstrukturen für trans* und queere Personen aufbauten (Bowles 1995, Najafi 2006).

Eine ausschließlich individuumszentrierte psychosoziale Arbeit mit trans* Personen ließe das Gerechtigkeitsdefizit unversehrt weiter bestehen. Das Anerkennen der Erfahrungen von trans* Personen in einer ciszentristischen Gesellschaft bedeutet auch zu sehen, dass ein erheblicher Teil der Belastungen von trans* und gendernonkonformen Personen Resultat von Repressionen ist, gegen die gesellschaftspolitisches Engagement, jedoch nicht Psychotherapie hilft (Meyer 2003). Dementsprechend sind Professionelle im Gesundheitssystem dazu aufgerufen, sich hier auch gesellschaftspolitisch zu engagieren (American Psychological Association 2015). Dies bedeutet, trans* Personen mit Respekt für das zu begegnen, was sie selbst erkämpft haben, sowie unter Achtung dessen, was trans* Communitys bislang alles aufgebaut haben. Beratungen und Behandlungen von trans* Personen sollten communitybasiert gestaltet werden. Gesundheitsangebote sollten gegenüber den behandlungssuchenden trans* Personen transparent und ehrlich kommuniziert werden, und ihre Rückmeldungen dazu sollten sorgfältig gehört und berücksichtigt werden. Die Gesundheitsdienstleister_innen suchen im Prozess der Gestaltung eines communitybasierten Behandlungsangebotes den Kontakt zu trans* Communitys, stellen dort ihre Behandlungsangebote vor und suchen den Austausch mit Personen aus den Communitys, um das Behandlungsangebot bedarfsangemessen gestalten zu können.

Diese Begegnungen brauchen eine Offenheit und Kontaktbereitschaft auf beiden Seiten (Pettigrew/Tropp 2006). Auf Seiten der in Kontakt tretenden cis Person erfordern sie die Bereitschaft, sich von erlernten Konzepten freizumachen und lernen zu wollen, sich bewegen zu lassen – und den Kontakt als so wertvoll zu erachten, dass sie sich davon in ihrem Denken und Handeln verändern lassen möchte.

Gehen wiederum trans* Personen in diesen Kontakt, bedeutet das für sie, diesen ebenfalls so zu schätzen, dass sich für sie die Mühe lohnt, Rückmeldungen zu geben, zu erzählen und ihrem Gegenüber Zeit für ein Umlernen zuzugestehen (Serano 2013, Transgender Network Switzerland 2016).

## 6.3.2 Trans*verbündetenschaft

BEISPIEL

Ella ist sieben Jahre alt. Sie wurde im männlichen Zuweisungsgeschlecht geboren. Sie hat sich, solange sie denken kann, immer als Mädchen gefühlt und dafür gekämpft, auch so angesprochen zu werden. Ihre Eltern ließen sie gewähren. Nun, in der Grundschule, erlebt sie, dass ihr Leben immer schwieriger wird. Die Lehrer_innen sprechen sie mit dem Jungennamen an, beim Sport muss sie sich bei den Jungs umziehen und fühlt sich dort weder zugehörig noch sicher. Einmal sieht eine Lehrerin, wie sie auf die Mädchentoilette gehen möchte und fordert sie daraufhin sehr genervt auf, die Jungentoilette zu benutzen. Ella schämt sich, traut sich nicht mehr auf die Toilette und zieht sich immer mehr zurück.
Als sie sich einer Freundin anvertraut und ihr erzählt, wie schwierig es für sie in der Schule ist und wie schlimm sie es findet, dass sie kein Mädchen sein könne, widerspricht die Freundin. Sie habe im Fernsehen eine Sendung über Menschen gesehen, die Operationen gemacht hätten, um als Frau anerkannt zu werden. Sie sagt Ella, dass sie dies doch auch machen könne, und bietet ihre Unterstützung an.

Innerhalb von Communitys gesellschaftlich marginalisierter Personen gibt es zahlreiche Auseinandersetzungen darüber, wie Personen, die selbst nicht von der Ausgrenzung betroffen sind, unterstützen können, ohne sich paternalistisch über die unterstützten Personen zu stellen. Personen, die sich an der Seite von deprivilegierten Personen für ein faires und gerechtes Miteinander einsetzen, bezeichnen wir als Verbündete (im englischen Sprachraum „allies" – sprich: „äleis"). Sozialpsychologisch ist besonders spannend an der Position der Verbündeten, dass diese oft sehr wirksam im Falle von Diskriminierungen intervenieren können, weil sie sich den Überraschungseffekt auf die Angreifer_innen zu Nutze machen können: Personen, die andere diskriminieren, rechnen zunächst damit, dass andere Anwesende, die selbst nicht das entsprechend marginalisierte Merkmal aufweisen, Diskriminierungen dulden bzw. unterstützen werden, um ihren eigenen Status zu halten. Dieses Phänomen ist recht gut untersucht im Fall von Sexismus: Eine Person, die selbst cismännlich ist, kann, wenn sie bei sexistischem Verhalten anderer cis Männer interveniert, dies oft sehr wirkungsvoll tun, weil sexistisch agierende cis Männer nicht mit dem Widerstand anderer cis Männer rechnen (Drury/Kaiser 2014). Bei der entsprechend unterstützten Person ist das Empfinden, ob sie durch die Unterstützung letztlich gestärkt oder geschwächt wurde, davon abhängig, ob die unterstützende Person im Kontakt mit ihr handelt, an ihrer Seite steht und ihre Handlungsmöglichkeiten erweitert oder ob die Unterstützung allein nach der Agenda der unterstützenden Person läuft und damit die Handlungsmöglichkeiten der angegriffenen Person begrenzt werden.

Die möglichkeitserweiternde Unterstützung von trans* Personen durch cis Personen wird in den lsbt*i*q Communitys als „Trans*verbündetenschaft“ bezeichnet und intensiv diskutiert. Wir halten es für wichtig, dass Behandelnde dieses Konzept kennen, um behandlungssuchende trans* Personen bei der Suche nach angemessener Unterstützung zu begleiten und ihnen auch zu helfen, sich von unangemessenen und eher schwächenden Unterstützungsangeboten abgrenzen zu können.

Trans*verbündetenschaft ist grundlegend dadurch gekennzeichnet, dass cisgeschlechtliche Personen trans* Personen mit ihren Lebensweisen, persönlichen Erfahrungen, Bedürfnissen und Empfindungen trans*respektvoll und offen begegnen. Die Basis von Trans*verbündetenschaft ist also eine trans*respektvolle Haltung, verbunden mit einem ehrlichen Wunsch und dem Bemühen, einander auf Augenhöhe kennenlernen zu wollen. Diese Haltung muss, damit der Kontakt und Austausch gelingt, auf beiden Seiten vorhanden sein. Auch trans* Personen müssen dabei für sich klären, ob sie eine offene und ehrliche Begegnung realisieren können. Das Konzept der Trans*verbündetenschaft soll dazu dienen, dass **beide** Seiten sich um einen wertschätzenden und lernoffenen Kontakt zueinander bemühen.

Trans*verbündetenschaft stellt damit auch eine Herausforderung an die Verantwortungsbereitschaft und soziale Kompetenz von trans* Personen dar. Wie andere präskriptive Umgangsweisen innerhalb der Communitys, z.B. die „gewaltfreie Kommunikation“ (Rosenberg 2012), birgt auch das Konzept der Trans*verbündetenschaft die Gefahr in sich, manipulativ und kontaktzerstörend angewandt zu werden. Die tatsächliche Intention sowohl von gewaltfreier Kommunikation als auch von Trans*verbündetenschaft liegt jedoch grundlegend darin, wertschätzenden Kontakt und respektvolle Kommunikation zu ermöglichen und zu fördern. So darf das Appellieren an die Trans*verbündetenschaft nicht dazu instrumentalisiert werden, andere zu dominieren oder auszugrenzen.

Trans*respekt bedeutet im Zweigeschlechtersystem, den Wert von Personen, deren Genderidentität oder Genderausdruck von der ihnen zugeteilten Genderrolle abweicht, anzuerkennen und dies auch im sozialen Kontakt auszudrücken. Dabei wird auch der Beitrag, den trans* Personen für die Gesellschaft leisten (können), gesehen und anerkannt (Transgender Europe/Balzer 2018a).

Trans*respekt drückt sich u. a. aus in der Achtung aller Entscheidungen einer jeden Person, wie diese ihre eigene geschlechtliche Identität gegenüber anderen sichtbar machen und benennen möchte. Dies bedeutet u. a., konsequent die von der Person gewünschte geschlechtliche Anrede zu verwenden sowie eine trans* oder queere Person nicht gegen ihren Willen zu outen. Die Individualität der Erfahrungen jeder trans* Person wird gesehen und geachtet. Invasive Fragen an eine trans* Person über deren Genitalien oder den Stand der Transitionsoperationen sowie nach den Gründen ihrer Trans*geschlechtlichkeit gelten als unhöflich und grenzüberschreitend und verbieten sich so von selbst (Transgender Network Switzerland 2016).

Innerhalb einer ciszentristischen Gesellschaftsstruktur ist zu erwarten, dass nicht jeder Kontakt zwischen cis und trans* Personen gut gelingt. Um hiermit einen guten Umgang finden zu können, braucht es auf Seiten von cisgeschlechtlichen Personen eine Bereitschaft, zu lernen, sich mit eigenen Privilegien, Vorbehalten und damit assoziierten Gefühlen auseinanderzusetzen. Tiefe Kontakte mit Menschen, die Stigmatisierung erfahren haben, sind nur möglich, wenn die entsprechend privilegierte Person sich einzugestehen vermag, dass sie dabei höchstwahrscheinlich Fehler machen wird. Sie braucht also die Fähigkeit, sich von eigenen Vorstellungen distanzieren zu können und die Perspektiven ihrer Gesprächspartner_innen zu hören. Auch verlangt das eine Souveränität innezuhalten, wenn sie auf Unsensibilitäten und Fehler aufmerksam gemacht wird, sowie die Offenheit und Fähigkeit, sich zu entschuldigen, auf die verletzte Person zuzugehen sowie sich selbst darum zu kümmern, dass diese Fehler und Unsensibilitäten seltener werden. Das gegenseitige Verständnis kann sehr davon profitieren, wenn cis Personen Interesse haben, sich mit Trans*communitys auseinanderzusetzen, z. B. Veranstaltungen besuchen, Bücher zum Thema lesen, Netzquellen nutzen und mit befreundeten trans* Personen sprechen.

Trans*verbündetenschaft hat auch dann Konsequenzen für das Verhalten einer cis Person, wenn tatsächlich oder vermeintlich gar keine trans* Person anwesend ist. So bedeutet Trans*verbündetenschaft, auch dann die Vielfalt von geschlechtlichen Identitäten in der eigenen Wortwahl sichtbar zu machen, wenn gar nicht bekannt ist, ob trans* Personen im Raum sind. Trans*verbündetenschaft beinhaltet weiter, sichere und inklusive Orte für Menschen aller Geschlechter einzufordern (z. B. genderneutrale Toiletten) sowie trans*feindliche Diskriminierungen wahrzunehmen und dagegen zu intervenieren.

Ein solches Engagement kann für die cis Person unangenehm und arbeitsaufwändig sein. Es kann ihr dabei passieren, dass andere Personen sie deutlich spüren lassen, wie lästig es ihnen ist, wenn sie gewohnte Abläufe stört. So kann beispielsweise die höfliche Bitte einer cis Person, eine Pronomenrunde in eine Vorstellungsrunde aufzunehmen, dazu führen, dass sie plötzlich als weniger

„normal" gilt und ihre identitäre Zugehörigkeit zur ciszentristisch organisierten Gruppe angezweifelt wird (Gay and Lesbian Alliance Against Defamation 2017, Parents, Families and Friends of Lesbians and Gays 2015, Serano 2013). In solchen Fällen kann sie sich allerdings bewusst machen, dass der Gegenwind, den trans*alliierte cis Personen erhalten, wenn sie sich gegen trans*feindliches Verhalten stellen, immer noch deutlich geringer ist als der Widerstand, den eine trans* Person erleben würde, wenn sie das Gleiche täte (Drury/Kaiser 2014).

BEISPIEL

Ein psychotherapeutischer Berufsverband hat ein Treffen, zu dem auch neue Kolleg_innen eingeladen sind. Bevor die Vorsitzende das Treffen eröffnet, wendet sie sich im Smalltalk den neu hinzugekommenen Kolleg_innen zu. Sie scherzt angesichts dessen, dass nach ihrer Ansicht augenscheinlich ausschließlich weibliche Kolleg_innen anwesend sind, wie grundsätzlich „anders" das Engagement von „Männern" allgemein in der berufspolitischen Arbeit doch sei. Jetzt müsse aber noch auf den einzigen männlichen Kollegen gewartet werden, der natürlich als Mann eine grundsätzlich andere Herangehensweise an die Themengestaltung des Abends habe. Nachdem endlich der cismännliche Kollege erschienen ist, beginnt die Sitzung mit der Vorstellungsrunde. Eine_er der neuen Kolleg_innen mit einer queeren und nonbinären Selbstdefinition berichtet als Schwerpunkt ihrer_seiner Arbeit die psychotherapeutische Versorgung von lesbischen, schwulen, bisexuellen, trans*, queeren und inter* Personen. Es folgt in der großen Runde keinerlei Reaktion. Der_die neue Kolleg_in hat den Eindruck, es baue sich eine Barriere zwischen ihm_ihr und den anderen auf. Er_sie merkt, wie sein_ihr Mut schwindet, selbst etwas zum Sitzungsthema einbringen zu können, und schweigt. Nach dem Treffen spricht eine Kollegin den_die neue Kolleg_in an, sagt: „Das sind ja spannende Themen, zu denen Du arbeitest" und stellt gleich einige interessierte fachliche Fragen. Der_die neue Kolleg_in beantwortet die Fragen bereitwillig.

Zu Hause schämt er_sie sich, dass er_sie es nicht geschafft hat, in der Sitzung eine Pronomenrunde einzufordern. Auch der Smalltalk über „Frauen" und „Männer" hat ihm_ihr zugesetzt. Vor dem nächsten Treffen des Berufsverbandes spricht er_sie die Kollegin, die nach der Sitzung mit ihm_ihr geredet hat an, und bittet sie um Unterstützung, um ihre_seine nonbinäre Identität in der Runde sichtbar machen zu können.

## 6.4 Im Kontakt mit Kolleg_innen: Vernetzung und Kooperation

An der psychosozialen Versorgung von trans* Personen sind zahlreiche Akteur_innen beteiligt, was unter anderem durch die Vielfalt der Versorgungsbedarfe in der Transition bedingt ist. Je besser das Wissen der Behandler_innen über die Arbeitsweisen aller an der Versorgung von trans* Personen beteiligten Professionen ist, und je offener und intensiver der interkollegiale Austausch gestaltet wird, desto kompetenter können Brücken in der Versorgung gebaut, die Versorgung bedarfsgerecht gestaltet werden sowie Versorgungslücken erkannt und ein professioneller Umgang damit gesucht werden. Eine gute Kooperation ermöglicht es auch, über verletzende Versorgungserfahrungen von behandlungssuchenden trans* Personen miteinander zu sprechen und sich gemeinsam darum zu bemühen, erschüttertes Vertrauen der Behandlungssuchenden in die Versorgung wiederaufzubauen.

Folgende Professionen sind an der Versorgung von trans* Personen in der Transition regelhaft beteiligt:

Kolleg_innen aus dem Bereich der medizinischen Versorgung sowie aus weiteren Berufsgruppen, die für die körperliche Gesundheit von Klient_innen arbeiten:

- Mediziner_innen: Chirurg_innen, Endokrinolog_innen, Urolog_innen und Gynäkolog_innen, Dermatolog_innen (bei Bedarf nach Epilation) und alle weiteren Fachärzt_innen (z. B. Psychiater_innen, Internist_innen, Orthopäd_innen),
- Logopäd_innen,
- Epithethiker_innen (bei Bedarf nach Hilfsmitteln wie einer Penis-Hoden-Epithese),
- Kosmetiker_innen (bei Bedarf nach Epilation),
- Mitarbeiter_innen der Krankenkassen und Medizinischen Dienste,
- Kolleg_innen, die Beratung, Psychotherapie oder weitere psychosoziale Unterstützung anbieten,

Berater_innen (spezialisierte Trans*berater_innen, Berater_innen als Spezialist_innen bei Bedarf nach Unterstützung in spezifischen Lebenslagen, z. B. Schuldnerberatung, Hartz-IV-Beratung, Berufscoaching, Erziehungsberatung …),

- Betreuer_innen bei spezifischem Betreuungsbedarf,

Berater_innen von Antidiskriminierungsstellen und Antigewaltprojekten,

- Psychotherapeut_innen bei Bedarf nach einer „Begleittherapie“ oder einer Psychotherapie,
- Jurist_innen, z.B. bei Bedarf nach Änderung von Vornamen und Personenstand oder zur Unterstützung bei Diskriminierungserfahrungen sowie Angehörige weiterer Berufsgruppen wie Mitarbeitende des Jobcenters oder des Bundesamts für Migration und Flüchtlinge (BAMF).

Berater_innen und Psychotherapeut_innen, die im Themenfeld tätig sind, sollten darauf vorbereitet sein, mit Angehörigen aller genannten Berufsgruppen in Kontakt zu treten. Die Aufgaben von Berater_innen und Psychotherapeut_innen gegenüber trans* Klient_innen liegen hier auch darin, diese dabei zu unterstützen, Zugang zu den jeweils benötigten Versorgungsangeboten zu finden und den Versorger_innen als informierte Behandlungssuchende so gegenübertreten zu können, dass sie für ihre Rechte und ihren Versorgungsbedarf kompetent einstehen können. Für eine gute Kooperation und Weiterverweisung benötigen Berater_innen und Psychotherapeut_innen spezifische Netzwerkkompetenzen wie eine grundsätzliche Kooperationsbereitschaft, reflexive Kompetenzen, um sich in die Perspektiven der Kooperationspartner_innen hineinzudenken, und kommunikative Kompetenzen (Schleider/Wolf 2008, Schneewind/Schmidt 2002).

In der interprofessionellen Kooperation kommunizieren Berater_innen und Psychotherapeut_innen zum einen die Belange und Bedarfe der behandlungssuchenden trans* Personen gegenüber den an der Versorgung beteiligten Kolleg_innen, zum anderen leisten sie auch Übersetzungsarbeit für die Klient_innen zum Verständlichmachen der unterschiedlichen Diskurse und Interessen innerhalb der Berufsgruppen. In manchen Fällen liegt der Auftrag für Berater_innen und Psychotherapeut_innen auch darin, trans* Klient_innen nach erlittenen Diskriminierungen im Gesundheitssystem aufzufangen und sie dabei zu unterstützen, für sich einzustehen. Manche Klient_innen benötigen auch Rückhalt bei der Planung des Loslösens aus einem über lange Zeit geknüpften psychosozialen Versorgungsnetzwerkes (Straus/Höfer 1998). Erhalten Professionelle im Gesundheitssystem Kenntnis über Diskriminierungen und Gewalt gegenüber trans* Personen im Gesundheitssystem, stehen sie zudem vor der Aufgabe, nach Wegen zu suchen, um sich dagegen zu engagieren (American Psychological Association 2015).

Für das Gelingen interprofessioneller Kooperation im Themenfeld empfiehlt es sich für Berater_innen und Psychotherapeut_innen, Ressourcen für die entsprechende Netzwerkarbeit einzuplanen. Hierzu gehört ganz wesentlich, sowohl genügend Zeit für die Gespräche mit Kolleg_innen, schriftliche

Kommunikationen, Teilnahme an Qualitätszirkeln zum interprofessionellen Austausch einzuplanen, als auch Lust und Interesse am Austausch zu haben. Die Gestaltung einer guten psychosozialen Versorgung von trans* Personen erfordert von allen beteiligten Professionellen die Bereitschaft, eine transparente Kooperationskultur zu entwickeln, Wissen zu teilen, zu ergänzen und voneinander zu lernen, Kolleg_innen auf Fehler und diskriminierendes Verhalten anzusprechen und sich selbst auch darauf ansprechen zu lassen. Konflikte und Auseinandersetzungen innerhalb eines vernetzten Behandlungsteams können dabei, wenn sie respektvoll ausgetragen werden, Zeichen von Engagement sein und ein erhebliches Entwicklungspotential in sich bergen.

# 7 Trans* in Therapie und Beratung

## 7.1 Gestaltung der therapeutischen Beziehung

Jedes Behandlungsangebot benötigt eine sorgfältige Reflexion der Kontextbedingungen, unter denen es angeboten wird, um ethisch vertretbar gestaltet werden zu können. Eine trans*respektvolle Haltung stellt das unverzichtbare Grundgerüst jeder Gesundheitsdienstleistung gegenüber trans* Personen dar. Zudem ist für das Gelingen von Behandlungsprozessen eine spezifische, fachlich fundierte und adaptive Beziehungsgestaltung maßgeblich. Dabei wird die Behandlung durch die professionelle Beratungsperson transparent auf die Bedürfnisse der behandlungssuchenden Person bezogen mit dem Ziel, die unter den Kontextbedingungen bestmöglichen Bedingungen zur Unterstützung und Förderung ihrer Gesundheit anzubieten.

### 7.1.1 Aus welchen Erfahrungskontexten kommen trans* Personen?

Der Erfahrungshintergrund von trans* Personen, die in Therapie oder Beratung kommen, ist zum einen durch ganz individuelle Erfahrungen, zum anderen durch trans*spezifische Erfahrungsmuster beeinflusst, die wiederum durch historische, biografische und gegenwärtige Kontextbedingungen sowie vielfältige Diskriminierungen geprägt sind. Zu den Kontextbedingungen gehören gesellschaftliche Normvorstellungen von Zweigeschlechtlichkeit, Geschlechterrollen und sexueller Orientierung verbunden mit historischen Pathologisierungskonzepten von Trans*identitäten sowie noch immer bestehenden Pathologisierungen, Fremdbestimmungen und Ausgrenzungen.

Die meisten trans* Personen sind in einem heteronormativen, binärgeschlechtlich geprägten Umfeld aufgewachsen und haben im Zusammenhang mit dem Ausdruck ihrer gendernonkonformen Erlebens- und Verhaltensweisen – teilweise seit frühester Kindheit – ablehnende und pathologisierende Erfahrungen gemacht, beziehungsweise sind mit ihren Anliegen nicht wahr- oder ernstgenommen worden. Aus dem „Anderssein“, nicht der „Norm“ zu entsprechen, resultiert häufig ein Gefühl von Nichtzugehörigkeit. Dies führt einerseits zur Verunsicherung hinsichtlich der eigenen Wahrnehmung, andererseits zum inneren und äußeren Rückzug bis hin zur langjährigen Verheimlichung und/oder Verdrängung der Trans*identität. Auch können Selbstpathologisierungen in Form der internalisierten Trans*feindlichkeit mit Scham- und Schuldgefühlen einhergehen, die ein Sich-Öffnen gegenüber sich selbst und anderen und damit auch Coming-out-Prozesse erschweren. Das Hüten eines Geheimnisses und nicht darüber reden hat vor dem geschilderten Erfahrungskontext gute Gründe. Es dient dem Schutz des verletzten und verletzbaren Selbst und schafft einen sicheren inneren Ort. Zahlreiche Möglichkeiten für die Erprobung der geschlechtlichen Identität liegen beispielsweise in der Benutzung von Avataren – im Cyberspace genutzte Figuren zum selbstbestimmten Ausdruck von Aspekten der eigenen Persönlichkeit –, im Annehmen und Zeigen der eigenen geschlechtlichen Identität in Chats, Foren und sozialen Medien oder im Darstellen andersgeschlechtlicher Rollen in Spielen (z.B. auf einem Cosplay Contest). Nicht selten verwechseln Behandler_innen ein intensives Nutzungsverhalten mit einer Internetsucht und verlieren dabei den Blick für das darin enthaltene Lösungspotential.

Neben den biografischen (Diskriminierungs-)Erfahrungen bezüglich der Trans*identität treffen trans* Personen im Laufe ihres Coming-out-Prozesses auf eine Vielzahl von Informationen über Trans*geschlechtlichkeit. Viele davon sind unzutreffend und stereotyp. So existieren beispielsweise im Internet, welches für viele trans* Personen eine wichtige Informationsquelle darstellt, zahlreiche ungefilterte Informationen sowie Mythen und Stereotype, auch aus der Trans*community selbst. Die Trans*community gestaltet sich sehr heterogen, und in einzelnen Gruppierungen werden trans*normative Bilder und Vorstellungen verbreitet, die teilweise zur Verunsicherung beitragen und die Selbstfindung in der eigenen Trans*identität erschweren. Häufig besteht eine große Unwissenheit zu grundlegenden Informationen, verschiedenen Angeboten, Abläufen, Formalitäten und Unterstützungsmöglichkeiten. Zudem werden regionale Besonderheiten verallgemeinert. Dieses Unwissen und Fehlwissen können zur Verzögerung des Transitionsprozesses und damit zu einem anhaltenden Leiden führen.

Beispielsweise begegnen uns wiederkehrend trans* Personen, die ihre Vornamens- und Personenstandsänderung nicht beantragen, da sie irrtümlicherweise annehmen, sich **vorher** einer hormonellen Behandlung oder genitalangleichenden Operationen unterziehen zu müssen. Des Weiteren werden Behandlungssuchende – leider auch durch ärztliche und/oder psychotherapeutische Kolleg_innen – falsch aufgeklärt. So wurde einer etwa 40-jährigen trans*weiblichen Person durch ihre Ärztin die Fehlinformation vermittelt, sie könne im fortgeschrittenen Alter keine Transition mehr durchführen (Ludewig 2009).

Ein wichtiger Aspekt im Rahmen des Erfahrungskontextes ist das historische Pathologieverständnis von Trans*identität, verbunden mit der Suche nach Ursachen und Erklärungen für das „abnorme" Erleben und Verhalten sowie den daraus abzuleitenden Behandlungen oder – in der modernisierten Form – Verzögerung und „Überprüfung" der Geschlechtsidentitäts-„Störung". Mit der Pathologisierung ergibt sich eine normative und medizinische/therapeutische Zuschreibung bezogen auf ein Expert_innenverständnis. Vor dem Hintergrund eines solchen Pathologiekonzeptes bei Behandler_innen resultieren bei trans* Personen zahlreiche negative, übergriffige und bevormundende Erfahrungen im medizinischen, therapeutischen und sozialen Versorgungssystem, welche nachvollziehbare Ängste und Vorbehalte bei Behandlungssuchenden mit sich bringen. Trotz des Perspektivenwechsels im medizinischen Fachdiskurs (Trans*identität als Normvariante, die nicht ursächlich mit psychischer Gesundheit oder Krankheit in Verbindung steht), existieren weiterhin versorgerseitige Barrieren und Schwellen in der Trans*gesundheitsversorgung (z.B. Zugang für körpermodifizierende Maßnahmen nur über Psychotherapie) und auch in der rechtlichen Anerkennung (Begutachtungspflicht im Rahmen des TSG).

Mit diesem mehr oder weniger angereicherten „Paket" kommen trans* Personen in die Beratung und/oder Psychotherapie und haben dementsprechend ihre Erwartungen, Ängste, Zweifel, Hoffnungen, Vorbehalte sowie Schutz- und Kontrollmechanismen dabei.

### 7.1.2 Wie zeigen sich diese Erfahrungen in der Begegnung mit trans* Personen?

Häufig erleben wir in den ersten Begegnungen im therapeutischen Setting eine mehr oder weniger große Anspannung und Aufregung sowie eine zurückhaltende, abwartende Vorsicht, teilweise auch Unsicherheit bis hin zu einem großen Misstrauen. Das kann mit einem „Abtasten" und Beobachten verbunden sein vor dem Hintergrund: „Wie werde ich gesehen?" „Welche Haltung begegnet mir?" und dem Abschätzen, ob es einen „sicheren" und respektvollen Umgang mit der Trans*identität gibt.

Einige Behandlungssuchende kommen mit der Erwartung, dass Therapeut_innen als „Expert_innen" die „Diagnose" stellen und damit das Selbstempfinden Bestätigung erfährt. Dieses Bedürfnis ist vor dem Hintergrund des herkömmlichen Pathologieverständnisses des Medizinsystems einzuordnen. Das kann zunächst eine Erleichterung für die trans* Person sein, um eine „amtliche" Berechtigung zu haben, trans* zu sein und dies auch nach außen entsprechend kommunizieren („rechtfertigen") zu können. Um eine Beschämung hinsichtlich internalisierter Trans*feindlichkeit in der ersten hochsensiblen Begegnung zu vermeiden, ist hier eine verständnisvolle und zeitgebende Haltung bei den Behandler_innen unumgänglich. Erst im späteren therapeutischen Prozess (Kapitel 7.5 „Therapeutische Themen und Prozesse"), wenn eine stabile und vertrauensvolle Beziehung geschaffen ist, sollten bzw. können die Aspekte hinsichtlich verinnerlichter Pathologisierung von Trans*geschlechtlichkeit reflektiert werden.

Andere behandlungssuchende trans* Personen sind sehr klar in ihren Wünschen, Bedürfnissen und Rechten, stehen jedoch aufgrund der aktuellen Richtlinien unter dem Zwang, sich in eine therapeutische Situation zu begeben, wodurch sie nicht mehr frei in ihren Entscheidungen sind, da sie von den Entscheidungen (z. B. Stellungnahme für körpermodifizierende Maßnahmen) der Therapeut_innen abhängig sind.

Ambivalenz, Widerwillen und Unbehagen, Motivationsmangel und Unzuverlässigkeit sind sowohl vor dem Hintergrund der Zwangstherapie zu betrachten als auch im Rahmen trans*normativer Vorstellungen. Durch die Notlage, sich in konservativen Kontexten mit einem „Trans*lebenslauf", der für Gesundheitsversorger_innen und Jurist_innen nachvollziehbar ist, präsentieren zu müssen, existieren weiterhin Annahmen, einem normierten Trans*sein entsprechen zu müssen. Leider wird dies auch von einigen Behandler_innen immer noch mehr oder weniger direkt erwartet (Kapitel 3.6 „Erzählungen von Trans*biografien im Gesundheitssystem"). Dieses Dilemma kann sich vor allem in einem „angepassten" trans*normativen Verhalten einer behandlungssuchenden Person widerspiegeln, indem bestimmte Themen und Inhalte zögerlich oder „geschönt" angesprochen werden, und es kann dazu führen, dass trans* Personen erst einmal sehr zurückhaltend mit individuellen Erfahrungen sind.

> „Wie viel darf ich preisgeben, ohne dass meine Stellungnahme gefährdet ist? Muss ich ein bestimmtes / erwartetes ‚Trans*bild' erfüllen?"

Ein wiederkehrender Rechtfertigungsdruck beziehungsweise iatrogene Faktoren, wie indiskrete Fragen seitens der Behandler_innen (z. B. bezogen auf das Aussehen der Genitalien oder den Umgang damit oder sexuelle Praktiken und Phantasien), können auch zu einer Enthemmtheit und der Annahme führen, den Fragen nachkommen zu müssen und alle „intimen" Details erzählen zu müssen.

Im Rahmen negativer Versorgungserfahrungen sind trans* Personen konfrontiert mit Irritation und Verunsicherung sowie klischeehaften Annahmen und Vorurteilen bei Behandler_innen, die sich schlimmstenfalls in Entwertung, Ignoranz, Pathologisierung und Belustigung ausdrücken. Trans* Personen konfrontieren Behandelnde und das soziale Umfeld mit dem Infragestellen bisher unverrückbar angenommener Konstrukte, wie die dichotome Annahme der (Zwei-)Geschlechtlichkeit, aber auch mit der Reflexion der eigenen Geschlechtsidentität und der Annahme, die eigene Geschlechtlichkeit sei fest und unhinterfragbar sicher. Im Sinne des Bestrebens, möglichst schnell wieder psychische Homöostase herzustellen und Disharmonien aufzulösen, erfolgen verstärkt Kategorisierungsbestreben bei den Behandler_innen, um so die binäre Ordnung wieder herzustellen, oder Pathologisierungen, um eine Abgrenzung und Distanzierung zum eigenen Bedrohungserleben zu sichern und zu „normalisieren" (Trans*feindlichkeit). Diese Erfahrungen können ebenfalls dazu führen, dass sich trans* Menschen in eine normative Rolle gedrängt fühlen, z.B. der Geschlechterdichotomie zu entsprechen und besonders „männlich" oder „weiblich" erscheinen zu müssen.

Häufig machen trans* Personen die Erfahrung, in ihrem sozialen Umfeld nicht nur auf Irritation, sondern auch auf vermehrtes Interesse zu stoßen. Dies kann sich beispielsweise in mehr oder weniger eindringlichen Fragen äußern. Selten gibt es Begegnungen, die mit einer Selbstverständlichkeit einhergehen. Oft kommt es zu einem aufmerksamkeitsheischenden othering, einem sozialen Prozess, in dem Bezugspersonen einer trans* Person zuschreiben, grundlegend „anders" oder „etwas ganz besonderes" zu sein. Dies kann wiederum bei trans* Personen Gefühle von Nichtzugehörigkeit, Anderssein (nicht „normal" sein) verstärken und/oder aufrechterhalten, auch lange nach der Transition. Dies kann zu weiteren Diskriminierungserfahrungen und Ausgrenzungen führen, was nicht zuletzt das Risiko für existentielle, psychische und somatische Belastungen sowie Folgen erhöht.

Trans* Menschen müssen im Laufe ihres Lebens viele negative Erfahrungen kompensieren, beziehungsweise abwehren. Dies erfordert einerseits eine hohe psychische Belastbarkeit, andererseits bilden sich Reaktions- und Schutzmechanismen und -muster (z.B. sozialer Rückzug, Misstrauen, aggressive und ablehnende Haltung), die auf andere zunächst befremdlich wirken können und vor diesem Hintergrund reflektiert und eingeordnet werden müssen, um weiteren Pathologisierungen und Stigmatisierungen entgegenzuwirken. Fehlende „positive" trans* Vorbilder in der heteronormativ und binär geprägten Gesellschaft erschweren eine Orientierung – nicht nur für trans* Personen.

### 7.1.3 Wie kann die therapeutische Beziehung gestaltet werden?

Vor dem Hintergrund der genannten Faktoren sollte eine Begegnung trans*-sensibel, offen, entpathologisierend und transparent sein. Dazu gehören eine **„bedingungslose akzeptierende Grundhaltung“** als elementare Voraussetzung (Wiesendanger 2002, 104), indem Trans*sein als gleichberechtigte Variante geschlechtlicher Vielfalt losgelöst von Krankheit oder Gesundheit betrachtet wird, sowie **einfühlendes Verstehen** durch Wissen um trans*spezifische Lebensrealitäten, -formen und -sozialisationen, Minoritätenstatus mit Diskriminierungserfahrungen sowie destruktive Dynamiken internalisierter Trans*feindlichkeit.

Dies erfordert Wissen um Unterschiede versus „Ich behandle alle Klient_innen gleich“, wobei die Aneignung von Wissen in der Verantwortung der Behandelnden liegt (Göth/Kohn 2014, VI). Es ist **nicht** Aufgabe der Behandlungssuchenden, Wissensdefizite auszugleichen. Eine Kongruenz mit sich selbst sowie hilfreiches und professionelles Handeln sind nur durch eine kritische Selbstreflexion im Rahmen vertiefter Selbsterfahrung hinsichtlich internalisierter Trans*negativität möglich und nicht durch angelesenes Wissen. Dabei geht es um die Überprüfung der eigenen Haltung auf Authentizität, die Reflexion von Übertragungs- und Gegenübertragungsaspekten sowie um die Auseinandersetzung, wann und wie ich als Behandler_in diskriminiere (Kapitel 6.1 „Im Kontakt mit sich selbst: Selbsterfahrung“). Dafür kann ich Veranstaltungen z. B. der Trans*community besuchen, in denen ich mit meiner Identität und Rolle in der Minderheit bin.

In der Begegnung mit Behandlungssuchenden sollten alternative und kreative Neuformulierungen ermöglicht werden, z. B. hinsichtlich der Selbstbeschreibung von Identitäten oder Genitalien sowie (De-)Konstruktionen, z. B. von Familienmodellen, Normen und Werten. Ebenso kann ein entpathologisierendes Framing angeboten werden, indem z. B. internalisierte Trans*feindlichkeit als normale Reaktion in Form eines inneren Abbildes durch die Prägung eines trans*negativen Umfeldes beschrieben wird. Ein in diesem Sinne offenes Klima dient der Schaffung eines trans*sensiblen Raumes und damit eines sicheren Ortes, in dem auch Verunsicherungen, Zweifel, Verletzungen und Ambivalenzen thematisiert werden können.

Ein wichtiger Aspekt ist die Wertfreiheit der Behandelnden hinsichtlich trans*-normativer Vorstellungen. Es gibt nicht DEN Trans*verlauf bzw. DAS Trans*-sein. Trans*identität ist vielfältig und unabhängig vom äußeren Erscheinungsbild, Namen, Pronomen oder von geschlechtsangleichenden Maßnahmen. Dafür sind eine konsequente entpathologisierende Haltung und viel Geduld seitens der Behandler_innen erforderlich. Dies kann sich auch darin zeigen, dass bisherige Geschlechterrollenverständnisse reflektiert und dekonstruiert werden, das Spektrum der Geschlechtervielfalt erweitert und Raum für neue Lebensformen ermöglicht wird.

### 7.1.4 Wie kann Ängsten, Unsicherheiten, Misstrauen oder Abneigungen begegnet werden?

Zunächst hilft uns in der Praxis das Hintergrundwissen über Diskriminierungserfahrungen, über trans*spezifische Anliegen, Unterstützungsmöglichkeiten, Formalitäten sowie um die Relevanz des Themas im alltäglichen Leben, diese Verhaltensweisen einzuordnen und weniger persönlich davon betroffen zu sein, beziehungsweise das eigene Verhalten kritisch zu reflektieren.

Wir nehmen die Reaktionen, Ängste und Unsicherheiten der Behandlungssuchenden sehr ernst, sprechen z.B. ein uns entgegengebrachtes großes Misstrauen direkt an und zeigen unser Verständnis dafür, indem wir dies vor dem Erfahrungshintergrund nachvollziehbar und sogar sehr wichtig finden, vorsichtig zu sein und erst einmal zu schauen, wer mir begegnet.

Weiterhin bieten wir beispielsweise an, etwas zu unserem Hintergrund, unserer Arbeitsweise und Haltung zu erzählen. Des Weiteren erklären wir den Ablauf und versuchen damit möglichst viel Transparenz zu schaffen, indem wir unsere Rolle in dem Prozess verdeutlichen, Schritte und Fragen ankündigen und erklären. Auch betonen wir die Erlaubnis zum Schweigen oder Nichtbeantworten von Fragen.

Grundsätzlich geht es um die Ermöglichung einer konstruktiven Arbeitsbeziehung in einem Klima, welches eine Selbstöffnung und offene Auseinandersetzung mit der eigenen Individualität ermöglicht. Dadurch wird eine Grundlage für informierte Entscheidungen im Rahmen des Transitionsprozesses geschaffen. Behandlungssuchenden sollte der Rahmen für eine Auseinandersetzung mit ihrer Stabilität, z.B. bezogen auf ihre Bewältigungsfähigkeit hinsichtlich körpermodifizierender Maßnahmen ermöglicht werden, ohne damit ein Versorgungshindernis seitens der Behandelnden aufzubauen (graham 2013). Das heißt, wenn eine trans* Person sich offen mit Einschränkungen ihrer Stabilität konfrontiert, darf dies nicht dazu führen, dass ihr Transitionsmöglichkeiten versagt werden (Kapitel 4.1 „Versorgungsstandards und Versorgungsangebote“).

# 7.2 Diagnostik

Als Instrument im Prozess der Gesundheitsversorgung muss sich auch jeder diagnostische Prozess daran messen lassen, ob er den medizinethischen Prinzipien Benefizienz, Schadensvermeidung, Selbstbestimmung, Wahrhaftigkeit, Vertraulichkeit und Gerechtigkeit begründbar entsprechen kann (Beauchamp/Childress 2013, Wolf 2013). Das sorgfältige Anhören dessen, was eine behandlungssuchende Person von sich zeigen möchte, was sie erlebt und was sie erlebt hat, was sie denkt und fühlt, was sie belastet und was sie braucht, ist grundlegend für eine angemessene Gestaltung des diagnostischen Prozesses. Über die anschließende Diagnosestellung wird dann versucht, das Leiden der Person so zu kategorisieren, dass dabei das Leiden im Gesundheitssystem kommunizierbar wird. Eine Diagnose ermöglicht den Behandelnden das Ableiten von Handlungsschritten mit dem Ziel, der behandlungssuchenden Person mit medizinischen und/oder psychotherapeutischen Mitteln bei der Verbesserung oder Heilung einer „Krankheit" oder „psychischen Störung" zu unterstützen. Ob die behandlungssuchende Person tatsächlich eine Behandlung der diagnostisch erfassten Beeinträchtigungen wünscht, ob ihr die Arbeit daran aktuell wichtig ist, ob sie die Ressourcen dazu hat und wen sie mit der Behandlung beauftragen möchte, muss zwischen behandelnder und behandlungssuchender Person im gesamten Prozess der Therapieplanung und -durchführung immer wieder verhandelt und geklärt werden (Clement 2016).

## 7.2.1 „Diagnostik" der Trans*geschlechtlichkeit

BEISPIEL

Eine 53-jährige Person mit männlichem Zuweisungsgeschlecht wendet sich an einen Psychotherapeuten, der auf seiner Homepage auch das Angebot von „Begleittherapie" für trans*geschlechtliche Menschen aufführt. Die Person berichtet, sie sei seit 20 Jahren verheiratet mit einer Frau. Die beiden hätten drei Kinder (12, 16 und 21 Jahre alt), arbeiteten beide als Verwaltungsangestellte in einer Firma und lebten in einer kleinen Gemeinde. Sie liebe ihre Frau, nur hätten sich beide voneinander sexuell distanziert. Seit der späten Jugendzeit habe sie das Bedürfnis, sich als Frau zurechtzumachen. Sie habe vielfach versucht, dieses Bedürfnis zu unterdrücken. Außer einer Freundin wisse niemand davon, auch nicht ihre Ehefrau. Wenn sie in den Spiegel schaue und dabei Frauenkleidung trage, sähe sie eine Frau. Seit die Kinder unabhängiger geworden seien, habe sie mehr Zeit für sich und denke immer wieder darüber nach, wie es wäre, eine Frau zu sein. Sie habe große Angst davor, dass das Verwirklichen ihrer Träume ihr bürgerliches Leben zerstören würde. Sie habe keine Kontakte zu trans* Personen. Sie bittet den Psychotherapeuten mittels eines Tests festzustellen, ob sie wirklich transsexuell sei.

Vor dem Hintergrund eines entpathologisierenden Standpunktes und einer modernen Trans*gesundheitsversorgung ist die Trans*identität eine Selbstdefinition und -beschreibung. Eine Fremddiagnostik ist nicht valide möglich und es entsteht kein zusätzlicher Informationsgewinn.

Aufgrund der noch vorherrschenden Richtlinien in der Gesundheitsversorgung in Deutschland ist jedoch weiterhin eine Diagnosestellung im Rahmen der ICD-10 unter F64.0 notwendig, um geschlechtsangleichende Maßnahmen zu erhalten. Die formalen Bedingungen erfordern also eine entsprechende Diagnosestellung und damit Psychopathologisierung, auch wenn keine Störung im psychopathologischen Sinne vorliegt. Dieser Widerspruch sollte den Behandlungssuchenden im Rahmen der ersten Sitzungen deutlich aufgezeigt werden, um einen transparenten Umgang damit zu finden.

Die erlebte Diskrepanz zwischen Identitätsgeschlecht und bei der Geburt zugewiesenem Geschlecht lässt sich in der Regel innerhalb einer Sitzung, jedoch maximal nach vier probatorischen Sitzungen feststellen. Hierzu sind keine testpsychologischen Verfahren notwendig und sinnvoll. Zum einen gibt es keine wissenschaftlich fundierten Testverfahren, die Geschlechtsinkongruenz/-dysphorie/Trans*identität nach testtheoretischen Ansprüchen valide, objektiv und reliabel abbilden, zum anderen existieren keine Vergleichs- und Normgruppen für trans* Personen.

Im therapeutischen Aufklärungsgespräch können Behandler_innen diese Haltung zum Beispiel folgendermaßen gegenüber einer behandlungssuchenden trans* Person ausdrücken:

TIPP

„Im Moment befinden wir uns in dem Dilemma, dass die Richtlinien des Medizinischen Dienstes noch verlangen, dass ich Ihnen nach dem diagnostischen System der Internationalen Klassifikation der Erkrankungen die Diagnose F64.0 gebe, damit Sie Zugang zu geschlechtsangleichenden Maßnahmen bekommen. Die Problematik dieser Diagnose liegt darin, dass sie eine psychische Störung beschreibt und Ihre Trans*geschlechtlichkeit damit pathologisiert. Dies entspricht jedoch nicht meiner Überzeugung und auch nicht der Fachmeinung des Weltärztebundes. Wenn Sie jedoch eine körpermodifizierende Hormontherapie und/oder körpermodifizierende Operationen oder eine Epilation benötigen, würde ich Ihnen dennoch die Diagnose stellen, um Ihnen den Weg dorthin möglich zu machen.

Ich werde mit Ihnen auch keine psychologischen Tests durchführen, um ihre Trans*geschlechtlichkeit von außen abzuklären, da Trans*geschlechtlichkeit nicht durch ein Testverfahren gemessen werden kann, sondern nur Ihrer Innensicht und Selbstwahrnehmung zugänglich ist wie jede andere Form der Geschlechtsidentität, aber wenn Sie möchten, gebe ich Ihnen gern Informationen über trans*geschlechtliche Lebenswelten. Was meinen Sie dazu?"

Die Diagnosestellung einer F64.0 nach der ICD-10 ist an ein gewisses Ausmaß an Leidensdruck geknüpft, zum Beispiel das Vorliegen von klinisch relevantem Leiden und/oder Funktionsstörungen durch die Geschlechtsdysphorie. Auch hier ist auf ein Dilemma hinzuweisen: Viele trans* Personen beschreiben ein großes Leiden in der Zeit **vor** dem Coming-out. Häufig ist mit dem Coming-out sowie möglichen Schritten einer Transition — sowohl die zeitnahe Aussicht darauf als auch deren Umsetzung — tatsächlich eine Entlastung und Verbesserung des Befindens festzustellen. Kann die behandlungssuchende Person dies innerhalb eines trans*respektvoll gestalteten Behandlungsprozess mitteilen, können beide Seiten die Entwicklung als Hinweis darauf einordnen, dass sich der eingeschlagene Weg als sinnvoll und hilfreich für die behandlungssuchende Person erweist. In der trans*negativen Logik der MDS-Richtlinien (MDS 2009) wird jedoch die Kostenübernahme für die Durchführung geschlechtsangleichender Maßnahmen eng mit einem Leidensdruck verknüpft, so dass innerhalb dieses Referenzsystems die absurde Situation entstehen kann, dass eine Abnahme des Leidens im Transitionsprozess die Kostenübernahme für weitere indizierte körpermodifizierende Maßnahmen gefährden kann. Aus dieser Zwickmühle können sich einerseits stereotype Symptomschilderungen von Behandlungssuchenden etablieren, um den antizipierten Erwartungen einer Diagnosestellung zu entsprechen (Nieder/Richter-Appelt 2011), anderseits eine „krankheits"-fokussierte Leidensdarstellung als Rechtfertigung und „Garantie" für die Bewilligung geschlechtsangleichender Maßnahmen ergeben (Güldenring 2016). Nichtsdestotrotz kann für viele der Prozess des Coming-outs und/oder der Transition mit schmerzhaften Veränderungen (Verlust von Familie, Konflikte im beruflichen Kontext etc.) einhergehen, die als psychosoziale Belastungsfaktoren zum Leidensdruck führen können.

### 7.2.2 „Differentialdiagnostik" bei Geschlechtsdysphorie

Einleitend ist bei den Überlegungen zur Differentialdiagnostik kritisch anzumerken, dass die Begrifflichkeit einer Differentialdiagnose impliziert, dass es sich bei der Geschlechtsdysphorie um eine zu diagnostizierende „Störung" handle. Da dies jedoch nicht der Fall ist, kann es im klassischen Sinne auch keine Differentialdiagnosen geben. Nichtsdestotrotz findet die Geschlechtsinkongruenz bzw. Geschlechtsdysphorie ihren Niederschlag in den Diagnosesystemen ICD-10/ICD-11 und DSM-5 und wird unter diesen Gesichtspunkten differentialdiagnostisch beleuchtet.

Sinnvoll erweist sich eine diagnostische Abklärung von spezifischen psychischen Störungen vor körpermodifizierenden Maßnahmen, die geschlechtsdysphorische Symptome aufweisen können. So sollte zum Beispiel bei der Exploration des Wunsches nach körpermodifizierenden Maßnahmen darauf geachtet werden, ob dieser aus dem trans*geschlechtlichen Erleben heraus resultiert und in diesem Zusammenhang verstehbar ist, oder ob dieser Wunsch im Rahmen einer psychotischen Erkrankung oder körperdysmorphen Störung zu sehen ist. Bei körperdysmorphen Störungen besteht kein trans*geschlechtliches Identitätserleben. Kontinuierliches und affektkongruentes geschlechtsbezogenes Identitätserleben auf verschiedenen Ebenen, das in sich schlüssig und stimmig ist, belegt ein trans*geschlechtliches Erleben. Bei psychotischen Erkrankungen spielen im Gegensatz dazu häufig Bestrafungsszenarien, Überhöhungserleben beziehungsweise das Empfinden einer Fremdsteuerung eine Rolle.

Hinsichtlich dissoziativer Störungen mit verschiedengeschlechtlichen Ego-States – unterschiedlich kognitiv-emotional geprägte Zustände mit jeweils spezifischen Körperempfindungen, Erinnerungen und Verhaltensformen im Sinne eines inneren Bewältigungssystems mit dem Ziel, das Überleben zu sichern (Fritzsche 2013) – empfehlen wir bei verschiedengeschlechtlichen Ego-States, diese miteinander in Kontakt zu bringen und eine Einwilligung aller bekannten Ego-States bezüglich der geplanten körpermodifizierenden Maßnahmen herzustellen (AWMF 2018). Aus unserer Erfahrung sind uns keine Behandlungssuchenden mit verschiedengeschlechtlichen Ego-States bekannt, welche gegenläufige Haltungen zu körpermodifizierenden Maßnahmen äußern.

Grundsätzlich stellen diese Diagnosen keinen Ausschluss einer Trans*Identität dar, sondern können neben einer bestehenden Geschlechtsdysphorie relevant sein hinsichtlich der Behandlungsplanung und einer adäquaten Behandlung der Symptome.

### 7.2.3 Diagnostik psychischer Störungen

Sofern eine trans*geschlechtliche Person aufgrund eines psychischen Leidens eine diagnostische Abklärung der Symptomatik ausdrücklich wünscht, sollte diese auch zeitnah angeboten und trans*respektvoll gestaltet werden. Eine trans*respektvolle Gestaltung des diagnostischen Prozesses im Rahmen einer Psychotherapie bedeutet, die behandlungssuchende Person in ihrer Identität und Lebensrealität anzuerkennen und anzusprechen sowie auch die Kontextgebundenheit von psychischen Erkrankungen bei trans* Personen zu sehen. Psychische und auch körperliche Erkrankungen können in der Transition hinderlich sein. Eine fundierte Diagnostik psychischer Belastungsreaktionen und Symptome eröffnet den Weg zur Behandlung und damit auch zum Abbau von Barrieren in der Transition.

Ziel der therapeutischen Unterstützung im Umgang mit psychischen Erkrankungen ist letztlich, dass eine behandlungssuchende trans* Person die bestmöglichen Entscheidungen in Bezug auf ihre Transition treffen kann (graham 2013). Der für die Behandlungsentscheidungen notwendige diagnostische Prozess sollte für die behandlungssuchende Person transparent und zielgerichtet durchgeführt werden, so dass sie nachvollziehen kann, warum welche Fragen gestellt werden und welche Testinstrumente eingesetzt werden (graham 2013).

Sollten bei der Diagnostik Fragebögen und klinische Interviews eingesetzt werden, ist hier darauf zu achten, dass die Fragen auch eine respektvolle Ansprache trans*geschlechtlicher Personen ermöglichen. Gegebenenfalls müssen die Materialien entsprechend angepasst und umformuliert werden. Da bisher zu keinem klinischen Fragebogen Referenzwerte einer trans*geschlechtlichen Vergleichsgruppe vorliegen, kann eine Auswertung in der Regel nur auf Itemebene (im Sinne einer individualisierten Einzelbetrachtung der Antworten) erfolgen.

Grundsätzlich ist bei der Diagnostik zu berücksichtigen, dass trans* Personen aufgrund ihrer Lebensgeschichte vor dem Hintergrund des spezifischen Minoritätenstresses Belastungsfaktoren ausgesetzt waren und sind, die zum einen eine erhöhte Vulnerabilität für psychische und psychosomatische Beschwerden, zum anderen auch eine hohe Resilienz mit sich bringen. Die beschriebenen Symptome, Beeinträchtigungen, Beschwerden sowie bisherige Diagnosen (z. B. aus früheren ambulanten und/oder stationären Behandlungen) sind vor dem Hintergrund einer Trans*identität zu überprüfen und neu zu bewerten. Häufig wurden Diagnosen vergeben aufgrund bestimmter Symptome, die sich in Bezug auf eine Trans*identität anders einordnen lassen. Darauf aufbauend kann dann eine Neubewertung der geschilderten Symptomatik im Rahmen eines Belastungsparadigmas erfolgen. In diesem Zusammenhang ist gegebenenfalls auch eine Entwidmung von früheren Diagnosen notwendig.

Im Rahmen eines diagnostischen Prozesses sollte der Fokus auf einer ganzheitlichen Betrachtung der Behandlungssuchenden liegen, um die psychischen, sozialen, kulturellen und körperlichen Aspekte, Probleme und Ressourcen zu erfassen. Dazu gehören auch die Behandlungswünsche und die damit verbundenen individuellen Erwartungen, um ein an die entsprechenden Bedarfe angepasstes Unterstützungsangebot gewährleisten zu können.

Bei der Exploration der biografischen Anamnese und des aktuellen Befundes orientieren sich die Fragen an der Entwicklung der Geschlechtsinkongruenz beziehungsweise Geschlechtsdysphorie, deren Auswirkungen auf verschiedene Lebensbereiche (Beziehungen, Sexualität, Schule, Beruf, Gesundheit), innere und/oder äußere Coming-outs, Reaktionen des Umfeldes, Diskriminierungserfahrungen, Unterstützungen, Bewältigungsstrategien, soziale Situation, körperliche Beschwerden sowie Erfahrungen mit dem Gesundheitssystem und gewünschte Maßnahmen zur Reduktion der Geschlechtsdysphorie.

Die diagnostischen Fragen im Rahmen der Psychotherapie dienen der Erfassung von existentiellen Gefährdungen (z. B. im Falle von Suizidalität), von psychischen Beeinträchtigungen und Körperbeschwerden einer Person sowie dem Verständnis der Lerngeschichte, die hinter dem Leiden liegt. Eine psychische Störung sollte sorgfältig hinsichtlich der Entstehungsbedingungen untersucht werden, um den individuellen Verlauf zu rekonstruieren und die betroffene Person von Scham- und Schuldgefühlen zu entlasten (Wolf 2004). Zudem sollte nach den relevanten Kontextbedingungen und Ressourcen der behandlungssuchenden Person gefragt werden. Aus diesen Erkenntnissen wird ein individuelles biopsychosoziales Modell herausgearbeitet, welches sowohl das Leiden als auch die Kräfte und Möglichkeiten beschreibt, die eine behandlungssuchende Person bereits entwickeln konnte, um sich dem Leiden entgegenzustellen (Faltermaier 2005, Gaebel/Zielasek 2008).

Dieses Modell wird der behandlungssuchenden Person transparent dargelegt. Überflüssige Fragen, deren Beantwortung für die Gestaltung eines guten Therapieverlaufs irrelevant ist, sollten vermieden werden. Das Ergebnis der Diagnostik sollte klar kommuniziert werden, so dass die Person die Bedeutung der Diagnosen für die Gestaltung des Therapieprozesses und auch ihre therapieexternen Handlungsoptionen abschätzen kann.

Psychische Störungen wie Anpassungsstörungen, depressive Störungen, Angststörungen, Essstörungen, Substanzmissbrauch können gleichzeitig, reaktiv oder unabhängig von der Geschlechtsdysphorie und deren sozialen Konsequenzen auftreten (Rauchfleisch 2016, Nieder et al. 2017). Im Verlauf zeigt sich häufig eine Veränderung der Symptomatik durch das Coming-out und den Transitionsprozess bzw. die Einleitung körpermodifizierender Maßnahmen. Ist keine Reduktion bzw. Remission der Symptomatik begleitender Störungen im Rahmen der Behandlung der Geschlechtsdysphorie zu beobachten, sollte parallel eine adäquate psychotherapeutische und/oder medizinische Behandlung der jeweiligen Störung entsprechend der Behandlungsrichtlinien angeboten und empfohlen werden.

Personen mit Traumaerfahrungen entwickeln überproportional häufig eine emotionale Instabilität, eine dissoziative Störung, eine Suchterkrankung und weitere Umgangsweisen mit ihren überwältigenden Erfahrungen von Hilflosigkeit, Vertrauensbruch und Schmerz (Courtois/Ford 2016, Flatten et al. 2011, Fischer/Riedesser 2009). Diese Symptomatiken stellen zunächst einmal Bewältigungsversuche dar. Aus einer traumainformierten psychotherapeutischen Perspektive können sie respektvoll wahrgenommen und unter Berücksichtigung ihrer Entstehungsbedingungen eingeordnet werden (Courtois/Ford 2016).

Bei der Erfassung einer emotional-instabilen Persönlichkeitsstörung und auch anderer Persönlichkeitsstörungen empfehlen wir gerade bei trans* Personen (wie gegenüber allen anderen gesellschaftlich marginalisierten Personen) ein besonders sorgfältiges Überprüfen der Frage, ob die geschilderten Symptome wirklich – wie für die Diagnosestellung notwendig – kontextübergreifend, starr und über einen lang andauernden Zeitraum zu konstatieren sind. Wir raten auch ausdrücklich davon ab, die Diagnose einer Persönlichkeitsstörung nach wenigen Kontakten zu stellen. Prinzipiell sollte die Diagnose einer Persönlichkeitsstörung erst im Erwachsenenalter gestellt werden. Als diagnostisches Instrument empfehlen wir neben einer außerordentlich differenzierten Anamnese den Einsatz des Strukturierten Klinischen Interviews für DSM-IV für Persönlichkeitsstörungen (SKID-II). Sowohl Praxiserfahrungen als auch Studien legen die Vermutung nahe, dass gerade die Diagnosen einer Borderline-Persönlichkeitsstörung (BPS) bei queeren Personen sehr rasch und überproportional häufig gestellt werden (Hagger-Johnson 2007). Irrtümlicherweise werden häufig Symptome wie instabile Stimmung, wechselnde Identitäten oder selbstverletzendes Verhalten als Ausdruck der BPS gewertet (AWMF 2018). Epidemiologische Daten hingegen zeigen keine Häufung von Persönlichkeitsstörungen bei trans* Personen (Heylens et al. 2014a). Ähnlich verhält es sich bei Störungen aus dem Autismus-Spektrum. Auch hier werden Symptome wie Rückzug oder interaktionelle Schwierigkeiten teilweise fehlinterpretiert und einer Autismus-Spektrum-Störung zugeordnet (Turban/van Schalkwyk 2018).

Eine Verzögerung von körpermodifizierenden Maßnahmen aufgrund begleitender psychischer Erkrankungen ist oft nicht sinnvoll, da körpermodifizierende Maßnahmen häufig sowohl zur Reduktion der Geschlechtsdysphorie als auch der psychischen Störungen beitragen können.

Die Verzögerung einer körpermodifizierenden Hormontherapie lässt sich nur in sehr seltenen Fällen fachlich legitimieren und muss sehr sorgfältig und für die behandlungssuchende Person transparent begründet werden. Oft lässt sich erst im weiteren Verlauf feststellen, welche Symptome oder Störungen belastungsreaktiv beziehungsweise unabhängig von der Stigmatisierung der Trans*-identität bestehen. Die Behandlungsleitlinie der WPATH (2012) ermöglicht an dieser Stelle eine transparente gesundheitsbezogene Risikoabschätzung. So gibt es entsprechend der WPATH-Leitlinie bezogen auf eine geschlechtsangleichende Hormontherapie für trans*weibliche Personen keine absoluten Kontraindikationen. Eine geschlechtsangleichende Hormontherapie mit Testosteron ist laut der WPATH-Leitlinien in der Schwangerschaft, bei einer instabilen koronaren Herzerkrankung sowie bei einer unbehandelten Polyzythämie mit einem Hämatokritwert über 55 kontraindiziert.

### 7.2.4 Die Bedeutung der Diagnostik schwerwiegender psychischer Erkrankungen für den Transitionsprozess

Eine besonders sorgfältige und differenzierte Diagnostik empfiehlt sich gerade bei denjenigen psychischen Beeinträchtigungen, die die Indikation von operativen Transitionsmaßnahmen hinauszuzögern können, weil sie die Selbststeuerungs- und Selbstfürsorgefähigkeit der Person beeinträchtigen können, zum Beispiel akute dissoziative Störungen, Suchterkrankungen, Wahnerkrankungen oder akute schizophrene Erkrankungen. Eine Diagnostik des Leidens an diesen Erkrankungen darf keine Versorgungsbarriere aufrichten. Vielmehr sollten die Fragen nach den psychischen Beeinträchtigungen explizit mit der Intention gestellt werden, passende Unterstützungsangebote mit dem Ziel zu erarbeiten, dass die Person ihrem Bedarf entsprechende Transitionsmöglichkeiten möglichst risikoarm in Anspruch nehmen kann (graham 2013). Bei Personen, die sich in existentiellen Notlagen wie z. B. Obdachlosigkeit befinden, sollten vor den Transitionsoperationen zunächst die Lebensgrundlagen wie Wohnung, Nahrung, Wärme sichergestellt und eine soziale Unterstützungsstruktur aufgebaut werden. Dafür können auch Angebote der gemeindepsychiatrischen Versorgung, z. B. der Eingliederungshilfe einbezogen werden. Eine Indikation einer körpermodifizierenden Hormontherapie hingegen kann unseres Erachtens oft schon mit dem Ziel der Stabilisierung der behandlungssuchenden Person erfolgen, auch wenn die Lebenssituation der Person noch sehr angespannt ist.

Wenn eine Person aufgrund einer Wahnerkrankung und/oder anderer Gefährdungen ihrer psychischen, körperlichen und existentiellen Situation zunächst medizinische, psychotherapeutische oder auch soziotherapeutische Maßnahmen benötigt, um sich zu stabilisieren und für sich in einer Transition sorgen zu können, empfehlen wir Gesundheitsversorger_innen, in der Kommunikation der diagnostischen Befunde deutlich zu machen, dass eine operative Transitionsbehandlung aktuell wegen der Schwere der Belastungen noch nicht empfohlen werden kann. Dabei wird jedoch gleichzeitig deutlich gemacht, dass die Behandlung der aktuellen Symptomatik und die Arbeit an der aktuellen existentiellen Belastung innerhalb eines therapeutischen Gesamtkonzeptes erfolgt, welches auch beinhaltet, dass die Transitionsoperationen perspektivisch möglich gemacht werden, wenn die behandlungssuchende Person diese nach Abklingen der akuten schweren Symptomatik weiterhin wünscht. Begleitend wird alles getan, um die Person auch hinsichtlich ihrer existentiellen Situation (Wohnung, Selbstfürsorge, Ernährung…) zu unterstützen (graham 2013). Hierfür sollte ein sehr konkretes Behandlungs- und Begleitungsangebot erstellt werden mit möglichst klaren Zeitangaben für die einzelnen Schritte.

### 7.2.5 Exploration der Kontextbedingungen und Ressourcen bei trans* Personen

Die sich intersektional überschneidenden Kontextbedingungen, unter denen trans* Personen leben, sind relevant sowohl für die Gestaltung der therapeutischen Interventionen, das Tempo und die konkreten Bedarfe in der Transition (graham 2013), die Prognose einer Psychotherapie als auch das Outcome medizinischer Behandlungen in der Transition. Wir empfehlen hier nach Folgendem zu fragen: dem sozioökonomischen Status (Wohnung, Arbeit, Einkommen, Zugang zu Bildungsangeboten, Bildungsabschlüsse), der sozialen Eingebundenheit (Beziehungen, Freund_innen, (Wahl-)familie, weitere Bezugspersonen, Einsamkeit), den Zugehörigkeiten (Migrationserfahrungen, religiöse Zugehörigkeiten, Community-Zugehörigkeiten), den aktuellen Erfahrungen mit Diskriminierung und Gewalterfahrungen sowie nach der körperlichen Gesundheit und Behinderung. Sollen die Kontextbedingungen für die Kommunikation in der Gesundheitsversorgung kodiert werden, eignet sich hierfür das aktuelle Kapitel XXI (Z) der ICD-10 oder die Internationale Klassifikation der Funktionsfähigkeit, Behinderung und Gesundheit (ICF, englisch: International Classification of Functioning, Disability and Health; World Health Organisation 2005). Einige Gewaltfolgen können auch im Kapitel T74 (Missbrauch von Personen) der ICD-10 kodiert werden (DIMDI 2008).

Die Ressourcen einer Person erweisen sich als verknüpft mit den Kontexten, in denen sie lebt oder gelebt hat und umfassen:

- sozio-kulturelle (z. B. Bildung, Fachwissen) und materielle Ressourcen,
- sozial-interpersonelle Ressourcen, wie die Einbettung in ein unterstützendes soziales Netzwerk,
- personal-psychische Ressourcen, wie Persönlichkeitsmerkmale, Intellekt und spezifische Handlungskompetenzen sowie
- körperlich-konstitutionelle Ressourcen, wie körperliche Fitness und Körperwahrnehmungsfähigkeiten (Ditz et al. 2006, Hobfoll/Lilly 1993, Faltermaier 2005).

Wir empfehlen, den diagnostischen Prozess mit Fragen nach Ressourcen und Widerstandskräften abzuschließen. Fragen nach Ressourcen würdigen die Bemühungen und erworbenen Kräfte auf dem Weg, den die Person bisher gegangen ist. Mit dem ausdrücklichen Interesse daran, bieten Behandelnde eine Beziehung an, die eine gemeinsame Suchbewegung aus einer resignativen und defizitorientierten Haltung in Gang setzt (Dennert/Wolf 2012):

BEISPIEL

„Wie haben Sie es geschafft, zu überleben?
Was haben Sie auf Ihrem bisherigen Weg für sich selbst als hilfreich und stärkend mitnehmen können?
Wie haben Sie Hindernisse überwunden?
Was hat Ihnen den Mut und die Zuversicht gegeben, sich jetzt in Behandlung zu begeben?
Was brauchen Sie? Und wie kann ich Sie auf Ihrem Weg unterstützen?"

## 7.3 Therapeutische Aufträge

Ein psychotherapeutischer Auftrag sollte sich prinzipiell freiwillig durch die behandlungssuchende Person ergeben und aus dem Leidensdruck durch bestehende Symptome und/oder Belastungsfaktoren bzw. -situationen resultieren. Hinzu kommt notwendigerweise die Motivation, etwas an der Situation, der Lebensqualität und dem Wohlbefinden ändern zu wollen (Veränderungsmotivation). Ist eine Freiwilligkeit nicht gegeben, muss dieser Umstand unter ethischen Gesichtspunkten sorgfältig geprüft und ein Konsens mit der behandlungssuchenden Person gesucht werden. Entsprechend der Richtlinien des MDS dient die Therapie formal der Erfüllung der Voraussetzungen zum Zugang zu körpermodifizierenden Maßnahmen.

BEISPIEL

Eine 23-jährige genderqueere Person mit weiblichem Zuweisungsgeschlecht identifiziert sich als androgyn. Sie leidet schon lange darunter, dass sie Brüste hat. Seit ihrer Jugendzeit versucht sie, diese zu verstecken. Wenn sie potentielle Partner_innen datet, versucht sie, in der Sexualität in der aktiven und dominanten Rolle zu bleiben, und lässt ihren Binder an. Sie nimmt Kontakt zu einer Psychotherapeutin auf, weil sie sich von dieser eine befürwortende Stellungnahme für die Mastektomie wünscht. Die Diagnose einer Trans*geschlechtlichkeit wäre dafür notwendig. Die genderqueere Person macht deutlich, dass sie für sich keinen weiteren Bedarf an Psychotherapie sieht.

TIPP

Fachliches Handeln in der geschilderten Fallkonstellation:

Der Person können Informationen über das aktuelle Procedere für die Kostenübernahme einer Mastektomie angeboten werden. Sofern sie dies wünscht, kann ihr die Diagnose F64.0 gegeben werden, die gewünschte Stellungnahme ausgestellt werden, und sie kann, sofern sie das wünscht, über die Möglichkeiten und Grenzen einer Psychotherapie informiert werden.

Fremdaufträge im Rahmen der Psychotherapie können von Institutionen, Familienangehörigen, Partner_innen und/oder Freund_innen kommen. Diese können z. B. eine fachliche „Überprüfung“ und/oder Umstimmung (Konversion) der Trans*geschlechtlichkeit wünschen, bzw. eine Behandlung, die von einem Pathologisierungskonzept ausgeht und anstrebt, die trans*geschlechtliche Person möglichst zu „normalisieren“. Vor dem Hintergrund internalisierter trans*feindlicher Pathologisierung können dies auch Anliegen der Behandlungssuchenden selbst sein, z. B. als Wunsch formuliert, „es“ loswerden zu wollen. An dieser Stelle weisen wir erneut daraufhin, dass eine Konversion der Trans*geschlechtlichkeit weder möglich noch ethisch vertretbar ist (Kapitel 5.1 „Entwicklungsprozesse von Geschlechtsidentitäten“, Exkurs Konversionsversuche). Des Weiteren wollen einige behandlungssuchende trans* Personen bei vorherrschenden Zweifeln und Unsicherheiten eine „Bestätigung“ und „Diagnose“ von „Expert_innen“ erhalten. Häufig gehen damit Annahmen einher, dass es einen klaren „Fahrplan“ für die Therapie gäbe. Darin zeigt sich, wie sehr bisherige Annahmen und auch Abläufe von Diagnostik und Therapie die Erwartungen bis heute prägen.

Dadurch wird der Zugang zu einer den Transitionsprozess unterstützenden und begleitenden Therapie erschwert. Dies ist mit der Gefahr verbunden, dass individuelle Bedürfnisse und Bedarfe seitens der Behandlungssuchenden teilweise nicht kommuniziert werden und verborgen bleiben, aus Angst vor Verzögerung oder Verweigerung von Stellungnahmen für körpermodifizierende Maßnahmen.

Umso wichtiger ist es in diesem Zusammenhang, die Zielkonflikte transparent zu machen, Fremdaufträge zu identifizieren, ohne diese zu dämonisieren, und Behandlungssuchende zu ermutigen, eigene Wünsche und Bedürfnisse, Grenzen und Vorstellungen auszudrücken, um persönliche Erwartungen und Ziele formulieren zu können. Mögliche Aufträge von Behandlungssuchenden können sein:

- Orientierung und Begleitung,
- Identitätsfindungsprozesse (beweglich vs. starr), Identitätserleben und -bild,
- Hilfestellungen bei Coming-out-Prozessen (wann, in welchen Bereichen, wie),
- Umgang mit Diskriminierung (biografisch und fortlaufend),
- Umgang mit Ängsten und Zweifeln,
- Überlegungen zu geschlechtsangleichenden Maßnahmen und Vorbereitung auf diese sowie deren Nachbereitung,
- Umgang mit Veränderungen (soziales Umfeld, Körper, Erleben, Sexualität, Rollen …),
- Hilfe bei Formalitäten, Erstellen von Bescheinigungen etc.,
- Umgang mit psychischen und psychosomatischen Beschwerden/Erkrankungen,
- Umgang mit psychosozialen Belastungsfaktoren (Beziehungen, Trennung, Kinder, Arbeit …),
- Reflexion von Genderkonstruktionen, Rollen, Identitäten und deren Normierungen,
- Auseinandersetzung mit internalisierter Trans*feindlichkeit,
- Würdigung bisheriger Lebensabschnitte/-konzepte und Integration in das Selbstkonzept,
- Stärkung individueller Kompetenzen und Ressourcen,
- Aufbau sozialer Unterstützungssysteme,
- Trauer- und Abschiedsprozesse bei Verlusterfahrungen (z.B. „alter" Lebenskonzepte, Beziehungen, Körperlichkeiten).

Ein nicht seltener Auftrag ist die Bearbeitung von Lebensthemen oder psychischen Belastungen **nach** der Transition und Begleittherapie, weil dies im Rahmen der vorhergehenden Behandlung nicht möglich oder gewünscht gewesen ist. Auch hier ist für Behandlungssuchende entscheidend, eine trans*sensible sowie offene Haltung zu erfahren und Trans*identität als Normvariante unabhängig von psychischer Gesundheit oder Krankheit leben zu können.

Sind im Rahmen der Diagnostik eine oder mehrere begleitende psychische Störungen festgestellt worden, dann ergibt sich daraus nicht zwangsläufig ein Therapieauftrag. Es ist mit der behandlungssuchenden trans* Person für die Therapieplanung zu klären, ob eine Behandlung gewünscht wird und wer wann damit beauftragt werden soll (Clement 2016).

Aus der Vielfalt der Behandlungsaufträge wird das breite Spektrum der Therapie und Beratung deutlich, wodurch sich fließende Übergänge ergeben und therapeutische Arbeit neben klassischen psychotherapeutischen Aufträgen auch beratende, soziale, rechtliche, formale und supportive Aufträge beinhaltet. Eine Psychotherapie mit trans* Personen setzt die Bereitschaft zu „therapieunüblichen" Aufgaben wie Beratung zu trans*spezifischen Anliegen, Begleitung zu wichtigen Terminen, Verfassen von Stellungnahmen, Bescheinigungen und Anträgen, Unterstützung bei Ablehnungen von Kostenübernahmen und Widersprüchen, Vorbereitung somatischer Maßnahmen, Krankenhausbesuche etc. voraus.

Für die Praxis empfehlen wir, sich und den Behandlungssuchenden bei der Auftragsklärung Zeit zu lassen, ambivalente Aufträge transparent zu machen und einzelne Aufträge konsensuell zu priorisieren, um eine Reihenfolge für die Behandlungsplanung zu erstellen. Manche Aufträge, z. B. der Wunsch nach Konversion, müssen aus ethischen Gründen auch zurückgewiesen werden. Um in diesem Fall eine Beschämung der behandlungssuchenden trans* Person zu vermeiden, ist eine wohlwollende und trans*respektvolle Haltung sowie entpathologisierende Aufklärung unabdingbar. Im Verlauf der Therapie und Beratung hat es sich bewährt, therapeutische Aufträge regelmäßig hinsichtlich ihrer Aktualität zu überprüfen und anzupassen, um einer flexiblen, offenen und bedarfsgerechten Unterstützung zu entsprechen.

## 7.4 Therapiekonzeption und -planung

Entsprechend der therapeutischen Aufträge ergeben sich die Therapiekonzeption und -planung, wobei die Konzeption eher die übergreifende Haltung beschreibt und die Planung konkrete Schritte, Ziele und den Ablauf umfasst.

Hinsichtlich der **Therapiekonzeption** ist in der Arbeit mit behandlungssuchenden trans* Personen grundsätzlich eine entpathologisierende und supportive Haltung notwendig. Betrachten wir als Behandelnde Geschlechtsidentität als ein variantenreiches Spektrum mit dem Bewusstsein einer cis- und heteronormativ existierenden Gesellschaftsrealität, so respektieren wir das Erleben, die Selbstbeschreibungen und Wünsche der Behandlungssuchenden. Dazu gehören unter anderem Ansprache in der gewünschten Identität, Wertschätzung und Offenheit für vielfältige Lebenskonzepte sowie Therapieaufträge.

Häufig wird zwischen **Begleittherapie und Psychotherapie** unterschieden, wobei sich der Begriff der Begleittherapie aus der bis heute zwingend erforderlichen 18-monatigen Psychotherapie im Rahmen einer gewünschten Transition entwickelt hat. Wenn die Begleittherapie nur dem Zweck der Pflichterfüllung dient, um den Kriterien des MDS zu entsprechen, besteht das Risiko, dass relevante Themen, die für Behandlungssuchende wichtig sein können, nicht angesprochen werden, um beispielsweise die Bewilligung geschlechtsangleichender Maßnahmen nicht zu gefährden. Teilweise führt dieses Phänomen dazu, dass trans* Personen nach der Begleittherapie noch einmal eine Psychotherapie aufnehmen, um sich mit den Themen entsprechend ihrer Bedürfnislage auseinanderzusetzen. Das sind iatrogene Faktoren des Gesundheitssystems, die eine Psychotherapie zur Farce verkommen lassen. Anders verhält es sich bei trans* Personen, die real keinen Therapiebedarf haben und trotzdem zur Therapie verpflichtet werden. Hier ist ein niedrigschwelliges und niederfrequentes Therapieangebot zur Erfüllung der Kriterien des MDS angezeigt. Dadurch sind jedoch Aufträge und Ziele der Therapie durch die MDS-Vorgaben fremdbestimmt. Dies ist für Behandlungssuchende und Therapeut_innen gleichermaßen frustrierend. Hier gilt es, gemeinsam das Beste aus dem Dilemma herauszuholen und miteinander zu überlegen, wie die Zeit gut und sinnvoll gestaltet werden kann.

Im Behandlungsalltag zeigt sich, dass viele Behandlungssuchende eine psychotherapeutische Unterstützung und Begleitung wünschen. Dabei kann es um trans*spezifische Themen, den Umgang mit Diskriminierungserfahrungen als auch um klassisch psychotherapeutische Anliegen, zum Beispiel bei Vorliegen psychischer Belastungsfaktoren oder Störungen gehen. Neben der Erarbeitung eines für die behandlungssuchende Person passenden Umgangs mit der Geschlechtsdysphorie sollte bei Vorliegen von psychischen Störungen eine adäquate Behandlung angeboten sowie über den Umfang, die Gestaltung und die Effekte der entsprechenden Behandlungsmöglichkeiten umfassend informiert werden (Kapitel 7.5 „Therapeutische Themen und Prozesse“).

Des Weiteren ist seitens der Behandelnden die Bereitschaft zu weitreichenden Aufgaben im therapeutischen Gesamtgeschehen notwendig. Das betrifft unter anderem das Erstellen von Bescheinigungen, Befunden, Stellungnahmen, Indikationsschreiben für Mitbehandelnde, Institutionen, Arbeitgeber_innen etc. sowie umfangreiche Unterstützung im Transitionsprozess durch Vermittlung von Informationen, Angeboten, Kontakten, Vorbereitung von Anträgen oder auch Begleitung bei wichtigen Terminen. Dies setzt eine flexible Arbeitshaltung, Erreichbarkeit sowie ein hohes Engagement voraus. Bedeutsam sind gleichermaßen die Anbindung an communitybasierte Angebote sowie die Vernetzung und der Austausch mit Behandler_innen der Trans*gesundheitsversorgung (Kapitel 6 „Trans* im Kontakt“).

Die **Therapieplanung** richtet sich nach den formulierten Zielen der Behandlungssuchenden. Nach unserer Erfahrung ist es wichtig, beim Wunsch nach körpermodifizierenden Maßnahmen die Ziele der trans* Person sorgfältig zu erfassen sowie anschließend gemeinsam zu überlegen, wie diese mit den Kriterien des MDS so in Einklang gebracht werden können, dass die behandlungssuchende Person die Unterstützung des Gesundheitssystems für ihre Entscheidungen in der Transition erhalten kann. So ist es im Therapieprozess wiederkehrend bedeutsam, dass zwar die MDS-Kriterien bestimmte Fristen und Voraussetzungen vorsehen (z.B. mindestens 12 Sitzungen Psychotherapie, „begleitete Alltagserfahrungen"), jedoch faktisch jede trans* Person auch einen sehr individuellen Bedarf bezogen auf medizinische Behandlungen in der Transition hat und auch die zeitlichen Abläufe von Transitionsschritten je nach Person verschieden sind. Es gibt keinen allgemeingültigen „Fahrplan" für einen Transitionsprozess. Vermeintliche Zeitpläne und Phasenmodelle sollten kritisch reflektiert werden und auf die Bedürfnisse der trans* Person (Was ist gedacht, erwartet, notwendig?) abgestimmt werden. Nicht wir als Psychotherapeut_innen wissen, was am Ende des therapeutischen Prozesses herauskommt oder wie das Ergebnis aussehen muss, sondern das bestimmt und entscheidet die trans* Person. Es gibt also auch keinen Operationszwang oder ähnliches. Nur die behandlungssuchende Person kann das Tempo, die Schritte, die Abfolge, den Identitätsstatus und die dafür notwendigen körpermodifizierenden Maßnahmen für sich bestimmen und letztendlich das Ausmaß an ihrem Wohlbefinden und Stimmigkeitsgefühl festmachen. Die Aufgabe als Psychotherapeut_innen besteht darin, eine begleitende, unterstützende sowie wohlwollende Haltung einzunehmen, die zur Reflexion einlädt, Handlungsspielräume erweitert und Informationen vermittelt, damit Behandlungssuchende gute Entscheidungen für sich und ihren Weg treffen können. Entgegen der MDS-Vorgaben sollten alle Möglichkeiten für eine bedarfsgerechte Versorgung ausgeschöpft werden. Dies erfordert in vielen Fällen eine Abweichung von Voraussetzungen und Fristen.

Gemeinsam mit den Behandlungssuchenden werden Frequenz der Sitzungen und Ziele besprochen, die im Verlauf regelmäßig überprüft werden. Bei der Planung ist es wichtig, den Lebenskontext der Behandlungssuchenden mit einzubeziehen. Gibt es bestimmte Notwendigkeiten, Zeitdruck hinsichtlich des Coming-out- und/oder Transitionsprozesses im Zusammenhang mit Ausbildungsabschlüssen, Familientreffen, Probezeiten, Operationsterminen? Für die Planung ist ebenso das Stundenkontingent für die Psychotherapie zu berücksichtigen, damit zum Beispiel nach körpermodifizierenden Maßnahmen noch ausreichend Sitzungen für die Nachbereitung von Operationen zur Verfügung stehen. Das kann sich in der sogenannten Begleittherapie schwierig gestalten, da einige Behandlungssuchende froh sind, die Pflichttherapie hinter sich gebracht und nun alle Formalitäten (Antragstellung für die körpermodifizierenden Operationen) erfüllt zu haben. Hierin spiegelt sich das Dilemma der fremdbestimmten Therapieaufträge wider, indem Behandlungssuchende sich beispielsweise genau auf die Erreichung dieses „Therapiezieles" fokussieren und keinen weiteren Behandlungsbedarf sehen. Zum einen kann dies mit fehlender Bereitschaft und mangelnden Informationen seitens der Behandelnden zusammenhängen, weil weiterführende Unterstützungsmöglichkeiten nicht kommuniziert und/oder begleitende psychische Probleme nicht thematisiert wurden. Zum anderen kann die behandlungssuchende Person über ausreichende und adäquate Ressourcen verfügen, um die körperlichen und psychischen Folgen der Operationen selbst gut bewältigen zu können, so dass kein weiterer Psychotherapiebedarf besteht.

Für die Behandlung begleitender psychischer Störungen ist darauf zu achten, wann dafür im Transitionsverlauf ein guter Zeitpunkt ist. Behandlungssuchenden gelingt es häufig besser, sich auf andere Themenfelder einzulassen, wenn wichtige Schritte im Transitionsprozess geschafft sind.

# 7.5 Therapeutische Themen und Prozesse

## 7.5.1 Grundprinzipien

> *„Aus der Zusammenschau existenzialistischer und intersubjektiver Beziehungssicht ergibt sich eine eindeutige Konflikthaftigkeit. In dem [...] gesagten ‚Ich sehe Dich meint, ich sehe in Dich hinein' ist eben sowohl der Blick des Anderen (Therapeuten) [sic] als Bedrohung der eigenen Existenz enthalten, wie auch der Blick des Anderen, der zum Verständnis und zur Entwicklung des eigenen Selbst nötig ist. Die gilt auch und in gleichem Maße für den Therapeuten. Eine gewisse ängstliche Gestimmtheit zu Beginn einer Therapiestunde ist darauf die angemessene Reaktion. Als Folge davon ist es die erste Aufgabe, eine authentische Beziehung zwischen Therapeut und Patient zu erreichen" (Vogel 2013, 92).*

Der Fokus in der Arbeit mit trans* Personen liegt in dem Prozess der Beziehungsgestaltung als einer der bedeutsamen Wirkfaktoren in der Psychotherapie (Grawe 2000, Kapitel 7.1 „Gestaltung der therapeutischen Beziehung"). Aufgrund der vielfältigen negativen Versorgungserfahrungen ist eine trans*sensible Begegnung ein entscheidender Schritt für das Gelingen weiterer therapeutischer Prozesse. Dieser Prozess kann einige Zeit in Anspruch nehmen, da sich eine vertrauensvolle Beziehung und ein sicherer therapeutischer Raum wiederholt validieren müssen.

Diagnostische und therapeutische Prozesse sollen nicht nur zur Vertrauensbildung und -stärkung transparent gemacht werden, sondern auch vor dem Hintergrund der Entpathologisierung und dem qualitativen Anspruch einer modernen und ethisch reflektierten Trans*gesundheitsversorgung.

Ist trotz aller Widrigkeiten durch die Kontextbedingungen ein gegenseitiges Vertrauensverhältnis geschaffen, dann können individuelle, klient_innenzentrierte und trans*spezifische Themen reflektiert und bearbeitet werden. In welchen Bereichen trans* Personen unterstützt werden können, wird nachfolgend beschrieben.

### 7.5.2 Identitätserleben und Selbstbild

> *„Die wichtigsten Fragestellungen des Lebens lauten doch: Wer bin ich, was will ich und was ist wichtig für mich? Welche grundsätzlichen Lebensregeln habe ich und welche davon will ich behalten? Was mag ich und was mag ich nicht? Was erhoffe ich vom Leben? Und auf solche Fragen vermag eine ICD-Diagnose keine Antwort zu geben" (Lauveng 2010, 49).*

Der Bedarf an Unterstützung in der Identitätsentwicklung ist sehr individuell. Einige trans* Personen kommen mit einem klaren Selbstbild hinsichtlich ihres Identitätserlebens, andere sind auf der Suche: „Wer bin ich?" Es gibt alle vorstellbaren Zwischentöne in diesem Spannungsfeld. Identitätserleben und Selbstbild können sich im Verlauf der Transition verändern und bewegen sich in einem individuellen Entwicklungsprozess. Hierbei sind Behandlungssuchende in ihrer eigenen Wahrnehmung und ihrem Erleben zu würdigen und zu respektieren. Teilweise kann es auch um Ermutigung in das Vertrauen der eigenen Gefühle gehen, da diese häufig im Zusammenhang mit trans*negativen Erfahrungen nicht validiert oder unterdrückt wurden, so dass eine große Verunsicherung diesbezüglich besteht. Dabei können psychoedukative Interventionen zur Normalisierung des Erlebens und zur Entpathologisierung hilfreich sein, aber auch die Diskussion bezüglich trans*normativer Vorstellungen und Bilder versus persönlicher Identitätsvorstellungen. In diesem Zusammenhang bietet sich eine Reflexion „männlicher" und „weiblicher" Anteile sowie möglicher Dekonstruktionen normativer und starrer Rollenbilder an. Häufig sind damit Fragen verbunden in Form von: „Wie männlich, weiblich und / oder weder-noch darf ich in meiner Identität sein? Darf ich als trans* Frau noch Motorrad fahren, oder wird dann meine Weiblichkeit in Frage gestellt? Kann ich mir als trans* Mann erlauben zu lächeln? Kann ich als nonbinäre Person butchig aussehen und trotzdem weich und sensibel sein?"

Alle Fragen und Zweifel der behandlungssuchenden Person sind erlaubt und willkommen, weil sie zur Reflexion und Diskussion einladen. Hier kann folgende Aussage ermutigen: „Wenn ich nicht so viel zweifeln würde, wäre ich mir nicht so sicher". Hinter Zweifeln verbergen sich häufig hetero- und trans*normative, teils binäre Identitätsbilder, die nicht der Realität entsprechen und der Vielfalt von Trans* nicht gerecht werden. Dies ist vor dem Hintergrund fehlender alltagsrelevanter trans* Modelle und Vorbilder einzuordnen. In unserer gesellschaftlichen Medienlandschaft und Realität existieren eher prominente, klischeehafte oder exotische Bilder von trans* Personen, mit denen sich viele Behandlungssuchende nicht identifizieren können und wollen. Solche medialen trans*geschlechtlichen Rollenmodelle formen oft trans*normative Vorstellungen und erschweren damit auch Coming-out-Prozesse und das Finden von Lebenskonzepten jenseits dieser Idealbilder. Selbst wenn eine trans* Person sich in ihrem Selbstbild relativ frei von solchen Rollenvorstellungen fühlt und ihren ganz eigenen Weg gehen würde, kann sie befürchten, dass andere Klischees von trans* Personen stereotyp auf sie übertragen. In der therapeutischen Arbeit soll sowohl die Auseinandersetzung mit negativen als auch positiven Klischees ermöglicht werden, um realistische und individuelle Lebensentwürfe zu fördern und sich gegenüber Fremdzuschreibungen selbstbewusst zu positionieren. Hier gilt es, trans* Personen für die Entwicklung ihres ganz persönlichen Identitätsbildes zu ermutigen und zu stärken. Das ist keine leichte Aufgabe vor dem Hintergrund der Erfahrungen von Nichtzugehörigkeit, die häufig mit einer Sehnsucht nach Zugehörigkeit verbunden sein kann – und nicht mit dem Wunsch, schon wieder „anders" und „einzigartig" zu sein. Für manche kann der Kontakt zur Trans*community hilfreich sein, um einen Ort zu haben, nicht allein zu sein mit dem Thema und sich womöglich empowernd zu unterstützen. Letztendlich geht es um die Selbstfindung und die Entwicklung eines der eigenen Identität entsprechenden Selbstbildes sowie dessen Integration in ein Selbstkonzept bestehend aus verschiedenen Anteilen und Rollen in Beruf, Beziehungen, Familie, Interessen etc. Dabei stehen die Förderung der Selbstakzeptanz, die Stärkung des Selbstwertgefühls und der Selbstsicherheit im Vordergrund. Dies erfolgt vor dem Hintergrund der Reflexion und Bearbeitung der Erfahrungen im Kontext der Geschlechterrollen sowie der Würdigung von Übergangsidentitäten und sexuellen Orientierungen.

### 7.5.3 Diskriminierungserfahrungen

Biografisch verwirrende als auch traumatische Erfahrungen als Folge und Reaktion auf das Anders-Sein, Ablehnungen, Hänseleien aufgrund geschlechterrollenonkonformer Verhaltensweisen sowie Rollenzwänge sind für viele trans* Personen langjährige „Begleiterscheinungen“, die eine ungestörte Identitätsentwicklung blockieren, erschweren und verhindern können. Viele verschweigen in Reaktion auf die Ausgrenzungen lange Zeit ihre geschlechtliche Identität (FRA 2014). Der Schmerz über Ausgrenzungserfahrungen sowie die Sehnsucht nach Zugehörigkeit werden für trans* Personen in verschiedenen Lebensbereichen und -phasen, aber auch im Transitionsprozess, wiederkehrend aktualisiert. Die erlebten Zurechtweisungen, Kränkungen, Verunsicherungen und Irritationen sind respektvoll vor dem Hintergrund gesellschaftlicher trans*negativer Einstellungen und Normierungen zu kontextualisieren und ernst zu nehmen. Manches Mal gelingt es vor dem Hintergrund häufiger Ausgrenzungserfahrungen einer trans* Person nicht, erlittene einzelne Diskriminierungen als solche zu erkennen und einzuordnen. Belastungen resultieren jedoch trotzdem daraus. Hier kann Psychotherapie eine Unterstützung bei der Einordnung dieser Erfahrungen ermöglichen. Das Eingeständnis einer Diskriminierungserfahrung sich selbst gegenüber ist ein schmerzhafter Prozess, in dem einem bisherigen Verneinen stabilisierende Funktion zukommt. Manches Mal ist es in diesem Kontext auch wichtig, Diskriminierungen und emotionale Gewalt genau als solche zu benennen und Unterstützung bei der Unterscheidung dieser Erfahrungen von solchen zu geben, bei denen das Gegenüber keine entwertende Intention hatte, sondern unreflektiert im Rahmen einer ciszentristischen Sozialisierung gehandelt hat.

Für spezifische Diskriminierungssituationen empfehlen wir, konkrete Skills zu vermitteln und gegebenenfalls in Rollenspielen zu üben, um einen Transfer in den Alltag zu erleichtern sowie Handlungsspielräume und Kompetenzen zu erweitern. So kann es hilfreich sein, in bestimmten Situationen, z. B. in öffentlichen Verkehrsmitteln oder bei Bewerbungsgesprächen, prinzipiell mit Diskriminierungen zu rechnen. Dadurch wird der „Überraschungseffekt“ reduziert, und antizipatorisch können mögliche Strategien im Umgang mit Diskriminierungen vorbereitet werden, wodurch die Person das Risiko minimiert, in eine „Schockstarre“ zu fallen, und dadurch in der Situation handlungsunfähiger wird. In öffentlichen Verkehrsmitteln können trans* Personen sich nach Menschen umschauen, die Sicherheit und Unterstützung anbieten können und deren Nähe zu suchen. Für Bewerbungssituationen kann es wichtig sein, ein befürchtetes Thematisieren der trans*geschlechtlichen Biografie im Rollenspiel vorwegzunehmen und mit einer ressourcenorientierten Selbstbeschreibung wie: „Ich habe durch mein Trans*sein gut gelernt, mir Dinge von verschiedenen Seiten anzuschauen“ zu verknüpfen.

## 7.5.4 Coming-out-Prozesse

Coming-outs finden prozesshaft auf innerpsychischer und sozialer Ebene statt (Rauchfleisch et al. 2002, Vanderburgh 2014). Zu Beginn steht ein intrapsychischer Prozess, in dem es um ein sich selbst Erkennen und Akzeptieren im eigenen Trans*sein geht – mit der zunehmenden Gewissheit darüber. Diesen Prozess beschreibt das „innere" Coming-out. In diesem Prozess spielen unter anderem trans*negative Internalisierungen eine große Rolle bezüglich einer Selbstakzeptanz oder Selbstpathologisierung. Je mehr eine negative Sicht auf sich selbst durch beispielsweise frühere Diskriminierungserfahrungen besteht, umso größer ist die Angst vor Ablehnung durch andere. Die Angst vor Ablehnung steigt gleichzeitig mit dem Ausmaß der spürbaren oder bereits klar kommunizierten Trans*feindlichkeit des maßgeblichen sozialen Umfeldes. Zu Beginn des inneren Coming-outs ist zudem der soziale Rückhalt für eine Selbstöffnung noch am geringsten, und der betreffenden trans* Person kann es zudem sehr schwerfallen, die soziale Unterstützungskompetenz ihres Umfeldes realistisch einschätzen zu können.

Dem inneren Coming-out folgen interaktionelle Prozesse, die das Mitteilen und Sich-zeigen in der empfundenen Geschlechtsidentität beinhalten, sowie integrative Prozesse, in denen die soziale Einbindung in Kontextbedingungen wie Öffentlichkeit, Arbeit, Community, Co-Trans* (Angehörige) erfolgt (Vanderburgh 2014). Parallel dazu laufen Prozesse auf der persönlichen Ebene ab, die Aspekte wie Selbstdefinition, Lebenskonzept, Rollenidentität, biografische Erfahrungen und Zukunftsvisionen umfassen und – wenn gewünscht – auch Entscheidungen für die formalrechtliche Anerkennung im Identitätsgeschlecht durch die Vornamens- und Personenstandsänderung im Rahmen des TSG.

In der Auseinandersetzung mit Coming-out-Prozessen stellen sich trans* Personen vor allem Fragen zum Zeitpunkt („Wann sage ich es?"), zu dem Kontext („Wem sage ich es?") und zur Art und Weise („Wie sage ich es?"). Manchmal kommen auch Zweifel auf, insbesondere bei großen Ängsten hinsichtlich der Konsequenzen einer Selbstöffnung, in Form von: „Lohnt sich das überhaupt, ist das Ganze/das Risiko/die Mühe gerechtfertigt?"

Bei der Reflexion möglicher Schritte sind Befürchtungen und Ängste, insbesondere vor dem Hintergrund früherer Erfahrungen mit nonkonformen Verhaltensweisen, zu explorieren und einzubeziehen. Dabei empfehlen wir die Kontextualisierung der jeweiligen Lebensphase („Wie waren die damaligen Bedingungen?") als auch die Differenzierung aktueller Bedingungen (z. B. existentielle Unabhängigkeit versus Abhängigkeitsverhältnisse) und die Betrachtung von Entwicklungsfortschritten, persönlichen Ressourcen und Unterstützungsmöglichkeiten.

Für die Planung des Zeitpunktes für ein Coming-out sind Entwicklungsphasen und Rahmenbedingungen zu berücksichtigen: Gibt das soziale Umfeld wie Familie, Freund_innen, Schule, Ausbildung, Arbeit bestimmte Übergänge, Schritte oder Veränderungen vor, die eine Entscheidung diesbezüglich forcieren oder zurückhalten können? So kann ein absehbarer Einstieg in das Berufsleben nach Ausbildungsabschluss ein zeitlicher Marker für ein Coming-out sein. Anders kann eine trans*feindliche Arbeits- oder Familienatmosphäre zum Aufschub des Coming-outs in diesen Bereichen führen, wogegen ein Coming-out im Freundeskreis möglich sein kann.

Wem sich die trans* Person anvertraut, sollte zu allererst daraufhin reflektiert werden, ob eine offene und respektvolle Haltung zu erwarten ist. Gerade bei der ersten Offenbarung ist die Wahl der Ansprechpartner_innen entscheidend, da Ablehnung und Entwertung angesichts der zu diesem Zeitpunkt noch großen Vulnerabilität die weiteren Entwicklungsschritte erschweren können (Rauchfleisch et al. 2002).

Des Weiteren können Treffen und Austausch mit anderen trans* Personen sowie Vernetzungen in der Community hilfreich sein, um Gefühle der Isolation und Hilflosigkeit zu überwinden. Über das Kennenlernen alternativer Identitätsmodelle und positiver Identifikationsmöglichkeiten kann sich ein eigenes Identitätsbild entwickeln und das Gefühl von Zugehörigkeit erfahren werden. Dabei können Beziehungen erprobt und Lebensentwürfe entdeckt werden, die von bisherigen Lebenskonzepten abweichen können.

Oft sind trans* Personen nicht nur hinsichtlich ihrer Geschlechtsidentität im Selbstfindungsprozess, sondern auch bezüglich ihrer sexuellen Orientierung. Dadurch kann sich ein weiterer Coming-out-Prozess ergeben, der jedoch im Vergleich zu dem der Trans*identität häufig weniger belastend erlebt wird. Insbesondere wenn eine Erweiterung der sexuellen Orientierung erlebt wird (z.B. von einer zuvor lesbischen sexuellen Orientierung hin zu einer bi- oder pansexuellen), kann dies verunsichern und den Erwerb neuer Kompetenzen erforderlich machen (z.B. soziale Skills zum Kontaktaufbau in einer weiteren Community, Auseinandersetzung mit bislang nicht notwendigen Safer-Sex-Praktiken).

Bei trans* Personen, die sich in späteren Jahren für ein Coming-out entscheiden, sind verschiedene Aspekte relevant. Häufig leben sie in gefestigten, eher heteronormativ geprägten Strukturen und haben über die Jahre stabile soziale und berufliche Netzwerke aufgebaut. Zum einen kann die Befürchtung, aus dem bisherigen sozialen Netz herauszufallen, belasten, zum anderen können Lebenserfahrungen Zuversicht und Mut für eine Veränderung bereitstellen. Nicht selten sind die „späten“ Coming-outs mit großen Verlusten und schmerzhaften Erfahrungen verbunden (Kapitel 5.9 „Trauer, Scham und Schuldgefühle“).

Trans* Personen sind in allen Entscheidungsschritten respektvoll zu begleiten und nicht in eine Richtung zu drängen oder zeitlich unter Druck zu setzen. Dabei kann es sinnvoll sein, gemeinsame Gespräche mit Angehörigen, Freund_innen, Partner_innen, Eltern oder Arbeitgeber_innen etc. anzubieten. Des Weiteren erweisen sich Probehandlungen in Form von Rollenspielen als hilfreich, um verschiedene Strategien auszuprobieren oder soziale Kompetenzen zu stärken und Selbstbewusstsein aufzubauen. Welche Methode eines Coming-outs, ob Brief, persönliches Gespräch oder andere Möglichkeiten, für die trans* Person realisierbar ist, hängt neben den persönlichen Vorlieben auch von der jeweiligen Beziehung und dem Kontext ab. Wenn ein Coming-out mit Hilfe eines Briefes (z. B. an die Eltern) erfolgt, hat dies den Vorteil, dass die Empfänger_innen die Informationen in ihrem Tempo und in einer selbstbestimmten Dosierung aufnehmen können. So kann der Brief weggelegt werden oder noch einmal gelesen werden. Gleichermaßen müssen die Leser_innen nicht ihre Reaktionen kontrollieren, um Kränkungen oder Verletzungen zu vermeiden. Sie können die Mitteilungen erst einmal aufnehmen und verarbeiten, ohne gleich reagieren zu müssen. So können mögliche Verwirrungen, Emotionen und Fragen zunächst sortiert werden, bevor eine Resonanz erfolgt.

Mit dem äußeren Coming-out treten trans* Personen nicht nur in ihrem privaten Umfeld in ihrer Geschlechtsidentität auf, sondern werden auch im öffentlichen Raum sichtbar. Damit steigen die Gefahr eines Zwangsoutings und das Risiko von Diskriminierungs- und Gewalterfahrungen. Insbesondere bei fortbestehenden Selbstzweifeln und starker internalisierter Trans*negativität ist die Verletzbarkeit gegenüber negativen Reaktionen und Anfeindungen hoch. Dies kann wiederkehrend zu psychischen Destabilisierungen und Reaktivierung belastender Erinnerungen führen, die Kriseninterventionen erfordern. Vor diesem Hintergrund sind eine sorgfältige und umsichtige Vorbereitung sowie die Erarbeitung von Schutzstrategien gegenüber trans*feindlichen Entwertungen und Angriffen notwendig. Dazu kann ganz pragmatisch gehören, sichere Heimwege zu erkunden, zu empfehlen, Geld für eine jederzeit mögliche Taxifahrt einzuplanen, flache Schuhe dabei zu haben, ein „Heimwegtelefon" (deutschlandweite Telefonhotline, die Sicherheit und Hilfe auf nächtlichen Wegen anbietet) zu nutzen und zu Hause ein „Trostpaket" z. B. für einen weniger gelungenen Abend in Reserve zu haben.

Trans* Personen erleben aufgrund der Genderdysphorie bestimmte Lebens- und Entwicklungspassagen, wie die Pubertät oder das Ausprobieren sexuellen Begehrens, in einem nicht stimmigen Körper häufig als aversiv, als unmöglich oder nicht „richtig". Andere haben diese Zeiten ausgeblendet und sich mit anderen Aktivitäten wie Sport, Ausbildung, Arbeit beschäftigt oder gar keinen Zugang dazu wahrgenommen. Im Rahmen des Coming-out-Prozesses und zu Beginn des Transitionsprozesses kann es zu einem Nachholbedürfnis des Auslebens einer eigenen geschlechtlichen Identität mit ausgeprägtem Selbstverwirklichungsbestreben kommen. Vor den genannten Hintergründen ist diesem mit Verständnis und Wohlwollen zu begegnen. Dabei sollten insbesondere Rahmenbedingungen gemeinsam reflektiert werden, wie z. B. sexuelle Kontakte *safe* gestaltet werden können oder der Kontakt zu Familie und Kindern erhalten werden kann.

Der Coming-out-Prozess ist ein lebenslanger Prozess, da die Fragen, wem sage ich es wann und wie, auch nach den ersten Coming-outs „zeitlebens" wiederkehren (Rauchfleisch et al. 2002, 42). Sie können eine fortwährende Belastung darstellen, aber auch im Sinne des Empowerments als eine Herausforderung und Stärke, gegen den „normativen" Strom zu schwimmen, erlebt und genutzt werden.

### 7.5.5 Passing

Das Thema des Passings ist in vielfältiger Hinsicht zu betrachten. Grundsätzlich ist ein möglicher Wunsch von trans* Personen im Kontext der Zweigeschlechterannahme der Gesellschaft zu sehen und dem damit verbundenen Druck, sich auch diesem Konstrukt an„passen" zu müssen. Trans* Personen, die sich als binär verstehen, können demzufolge ein großes Bedürfnis mitbringen, ein besonders gutes Passing zu haben. Hinzu kommt, dass das Diskriminierungsrisiko bei trans* Personen, die durch ein genderkonformes Passing in der Öffentlichkeit weniger auffallen, deutlich geringer ausfällt. Somit kann ein „gutes" Passing im Identitätsgeschlecht einen wichtigen Schutzfaktor hinsichtlich Diskriminierungs- und Gewalterfahrungen darstellen, Zwangsoutings im Sinne der „Entdeckung" verhindern und auch eine Akzeptanz seitens des sozialen Umfeldes in der neuen Geschlechtsrolle fördern. Deshalb ist es im therapeutischen Prozess wichtig, zu reflektieren, aus welchen Gründen ein Passing bedeutsam ist und gegebenenfalls wichtig sein kann. Dazu sind Fragen zu biografischen Erfahrungen mit Geschlechterstereotypen und zum Konformitätsdruck sinnvoll und aus welcher Richtung dieser kommt, ob z. B. aus der Familie, dem beruflichen Setting oder der Trans*community selbst. Zudem sollte reflektiert werden, dass ein genderkonformes Passing in der Öffentlichkeit keineswegs ein genderkonformes Selbstverständnis in allen Lebensbereichen bedeuten muss. Damit kann die Freiheit in der Geschlechtsrollengestaltung gewahrt werden. Daher können sich nichtbinär verstehende Personen ebenso Interesse an einem „guten" Passing haben.

Einige trans* Personen versuchen, im Transitionsprozess jegliche nicht genderkonforme Anteile auszumerzen. Dies ist sowohl im Zusammenhang mit dem Wunsch nach einem „perfekten" Passing verbunden als auch mit dem

Bestreben, sich in der nun lebbaren Geschlechtsidentität stimmig und eindeutig zu fühlen. Dieses Phänomen (bei Veränderungen zunächst ins andere Extrem zu schwingen und sich dann entsprechend den Bedürfnissen auf dem Kontinuum des Genderspektrums einzupendeln) tritt nicht selten zu Beginn der Transition auf und kann sich im weiteren Verlauf ändern, indem zugehörige Anteile zugelassen werden können, ohne dass die Geschlechtsidentität infrage gestellt wird. Hierbei lohnt sich die Reflexion über Genderkonstruktionen und Zuschreibungen von geschlechtertypischen Verhaltensweisen. Viele trans* Personen können im Verlauf liebgewonnene Gewohnheiten oder Interessen wieder in ihr Lebenskonzept und Selbstbild integrieren, unabhängig vom Geschlecht.

BEISPIEL

Eine trans* Frau, die mit ihren Kindern immer gern Fußball gespielt hat, verbietet sich das, da ihr dieses Verhalten zu „männlich" erscheint. Erst im Laufe des Prozesses gelingt es ihr, zu erkennen, dass ihre weibliche Identität nicht dadurch verloren geht oder angezweifelt wird, wenn sie mit den Kindern Fußball spielt. So kann sie sich der Freude am Spiel wieder bewusst werden und die gemeinsame Aktivität mit den Kindern genießen.

Für nonbinäre trans* Personen ist das Passing häufig ein Thema bezüglich des „richtig" Gelesenwerdens im Identitätsgeschlecht. Die diversen und für das soziale Umfeld oft nicht eindeutig zuzuordnenden Signale können zu Diskriminierungen z. B. in Form einer nicht stimmenden Geschlechterzuschreibung führen. Unter diesen Bedingungen fühlen sich nonbinäre Personen teilweise „genötigt", sich eindeutig zu präsentieren oder aber besonders hohen Kommunikationsaufwand zu leisten, um beispielsweise mit dem gewünschten Pronomen angesprochen zu werden. In der therapeutischen Arbeit sind neben der Würdigung der individuellen Ansprache und des Wahrgenommenwerdens die gesellschaftlichen Rahmenbedingungen und damit mehr oder weniger mögliche realistische Erwartungen bezüglich der Reaktionen des sozialen Umfeldes bei nonbinärer Identität zu diskutieren.

## 7.5.6 Körpermodifizierende Maßnahmen

Manche trans* Personen nutzen Therapie und Beratung für eine Reflexion und Klärung bezogen auf gewünschte geschlechtsangleichende Maßnahmen zur Reduktion der Geschlechtsdysphorie. Bei der Entscheidungsfindung und Vorbereitung bezüglich körpermodifizierender Maßnahmen werden durch die

Behandler_innen zunächst grundsätzliche Informationen z. B. zu strukturellen Bedingungen und Abläufen zur Verfügung gestellt. Darüber hinaus werden weitere Informationsquellen benannt und akquiriert, um spezifische Informationen zu erhalten, z. B. für eine Hormonbehandlung, Epilation oder Operationen. Viele Behandlungssuchende informieren sich schon im Internet über Möglichkeiten körpermodifizierender Maßnahmen im Rahmen der Transition, was Vor- und Nachteile hat: Zum einen sind Informationen schnell verfügbar und aus unterschiedlicher Perspektive dargestellt (Fachexpert_innen, community-basierte Informationsangebote, Selbsterfahrungsauskünfte), zum anderen sind Informationen im Internet nicht individualisiert auf die Bedürfnisse und Gegebenheiten der behandlungssuchenden Person abgestimmt und repräsentieren nur einen bestimmten Ausschnitt. Deshalb empfehlen wir, neben den Informationen aus dem Netz, sich über persönliche Gespräche mit Behandler_innen direkt zu informieren und ggf. auch Fachquellen (z. B. die Standards of Care, SoC der WPATH 2012) heranzuziehen. In Vorbereitung auf körperliche Transitionsbehandlungen werden in der therapeutischen Begleitung bereits im Rahmen der Psychoedukation mögliche Vor- und Nachteile (erwünschte Veränderungen, unerwünschte Nebenwirkungen, Komplikationen), Risiken, Folgen, Erwartungen, Hoffnungen, Wünsche, Zweifel und Sorgen angesprochen und diskutiert. Dazu gehören ebenfalls Überlegungen zum Zeitpunkt, wann welche körpermodifizierenden Maßnahmen durchgeführt werden sollen und wie dies in strukturelle Abläufe (wie Ausbildung und Beruf) oder persönliche Lebensplanungen (wie Familie und Kinderwunsch) gut eingepasst werden kann. In diesem Zusammenhang können „Vorgaben“ aus unterschiedlichen Perspektiven thematisiert werden: MDS-Richtlinie, trans*normative und eigene Vorstellungen, SoC, AMWF-S3-Leitlinie.

Bei der Planung und Vorbereitung von Gesprächen mit Behandler_innen sind häufig unterstützende Interventionen notwendig, die trans* Behandlungssuchende zu einem kompetenten Verhalten im Gesundheitssystem ermutigen und befähigen. Zu den inhaltlichen Fragen gehören Aspekte wie: „Was muss ich wissen für eine Entscheidung? Was ist mir wichtig? Welche Fragen sind noch offen? Was kann ich von der Intervention erwarten? Wo sind Grenzen?“ Für die Gesprächsgestaltung sind Hilfestellungen wichtig zu folgenden Fragen: Wie spreche ich mit Mediziner_innen? Welche Rechte habe ich? Dabei ist es hilfreich, persönliche Handlungsspielräume zu erweitern, soziale Kompetenzen zu stärken, Ängste abzubauen und die eigenen Entscheidungsmöglichkeiten wahrzunehmen und zu nutzen. Die benötigten Kommunikationsfertigkeiten können sehr gut in Rollenspielen geübt werden. Darüber hinaus können irrationale Überzeugungen überprüft und modifiziert sowie das Selbstwertgefühl gestärkt werden. Das betrifft insbesondere die Ermutigung, zu fragen und ärztliche Behandler_innen zu bitten, die Informationen verständlich zu erklären, damit Behandlungssuchende befähigt werden, eine für sie passende Entscheidung zu treffen.

Auch ganz praktische Hinweise wie das Sammeln und Aufschreiben von Fragen und Aspekten, die im Gespräch mit den Operateur_innen angesprochen werden wollen, haben sich bewährt. Im Gespräch kann die oft hohe emotionale Anspannung im Sinne einer Stresssituation dazu führen, dass wichtige Informationen nicht erfragt oder vergessen werden. So kann während des Gespräches die vorbereitete Liste genutzt und gemeinsam mit den ärztlichen Behandler_innen besprochen werden.

Insbesondere bezogen auf die Hormonbehandlung gibt es in der Trans*community eine Tradition der Selbstmedikation ohne ärztliche Begleitung (Mepham et al. 2014). Nicht selten werden Wirkstoffe und Dosierungen angewendet, die erhöhte Gesundheitsrisiken nach sich ziehen, z. B. Herz-Kreislauf-Erkrankungen (Kapitel 7.6 „Psychische Erkrankungen"). Gleichermaßen gab und gibt es ärztliche Behandler_innen, die weder den aktuellen Stand der hormonellen Behandlung kennen, noch eine ausreichende Sorgfalt und Umsicht diesbezüglich zeigen, z. B. keine Blutkontrollen zum Monitoring und Abschätzen der Gesundheitsrisiken durchführen, wobei dieses Phänomen sowohl der fehlenden Kompetenz der entsprechenden Mediziner_innen als auch dem großen „Versorgungsdruck" geschuldet ist. Vor diesem Hintergrund sind Fragen zur Exploration einer Selbstmedikation als auch Empfehlungen einer tatsächlich fachgerechten ärztlichen Behandlung wichtig.

In der psychotherapeutischen Begleitung sind Wirkungen und Nebenwirkungen der Hormontherapie zu besprechen: „Wie geht es Ihnen damit? Was tut Ihnen gut dabei? Gibt es unerwünschte Wirkungen? Wie können Sie damit umgehen?" Körperliche und emotionale Veränderungen werden häufig als „zweite Pubertät beschrieben. Dies kann spannend und aufregend sein, neugierig machen, aber auch anstrengend und irritierend sein, nicht nur für die trans* Person selbst, sondern auch für das Umfeld. Gereizte und wechselnde Stimmungen, Affektlabilität, gesteigerte oder verminderte Libido, veränderte Körpermerkmale (z. B. Haut, Geruch, Behaarung) können zu interaktionellen und intrapsychischen Konflikten und Belastungen führen. Hier können verschiedene Ansätze zur Entlastung beitragen: Die Kontextualisierung und Normalisierung im Sinne der „zweiten Pubertät" kann schon hilfreich sein, Veränderungen neu zu bewerten und zu entdramatisieren, ohne zu bagatellisieren. Häufig sind Aufklärungen gegenüber dem sozialen Umfeld hinsichtlich der aktuellen Auswirkungen entlastend. Des Weiteren können bestimmte Veränderungen wie Libidoverlust oder Akne mit den Endokrinolog_innen besprochen werden und alternative bzw. unterstützende Interventionen bei Bedarf erprobt und eingeleitet werden.

Eine manchmal von den Behandlungssuchenden vorgenommene Verknüpfung des Beginns der Hormontherapie mit dem nun wohl notwendigen Coming-out in allen Lebensbereichen kann infrage gestellt werden. So ist es zu Beginn von Hormonbehandlungen ohne weiteres möglich, sich, wenn nötig, noch in der „alten“ Rolle zu bewegen. Erfahrungsgemäß bemerkt die Umwelt erste leichte Veränderungen nicht.

Aufgrund der häufigen Diskriminierungen von trans* Personen ist besonderes Augenmerk auf Klient_innen mit traumatischen Erfahrungen sowie Ängsten vor körperlichen Untersuchungen und/oder operativen Maßnahmen zu richten. Hier ist sowohl hohe Sensibilität im Umgang als auch in der Vorbereitung notwendig. Als hilfreich haben sich Brücken durch transparente und prozedurale Informationen im Sinne einer verbalen Ankündigung und Vorbereitung auf den nächsten Untersuchungsschritt sowie Fragen nach dem Befinden und das Geben von Kontrollmöglichkeiten (Pausen) und/oder die Begleitung durch eine vertraute Person erwiesen.

BEISPIEL

Ein trans* Mann leidet nach einem sexuellen Übergriff durch eine männliche Person unter starken Ängsten und psychomotorischer Anspannung, wenn er allein mit männlichen Behandler_innen in Kontakt ist. Daraufhin bespricht er mit seiner Therapeutin, welche Strategien in Gesprächen mit Gesundheitsversorger_innen vor sowie während Untersuchungen und Operationen hilfreich sein können, um solche Situationen gut bewältigen zu können. Anschließend bespricht er mit ausgewählten Personen des Klinikums im Vorgespräch bezüglich körpermodifizierender Operationen, dass er u.a. bei Untersuchungen und Operationen eine weibliche Person (Ärztin oder Krankenschwester) dabei haben möchte, um nicht allein mit einem männlichen Gesundheitsversorger zu sein. Nachdem darüber eine gemeinsame Absprache und Vereinbarung getroffen werden kann, gelingt es dem Klienten gut, Untersuchungen und Operationen im Krankenhaus zu meistern.

Ist eine Entscheidung seitens der Behandlungssuchenden für operative Maßnahmen getroffen, erfolgt eine aktive Unterstützung bei der Beantragung der Kostenübernahme, indem zum einen die erforderlichen Unterlagen (endokrinologischer, gynäkologischer/urologischer Befund, „Trans*lebenslauf“) für den MDK zusammengestellt werden und zum anderen der psychotherapeutische Befundbericht entsprechend der MDS-Richtlinie verfasst wird. Für einen reibungslosen Ablauf müssen mit dem Antrag alle Befunde zusammen und vollständig eingereicht werden. Nach der aktuellen AWMF-S3-Leitline soll ein kurzes Empfehlungsschreiben genügen, jedoch sind nach der aktualisierten MDS-Richtlinie von 2020 weiterhin umfangreiche Befundberichte sowie bestimmte Voraussetzungen notwendig. Ausführliche Informationen dazu sind im Kapitel 7.7 „Indikationen, Befundberichte, Stellungnahmen im körperlichen Transitionsprozess" dargestellt.

Zur Vorbereitung auf den Klinikaufenthalt hat es sich bewährt, wenn die Behandler_innen mit Abläufen im Klinikalltag vertraut sind, so dass sie den Behandlungssuchenden allgemeine Informationen zu Krankenhausaufenthalt, Operationsvorbereitungen, Narkose und Schmerztherapie vermitteln können. Für viele Behandlungssuchende ist es ein erster Klinikbesuch, der häufig mit Unsicherheiten und Misstrauen verbunden ist. Des Weiteren werden Kommunikationsstrategien erarbeitet, um in der Klinik für eigene Bedürfnisse (z. B. adäquate Schmerztherapie vs. „Aushalten", Informationen über Behandlungsschritte) einzustehen. Auch hier stellen Gespräche mit Ärzt_innen für Behandlungssuchende häufig eine Stresssituation dar, in der wichtige Fragen vergessen und nur ein Teil der Informationen aufgenommen bzw. verarbeitet werden (Schütze-Kreilkamp / Angenendt 2007, Zwingmann et al. 2011). Somit besteht per se die Gefahr eines Informationsdefizites, welches der veränderten Informationsverarbeitung in der Ausnahmesituation geschuldet ist. Auch hier können im Vorfeld Fragen aufgeschrieben und fortlaufend ergänzt werden, damit im Gespräch mit den Ärzt_innen (z. B. in der Visite) darauf zurückgegriffen werden kann. Des Weiteren kann es hilfreich sein, eine Person des Vertrauens zu wichtigen Gesprächen (z. B. Vorgesprächen) als Begleitung mitzunehmen. Dadurch können mehr Informationen aufgenommen werden und im Anschluss kann ein Austausch darüber erfolgen.

Im weiteren Verlauf wird der Umgang mit bestehenden Ängsten besprochen, indem Ängste einerseits normalisiert werden und andererseits Strategien im Umgang mit Ängsten erarbeitet werden. Dazu gehören das Ansprechen der Ängste im Gespräch mit Behandler_innen, Entspannungstechniken, Achtsamkeitsübungen, Atemtechniken, Bewegung, Ablenkung und das innere Verhandeln im Sinne des „Inneren Teams" (Schulz von Thun / Stegemann 2015). Mit Blick auf Entlastungs- und Unterstützungsmöglichkeiten werden persönliche als auch soziale Ressourcen (Begleitpersonen) besprochen.

Nicht zuletzt ist dem Abschiednehmen von bisherigen Körperlichkeiten Raum, Zeit und Würde zu geben. Trauer um körperliche Unversehrtheit und Veränderung ist keine Katastrophe oder ein Gespenst des „Bereuens", sondern Ausdruck einer gesunden Affektregulation.

Ein weiterer Schwerpunkt liegt in der Klärung der **Nachsorgemöglichkeiten** auf struktureller Ebene, indem postoperativ seitens der psychotherapeutischen Behandler_innen noch ausreichend Therapiestunden gewährleistet werden können und medizinisch das Nachsorgeschema sowie Zuständigkeiten (Klinik, niedergelassene Fachärzt_innen) besprochen werden. Dabei geht es um Unterstützung beim Umgang mit Komplikationen und/oder Schmerzen aus psychotherapeutischer Sicht und in Kooperation mit somatischen Behandler_innen. Hierbei sind Aspekte der Erreichbarkeit und einer wohnortnahen Nachsorge bzw. Versorgung unabhängig vom Operationsort zu klären. Ideal wäre ein bundesweites Netzwerk mit niedrigschwelligen Zugängen, da sich häufig der Wohnort nicht in der Nähe der Klinik befindet, welche die körpermodifizierenden Operationen durchgeführt hat. Des Weiteren sind Informationen zur Belastbarkeit nach Operationen für viele Behandlungssuchende wichtig, um planen zu können, wann beispielsweise die Arbeit wieder aufgenommen werden kann oder sportliche Aktivitäten möglich sind. In fast allen Kliniken, die körpermodifizierende Operationen durchführen, fehlt eine psychotherapeutische Begleitung während des Klinikaufenthaltes, um Belastungssituationen frühzeitig zu erkennen und entsprechende Interventionen anbieten zu können. Somit kann es erforderlich sein, dass behandelnde Psychotherapeut_innen bei wohnortnahen Kliniken für Kriseninterventionen Behandlungssuchende im Krankenhaus aufsuchen, um entsprechende supportive Interventionen anzubieten.

Nach Operationen kann es um den Umgang mit Komplikationen, Unsicherheiten, Schmerzen, Enttäuschungen und Versehrtheit des Körpers als auch der Psyche gehen. Auch das Annehmen neuer oder veränderter Körperbereiche braucht seine Zeit. Dabei geht es nicht nur um Geduld und Zuversicht vor dem Hintergrund von Sorgen, Befürchtungen und möglicherweise Enttäuschungen, sondern auch um ein Kennenlernen und Entdecken. Die notwendige Beschäftigung mit Geschlechtsmerkmalen bleibt häufig schambehaftet, zur Kommunikation sollte darum immer wieder ermuntert werden. Hierbei können eine liebevolle und aufmerksame Körperpflege, angenehme Körpererfahrungen und der Austausch mit anderen trans* Personen hilfreich sein. Neben der Unterstützung bei der emotionalen Verarbeitung bezüglich des veränderten Körperbildes, veränderter Funktionen und Erlebensweisen werden Strategien im Umgang mit Hoffnungen, Enttäuschungen sowie Ängsten erarbeitet und Neuentdeckungen gefördert. Dabei sind Methoden zur Verbesserung der Emotionsregulation hilfreich, wie sie beispielsweise die Dialektisch-behaviorale Therapie (Linehan 1996), die Emotionsfokussierte Therapie (Greenberg 2006), die Akzeptanz- und Commitment-Therapie (Eifert 2011) oder das Training emotionaler Kompetenzen (Berking 2010) anbieten. Gleichermaßen eignen sich achtsamkeitsbasierte Verfahren, z.B. Mindfulness-Based Stress Reduction (Kabat Zinn 2003) und Mindfulness-Based Cognitive Therapy (Segal et al. 2004). Neben der Regulation beinhalten diese auch das manchmal notwendige Akzeptieren und Aushalten von Emotionen, wenn eine Veränderung aktuell nicht möglich ist.

Darüber hinaus werden trans* Personen bezüglich der Integration des neuen Körperbildes und einer lebbaren Sexualität, einer möglichen Neu(-er-)findung von Sexualität und der Eröffnung von Räumen für experimentelles Entdecken begleitet. Hierfür können Methoden aus der Körperpsychotherapie sinnvoll sein, z. B. den Körper anschauen, ansprechen, berühren, achtsam und respektvoll die Empfindungen dabei wahrnehmen. Weiter können neue Möglichkeiten der sexuellen Exploration aufgezeigt werden (Kapitel 5.7 und 7.5.12 über Sexualität), die Person kann in der Therapie erarbeiten, ob, mit wem und wie sie über ihre Erfahrungen mit ihrem Körper sprechen möchte. Es kann auch besprochen werden, welche Orte und Angebote es für Körperarbeit und Arbeit zu Sexualität in den Communitys gibt (z. B. Workshops, Angebote von Sexarbeiter_innen für trans* Personen etc.).

Manche trans* Personen aus Ländern mit einem alle Lebensbereiche umfassenden trans*feindlichen Gesellschaftssystem, welches auch eine Kriminalisierung von gendernonkonform lebenden Personen vornimmt, sind in und nach der Transitionsbehandlung auch massiv misshandelt und gefoltert worden, z. B. durch Schläge auf die operierten Körperstellen. Diese trans* Personen leiden dann neben einer Trauer um den Verlust ihrer körperlichen Integrität oft auch unter einem Vertrauensverlust in soziale Beziehungen, der ein Sichverbinden mit anderen im Trauerprozess sehr erschwert und oft eine umfassende psychotraumatologische Behandlung erfordert. Darüber hinaus können Motivationsarbeit und psychologische Vorbereitungen für korrigierende (operative) Eingriffe notwendig sein, um die körperlichen Folgen der Misshandlung medizinisch behandeln lassen zu können.

BEISPIEL

Ein trans* Mann hat bei der Mastektomie eine Mamille verloren. Er ist darüber sehr frustriert, wütend und traurig und reagiert mit sozialem Rückzug mit starkem depressiven Erleben. In der begleitenden Psychotherapie ist es ihm möglich, seine Gefühle auszudrücken, und er erfährt darüber eine Entlastung und Validierung seines Erlebens. Danach berichtet er, was genau in der medizinischen Behandlung passiert ist. Er hat zunächst Angst und große Vorbehalte, sich erneut in der Klinik vorzustellen, in der die Mastektomie durchgeführt worden ist. Gemeinsam mit der Behandlerin sucht er nach Möglichkeiten, wie er mit der Situation umgehen kann. Er entschließt sich schließlich, nochmals mit den Operateur_innen zu sprechen und mit diesen Möglichkeiten zur Korrektur zu erörtern. Die Behandlerin unterstützt ihn bei der Beantragung der Kostenübernahme für eine Mamillen-Epithese.

Ein weiterer wichtiger Aspekt, der hin und wieder auch zu Re-Transitionen führt, ist die Unzufriedenheit mit den Ergebnissen körpermodifizierender Eingriffe. Hierzu ist zu konstatieren, dass gerade die Vorbereitung operativer Eingriffe häufig von Seiten psychomedizinischer Behandler_innen nicht gut einbezogen wurde und dass es derzeit weder ernstzunehmende (auch psychosomatische, z. B. schmerzpsychotherapeutische oder edukative) Nachsorgekonzepte gibt, noch dass dieses Thema überhaupt bearbeitet wurde. Weiterhin gibt es bis zum jetzigen Zeitpunkt keine verfügbare AWMF-Leitlinie oder anderweitig standardisierte Vorgaben für gelungene trans*bezogene körpermodifizierende Operationen. Die Qualifikation und Expertise der im Feld tätigen Fachkolleg_innen sind nicht immer der Komplexität der Eingriffe angemessen. Das Nichtvorhandensein von Standards erschwert es trans* Patient_innen noch zusätzlich, ärztliche Kunstfehler feststellen zu lassen und Zugang zu korrigierenden Operationen zu erhalten. Die chirurgischen Konstruktionsprinzipien scheinen sich häufig noch an cisnormativen Bildern zu orientieren. Die Funktionen, also hier insbesondere der Erhalt und die Platzierung des erogenen oder stimulationsfähigen Gewebes, treten häufig noch hinter die Vorstellungen einer cisbezogenen Ästhetik zurück. Nur wenige Operateur_innen setzen sich engagiert mit den trans*spezifischen Bedürfnissen auseinander und versuchen, diesen mit Hilfe ihrer chirurgischen Kompetenz und ihrer Kreativität bestmöglich gerecht zu werden.

### 7.5.7 Internalisierte Trans*feindlichkeit

Werden trans*negative Haltungen des sozialen Umfeldes übernommen, kommt es zur internalisierten Trans*feindlichkeit und Selbstpathologisierung, teilweise auch zum Selbsthass mit Selbstschädigungen und Selbstentwertung, welche Selbstwertgefühl und Selbstakzeptanz sowie Coming-outs im Prozess der Trans*entwicklung erschweren und blockieren. Hinweise auf internalisierte Trans*feindlichkeit sind beispielsweise das Vermeiden von Worten, die mit Trans* in Verbindung gebracht werden, das Benutzen von Beschreibungen wie „normal", Äußerungen wie „das kann ich anderen nicht antun oder zumuten" sowie eine deutlich aversiv vorgebrachte Abgrenzung von anderen trans* Personen. Des Weiteren kann ein hoher Leistungsanspruch oder das Bemühen um besondere Leistungen und Anerkennung eine Kompensation der Trans*identität darstellen, wodurch versucht wird, eine Angreifbarkeit durch das Trans*sein zu reduzieren. In diesem Zusammenhang kann die erhöhte Leistungs- und Anpassungsbereitschaft als Versuch betrachtet werden, einen vermeintlichen Makel zu kompensieren und / oder nicht (negativ) aufzufallen und somit Verletzungen und Stigmatisierungen zu vermeiden (Frossard 2002).

In der therapeutischen Arbeit ist die Einbettung der internalisierten Trans*-feindlichkeit in den trans*negativen gesellschaftlichen und medizinischen Kontext ausgesprochen wichtig, da die verinnerlichte Trans*feindlichkeit für die trans* Personen selbst häufig schambesetzt ist. Der biografische Einfluss cisnormativer, heteronormativer und binärer Lebenskonzepte, Rollenerwartungen und Werte als gelebte Alltagsrealität ist für alle Menschen über die gesamte Lebensspanne prägend und wird teilweise unbewusst internalisiert. Selbstwertreduzierende Schuld- und Schamgefühle aufgrund nicht erfüllter geschlechterrollenkonformer Erwartungen, z. B. von Eltern, können zur Verdrängung eigener Bedürfnisse führen, um das psychische und soziale Gleichgewicht wieder herzustellen (Wiesendanger 2002). Diese Entwicklungsbedingungen sind in der Betrachtung internalisierter trans*feindlicher Aspekte zu markieren, um einerseits eine Entlastung zu schaffen und andererseits ein Bewusstsein für eigene trans*negative Anteile zu schärfen. Dadurch kann ein Prozess der wiederkehrenden Selbstentwertung reflektiert und modifiziert werden, indem eine Neubewertung, Selbstkonstruktion, Dekonstruktion von bisherigen Normen und Werten erfolgen kann. Hier können auch Kontakte zur Community hilfreich sein, bei denen gelernt werden kann, trans* Personen differenziert zu sehen und sich selbst dort (von einigen) angenommen zu fühlen.

### 7.5.8 Ressourcenaktivierung

*„Beidäugiges Sehen, d. h. die Würdigung des Leides unserer Patienten UND die Freude an deren Schritten in eine bessere Zukunft, ist für uns Helfer genauso wichtig wie für diejenigen, die bei uns Hilfe suchen“ (Abilgaard 2013, 172).*

Die Ressourcenaktivierung als Quelle aller zur Verfügung stehenden Fähigkeiten, Mittel, Strukturen, Bedingungen, die von trans* Personen genutzt werden können, um ein zufriedenstellendes Leben führen zu können, Probleme zu lösen und mit Schwierigkeiten und Hindernissen umzugehen, ist wesentlich im therapeutischen Geschehen, insbesondere vor dem Hintergrund eines schon in der Biografie eher defizitorientierten Blickwinkels auf das eigene Sein in der Art „Mit mir stimmt etwas nicht“ oder „Ich bin nicht richtig“. Zur Reduktion der Demoralisierung und Stärkung der Selbstwirksamkeitserfahrung können externe, inter- und intrapersonelle Ressourcen exploriert werden (Willutzki / Teismann 2013). Die Lebensgeschichten von trans* Personen bergen aufgrund ihrer vielfältigen – zum Teil auch sehr belastenden – Erfahrungen einen Fundus an Bewältigungsstrategien und Kompetenzen im Umgang mit emotionalen und sozialen Stressoren. Trans* Personen sind gezwungen, sich Zeit ihres Lebens ihrem Anderssein und der damit verbundenen innerpsychischen Situation und dem Leben in einer heteronormativ und binär geprägten Welt zu stellen und ihr Dasein in dieser Gesellschaft konstruktiv und kreativ zu gestalten (Kapitel 5.4 „Ressourcen und Resilienzen"). Letztendlich bedarf es einer besonderen Ich-Stärke und Resilienz, unter diesen trans*feindlichen gesellschaftlichen, strukturellen und sozialen Bedingungen zu (über)leben. Hierbei kann es hilfreich sein, trans* Behandlungssuchende zu ermuntern, die **eigene** Biografie zu erzählen ohne normative Trans*narrative. Dies können sehr ressourcenreiche Geschichten sein, die jedoch lange nicht erzählt wurden.

Die Suche nach den individuellen Widerstandskräften muss sensibel gestaltet werden, um auch Erfahrungen des Zerbrochenseins und des Verlusts von Kräften und Lebenszeit sehen und aushalten zu können. Je mehr Ausgrenzung eine Person erlitten hat, je mehr sie von Deprivilegierung auf unterschiedlichen Ebenen betroffen ist, je begrenzter ihre momentanen Kräfte sind, desto sorgfältiger ist danach zu suchen, welche Möglichkeiten sie auch in sehr engen Situationen hat. Manchmal erweisen sich widerständige Handlungs- und Denkweisen, die in bestimmten biografischen Phasen und unter den begrenzten Möglichkeiten noch die bestmöglichsten waren, zu anderen Zeiten und unter anderen Bedingungen als wachstumshemmend und einschränkend. Das bedeutet jedoch nicht, dass sie nicht vor Jahren tatsächlich die bestmöglichsten waren und als solche Anerkennung verdient haben. Auf dieser Basis kann dann danach gesucht werden, wie der aktuelle Möglichkeitsraum erkundet und hierbei neue Kräfte entwickelt werden können.

BEISPIEL

Vor dem Hintergrund chronischer massiver Gewalt in der Herkunftsfamilie hat eine trans* Frau seit dem Kindesalter Überlebensmöglichkeiten zur emotionalen Distanzierung für sich entwickelt. Wenn die Eltern sie einsperrten, baute sie sich eine Innenwelt auf, in der sie sich wohlfühlte und fern von allem war, was sie verletzen konnte. Sie verlor beim Hineingehen in diese Innenwelt ihr Zeitgefühl. Das half ihr, lange Zeiten der Einsamkeit und Isolation zu überbrücken und zu überleben.

Als Erwachsene gerät sie in Stresssituationen immer wieder in dissoziative Zustände, in denen sie sich aus der aktuellen Situation heraus- und in ihre Innenwelt hineinbegibt. Darüber vergisst sie Vereinbarungen und ist für Freund_innen nicht mehr erreichbar. Sie verpasst so auch die Termine für die Begutachtung nach dem TSG.

In der Beratung wird die Dissoziation als ursprüngliche Überlebensstrategie gewürdigt. Es wird mit der Person abgewogen, inwieweit diese Strategie noch trägt, ihr hilft, ihre Ziele zu erreichen, und für welche

Situationen sie diese Strategie noch behalten möchte. Die Person wünscht keine weiterführende Therapie, ist jedoch bereit, ab und zu das Beratungsangebot zu nutzen. Über ein Jahr lang nimmt sie Beratungstermine wahr. Es gelingt ihr in dieser Zeit, mit der zuständigen Amtsrichterin zu sprechen und neue Begutachtungstermine zu vereinbaren. In der Bilanzierung der Beratungseffekte nach einem Jahr berichtet sie, dass sie gelernt hat, etwas, was nicht im ersten Anlauf geglückt ist, nochmals zu versuchen. Es stärkt ihren Stolz, nicht aufgegeben zu haben.

Einige trans* Personen sind sich ihrer Fähigkeiten und Stärken sehr bewusst, andere benötigen Unterstützung im Sinne eines Perspektivenwechsels beziehungsweise einer Erweiterung des Blickwinkels, um Ressourcen entdecken und anerkennen zu können. Insbesondere sind neben innerpsychischen Ressourcen unterstützende Netzwerke für viele trans* Personen bedeutsam für die Bewältigung von Belastungssituationen. Somit sind soziale Strukturen und die Einbettung in diese beziehungsweise ein Aufbau sozialer Netzwerke im Rahmen der therapeutischen Arbeit ein wichtiger Baustein. Soziale Ressourcen spielen eine Rolle in Coming-out-Prozessen, bei Entscheidungen bezüglich geschlechtsangleichender Maßnahmen, bei Diskriminierungs- und Ausgrenzungserfahrungen, weiterführenden supportiven Möglichkeiten und hinsichtlich Zugehörigkeitserleben sowie für die Möglichkeiten, sich in der Community zu bewegen. Darüber hinaus kann exploriert werden, wie solidarische Personen erkannt und erreicht werden können, wer bereit und geeignet ist, adäquate Unterstützung anzubieten, und wie die eigenen Unterstützungsstrukturen (z.B. in Arbeit, Ausbildung, Schule, Freizeit) aufgebaut oder erweitert werden können. Dazu können gleichermaßen externe Ressourcen wie Antidiskriminierungsstellen, Gewerkschaften, Betriebsräte u.ä. einbezogen werden.

Die therapeutische Beziehung selbst sollte so gestaltet werden, dass sie als eine „externe Ressource“ von Behandlungssuchenden genutzt werden kann (Willutzki/Teismann 2013, 35). Ein ressourcenorientiertes Arbeiten fördert gleichermaßen die Qualität der therapeutischen Beziehung, stärkt das Selbstwertgefühl der Behandlungssuchenden und schafft eine Basis für „bewältigungsorientierte und bewusstseinsschaffende Interventionen“ (Willutzki/Teismann 2013, 21).

### 7.5.9 Beziehungen und soziale Strukturen

Nicht selten erleben trans* Personen im Rahmen ihrer trans*geschlechtlichen Entwicklung und Transition Veränderungen oder Brüche in Beziehungen. Einige haben viele Jahre ein angepasstes und erwartungskonformes Verhalten bezüglich ihrer sozialen Rollenfunktion und Interaktion gezeigt, welches mit der Entscheidung für ein Leben im Identitätsgeschlecht bisherige Beziehungskonstellationen beeinflusst. Bestimmte Paar- und Familienkonstellationen können in ihrer Bedeutung und Funktionalität auch zur Vermeidung bzw. Verzögerung von Coming-out-Prozessen beigetragen haben. Die vielfältigen Beziehungsfragen und -dynamiken können respektvoll betrachtet und gewürdigt werden. Häufig erweisen sich Paar- und Familiengespräche als wertvoll, um einerseits die verschiedenen Sichtweisen zu erfahren, andererseits auch Einladungen zu Perspektivenwechseln anzuregen: „Was meinen Sie, welche Befürchtung bei Ihrer Partnerin gerade am größten ist? Welche Empfehlung würden Sie hier geben, wenn Sie die Therapeutin wären?"

Nicht selten kommt es bei länger bestehenden Partner_innenschaften nach einem Coming-out zu Schuldvorwürfen oder Schuldzuschreibungen. Die trans* Person ist hier, insbesondere bei Diskriminierungen in heteronormativen Familienkonstellationen, bei der Klärung ihrer Wahrnehmungen und in ihren Rechten zu stärken und zu unterstützen. Gleichermaßen empfehlen wir, trans* Personen, die ihr „altes" Leben für ein neues zurücklassen, ihre Verantwortlichkeit, z. B. für gemeinsame Kinder, mit in den Blick zu nehmen und diese unter Bezugnahme auf ihr gleichermaßen berechtigtes Bestreben nach Selbstverwirklichung in einen Reflexionsprozess zu bringen.

Infolge von Beziehungsabbrüchen nach einem Coming-out erleben einige trans* Personen den Verlust ihres bisherigen sozialen Netzwerkes, das für Verbundenheit und teilweise auch Geborgenheit gesorgt hat. Ängste vor Isolation und Einsamkeitsgefühlen können in dieser Zeit besonders in den Vordergrund rücken, gerade bei trans* Personen, die in einem Alter sind, in dem sich Beziehungsgefüge gefestigt haben und ein Neuanfang erschwert sein kann. In diesem Zusammenhang können trans* Personen ermutigt werden, aktiv neue Kontakte zu knüpfen und strukturelle Möglichkeiten wie Sport, Vereine, Treffpunkte, Veranstaltungen zu nutzen, um über Interessenschwerpunkte soziale Aktivitäten aufzubauen und daraus eventuell vertrauensvolle Beziehungen zu entwickeln. Hierbei können auch trans*sensible Orte und Angebote für trans* Personen seitens der Community hilfreich sein. Es ist empfehlenswert, als Behandler_in solche spezifischen Angebote und Möglichkeiten der Community zu kennen, um diese gezielt und bedarfsangemessen empfehlen zu können.

Das Thema der Beziehungsgestaltung und Kommunikation ist im gesamten therapeutischen Prozess relevant, da trans* Personen wiederkehrend mit Fragen, Irritationen, Mythen, Entscheidungen und Diskriminierungen aufgrund ihres Trans*seins konfrontiert sind. Weiterführende Aspekte, bezogen auf die Beziehungsgestaltung und Elternrolle, sind im Kapitel 5.6 „Trans* in Beziehungen" ausführlich dargestellt und hinsichtlich des Kinderwunsches bei trans* Personen im Kapitel 5.8 „Reproduktivität“.

### 7.5.10 Spezifische Dynamiken in Community-Konflikten

Trans* Personen sind aufgrund ihrer Marginalisierung auch beschränkt in der Auswahl sozialer Strukturen, die trans*sensibel sind. Dies betrifft Bereiche wie queere Wohnräume, Freizeitangebote, den Arbeitsmarkt und spezifische Unterstützungsangebote. Umso belastender sind die Auswirkungen, wenn trans* Personen in alternativen Strukturen der Community Ausschlüsse, Gewalt und Diskriminierung erfahren (Kapitel 4.2 „Diskriminierung und Gewalt gegen trans* Personen“).

Konflikthafte Situationen zwischen Angehörigen einer marginalisierten Community können aufgrund biografischer Ausgrenzungs- und Verletzungserfahrungen sehr dramatisch eskalieren („conflict-grafting“ Harrington / Williams 2012, 160 f.). Die Hintergründe davon können in den verzerrten interpersonellen Schemata von einem Teil oder aller Konfliktbeteiligten liegen sowie in der traumabedingten Anspannung, Angst und Hypervigilanz und der daraus resultierenden Rigidität und Begrenzung der eigenen Ausdrucksmöglichkeiten und Lebendigkeit (Kapitel 4.2 „Diskriminierung und Gewalt gegen trans* Personen“ und Kapitel 5.3 „Trans*gesundheit“). Gleichzeitig stehen weite Teile der Community aufgrund von Diskriminierungserfahrungen im Gesundheitssystem psychodiagnostischen Zuschreibungen sehr kritisch gegenüber. Damit wird jedoch auch das offene Benennen von psychischen Erkrankungen tabuisiert. So wird zudem oft nicht erkannt, wenn eine psychische Erkrankung bei einer Person in der Community zu einer Wahrnehmungsverzerrung führt (Schulmann 2016). In diesem Kontext können die Partner_innen oder Freund_innen in der Community als Nahestehende von einer Projektion betroffen sein, unter der eine Person gewaltvolle Übergriffe gegen sie durch trans*-, homofeindliche oder sexistische Täter_innen so verarbeitet, indem sie das resultierende Bedrohungserleben auf „sichere“ Bezugspersonen überträgt, von denen tatsächlich kein Angriff droht. Den Bezugspersonen wird dann, wenn ein Konflikt aufgetreten ist, schnell projektiv zugeschrieben, sie seien gewalttätig, rassistisch, trans*feindlich etc. In einer Community, in der viele tatsächlich Gewalt, Rassismus oder Trans*feindlichkeit erlebt haben, werden diese Etikettierungen oft rasch und ohne nähere Prüfung des tatsächlichen Geschehens übernommen (Schulmann 2016, Courtois / Ford 2016). Die von der Projektion betroffenen Personen können dann als vermeintlich übergriffige Personen aus den Communitys ausgegrenzt werden. Sie leiden häufig sehr stark unter dem Geschehen und der Hilflosigkeit, in die sie auch dadurch gebracht werden, dass sie als Gegenüber diskreditiert und so nicht mehr angehört werden. Durch die Ausgrenzung werden sie in eine Position gebracht, aus der heraus sie nichts mehr zur Lösung des Konflikts beitragen dürfen.

Auch Communitynormen, strikte Werte bezogen auf korrekte Wortwahl, bei deren Bruch dem Gegenüber gleich „Gewalt" und eine feindselige Intention unterstellt wird, Doppelstandards, bei denen queere Werte wie „Trans*verbündetenschaft" ausschließlich von anderen erwartet werden, können zu Dominanzverhalten und Spaltungen beitragen. Hierbei kann auch die in queeren Communitys sehr beliebte „gewaltfreie Kommunikation" (Rosenberg 2012) zur Ausgrenzung und Kontaktzerstörung instrumentalisiert werden, indem unter Berufung auf diese Kommunikationsform behauptet wird, dass jede_r für die eigenen Gefühle allein verantwortlich sei (Kapitel 6.3 „Im Kontakt mit der Community").

BEISPIEL

Ein trans* Mann zieht in ein queeres Hausprojekt. Er hat als Kind Gewalt durch den Vater in der Herkunftsfamilie erlitten. Als Jugendlicher wurde er wegen seines gendernonkonformen Verhaltens in der Schule über drei Jahre gemobbt, bis er schließlich Anschluss an eine Jugendgruppe fand, in der er sich geschützter fühlte.

Durch die Gewalterfahrungen hat er ein Misstrauen insbesondere gegenüber engen Beziehungen entwickelt. Hinzu kommt eine starke Anspannung und Hypervigilanz: Wenn er sich bedroht fühlt, reagiert er schnell sehr wütend. Er studiert und hat selbst ein hohes Leistungsideal, welches sich auch darin äußert, dass er sich entwertend über Mitstudierende äußert, wenn diese in einer Gruppenarbeit nicht so perfekt sind, wie er selbst es von sich selbst zu sein glaubt.

In seiner WG erkennen die Mitbewohner_innen rasch, dass sie ihn besser in Ruhe lassen sollten, wenn er angespannt ist. Er lernt einen Partner kennen, der sich sehr in ihn verliebt. Ihm macht die Beziehung jedoch mit zunehmender Nähe Angst. Schließlich bricht er sie abrupt ab. Als sein Partner ein Gespräch zur Klärung der Beziehung verlangt, mauert er und wirft dem Partner vor, dieser würde ihn stalken. Unter Berufung auf den Stalking-Vorwurf fordert er seine Mitbewohner_innen auf, den ehemaligen Partner in der Community zu schneiden. Die Mitbewohner_innen begleiten ihn auf seinen Wunsch an Community-Orte, um ihn zu „beschützen". Als sein ehemaliger Partner dort auftaucht, wird dieser von einer Mitbewohnerin angesprochen, die ihn auffordert, den Ort zu verlassen, weil er Gewalt ausgeübt habe. Er solle endlich die Grenzen akzeptieren

> und ohne Diskussion gehen. Nach mehreren solchen Ausschlusserfahrungen in der Community dekompensiert der ehemalige Partner depressiv. Er wagt es nicht mehr, an Community-Orte zu gehen.

In Beratung und Therapie können diese spezifischen Dynamiken und dysfunktionalen Kommunikationsstrukturen gemeinsam aufgedeckt und reflektiert werden. Dabei sollte die Sequenz der zum Konflikt führenden Ereignisse erfasst und konkret erfragt werden, was genau passiert ist, das jeweilige Leiden der Beteiligten in Betracht gezogen und auch die biografischen Hintergründe des Leidens benannt werden (Schulmann 2016). Sehr wichtig ist hierbei, auf eine sehr sorgfältige Begriffswahl zu achten, also auch zu prüfen, ob Begrifflichkeiten wie „Gewalt", „Missbrauch", „Stalking", „sexueller Übergriff" tatsächlich angemessen sind, oder ob das tatsächliche Geschehen nicht anders benannt werden muss, um nicht einerseits tatsächlich gewaltbetroffene Personen mit ihren Erfahrungen unsichtbar zu machen und zu diskreditieren sowie andererseits Verzerrungen und Spaltungsprozesse nicht noch zu befördern (Fischer/Riedesser 2009). Durch Entlastung, Psychoedukation über Konfliktdynamiken, antidissoziative, emotionsregulierende und weitere symptomlindernde Arbeit kann Differenzierungslernen gefördert werden. Durch Unterstützung von Empathie- und Mentalisierungsfähigkeiten kann die Wahrnehmung auf die Positionen aller am Konflikt Beteiligten gerichtet werden. Daran können sich Angebote zum Erlernen einer deeskalierenden, ehrlichen und differenzierten Kommunikation anschließen. Wichtig ist hierbei eine außerordentlich respektvolle und wertschätzende Perspektive der behandelnden Person bei ihrem Blick auf queere Communitys sowie die Fähigkeit, erkennen zu können, wie viel Stress in der jeweils aktuellen Konfliktsituation aus tatsächlich erlittener Gewalt kommt und wie viel Stress aus dem tatsächlichen Geschehen in der Konfliktsituation. Darüber hinaus können communitynahe paar- und beziehungstherapeutische oder Mediationsangebote nach Möglichkeit eingebunden werden.

### 7.5.11 Arbeit mit Angehörigen

In der Arbeit mit trans* Personen ist die Einbeziehung von Angehörigen aufgrund vielfältiger Faktoren bedeutsam. Es kann mit dem Coming-out zu Irritationen und Unsicherheiten im Umgang mit dem Thema Trans*geschlechtlichkeit kommen, die mit einem spezifischen Informationsbedarf oder auch interpersonellen Konflikten verbunden sein können.

Die Einbeziehung von Angehörigen kann sich positiv auf die therapeutische Arbeit der trans* Behandlungssuchenden auswirken, da einerseits bedeutsame

Aspekte von sowohl günstigen als auch dysfunktionalen und blockierenden Dynamiken sichtbar werden können und Angehörige bestenfalls unterstützende Funktionen im Transitionsprozess übernehmen können. Angehörige können ihrerseits Aspekte besser verstehen lernen, Ängste vor Veränderungen abbauen und ihr eigenes Beziehungsverständnis anhand der Entwicklungen der trans* Person reflektieren und Hilflosigkeit gegenüber Veränderungen sowie Belastungen vermindern (Hahlweg/Baucom 2008). Häufig fühlen sich Angehörige überfordert angesichts des „Tempos“ von gewünschten Veränderungsschritten. Deshalb ist das „Mitnehmen“ und „Teilhaben“ der Angehörigen besonders wichtig, um einen Anschluss zu ermöglichen. Trans* Personen haben sich dagegen häufig schon viele Jahre mit dem Thema auseinandergesetzt und teilweise Zeiten der Verunsicherung, des Zweifelns und Haderns hinter sich. Dieser Entwicklungsvorsprung ist nicht so schnell aufzuholen, so dass es entlastend sein kann, diesen Umstand zu verdeutlichen, um gegenseitiges Verständnis zu fördern. Kommunikative Fertigkeiten zum gegenseitigen Verstehen (z. B. Zuhören, Nachfragen) und zum Umgang mit Missverständnissen (z. B. Bedürfnisse und Gefühle ausdrücken) sowie das Umsetzen angenehmer gemeinsamer Aktivitäten (Inseln des Innehaltens) und positiver Interaktionen sind hierbei zu stärken, um das gemeinsame Unterstützungspotential zu verbessern.

In der therapeutischen Arbeit geht es nicht vorrangig darum, dass alle Konflikte gelöst werden, sondern gemeinsam eine Möglichkeit zu finden, wie die Konflikte in die Beziehung integriert werden können (Hahlweg/Baucom 2008). Dabei geht es „um den Aufbau von Toleranz und gegenseitiger Perspektivenübernahme und nicht unbedingt um Lösungen und Verhaltensänderung“ (Hahlweg/Baucom 2008, 61).

Werden Angehörige in den therapeutischen Prozess miteinbezogen, ist es für die Behandler_innen unabdingbar, sich der Parteilichkeit bewusst zu werden, um mögliche Koalitionen in gemeinsamen Gesprächssituationen erkennen zu können. In diesem Zusammenhang empfehlen wir, diesen Aspekt transparent zu machen und sowohl mit trans* Behandlungssuchenden als auch Angehörigen anzusprechen (Kapitel 5.6.1 „Trans* in vielfältigen sozialen Beziehungen“).

## 7.5.12 Sexualität

Das Thema Sexualität ist in der Arbeit mit trans* Personen ein sehr sensibler Bereich und vor dem Hintergrund hetero- und cisnormativer Psychopathologiekonzepte in der Diagnostik und Behandlung von trans*geschlechtlichen Personen häufig mit Diskriminierungserfahrungen verknüpft. Vor dem Hintergrund dieses Dilemmas gilt es, Sexualität nicht – wie im Gesundheitssystem üblich –

zu tabuisieren und dabei keine invasiven Fragen mit voyeuristischem und psychopathologisierendem Charakter zu stellen.

Eine Reflexion hinsichtlich des aktuellen Erlebens der Sexualität und der Zufriedenheit damit ist im Zusammenhang mit der Geschlechtsdysphorie zu betrachten, wobei jegliche Erlebensweisen von Sexualität das Identitätserleben in keinerlei Weise in Frage stellen (Kapitel 5.7). Hierbei sind gesellschaftliche Zuschreibungen und Selbstbeschreibungen zu differenzieren sowie die mögliche Unterscheidung zwischen Identitätsorgan und Sexualorgan. Die erlebte Sexualität und die damit verbundene Zufriedenheit kann die Entscheidung für oder gegen eine Operation oder den Zeitpunkt einer Operation beeinflussen.

In Gesprächen über Sexualität sollten auch Vorstellungen bezüglich erfüllter Sexualität (prä- und postoperativ) diskutiert und reflektiert werden. Dazu gehört die Aufklärung über mögliche Veränderungen nach körpermodifizierenden Maßnahmen (Hormontherapie, chirurgische Behandlungen). Zudem ist bedürfnisorientiert zu klären, welche Prioritäten und Erwartungen an die Operationen geknüpft sind: Liegt beispielsweise der Fokus auf dem ästhetischen Aussehen und weniger der cisnormativen Funktionsfähigkeit, z. B. der Penetrabilität einer Neovagina? Zudem sollten nichtbinäre Operationswünsche formuliert werden können. Es kann bei Bedarf nach aufgeschlossenen Operateur_innen gesucht werden, um solch ein Anliegen zu diskutieren. Ein weiterer Aspekt beseht in der Ermutigung der Behandlungssuchenden, erlebte Beeinträchtigungen, Probleme oder Enttäuschungen gegenüber den Behandler_innen anzusprechen, um nach Möglichkeiten und Lösungen suchen zu können.

Nach körpermodifizierenden Behandlungen können bei trans* Personen Erwartungsängste vor dem ersten sexuellen Kontakt mit Befürchtungen aufkommen, dass die Sexualität vielleicht nicht mehr so funktioniert wie davor, und auch andere Empfindungen hinzukommen, dass also Schmerzen auftreten, dass sie keinen Orgasmus erleben, dass sie ihre Sexualpartner_innen enttäuschen. Daraus resultiert häufig ein enorm hoher Druck. Hierbei kann es hilfreich sein, Behandlungssuchende zu ermutigen, zunächst für sich selbst die eigene sexuelle Empfindungsfähigkeit auszuprobieren und zu erfahren, welche Bedürfnisse aufkommen, welche Stellen des Körpers auf Stimulation reagieren, wo Lust ausgelöst und empfunden wird und wie ein Orgasmus erlebt werden kann. Aufgrund von heteronormativen Vorstellungen von Verfügbarkeit, Passivität, Gefügigkeit kann insbesondere in der Arbeit mit trans*weiblichen Klient_innen die Einladung zu emanzipatorischen und feministischen Überlegungen empowernd sein. Gleichermaßen können erotische Accessoires, Kleidung, Sexspielzeuge und vielfältige phantasieanregende und stimulierende Möglichkeiten eingesetzt werden (Trans*Recht e. V. 2017). Danach fällt es häufig leichter, mit anderen ein befriedigendes sexuelles Zusammensein zu finden.

Treten Schmerzen beim Sex auf, können Hilfsmittel wie Gleitmittel, Öle oder Scheidendilatatoren angewandt werden, aber auch Entspannungsverfahren und weitere psychotherapeutische (z. B. kognitive und imaginative Verfahren) sowie medizinische (z. B. schmerztherapeutische) Interventionen können hilfreich sein (Egle et al. 2003). Ein Verweis auf die Bandbreite von sexuellen Praktiken kann entlasten, wenn die Vorstellung im Mittelpunkt steht, dass penetrativer Geschlechtsverkehr möglich sein muss. Grundsätzlich geht es um das Entdecken vielfältiger Möglichkeiten einer lebbaren Sexualität mit diversen körperlichen Gegebenheiten sowie die Bereitschaft zum Experimentieren, zur Offenheit (auch hinsichtlich der sexuellen Orientierung) und insbesondere zur Kommunikation über Bedürfnisse und Befürchtungen.

### 7.5.13 Integration des Identitätskonzeptes in bisherige und aktuelle Lebensbezüge

Eine wichtige Aufgabe besteht in der Einordnung und Würdigung bisheriger biografischer Erfahrungen, insbesondere der Lebensphasen vor Coming-outs und Transition. In diesem Zusammenhang geht es um die Betonung von Ressourcen und erlebter Resilienz, die sich aus der Bewältigung von Lebenskrisen oder schwierigen Lebenssituationen entwickelt hat. Häufig schauen trans* Personen ungern auf Zeiten der Zurichtung und Diskriminierung zurück, manche würden am liebsten ihr Leben vor der Transition verbannen. Auch diese Wünsche sind zu würdigen und in ihrer Bedeutung verständnisvoll zu respektieren. Hier können Metaphern helfen, die verschiedene Ansätze und Perspektiven für die Integration biografischer Lebenswege aufzeigen (Reise, auf der eine Person Neues lernt, sich von Altem wegbewegt; einen Berg besteigen und die Perspektive auf die durchschrittene Landschaft dabei verändern ...). Für einige kann es hilfreich sein, sorgfältig zu überlegen und zu überprüfen, von welchen Anteilen, Erlebnissen, Erfahrungen, Fähigkeiten, Werten, Überzeugungen, Menschen, Gewohnheiten und Zielen sie sich verabschieden möchten und was sie gern beibehalten und in ihr jetziges Selbstkonzept, Identitätsbild sowie Lebensmodell integrieren möchten.

Viele trans* Personen haben etliche Jahre ein „Geheimnis" in sich getragen, bezogen auf ihre Identität und ihr Empfinden. Dies mag einerseits eine große Belastung gewesen sein, verbunden mit der Angst, entdeckt zu werden. Andererseits beinhaltete dieser in sich gehütete Sehnsuchtsort der eigenen Identität eine Unverletzbarkeit. Diese kann mit der Entäußerung und dem Leben der Geschlechtsidentität beschädigt werden. Somit kann es in der Therapie und Beratung wichtig sein, gemeinsam mit den Behandlungssuchenden zu schauen, wo es einen sicheren inneren Ort für ihre Identität geben kann oder ob es diesen weiterhin noch braucht.

Trans* Personen, die sich entscheiden, „stealth“ zu leben, haben das Recht auf ein Geheimnis. Es gibt keine moralische Verpflichtung, sich zu outen. Unabhängig davon können Hintergründe für die Entscheidung („Normalität“ leben, internalisierte Trans*feindlichkeit, Schutzfaktor in einem trans*feindlichen Umfeld) reflektiert werden und mögliche Konsequenzen (Entlastung, Freiheit, Einschränkung, Anspannung, Angst vor Fremd-Outing) diskutiert werden.

In diesem Kontext bieten sich Auseinandersetzungen mit der Herkunftsfamilie (z. B. Genogrammarbeit) an, um beispielsweise zu verstehen, warum ein Coming-out oder eine Transition erst jetzt möglich sind. Gleichermaßen können Erwartungen reflektiert werden: „Was kann ich an Unterstützung von meiner Herkunftsfamilie erwarten?“ Es kann beispielsweise sinnvoll sein, sich von manchen Erwartungen zu verabschieden, weil sie so bzw. in diesem Kontext nicht erfüllbar sind. Dieser Abschied kann in der Beratung und Therapie auch symbolisch gestaltet und somit als aktiver Prozess sichtbar gemacht werden. Mit der Entwicklung des eigenen Identitätskonzeptes können gleichermaßen Fragen bezüglich der Positionierung in der Community auftreten: „Wem bin ich zugehörig? Wie weit/nah mag ich mich in die Community begeben? Kann ich mir eine ‚neue‘ Familie aufbauen?“

Ein wichtiger Aspekt, auch zum Schutz vor Verbitterung und zur Ermöglichung einer Neuorientierung (Linden 2017), ist die Fähigkeit zur Vergebung, sich selbst, dem eigenen Körper und dem Schicksal, insbesondere für Aspekte, die nicht änderbar oder rückgängig gemacht werden können. „Vergebung kann eine wichtige Rolle bei der Bewältigung von Kränkungen, Grenzüberschreitungen und Beleidigungen zukommen“ (Linden 2017, 37). Vergebung kann als Angebot verstanden werden, darf jedoch keineswegs als Forderung, gerade im Umgang mit Verletzungen durch Gewalt, formuliert werden.

Manchmal kann es nach der körperlichen und rechtlichen Transition zu einer Krise mit Stimmungseinbrüchen kommen. Die bis dahin erfolgten Schritte im Transitionsgeschehen sind häufig durch eine intensive Auseinandersetzung mit sich selbst und ein Kämpfen gegen Barrieren und Trans*feindlichkeit für ein Leben in der gewünschten Geschlechtsidentität gekennzeichnet – und teilweise auch ausgefüllt. Sind diese Prozesse geschafft, kann es einerseits erstmalig zur Realisierung der zurückgelegten Wegstrecke und den damit verbundenen Belastungen kommen, andererseits aber auch zur Erschöpfung und zum Wegfall einer wichtigen Lebensaufgabe. Daraus erwachsen neue Herausforderungen, wie die emotionale und kognitive Nachbearbeitung des Erlebten, und eine Neuorientierung bezüglich persönlicher Lebensziele. Die Prozesse der Coming-outs und der Transition können neben dem Anstrengungs- und Belastungserleben auch als eine Zeit zahlreicher Möglichkeiten und Entscheidungsspielräume im Sinne von Freiheit und Vielfalt betrachtet und genossen werden. Dabei können Behandlungssuchende bestärkt werden, wiederkehrend innezuhalten und sich über Geschafftes zu freuen, wodurch der ressourcenorientierte Blick gleichermaßen geschärft wird.

Weiterhin beobachten wir, dass es einigen trans* Behandlungssuchenden im fortschreitenden Transitionsprozess und nach körpermodifizierenden Operationen „leichter“ gelingt, sich mit für sie relevanten Lebensthemen auseinanderzusetzen. Aus unserer Praxis haben sich Vertrauen und Zuversicht in Veränderungsprozesse bewährt, wobei die Zeit dafür „reif“ sein muss. Nach der Bewältigung wichtiger Transitionsschritte werden emotionale, kognitive und ressourcenbedingte Räume frei, wodurch bisher scheinbar unlösbare Themen (z.B. Schulabschluss, Ausbildung, Arbeitstätigkeit, Beziehungen, soziale Kontakte) bearbeitet werden können. Im „richtigen“ Leben gelingen mehr Dinge, sie können „richtig“ gemacht werden.

In der Auseinandersetzung mit der Integration des aktuellen Identitätsbildes spielen Zukunftsvisionen und Perspektiven eine wesentliche Rolle, so können insbesondere Aspekte wie Einsamkeit im Alter und Lebens- bzw. Wohnkonzepte für Ältere in den Vordergrund treten.

## 7.5.14 Emotionsfokussierte therapeutische Arbeit

### Ärger und Ungeduld

Im Rahmen der biografischen Erfahrungen sowie im Transitionsprozess wird vielfach durch die Bedrohung des Wohlbefindens, der Ressourcen und des Selbstbildes von trans* Personen starker **Ärger** ausgelöst (Steffgen et al. 2014). Dies zeigt sich einerseits in Reaktionen auf zugefügtes Leid in Form von Diskriminierungen, Ausgrenzungen, Gewalt, Unverständnis und andererseits angesichts der enormen Hindernisse und Barrieren auf dem Weg zu transitionsunterstützenden Behandlungsmaßnahmen. Aber auch soziale Normen können zu Ärgerreaktionen führen (Steffgen et al. 2014), insbesondere wenn diese die Trans*entwicklung blockieren.

Zunächst ist bei Ärger und Ungeduld wichtig, seitens der Behandler_innen empathisch zu reagieren und Verständnis für die Gefühle zu zeigen. Im nächsten Schritt werden konkrete Ärgerauslöser exploriert, die zur Frustration führen. Daran anschließend können, insbesondere bei aktuellen Auslösern, Problemlösestrategien und Bewältigungsmöglichkeiten exploriert und vermittelt werden. Bezieht sich der Ärger auf frühere Erfahrungen, dann erweisen sich

Techniken der kognitiven Umstrukturierung als hilfreich (z.B. Einnehmen einer weisen Perspektive) sowie Methoden im Sinne der Akzeptanz- und Commitment-Therapie (ACT) (Eifert 2011).

Der Ausdruck von Ärger kann für einige Behandlungssuchende ein sehr wichtiges Gefühl sein, welches teilweise jahrelang nicht ausgedrückt und gezeigt werden durfte. Mitunter haben sich Ärgergefühle dann gegen sich selbst in Form von selbstschädigendem Verhalten gerichtet. Hier sind Behandlungssuchende zunächst in ihrem Ärgerempfinden zu validieren und dies im Sinne eines Fortschrittes zu betrachten. Daran anschließend lässt sich ein konstruktiver Umgang und Ausdruck mit Ärgergefühlen erarbeiten. So kann ein Brief, der nicht abgeschickt werden muss, an eine bestimmte Person geschrieben werden, in dem die trans* Person beispielsweise ausdrücken kann, was ihr angetan wurde.

Einige trans* Personen, die selbst Gewalt erfahren haben, können wiederum Schwierigkeiten mit der eigenen Ärgerkontrolle haben. Dies erfordert konkrete Interventionen zur Ärgerkontrolle. Hier eignet sich ein sogenanntes Ampelsystem: In der grünen Phase kann die Person klar denken und ist relativ ruhig, in der gelben Phase ist die Person ärgerlich, kann aber noch klar denken und den Ärger kontrollieren, in der roten Phase ist kein klares Denken mehr möglich und keine Kontrolle über den Ärger vorhanden. Hier geht es um das Erkennen von „Frühwarnzeichen“ für die gelbe Phase, um rechtzeitig geeignete Strategien zur Deeskalation einzusetzen. Dazu gehören zum Beispiel Bewegung, alternative Reize, Atem- und Entspannungsübungen, kommunikative Fähigkeiten oder hilfreiche Selbstinstruktionen. Im Ärger kann eine große Veränderungsenergie enthalten sein, und Umdeutungen können helfen, diese Energie zielgerichteter zu nutzen.

## Trauer, Schuldgefühle und Scham

Trauer und Abschiedsprozesse sowie Schuldgefühle und Schamerleben spielen im therapeutischen Geschehen wiederkehrend eine Rolle, so dass es sich in der Praxis bewährt hat, für diese Themen und Prozesse mehrfach Gesprächsräume und Daseinsorte anzubieten (Greenberg 2006). Gerade Scham bildet oft eine erhebliche Kommunikationsbarriere (Schulmann 2016). Vor dem Hintergrund der häufig als unangenehm erlebten Emotionen und der teilweise schambesetzten Themen empfehlen wir, neben „reinen“ Gesprächsangeboten kreative Methoden und körperorientierte Interventionen miteinzubeziehen. Dadurch können vielfältige Aspekte auf andere Weise ausgedrückt und sichtbar gemacht werden. Das erleichtert im Anschluss den Gesprächszugang, eine Reflexion und mögliche Wandlung. Diese kann dann wiederum mit kreativen Mitteln erprobt werden. Im Zusammenhang mit Scham und unangenehmen Gefühlen ist besondere Vorsicht im Umgang mit Humor geboten, da dies zur Kränkung und damit wiederum zur Beschämung führen kann. Trans*spezifische Trauerthemen sind im Kapitel 5.9 „Trauer, Scham und Schuldgefühle" ausführlich dargestellt.

Emotionale Belastungen durch Verlusterfahrungen zeigen sich auf unterschiedlichen Ebenen: emotional (z. B. Angst, Wut, Schuld, Trauer, Erleichterung, Leere, Kälte, Einsamkeit), behavioral (z. B. Apathie, Aufgeregtheit, Betäubungsversuche, exzessive Reizsuche, Selbstverletzungen, Ess- und Schlafstörungen), kognitiv (z. B. Verleugnung, Gedankenleere oder -kreisen, Lebenszweifel, Suizidgedanken) und somatisch (z. B. Schmerzen, motorische Unruhe, Herzkreislaufbeschwerden).

Im **Trauerprozess** ist das Zulassen positiver Gefühle ein wichtiger Aspekt bei der Bewältigung von Verlusterfahrungen, wohingegen die Vermeidung negativer Emotionen zur Verstärkung der Trauer beiträgt und eine Adaption erschwert. Somit ist die Trauerverarbeitung ein Zusammenwirken aus Realisierung des Verlustes und dessen Bewältigung. Die konkrete Bewältigung von aktuellen Lebensaufgaben und die Orientierung auf neue Ziele sind neben der direkten Trauerarbeit förderlich für eine die Person weiterführende Auseinandersetzung. Stroebe und Schut (2001) beschreiben diesen Vorgang in dem dualen Prozessmodell der Trauerbewältigung als ein „Oszillieren" zwischen verlustorientierter und wiederherstellungsorientierter Bewältigungsarbeit (Znoj 2004, 11), wogegen eine „exzessive Beschäftigung mit dem Verlust und zuviel ‚Trauerarbeit'" die Trauer verstärken kann (Znoj 2004, 11), unter anderem, weil dadurch kaum Raum für neue Erfahrungen bleibt.

Trans* Personen sind in diesem Prozess gefordert, sich an die veränderte Situation und Weltsicht nach einem Coming-out, an die neue soziale Rolle, an einen neuen sozialen Status anzupassen, Beziehungen neu zu gestalten, neue Strukturen und soziale Netzwerke aufzubauen, eine neue Identität, ein neues Selbstbild und -konzept zu entwickeln, sich mit Schuldgefühlen auseinanderzusetzen, verlorene Beziehungen neu einzuschätzen und zu bewerten sowie die Verlusterfahrungen in die individuelle Lebenswelt zu integrieren. Kontrollüberzeugungen und Selbstwirksamkeitserleben spielen für einen gelingenden Bewältigungsprozess eine große Rolle (Znoj 2004). Dysfunktionale Gedanken wie Selbstvorwürfe, Schuld, Scham, Ärger und Wut begünstigen eher depressive Entwicklungen. Aber auch Idealisierungen erschweren den Zugang zu Veränderungen hinsichtlich eigener Ziele. Der Fokus der therapeutischen Arbeit liegt auf dem Normalisieren von Gefühlen und Gedanken, der Reflexion dysfunktionaler Überzeugungen, Kontrolle selbstschädigenden Verhaltens (z. B. Subtanzgebrauch) und Unterstützung bei der Neuorientierung und Ressourcenaktivierung. Im Rahmen der Trauerbewältigung werden persönliche Reifung und

Wachstum möglich, indem Werte, Normen, persönliche Lebensziele, wichtige Beziehungen, die eigene Rolle bewusster werden, Prioritäten sich verändern, neue Ressourcen und Fähigkeiten entdeckt werden, die das Selbstbewusstsein stärken.

Können trans* Personen in ihrer Rückschau auf gelungene Erfahrungen nach ihrem Coming-out und während des Transitionsprozesses blicken, tauchen Fragen auf wie: „Warum habe ich so lange gewartet?“ und „Warum habe ich nicht früher Unterstützung erhalten?“ Trans* Personen können ihre teilweise traumatischen Erfahrungen aus der Kindheit und frühen Jugend häufig nicht ohne weiteres als eine Mitursache ihres Ausharrens und Aushaltens gelten lassen. Auch die eigenen Lebensleistungen werden oft abgewertet. Neben möglichen Selbstvorwürfen und Schuldzuweisungen können auch Selbsterkenntnisse hinsichtlich eigener Ängste und Zweifel auftauchen. Trans* Personen sind in ihren Erfahrungen zu würdigen und dabei zu unterstützen, die persönlichen Erfahrungen in einen Kontext einzubinden und daraufhin neu zu betrachten und zu bewerten. Mögliche Fragen dazu könnten sein: „Wäre es vor 20 Jahren eine gute Idee gewesen, sich in Ihrem Heimatort zu outen? Was wäre Ihnen damals an Vorurteilen begegnet? Wo hätten Sie Unterstützung erhalten?“ Es geht dabei um Versöhnung mit sich und dem Leben.

*„Leben ist wie Zeichnen ohne Radiergummi“.*

Im therapeutischen Setting stehen Behandler_innen vor der Aufgabe, angesichts des Leidens im Kontakt zu bleiben, da zu sein, die Gefühle des Gegenübers zu hören und zu validieren, ohne gleich Lösungsansätze anzubieten. In einer späteren Reflexion können die Entscheidungen in das damalige Bedingungsgefüge eingebettet werden. Dazu können Überlegungen erfolgen, wie die Entscheidungen getroffen wurden, wie die damaligen Erwartungen waren, welche Umstände zu den Entscheidungen geführt haben und ob es zum damaligen Zeitpunkt Alternativen gegeben hätte. Des Weiteren werden strukturelle Faktoren miteinbezogen, die eventuell dazu geführt haben, dass Themen wie traumatische Erfahrungen und Substanzgebrauch vor einer Operation nicht angesprochen wurden, da die Erwartung bestanden habe, sich vor einer gewünschten OP stabil genug zeigen zu müssen (Kapitel 7.5 „Therapeutische Themen und Prozesse“, Kapitel 5.5 „Re-Transition – Ein neuer Lebensabschnitt“).

Viele trans* Personen berichten mit Blick auf ihre Entwicklung und ihren Coming-out-Prozess von **Scham und Schuldgefühlen**, die sie als sehr belastend und hinderlich erlebten. Diese erschwerten Selbstakzeptanz und Schritte des Sich-Offenbarens, die Fähigkeit, sich und die eigenen Interessen selbstbewusst zu vertreten. Das Ertragen solcher Gefühle und vielleicht die Erarbeitung eines anderen Umgangs damit, scheint aus unserer Sicht ein zentrales Thema für die therapeutische Arbeit mit trans* Personen zu sein. Trans* Personen entwickeln Scham und Schuldgefühle, weil sie „anders" waren und sind, „nicht richtig" im Blick der anderen (Eltern, Familie, Partner_innen, Kinder), ohne dies beeinflussen (verhindern) zu können, trotz teilweise vielfacher Bemühungen des Verdrängens. Das Verstecken und Geheimhalten verstärkt wiederum Schamgefühle, weil sie unter dem Druck und Hin-und-her-gerissensein, dem inneren Spannungsbogen, dem „Doppelleben" Dinge getan haben, die ihnen inakzeptabel erscheinen. Sie fühlen sich verantwortlich für das „Leiden" und den Schmerz der anderen durch das Sich-selbst-leben und die Entscheidung für ein Leben in der eigenen Identität. Einige erleben in diesem Zusammenhang (insbesondere nach Trennungen) Schuldgefühle, wenn sie sich glücklich fühlen mit der Transition oder sich die Verantwortung für das „Unglück" der anderen zuschreiben.

In der Arbeit mit diesem Thema ist es wichtig, zu unterscheiden zwischen Schulderleben aufgrund „dysfunktionaler Identifizierungen oder Internalisierungen", „tatsächlicher Schuld sowie existentieller Schuld" im Sinne von „aus mangelnder Freiheitsübernahme" resultierenden „ungelebten Leben" (Vogel 2013, 46). Biografisch kann es Themen mit real aufgeladener Schuld geben, z.B. in Form von einem Verlassen gemeinsamer Kinder, Nicht-gekämpft-haben für ein gutes Umgangsrecht, Verlust von Impulskontrolle und Gewalt in der Beziehung und gegenüber anderen Personen. Im therapeutischen Prozess geht es um die Frage, wie das reale „schuldig geworden sein" in das Selbstbild integriert werden kann. Des Weiteren geht es darum, zwischen Verantwortlichsein und Schuldigsein zu differenzieren. Im therapeutischen Prozess lassen sich gemeinsam mit den Behandlungssuchenden typische Denkfehler bei Schuld- und Schamgefühlen explorieren:

- Interpretation der Situation im Nachhinein mit Informationen, die vorher nicht zur Verfügung standen,
- übertriebene Wahrnehmung, für die Situation verantwortlich zu sein, und selektive Ausblendung weiterer Einflussfaktoren,
- übertriebenes Verantwortungsgefühl für das Verhalten anderer,
- Doppelstandards: strengere Maßstäbe für das eigene Verhalten als für andere,
- Überzeugung, das eigene Verhalten sei nicht gerechtfertigt gewesen, selektive Vernachlässigung von Gründen für die eigene Entscheidung (das eigene Verhalten),
- übertriebene Bewertung des eigenen Verhaltens als falsch,
- emotionale Schlussfolgerung: „Ich fühle mich schuldig, also muss ich schuldig sein" (Ehlers 1999, 58f.).

Im Rahmen des imaginativen Nacherlebens des Entscheidungsprozesses können nicht berücksichtigte oder vernachlässigte Aspekte zu einer Umbewertung der Verantwortlichkeit und Reduktion der Schuldgefühle beitragen. Auch Rekonstruktionen der vielfältigen Begleitumstände, die Einbeziehung struktureller, gesellschaftlicher und sozialer Bedingungen sowie Perspektivenwechsel können die Reflexion und Überprüfung von Verantwortlichkeiten anregen. Hilfreiche Fragen sind dabei:

TIPP

Was war damals der Grund, sich so zu entscheiden bzw. so zu verhalten?

In welchem seelischen/körperlichen Zustand befanden Sie sich damals?

Wenn dies jemand anderem passiert wäre, was hätten Sie von ihm erwartet? Wie würden Sie diese Entscheidung/dieses Verhalten erklären?

Was war der Hauptgrund, weshalb Sie sich so und nicht anders verhalten/entschieden haben?

Eine weitere Intervention zur realitätsgerechten Einordnung von Schuld- und Schamgefühlen ist der Einsatz von Kuchendiagrammen. Hierbei soll zunächst der eigene Anteil eingeschätzt werden, dass es zu dieser Situation gekommen ist (z. B. Trennung nach Coming-out). Häufig fällt dieser sehr hoch aus (50 – 100 %). Anschließend werden weitere Ursachen gesammelt, die ebenfalls prozentual anteilig eingeschätzt werden sollen. Dabei werden die 100 % schnell überschritten, so dass das Kuchendiagramm verändert und neu angepasst werden kann. Ein weiterer Schritt kann in der Frage erfolgen, wie groß der Anteil der Schuld wäre, wenn ein_e Freund_in die Entscheidung (Coming-out) getroffen hätte. Werden hier deutlich andere Einschätzungen für andere Personen geäußert, ist das ein Hinweis für doppelte Maßstäbe. Diese können wiederum diskutiert werden: „Warum gelten für Sie andere Maßstäbe? Was ist das Besondere an Ihnen?" … Mit Hilfe der kognitiven Umstrukturierung können Schuld- und Schamgefühle sukzessive überprüft werden, irrationale Überzeugungen relativiert und alternative Interpretationen miteinbezogen werden.

Teilweise schämen sich trans* Personen, Opfer von Diskriminierungen und Gewalt geworden zu sein, zum Beispiel weil sie denken, sich nicht ausreichend zur Wehr gesetzt zu haben. Hierbei ist es wichtig, zu reflektieren, welche Möglichkeiten die Person real gehabt hätte, Widerstand zu leisten. Des Weiteren werden Aspekte beleuchtet, die ein „Überleben" ermöglicht haben. Bestehen oder bestanden Diskriminierungserfahrungen aus dem engen Familienkreis gibt es häufig Schuld- und Schamgefühle, weil es zu den „Täter_innen“ auch positive Gefühle gab und/oder eine Sehnsucht nach Anerkennung.

Ebenso verstärken abwertende und demütigende Äußerungen wie „Du hast es nicht anders verdient! Du bist pervers! Du wirst ein Sexualstraftäter“ Schuld- und Schamgefühle hinsichtlich des eigenen Empfindens. Häufig gelingt es trans* Personen, insbesondere bei verinnerlichter Trans*feindlichkeit zunächst nur schwer, darin das verzerrte trans*negative Abbild der Gesellschaft zu erkennen. Im therapeutischen Prozess sollte diese differenzierte Betrachtung (strukturelles vs. persönliches Problem) verdeutlicht werden. Aufgrund der Komplexität der Lebensgeschichten und Erfahrungen sind sowohl Scham, Schuld und Schuldgefühle als auch Trauer teilweise sehr eng miteinander verwoben und manches Mal schwer voneinander zu trennen. Eine wesentliche therapeutische Aufgabe ist, diese Themen und Affekte zu erkennen, sorgfältig zu besprechen und dadurch unterscheiden zu können. So kann z. B. Scham auch dazu führen, dass eine Person sich schuldig macht, weil Scham das Erkennen, Aussprechen, Kommunizieren und die Übernahme sozialer Verantwortung verhindern kann. Neben der Verbesserung der Affektregulation werden Behandlungssuchenden neue Erfahrungen ermöglicht. Dazu muss der therapeutische Rahmen emotionale Nähe und Verlässlichkeit sicherstellen, auch in Krisensituationen.

### 7.5.15 Krisen

*„Krisen zwingen zur ‚Ent-Identifizierung‘ mit dem, was wir bisher glaubten zu sein, und bedeuten somit zwangsläufig einen Veränderungsprozess“ (Vogel 2013, 71).*

Krisen können bei trans* Personen sowohl in allgemeinen (z. B. Schulbeginn) als auch in spezifischen (z. B. Coming-out) Schwellensituationen auftreten. Sie können aber auch Hinweise auf aktuelle Überforderungs- und Belastungssituationen nach akuten Ereignissen sowie bei chronisch anhaltenden Belastungen liefern. Besonders gefährdet sind trans*geschlechtliche Kinder und Jugendliche (Institute of Medicine 2011). Eine Krise beschreibt einen Ausnahmezustand mit einem Anfang und einem Ende (Vogel 2013).

Eine anhaltende Geschlechtsdysphorie kann trans* Personen in einen chronisch vulnerablen Belastungszustand versetzen, der letztendlich zur Überforderung des Bewältigungsrepertoires beitragen kann. Insbesondere, wenn geschlechtsangleichende Maßnahmen, z. B. durch formale Barrieren verzögert werden, kann dies zur Gefährdung des Gesundheitszustandes durch selbstschädigendes Verhalten führen. Nicht selten leiden trans* Personen neben der Geschlechtsdysphorie unter dem Kampf mit Gesundheitsversorger_innen und Kostenträgern, so dass einige in diesem Kontext starke Suizidgedanken und -impulse entwickeln. Hierbei ist es entscheidend, dass Behandler_innen präsent und erreichbar sind. Trans* Personen sollten sehr genau über mögliche Abläufe und Hürden im Transitionsprozess aufgeklärt und vorbereitet werden. Diesbezüglich können Strategien zum Umgang mit emotionalen und sozialen Belastungsfaktoren erarbeitet werden. Dabei sind Behandlungssuchende in ihren Rechten zu stärken und gegebenenfalls weiterführende Unterstützungsangebote wie Beschwerdestellen zu vermitteln. Parallel dazu ist eine aktive Begleitung des Prozesses seitens der Behandler_innen gefordert, um eine bedarfsgerechte Versorgung zu gewährleisten und über entsprechende Krisenpräventionen und -interventionen eine Stabilisierung der Behandlungssuchenden zu ermöglichen.

Kriseninterventionen nach aktuellen Gewalt- und Diskriminierungserfahrungen, z. B. bei einer akuten Belastungsreaktion, umfassen das Normalisieren der Reaktionen und möglicher Symptome (ohne diese zu bagatellisieren), eine Kontextualisierung (damit das Geschehene besser eingeordnet werden kann und auch Möglichkeiten von Schutz und Unterstützung gesehen werden können), Abklärung von Selbst- und Fremdgefährdung sowie aktueller trans*sensibler Versorgungsmöglichkeiten (z. B. Krisendienste, Beratungsstellen) und Ressourcen. Der Fokus liegt auf „Schutz, Kontrolle und Vorhersagbarkeit“ der aktuellen Situation (Bengel / Hubert 2010, 99). Wenn eine Selbst- oder Fremdgefährdung im ambulanten Setting nicht abgewendet werden kann, sind trans*sensible stationäre Behandlungen zu vermitteln.

### 7.5.16 Pausen, Ferien und Abschluss gestalten

Die traditionell geforderte und angebotene Therapiebegleitung hat sich bisher nur auf einen Lebensabschnitt – die Transition – fokussiert. Grundsätzlich kann sich eine therapeutische Unterstützung und Begleitung in verschiedene Segmente gliedern, welche auch Pausen einbezieht. Daraus können sich Überlegungen ableiten, wann mich die behandlungssuchende Person als Behandler_in braucht und wann es Lebensphasen gibt, in denen ich als Behandler_in gar nicht nötig bin oder in denen ich nicht passend bin.

Pausen und Ferien beinhalten, dass trans* Personen schon vieles allein gut bewältigen und Themen nicht per se vom therapeutischen Kontakt abhängig sind. Ferien haben einerseits den Aspekt, dass das, was zwischen den Ferien stattfindet, **Arbeit** ist, und dass es im Sinne der Selbstfürsorge und Anerkennung gut ist, sich nach etwas Geschafftem zu erholen. Andererseits kann sich in der Zwischenzeit trotzdem – oder gerade – etwas bewegen und (weiter)entwickeln. Dies stärkt das Selbstwirksamkeitserleben und fördert Empowerment.

Die therapeutische Arbeit mit trans* Personen umschreibt ein weit umfangreicheres Feld als eine alleinige Transitionsbegleitung, die nur mit hormonellen und körperlichen Themen zu tun hat. Eine therapeutische Begleitung kann immer sinnvoll sein, wenn eine Anpassungsleistung ansteht und die bestehenden Anpassungsfähigkeiten soweit überfordert sind, dass Belastungssymptome auftreten. Mit einer trans*respektvollen Haltung seitens der Behandler_innen kann sich aufgrund der zahlreichen und vielfältigen Themen und Prozesse eine enge Bindung entwickeln, so dass eine sorgfältige und umsichtige Gestaltung des Abschiedes besonders wichtig ist. Für viele trans* Personen ist die Gewissheit, auf verständnisvolle Gesprächspartner_innen zurückgreifen zu können, ein beruhigender und stabilisierender Aspekt für das Erproben von Identitäts- und Beziehungsmodellen.

Als Resümee der therapeutischen Zusammenarbeit steht die Würdigung von Vertrauen, Mut, Vielfalt, Veränderungen, gelungenen Schritten, Kompetenzen, schwierigen Zeiten und die Normalisierung von zeitweiligem „Stillstand" bei Entwicklungsprozessen etc. im Vordergrund. Des Weiteren sind Lebensthemen, für die kein Abschluss gefunden wurde, in einen Rahmen zu setzen, wie auch das Einlassen der trans* Person auf Themen wie Schuld und Scham. Dabei können die jetzt erworbenen Kompetenzen für den Umgang damit sichtbar gemacht werden. Bilanzierend kann noch einmal Bezug auf unterschiedliche Herangehensweisen genommen werden: Verstehen sich trans* Personen eher in einem linearen Modell, in dem die Transitionsphase abgeschlossen und beendet ist, weil damit vielleicht zu traumatische oder belastende Erfahrungen in Verbindung gebracht werden. Oder können sich trans* Personen in einem zirkulären Modell wiederfinden, in dem diese Zeit als Ressource betrachtet werden kann und da auch einmal wieder hingedacht werden kann. Wenn Psychotherapie als Zwangstherapie wahrgenommen wurde und durch schwierige Hürden gekennzeichnet war, sind einige auch froh, dass die Zeit vorbei ist. Zum Abschluss einer Behandlung lohnt es sich, auf den gemeinsam gegangenen Weg zurückzublicken und sich die Perspektiven der Behandlungssuchenden anzuhören.

Gegen Ende der Therapie empfehlen wir, den prozesshaften Charakter von Entwicklungen der Geschlechtsidentität, der Geschlechterrollen, der sexuellen Orientierung etc. zu wiederholen und zu verdeutlichen. Dies impliziert gleichermaßen, dass das Trans*sein ein lebenslanger Prozess ist, der nicht abgeschlossen ist – die Beschäftigung mit der Körperlichkeit, mit der Ankunft im „richtigen" Körper geht weiter. Die permanente Auseinandersetzung sowohl mit sich selbst als auch im Spiegel der anderen erfordert Durchhaltevermögen, Stärke und

Resilienz. Das kann manche trans* Personen ängstigen, weshalb es sich empfiehlt, diese Perspektive gegen Ende der Therapie zu thematisieren, wenn Ressourcen und Kompetenzen im Selbstkonzept verankert sind.

### 7.5.17 Anmerkungen zur therapeutischen Begleitung trans*geschlechtlicher Kinder und Jugendlicher

Die psychotherapeutische und medizinische Begleitung von trans* und gendernonkonformen Kindern und ihren Familien erfordert ein umfassendes Gesamtkonzept (Ehrensaft 2011, 2017, Preuss 2019). Wir wollen an dieser Stelle nur auf ausgewählte Punkte, die aktuell in der Arbeit mit trans*geschlechtlichen Kindern und Jugendlichen in Deutschland besonders wichtig sind, eingehen.

#### Trans* Kinder und -Jugendliche und ihre Familien

Trans*geschlechtliche Kinder erleben häufig, dass ihr soziales Umfeld ihr nonkonformes geschlechtliches Erleben nicht hinreichend ernst nimmt, es als eine vernachlässigbare „Phase" betrachtet und die gesellschaftlichen Normen für geschlechtlichen Ausdruck als relevanter betrachtet als das individuelle Verhalten des Kindes (Kapitel 5.1 „Entwicklungsprozesse von Geschlechtsidentitäten"). Ein oft jahrelanges Ausblenden, Wegschweigen und auch manches Mal gewaltsames Unterdrücken der trans*geschlechtlichen Entwicklung kann sich in besonderer Ausprägung in emotional wenig zugewandten, konservativen, religiösen oder statusbedachten und unsicheren Herkunftsfamilien finden. Wenn Eltern sehr beherrschende andere Themen haben, die sie an der Aufmerksamkeitszuwendung zum Kind hindern, können sie die trans*geschlechtliche Entwicklung ihres Kindes über Jahre ignorieren oder zu verhindern suchen. Die Involviertheit der Eltern in psychische (insbesondere Sucht, Psychosen, Traumafolgestörungen) und körperliche Erkrankungen, materielle Not, Erschöpfung, negative soziale Schemata, Hilflosigkeitserleben, Gewalt, Manipulation sowie Konflikthaftigkeit schwächt die Be-Achtung des Kindes und die Wahrnehmung seiner einzigartigen Individualität. Auch Eltern, die sich selbst für eher offen halten, können ein trans* Kind mit seinen Bedürfnissen „übersehen" und dieses anders einordnen, als das Kind sich selbst erlebt. Dies geschieht häufig in einer gutmeinenden Bagatellisierung „heute könne doch jeder so sein wie er will" und einem Gewährenlassen, ohne zu ernsthaften Gesprächen über diese Thematik einzuladen. Auch eine vermeidende Haltung, gendernonkonformes Verhalten nicht „unnötig" in den Mittelpunkt der Aufmerksamkeit stellen zu wollen, kann hier wirksam werden. Eltern, die selbst einer gesellschaftlichen Minorität angehören (z. B. lesbisch oder schwul sind) können unter einem Konformitätsdruck stehen, kein „noch verrückteres Kind" großzuziehen oder eine ihnen noch nicht bewusste trans*negative Haltung haben.

Heranwachsende können auch selbst aus Überforderung eine vertiefte Auseinandersetzung mit ihrer eigenen Trans*geschlechtlichkeit vermeiden. So beschreibt eine Mutter im Beratungskontext: „Ich würde mich so freuen, wenn mein Kind seine Trans*identität für sich annehmen könnte, aber ich verstehe ihn auch, wenn er das nicht will. Wenn er in die Schule geht, da ist er Schwarz, nicht so intelligent wie die anderen und wenn er dann auch noch trans* sein soll – noch ein Stigma haben soll? Nein, das will er nicht, das kann ich irgendwie verstehen".

Kinder haben prinzipiell ein Bedürfnis, ihr geschlechtliches So-Sein auszudrücken und zu zeigen. Sie möchten dafür Annahme und Respekt erfahren. Wenn dies geschieht, wenden trans* Kinder relativ wenig Energie für ihre Selbstrepräsentation auf, sie wirken „unauffällig" entspannt und selbstverständlich in ihrer geschlechtlichen Identität. Wird ihnen hingegen diese Sichtbarkeit erschwert, kann ein erhebliches Leiden produziert werden. Die Unmöglichkeit, sich authentisch zu zeigen, kann sich in psychosomatischen Symptomen oder Zuständen ausdrücken, insbesondere wenn die Kinder sehr jung sind, ihnen noch wenig alternative Ausdrucksmöglichkeiten und Kontakte zur Verfügung stehen. Diese Symptome können dann beispielsweise einer Verweigerung und Abwehr der Interaktionen dienen, in denen sie falsch wahrgenommen werden. So zeigen insbesondere Kinder im Grundschulalter ihre Not durch verschiedene Schmerzsyndrome (Bauchschmerzen, Kopfschmerzen, Ohrenschmerzen), durch Aggressivität, Clownerie und/oder Rückzug.

Viele von ihnen bringen das innere Erleben, welches ihrem Identitätsgeschlecht entspricht, recht früh zum Ausdruck durch Beharren und Kämpfen um Bekleidung, Haarschnitt, soziale Zugehörigkeit und Ansprache. Oftmals sprechen sie ihre Trans*geschlechtlichkeit auch direkt an, indem sie sagen, welchem Geschlecht sie sich zugehörig fühlen. So benennen manche Kinder bereits im Alter von drei Jahren, dass sie sich Körpermerkmale ihres Identitätsgeschlechts wünschen. Zum Beispiel kann ein trans*männliches Kind seine Eltern fragen, warum es keinen Penis hat, oder ungeduldig darauf warten, dass ihm eine männliche Behaarung wächst. Oder ein trans*weibliches Kind kann sich danach sehnen, später schwanger zu werden. Manche trans*geschlechtlichen Kinder drücken ihr Erleben auch durch spontane Äußerungen aus, die sich aus Erwachsenenperspektive widersprechen, aber für Kinder etwa bis zum Grundschulalter gleichermaßen überzeugende Realität besitzen. So sagt z. B. ein trans*weibliches Kind: „Natürlich weiß ich, dass ich ein Junge bin, und ich bin ein Mädchen".

Trans*geschlechtliche Kinder haben häufig Angst, die Eltern zu verletzen oder gar zu verlieren, wenn sie diese mit ihrem geschlechtlichen Erleben konfrontieren und damit den bisherigen geschlechtsrollenbezogenen Erwartungen nicht mehr entsprechen. Es ist, als ob auch schon sehr junge Kinder die große Bedeutung einer solchen Ent-Täuschung verspüren und daher sehr umsichtig und häufig auch zögerlich agieren.

Jüngere Kinder können mit manchen Anforderungen im Transitionsprozess überfordert sein, z. B. sich selbst einen Namen auszusuchen oder den Wunsch zu äußern, diesen anzuwenden. In solchen Fällen können die Eltern wichtige Unterstützer_innen sein und einen Namen vorschlagen, der dem Identitätsgeschlecht entspricht sowie eine erste Erprobung im sozialen Umfeld begleiten. Manchmal führen bereits getroffene Entscheidungen und umgesetzte Veränderungen seitens des Kindes zu Situationen, in denen die Eltern ihrerseits Entscheidungen treffen müssen, beispielsweise bei entwicklungsbedingten und gesellschaftlich vorgegebenen Schwellensituationen wie der Einschulung.

## Trans* Kinder in Kindergarten und Schule

Bereits im Kindergarten kann die Trans*geschlechtlichkeit sichtbar werden. Da die Geschlechtersegregation im Kindergarten noch nicht so ausgeprägt ist, erleben trans*geschlechtliche Kinder diesen Kontext häufig als einen guten Erprobungsraum. Hier kann jedoch bereits die Frage nach einer identitätsentsprechenden Ansprache des Kindes auftreten, die im Verlauf auch veränderlich sein kann. Eine gute Kommunikation zwischen Erzieher_innen und Eltern ist dabei sehr hilfreich.

BEISPIEL

Ein trans*geschlechtliches Kind hat für sich im Kindergarten unabhängig von den Eltern entschieden, sich mit anderem Pronomen ansprechen zu lassen. Dies wurde den Eltern erst dadurch bekannt, dass die Erzieher_innen sie in einem Entwicklungsgespräch anlässlich der bevorstehenden Einschulung des Kindes sehr selbstverständlich darüber informiert haben. Die Eltern reagierten zunächst überfordert, da sie aufgrund der Einschulung vor der Entscheidung standen, wie sie ihr Kind in der Schule vorstellen möchten.

Mit dem Grundschulalter steigt in der Regel der soziale Druck, sich genderkonform zu verhalten, was auch durch eine massive Geschlechtersegregation in den Schulen mit bedingt wird, z. B. beim Sport und Umkleiden, bei der Benutzung der Toiletten oder gar bei der Aufgabenverteilung im Unterricht. Hier kann es sinnvoll sein, wenn Eltern zusammen mit Schulsozialarbeiter_innen und den Lehrkräften Lösungen suchen, die für das Kind eine Teilnahme am Sport, Schwimmen und die Toilettenbenutzung möglich machen, ohne sich dabei verleugnen zu müssen oder angegriffen zu werden. Maßgeblich sollten hierbei die Wünsche des Kindes sein, auch wenn sie nicht den eher dichotomen Erwartungen von Seiten der Schule entsprechen. So kann es ohne weiteres eine gute Lösung für ein trans* Kind sein, den Sportunterricht gemeinsam mit den Jungen zu haben, aber die Mädchentoilette zu benutzen. Wenn eine offizielle Information für die Mitschüler_innen notwendig sein sollte, kann gemeinsam mit dem Kind überlegt und entschieden werden, welches Medium und welche Personen dafür am besten geeignet sind. Empfehlenswert ist hier, das Kind soweit zu stärken und durch Erwachsene zu unterstützen, dass es Nachfragen oder auch diskriminierende Äußerungen bewältigen kann und weiß, an wen es sich mit seinen Sorgen oder Verletzungen wenden kann. Bei der Einschulung oder einem Schulwechsel kann es eine angemessene Entscheidung sein, das Zuweisungsgeschlecht des Kindes nicht zu offenbaren. Nach einem gelungenen Beziehungsaufbau unter den Schüler_innen kann das trans* Kind selbst überlegen, wen es ins Vertrauen ziehen möchte. Auch eine identitätsentsprechende Anrede in Schuldokumenten (Klassenbuch etc.) sollte hier angeregt werden, um es dem Kind zu ermöglichen, im Identitätsgeschlecht aufzutreten und sich darin zu erproben. In Berlin gibt es seit 2019 eine Änderung des Schulgesetzes, welche eine trans*respektvolle Haltung und den Schutz vor Diskriminierung auch aufgrund der Geschlechtsidentität festschreibt (Senatsverwaltung für Justiz und Verbraucherschutz 2019).

## Trans* Kinder und -Jugendliche und Psychotherapie

Aus einem gendervarianten oder trans*geschlechtlichen Erleben von Kindern und Jugendlichen allein lässt sich kein Bedarf nach Psychotherapie ableiten. Für die Unterstützung bei der Bewältigung spezifischer Herausforderungen, vor denen diese Kinder und Jugendlichen in familiären, schulischen und anderen sozialen Kontexten stehen, kann eine Psychotherapie jedoch sinnvoll sein. Die Psychotherapie nimmt dabei vielfach die Funktion einer Entwicklungsbegleitung ein.

Die therapeutische Begleitung trans*geschlechtlicher Kinder und Jugendlicher erfordert einen Blick auf deren geschlechtliche Identitätsentwicklung, der die unlösbare Verschränkung von identitätsbezogenen Entwicklungsmöglichkeiten mit den Bedingungen des sozialen Kontextes sieht. Aus dieser Perspektive werden alle Entwicklungswege hinsichtlich der Geschlechtlichkeit respektvoll und affirmativ betrachtet (Devor 2004, Ehrensaft 2011, Ehrensaft 2017, Möller et al. 2018).

Wir erfahren gelegentlich, dass in Beratungs- und Behandlungskontexten eine pseudoprofessionelle Haltung, die sich als „neutral" begreift, dazu führt, dass das trans*idente Erleben als Thema nach hinten gestellt wird. Die Behandler_innen wollen lieber auf bekanntem Terrain bleiben und schreiben damit z. B. einer depressiven Symptomatik und/oder Ängsten eine höhere Priorität zu. Trans*geschlechtliche Kinder und Jugendliche benötigen jedoch eine Würdigung ihrer geschlechtlichen Identität, Rückhalt bei der Selbstbehauptung und Schutz vor sozialer Ausgrenzung, Diskriminierung und Gewalt, damit sie ihren Weg entsprechend ihrer identitären Selbstwahrnehmung gehen können. In der therapeutischen und beratenden Arbeit ist ihnen hinsichtlich der Richtung, in die sich ihre Geschlechtlichkeit entwickeln darf, ergebnisoffen zu begegnen. Innerhalb einer ciszentristischen Matrix heißt dies an erster Stelle, gendernonkonforme Kinder und Jugendliche zunächst einmal wahrzunehmen, das soziale Umfeld dafür zu sensibilisieren und auf einen angemessenen Umgang mit dem Kind und/oder dem_der Jugendlichen vorzubereiten. Kindern und Jugendlichen wird in der begleitenden Behandlung wertschätzend und sensibel zurückgemeldet, dass ihre Interessen gesehen werden. Ihnen und ihren Sorgeberechtigten werden Informationen zum Beschreiben und Ausdrücken des geschlechtlichen Erlebens, sozialer Rückhalt und bei Bedarf auch Unterstützung in der sozialen, medizinischen und rechtlichen Transition zur Verfügung gestellt (Devor 2004, Ehrensaft 2011, Graziottin 2015, Güldenring 2009, Preuss 2019). Die gemeinsame Arbeit kann auch dazu dienen, zeitweilige Überforderungssituationen zu begleiten, psychischen Krisen und Entwertungen bis hin zur Gewalt präventiv oder auch im Nachgang zu begegnen.

Die therapeutische Arbeit mit trans*geschlechtlichen Kindern erfolgt in der Regel in enger Abstimmung mit den Eltern bzw. den sorgeberechtigten Personen. Das Trans*thema kann mit Fragen der Erziehung, Bindung und Entwicklungsaufgaben korrespondieren. Anhand dieses Themas werden das familiäre Verhältnis zu geschlechtlicher Vielfalt und auch der Kommunikationsstil in der Familie sichtbar: Es zeigt sich, wie über was in einer Familie geredet oder geschwiegen wird und welche Hürden überwunden werden müssen, um offen über ein Thema zu sprechen, welches alle berührt und betrifft.

In der therapeutischen Begleitung kann es notwendig sein, die übliche Frequenz mit den Eltern in jeder vierten Sitzung im Rahmen einer Kinder- und Jugendlichen-Psychotherapie zu intensivieren, insbesondere bei hoher Belastung, in Trennungssituationen, bei starkem Informationsbedarf und bei sehr jungen

Kindern. Gleichermaßen kann eine fachgerechte Familientherapie empfohlen werden, wobei hier die Frage der Kostenübernahme zu beachten ist.

Kommen Jugendliche in der Pubertät erstmals in Kontakt mit Behandler_innen, befinden sie sich oft schon in einer Krise. Sie können die Pubertätsentwicklung als Kontrollverlust über ihren Körper erleben, auf den sie mit tiefer Hilflosigkeit, Scham und Trauer reagieren können. Während im Kindesalter noch die kindlichen/androgynen Konturen ein „Gelesen-werden" im Identitätsgeschlecht erleichterten, wird mit der Pubertätsentwicklung ein Passing im Identitätsgeschlecht immer schwieriger. Kompensatorisch können die Jugendlichen versuchen, die eigene körperliche Entwicklung so gut wie möglich auszublenden und zu kaschieren. Gleichzeitig können sie sich auch als isoliert von Gleichaltrigen erleben, wenn diese die eigenen Körperveränderungen in der Pubertät eher begrüßen. In der Beratung und Therapie erfahren wir häufig, dass die Jugendlichen sich angesichts des zunehmenden Drucks bereits sehr intensiv im Internet zum Thema informieren und mit anderen austauschen. Sie können sich dabei beispielsweise auf YouTube Videos von trans* Personen über deren Transition anschauen, in Onlinespielen Wunschcharaktere annehmen, sich mit anderen trans* Personen über Foren austauschen und sich auch sexuell ausprobieren, indem sie ihr geschlechtliches Empfinden beim Anschauen pornografischer Inhalte erkunden.

Manches Mal schämen sich trans* Jugendliche auch sehr über das, was sie im Internet tun, insbesondere wenn sie sexuelle Inhalte nutzen oder im Internet Belästigung und ein unerwünschtes Weitergeben ihrer geschlechtlichen Identität durch andere Nutzer_innen erleben müssen. Hier empfehlen wir Behandler_innen, deutlich zu machen, dass sie wissen, dass es solche Erfahrungen geben kann, und die Suche nach Informationen zu Identität und Sexualität im Internet auch zu normalisieren. Mitunter kann es wichtig sein, zu fragen, wie viel Zeit die Jugendlichen auf welchen Webseiten verbringen, um einzuschätzen, welche Themen sie dabei beschäftigen und inwieweit die Welt, in die sie dabei eintauchen, ihnen hilft oder ob Inhalte ergänzt werden müssen. Gelegentlich und bei entsprechendem Vertrauensverhältnis kann es sinnvoll sein, sich von den Jugendlichen auch konkret zeigen zu lassen, wo sie im Internet unterwegs sind und Informationen über Netzsicherheit (z. B. www.clicksafe.de, 11.05.2019) und zum Selbstschutz vor Übergriffen zu geben. Gegebenenfalls können hilfreiche Webseiten (z. B. www.meingeschlecht.de, www.regenbogenportal.de) empfohlen werden.

Einige Themen im Transitionsprozess erfordern von den Behandler_innen eine besondere Sensibilität beim Ansprechen. So können sich die Kinder im Falle von Diskriminierungen und Gewalt oft zunächst kaum dazu äußern, oder sie schämen sich auch dafür. Es kann hier sinnvoll sein, zunächst überwiegend psychoedukativ und ressourcenstärkend mit Kind und Eltern zu arbeiten, bevor das Kind überhaupt benennen kann oder möchte, was passiert ist. Darüber lässt sich dann herausarbeiten, was das Kind braucht, um sich wieder sicher fühlen zu können.

In Trennungssituationen der Eltern sind Kinder besonders vulnerabel, da sie zum Spielball im Konflikt der Eltern werden können. Bei einem trans*geschlechtlichen Kind kann nicht selten der Aspekt hinzukommen, dass die Akzeptanz oder Nichtakzeptanz des trans*geschlechtlichen Erlebens Teil des elterlichen Trennungskonfliktes wird. Angesichts der Frage von Zustimmung oder Verweigerung trans*spezifischer Behandlungen sollte hier die Frage des Kindeswohls in den Mittelpunkt der Kommunikation mit den Eltern gestellt werden. Dabei bedarf es einer sehr sorgfältigen Klärung der therapeutischen Aufträge. Behandler_innen sollten die Perspektiven sich trennender Eltern immer wieder auf das Wohl und die Bedürfnisse des Kindes richten und ihre entsprechenden Verantwortungsfähigkeiten unterstützen. In manchen Fällen kann auch eine Ergänzungspflegschaft in Erwägung gezogen werden. Je jünger das Kind ist, je drängender sein Bedürfnis, sich trans*geschlechtlich auszudrücken, je größer die Not der Eltern und je rigider das soziale Umfeld ist, umso größer ist der Unterstützungsbedarf des gesamten sozialen Systems. Hier empfiehlt es sich, Hilfen multiprofessionell anzubieten und dabei auch ins jeweilige „Feld“ zu gehen, insbesondere in die Familien und Schulen. Das Netzwerk ist zu aktivieren, eventuell eine geeignete Jugendhilfemaßnahme anzuregen.

Erhalten Jugendliche Informationen, mit denen sie sich ein Bild machen können, wie es für sie weitergehen kann, streben sie oft sehr fokussiert und ungeduldig in die Richtung, die ihnen eine Zukunft im Identitätsgeschlecht ermöglicht. Hierbei kann für eine gewisse Zeit ein hoher Zusammenhalt unter trans* Jugendlichen entstehen. Die Suche nach Peers und Peer-Erfahrungen wird in der Literatur ab und an missgedeutet als ein „sich abschotten“ von „normalen“ Pubertätserfahrungen. Von Littman (2018) wird sogar eine „social contagion“, also die Möglichkeit einer rein sozialen Übertragung von genderdysphorischem Erleben konstruiert, auch wenn dies dem Forschungsstand widerspricht (Kapitel 5.1 „Entwicklungsprozesse von Geschlechtsidentitäten“). Sie geht davon aus, dass die vermeintliche soziale Übertragung über die hochselektive Suche nach Informationen über Transition im Internet geschieht. Unseres Erachtens handelt es sich hier um den klassischen Forschungsfehler der Verwechslung von Korrelation und Kausalität. Littman lässt neben dem Schweigedruck, der auf trans* Jugendlichen lasten kann, auch außer Acht, dass trans* Jugendliche deshalb so gebunden sind an Informationen aus dem Internet, weil sie in ihrer üblichen Umwelt kaum Vor-Bilder, Rollen-Bilder für ihr Selbstkonzept, ihre Körperlichkeit oder ihr Begehren finden können — im Unterschied zu cis

Jugendlichen, die z. B. in Filmen, Discotheken, Werbung und Schulbüchern vielfältige (wenn auch manchmal fragwürdige) Vorlagen für ihre pubertären Belange finden. Vergleichend könnten wir in eine Dorfdiscothek die Gefahr einer cis- und heterozentristischen „social contagion“ hineindeuten.

Besteht bereits eine Kompetenz bei dem_der Jugendlichen, das eigene Erleben zur Sprache zu bringen, sowie ein entsprechender Informationsstand des sozialen Umfeldes, können gemeinsam die weiteren Behandlungsschritte inklusive der Möglichkeiten einer körpermodifizierenden Behandlung diskutiert und abgewogen werden.

## Trans* Jugendliche und körpermodifizierende Behandlungen

Bei der Einleitung körpermodifizierender Behandlungen ist sehr sorgfältig der Wille des_der Jugendlichen zu erfragen, die entsprechende Selbstbestimmung zu achten und zu unterstützen, die Entscheidungsfähigkeit zu fördern und jeder Schritt mit dem_der Jugendlichen und den Sorgeberechtigten zu erörtern. Ziel hierbei ist letztlich, die bestmöglichen Bedingungen für eine informierte Entscheidungsfindung der Jugendlichen bereitzustellen. Die entsprechende kognitive und emotionale Reife für Entscheidungen in diesem Bereich ist individuell zu erfassen (Kapitel 7.8 „Einwilligungsprozesse in medizinische Behandlungen“).

Für die Einschätzung, ob trans* Kinder oder -Jugendliche Zugang zu medizinischen Maßnahmen haben sollten, werden insbesondere das Bild einer kontinuierlichen Geschlechtszugehörigkeit und das Konstrukt eines „Leidensdrucks“ herangezogen. Beide Aspekte sollten hier genauer betrachtet werden: Jegliches menschliche Erleben ist letztlich diskontinuierlich und Veränderlichkeiten unterworfen (beispielsweise Schmerzempfinden, Verliebtsein). Es gibt Zeiten, in denen ist „Geschlecht“ weniger wichtig als z. B. „Leistung bringen“, „Rücksicht nehmen“ oder „Zugehörig sein“. Daher kann ein trans*geschlechtliches Erleben mal mehr, mal weniger im Vordergrund stehen und sichtbar sein, ohne dass es dann weg oder nur sporadisch vorhanden wäre. Beim Konstrukt einer „Kontinuität der Geschlechtszugehörigkeit“, welche sich auch durch kontinuierliches und umfeldunabhängig sichtbares Zeigen derselben ausdrücken soll, scheint es eher um das Bedürfnis nach Gewissheit auf Seiten der Behandler_innen zu gehen. Ein Kind kann dies oft nicht so umsetzen und manches Mal ist das Umfeld auch nicht responsiv für seine Ausdrucksweisen. Damit entsteht bei Behandler_innen und Eltern gelegentlich der Eindruck, die Trans*geschlechtlichkeit des Kindes sei „plötzlich“ da gewesen und / oder „diskontinuierlich“, und damit nicht „echt“ (Korte 2019, Littmann 2018).

Ein Leiden im Sinne eines dysphorischen Erlebens ist also gleichermaßen veränderlich und wird auch so erlebt. Es ist in der Auseinandersetzung mit falschen Zuweisungen, z. B. bei einem Toilettenbesuch, sicherlich spürbarer. Das individuelle Erleben eines Leidens ist zudem abhängig von der familiären Kultur, Leid zu benennen, zu vermeiden, zeigen zu dürfen und dafür eine angemessene Sprache zur Verfügung zu haben (Kapitel 5.6 „Trans* in Beziehungen"). Gerade im Versuch einer Fremdbeurteilung eines geschlechtsdysphorischen „Leidens" kommen individuelle Vorstellungen von Seiten der Beobachter_innen oder Diagnostiker_innen ins Spiel. Das Leben in einer akzeptierenden Umgebung kann für trans* Kinder ein Aufwachsen ohne besonderes Leid bedeuten. Daher kann ein von außen festzustellender „Leidensdruck" nur **ein** Aspekt in der Entscheidungsfindung für körpermodifizierende Maßnahmen sein. Das Kriterium eines „Leidens" darf auch deshalb nicht als notwendige Bedingung dafür aufgestellt werden. Dies könnte zu der zynischen Einstellung bei Behandler_innen und Eltern führen, erst durch Verzögerung der dringend gewünschten Hormontherapie ein Leiden produzieren zu müssen, um daraus ein Validitätskriterium für ein trans*geschlechtliches Erleben ableiten zu können. Dies kann Jugendliche, die ihren Weg in einem achtsameren Kontext ohne existentielle seelische Not hätten gehen können, unter massiven Druck setzen, der in eine psychische Krise bis hin zu Suizidalität führen kann (Littmann 2018).

Wir gehen davon aus, dass manches Mal allein der von Jugendlichen formulierte Wunsch nach einer Behandlung als stabiles Kriterium hinreichend sein kann, um die Indikation einer körpermodifizierenden Behandlung zu stellen. Ein „Leiden" gehört unseres Erachtens nicht zu den notwendigerweise erforderlichen Kriterien. Vielmehr kann, wenn das trans*geschlechtliche Erleben bis zum Eintritt der Pubertät anhält, davon ausgegangen werden, dass es sich um eine stabile trans*geschlechtliche Entwicklung handelt, auch wenn der_die Jugendliche das Glück hat, in einem Umfeld zu leben, welches an sich kein Leiden bei gendernonkonformen Personen produziert (Cohen-Kettenis et al. 2008).

Ab dem physiologischen Entwicklungsstadium Tanner II können durch Gonadotropin-Releasing-Hormon-(GnRH)-Analoga, die zu einem Absenken des Testosteron- oder Östrogenspiegels im Blut führen, die geschlechtskennzeichnenden körperlichen Entwicklungen in der Pubertät gehemmt werden. Damit wird Jugendlichen eine Zeit ermöglicht, in der irreversible körperliche Veränderungen wie Stimmbruch, Wachstum von Adamsapfel und Brüsten sowie Periode verhindert werden. Die Effekte einer Pubertätssuppression mit GnRH-Analoga sind reversibel, d. h. wenn die GnRH-Analoga abgesetzt werden und keine weitere modifizierende Behandlung erfolgt, nimmt der Körper die Pubertätsentwicklung im Zuweisungsgeschlecht wieder auf. Die vorliegenden Studiendaten weisen darauf hin, dass sich die Fertilität nach einiger Zeit regeneriert (Hembree et al. 2017). Während der Behandlung mit GnRH-Analoga sollte eine regelmäßige medizinische Kontrolle der körperlichen Entwicklung, der Knochendichte und der Blutwerte entsprechend der aktuellen Leitlinie der Endocrine Society (Hembree et al. 2017) erfolgen.

Wenn das trans*geschlechtliche Erleben fortdauert, ist eine geschlechtsbestätigende Hormontherapie zu empfehlen, um den Jugendlichen eine Pubertätsentwicklung im Identitätsgeschlecht zu ermöglichen. Die Leitlinie der Endocrine Society (Hembree et al. 2017) empfiehlt, dass in der Regel ab einem Alter von 16 Jahren gegengeschlechtliche Hormone gegeben werden können. Bezüglich einer Applikation von GnRH-Analoga bei Kindern, die jünger als 12 Jahre sind, und der Applikation von geschlechtsbestätigenden Hormonen bei Jugendlichen, die jünger als 16 Jahre sind, gibt es derzeitig noch wenig geeignete Forschungsbefunde zur Abschätzung des Outcomes (Hembree et al. 2017, Rosenthal 2016).

Unterdessen wird eine Festlegung auf ein kalendarisches Alter bei der Indikationsstellung zunehmend kritisch diskutiert (Möller et al. 2018). Zu individuell stellen sich juvenile Reifungsprozesse und ein trans*geschlechtliches Erleben dar. So erweist sich in unserer Praxis das kalendarische Alter als wenig aussagekräftig für den eventuell nötigen Beginn einer Hormonbehandlung. Maßgeblich für eine Indikationsstellung sollten der dezidiert geäußerte Wunsch danach, die individuelle Einwilligungsfähigkeit und Reife, der Aufklärungsstand der Eltern/Sorgeberechtigten und der_des Jugendlichen, der möglicherweise vorhanden Leidensdruck und der pubertäre Entwicklungsstand der jeweiligen Peer-Bezugsgruppe sein. So kann es beispielsweise für Jugendliche wichtig sein, mit Gleichaltrigen gemeinsam ihre Pubertät zu erleben. Unter Einbeziehung dieser Faktoren lassen sich gute und sichere Behandlungsentscheidungen treffen. Dieses Behandlungsschema kann das genderdysphorische Leiden beträchtlich reduzieren.

Eine geschlechtsbestätigende Hormontherapie hat Auswirkungen auf die sexuelle Entwicklung, die durch die Behandler_innen sensibel und bedarfsgerecht angesprochen werden sollten. Die Veränderungen durch die körpermodifizierende Hormontherapie lindern bei trans*geschlechtlichen Jugendlichen in der Regel sehr deutlich den Druck des genderdysphorischen Erlebens. Viele erfahren in dieser Zeit eine Verbesserung der Selbstakzeptanz ihres Körpers. Es wird ihnen so leichter möglich, Zukunftserwartungen aufzubauen. Die verbesserte Selbstwahrnehmung und Selbstannahme bilden auch eine Basis, von der aus trans* Jugendliche Beziehungen aufbauen und auch Sexualität leben können, obwohl Körpermerkmale vorhanden sind, die nicht zum Identitätsgeschlecht passen. Mit den Jugendlichen kann erarbeitet werden, wie sie mit ihrem Begehren und den körperlichen Veränderungen umgehen können, wie sie ihre sexuellen Bedürfnisse, *safer* Sex und Kontrazeption gegenüber Partner_innen ansprechen und dabei für sich einstehen können (gendered intelligence 2012, Trans*Recht e. V. 2017).

Körpermodifizierende Operationen werden in der Regel erst bei Volljährigen durchgeführt. In Einzelfällen können Eingriffe bei entsprechender Indikation auch bei Minderjährigen in Erwägung gezogen werden (Turban/Shadianloo 2018, WPATH 2012). So kann bei einem trans*männlichen Jugendlichen eine massive Belastung darin bestehen, dass ein Verbergen-müssen umfangreichen Brustgewebes Haltungsschäden erzeugt. Bei einer trans*weiblichen Jugendlichen können wichtige Schritte wie eine Bewerbungssituation ohne ein ausreichendes Passing (Bartschatten) unmöglich werden.

Im Vorfeld der Behandlung müssen die möglichen Auswirkungen auf die Fertilität mit den Jugendlichen ausführlich diskutiert werden, damit diese eine tragfähige Entscheidung bezüglich eines Kinderwunsches treffen können. In Fällen, in denen trans*weibliche Jugendliche schon eine Fertilität erlangt haben, bevor sie eine endokrinologische Behandlung beginnen, sollte über eine mögliche Kryokonservierung der Spermien informiert werden, deren Finanzierung aber Aufgabe der Familie/der Jugendlichen ist. Für trans*männliche Jugendliche bestehen unseres Wissens keine anwendbaren Möglichkeiten zur Konservierung und weiteren Verwendung fortpflanzungsfähigen Gewebes. Doch ist es möglich, auch nach mehrjähriger Testosteronbehandlung diese auszusetzen, und so nach einiger Zeit die Fertilität wiederzuerlangen. So besteht zumindest die hypothetische Möglichkeit einer Schwangerschaft (Kapitel 5.8 „Reproduktivität“).

## Auseinandersetzung mit kritischen Sichtweisen zu körpermodifizierenden Behandlungen bei Jugendlichen

Einige Behandler_innen vertreten die Ansicht, durch eine Hormonbehandlung könne eventuell die geschlechtliche Identität beeinflusst werden. So proklamierte Korte (2008, 839): „Es gibt bisher keine gesicherten Erkenntnisse, wie sich eine hormonelle Behandlung vor Pubertätsabschluss auf die weitere Entwicklung der Geschlechtsidentität auswirkt oder inwiefern hierdurch gar iatrogen eine Persistenz der GIS [Geschlechtsidentitätsstörung, M. G., K. T., G. W.] induziert wird. Daher kann selbst bei einem retrospektiv als erfolgreich bewerteten Behandlungsfall nicht zwangsläufig davon ausgegangen werden, dass ursprünglich eine sichere transsexuelle Determinierung vorlag“.

Dieses Zitat beinhaltet verschiedene Annahmen: Erstens eine „transsexuelle Determinierung“ sei von außen durch Fremddiagnostik einschätzbar, zweitens das Unterdrücken von Sexualhormonen könne eine „Geschlechtsidentitätsstörung“ stabilisieren und drittens implizierend die Annahme, dass eine direkte Beeinflussung der Geschlechtsidentität durch den Hormonstatus möglich sei. Daran anknüpfend führen Korte et al. (2008) aus, ein trans*geschlechtliches Erleben sei durch eine „native“ Pubertät – also eine Pubertätsentwicklung im Zuweisungsgeschlecht – auflösbar. Damit erwartet Korte (2019, 51) eine „Aussöhnung mit dem Geburtsgeschlecht“. Diese Annahmen können sich nicht auf fachliche Evidenz stützen, widersprechen unseren Erfahrungswerten aus langjähriger Praxis und konstruieren Trans*geschlechtlichkeit zudem als einen unerwünschten Prozess.

Aus der von Korte und Kollegen (2008, 2019) vertretenen Haltung heraus trans* Jugendlichen generell eine Hormonbehandlung zu versagen, zeugt unseres Erachtens von einer problematischen Einstellung gegenüber einer trans*-geschlechtlichen Entwicklung. Wir verweisen darauf, dass Bemühungen in der Psychotherapie und Behandlungsverweigerungen in der Medizin, die anstrebten, trans*geschlechtliche Jugendliche mit ihrem Zuweisungsgeschlecht „auszusöhnen“, vielfach versucht wurden. Sie haben nachweisbar so viel Leid bei den Betroffenen verursacht, dass Konversionsbehandlungen unterdessen in der Fachwelt als unethisch bewertet werden (Kapitel 5.1 „Entwicklungsprozesse von Geschlechtsidentitäten“, Fraser 2015).

## 7.5.18 Fazit

Unser Ziel und Anspruch ist es, Behandlungssuchende auf ihrem individuellen Weg der Identitätsfindung und -entwicklung zu begleiten, ohne sie in eine Richtung zu drängen oder Vorgaben zu machen (z. B. Tempo, Reihenfolge von Transitionsschritten), Behandlungssuchende zu unterstützen in der Entwicklung eines für sie passenden Lebens- und Beziehungsentwurfs, bei der Klärung der sozialen Situation (Familie, Wohnung, Beruf, privates Umfeld) und bei der Verwirklichung des Lebens in der gewünschten Identität. Hierbei ist viel Würdigung und Verstehensarbeit notwendig, aber auch Orientierungsarbeit zu leisten. In der therapeutischen Arbeit braucht es permanent das Bewusstsein, dass wir mit hochstigmatisierten Personen arbeiten, die auf einem dünnen Seil tanzen: Manchmal geht es dabei auch darum, das Bedürfnis eines Vorwärtskommens und Entwickelns im klassischen therapeutischen Sinne seitens der Behandler_innen zurückzuhalten und sehr viel Würdigung, Sensibilität und Aufmerksamkeit für vergleichsweise „kleine“ Probleme aufzubringen, z. B.: „Wo erhalte ich bei Zahnschmerzen eine trans*sensible Behandlung?“ Dazu gehört auch das Wissen darum, dass trans* Behandlungssuchende nicht ohne weiteres alternative Versorgungsmöglichkeiten wie andere Behandler_innen oder Beratungsstellen finden. Gleichermaßen sind wir in den therapeutischen Prozessen als Behandler_innen zur Selbstreflexion angehalten, was eigene Ängste, Unsicherheiten, Zweifel, Irritationen und Vorbehalte anbelangt. Das Schöne an therapeutischen Prozessen liegt darin, dass alle Beteiligten dabei reifen können. Als Therapeut_innen gelingt uns die Reifung aber wohl nur soweit, wie wir uns bewegen wollen: wie weit wir bereit sind, vermeintliche geschlechtliche Selbstverständlichkeiten und unsere damit verbundenen Privilegien zu hinterfragen und gegen die Ungerechtigkeiten, auf die uns unsere Klient_innen hinweisen, auch außerhalb des therapeutischen Settings anzukämpfen. In einer ciszentristisch organisierten Gesellschaft eröffnet sich diesbezüglich ein weites Feld.

## 7.6 Psychische Erkrankungen

Trans* Personen, die professionelle Unterstützung bei der Bewältigung einer psychischen Erkrankung suchen, treffen auf erhebliche Versorgungshürden.

BEISPIEL

Ein 38-jähriger trans*geschlechtlicher schwuler Mann stellt sich in einer Klinik zur Entzugs- und Entwöhnungsbehandlung vor, nachdem er mehrfach vergeblich versucht hat, im ambulanten Setting Cannabisabstinenz zu erreichen. In der Anamnese berichtet er, als zweites von insgesamt drei Kindern bei seinen Eltern in einer deutschen Großstadt aufgewachsen zu sein. Die Mutter habe unter Depressionen gelitten und die Kinder nicht vor der Gewalt des alkoholkranken Vaters schützen können. Beide Eltern hätten im Gesundheitswesen gearbeitet, die Mutter als Krankenpflegerin, der Vater als Stationsarzt. Der Patient schilderte sich selbst als sensibel, schüchtern und zurückhaltend.

Im Alter von sechs Jahren sei er eingeschult worden. Dort sei er so oft wie möglich in Hosen aufgetreten und habe gegenüber der Mutter durchgesetzt, kurze Haare tragen zu dürfen. Die Mitschüler_innen hätten ihm Angst bereitet dadurch, dass sie ihn zunächst angestarrt und dann geärgert hätten. Er kann sich nicht erinnern, dass ein_e Lehrer_in ihn je geschützt hätte, obwohl er sich sicher ist, dass die Lehrkräfte die Schikanen gegen ihn mitgekriegt hätten. Aufgrund der Belastungen durch die schwierige familiäre Situation sei er insbesondere im Lesen und Schreiben nicht so gut gewesen. Er sei jedoch nach einer Intervention des Vaters beim Rektor der Grundschule trotzdem ins Gymnasium gekommen. Dort habe er sich sehr einsam gefühlt. Die beginnende Pubertät habe ihn in eine Krise gestürzt. Er habe sich immer mehr zurückgezogen.

Er habe versucht, seine Brüste durch weite Kleidung zu verdecken. Der Schwimmunterricht sei für ihn „der Horror“ gewesen. Er habe öfter die Schule geschwänzt und die Zeit draußen mit anderen Jugendlichen verbracht. Mit diesen habe er zunächst viel Alkohol konsumiert und dann gekifft. Da er von seinen Eltern immer Geld erhalten hätte, habe er auch die anderen Jugendlichen mitversorgen können und sich so einen Platz in der Gruppe gesichert. Er habe sich zugehörig gefühlt und oft auswärts bei Freund_innen übernachtet. Die anderen Jugendlichen hätten ihn auch als Mann anerkannt, so angesprochen und nicht weiter gefragt. Nachdem er eine Klasse wiederholen musste, hätten die Eltern ihm Nachhilfe bezahlt, und er habe die Schule mit Abitur abschließen können. Cannabis habe er mit Unterbrechungen durchgängig konsumiert. Den Alkoholgebrauch habe er immer wieder zu kontrollieren versucht. Mit 18 sei er zu Hause ausgezogen. Um möglichst schnell unabhängig von den Eltern zu sein, habe er eine Lehre zum Einzelhandelskaufmann absolviert. Seine ganze Familie hätte ihn davon abzubringen versucht und gefordert, dass er studieren solle. Er habe daraufhin den Kontakt abgebrochen. Eine Lehrstelle habe er verloren wegen des Alkoholgebrauchs während der Arbeit. Dies sei ein Schock für ihn gewesen. Danach habe er es geschafft, kaum mehr Alkohol zu trinken. Nach dem Abschluss seiner Lehre habe er zunächst in einem großen Lebensmittelladen gearbeitet und schließlich parallel noch ein wirtschaftswissenschaftliches Studium begonnen. Dieses habe er noch nicht abschließen können aus Angst vor den Prüfungen. Aktuell habe er große Schwierigkeiten, sein Leben auf die Reihe zu kriegen. Er schaffe es zwar noch, im Rahmen einer Vertretung im Laden zu arbeiten, ginge jedoch kaum mehr an die Uni. Abends säße er in seiner Wohnung und kiffe. Er fühle sich einsam, erschöpft und leer. Freundschaftsbeziehungen habe er nur oberflächliche. Mit den Freund_innen könne er zwar mal rausgehen, jedoch seien authentische Gespräche kaum möglich, weil er Fragen danach, wie es ihm gehe, immer wieder ausweiche. Gedanken und Wünsche, seinen Körper zu vermännlichen, seien in ihm sehr präsent. Mehrfach habe er sich schon Testosteronpräparate im Internet besorgt. Auf der Straße fühle er sich angestarrt und er werde auch gelegentlich angepöbelt [„Bist Du ein Mann oder eine Frau?“]. Deswegen ginge er so wenig wie möglich raus.
Der aufnehmende Stationsarzt erklärt ihm, es sei ihm nicht möglich, ihn „solange Sie noch keine OP hatten“ mit seinem männlichen Namen anzusprechen, weil „wir nicht auf alles Rücksicht nehmen können“. Er stellt ihn vor die Bedingung, dass er nur aufgenommen werden könne, wenn er sich als „Frau“ ansprechen ließe.

Die Behandlung von psychischen Erkrankungen bei trans* Personen beinhaltet so zunächst, die entsprechenden spezifischen Versorgungsbedarfe anzuerkennen und die Gesundheitsversorgung so zu gestalten, dass ein barrierefreier Zugang möglich ist. Dieser Zugang sollte insbesondere frei sein von versorgerseitigen Barrieren wie Vorurteilen, Sensationismus und weiteren Entwertungsprozessen (Wolf et al. 2010). Gesundheitsversorger_innen müssen bereit und in der Lage sein, sowohl die Belastungen psychisch erkrankter trans* Personen zu sehen, als auch deutlich machen können, dass sich die behandlungssuchende Person sicher sein kann, in ihrer Identität gesehen und anerkannt zu werden. Auch muss sich die behandlungssuchende trans* Person sicher sein können, dass Symptome einer psychischen Erkrankung nicht durch die Gesundheitsversorger_innen als Instrumente zur Pathologisierung ihrer Trans*geschlechtlichkeit instrumentalisiert werden.

### 7.6.1 Bedingungsfaktoren psychischer Erkrankung bei trans* Personen

Grundsätzlich gibt es eine erhebliche Anzahl von trans* Behandlungssuchenden, die keine psychischen Erkrankungen haben (AMWF 2018, Heylens et al. 2014a). Jedoch zeigen Untersuchungen bei trans* Personen erhöhte Prävalenzraten hinsichtlich Depressionen und Angststörungen, Substanzgebrauch, posttraumatischer Belastungsstörungen und dissoziativer Störungen. Hinsichtlich Persönlichkeitsstörungen, Autismus-Spektrum-Störungen und Zwangsstörungen gibt es keine validen Hinweise auf eine häufigere Auftretenswahrscheinlichkeit (Kapitel 7.2 „Diagnostik“ und Kapitel 5.3 „Trans*gesundheit“). Der Fokus des folgenden Kapitels liegt auf der Betrachtung der psychischen Störungen vor dem Hintergrund einer Geschlechtsdysphorie. In diesem Zusammenhang sind die Symptome, Beschwerden, Beeinträchtigungen und Auswirkungen sowie Wechselwirkungen trans*spezifisch in der Funktions- und Bedingungsanalyse zu kontextualisieren. Die Behandlung der psychischen Störungsbilder selbst erfolgt entsprechend der jeweiligen Behandlungsrichtlinien und wird hier nicht weiter vertieft. Laut Empfehlungen der AWMF-Leitlinie

> *„[...] sollte im Rahmen der Diagnostik geklärt werden, ob die vorhandene psychische Störung reaktiv zu oder unabhängig von [...] einer Geschlechtsdysphorie ist“,*

und die psychischen Störungen

*„[…] sollten bis zur Remission parallel zur Behandlung der Geschlechtsdysphorie adäquat psychotherapeutisch und/oder psychopharmakologisch behandelt werden“ (AWMF 2018, 35).*

Zum einen halten wir es fachlich für sinnvoll, zu differenzieren, dass sich eine psychische Störung **nicht** reaktiv zu einer Geschlechtsdysphorie entwickelt, sondern sich – wenn sie in einem Zusammenhang mit der Geschlechtsidentität steht – reaktiv auf Diskriminierungs-, Gewalt- und Deprivilegierungserfahrungen entwickelt oder eben unabhängig davon. Zum anderen empfehlen wir, das Selbstbestimmungsrecht der behandlungssuchenden Personen zu berücksichtigen und diese über Folgen psychischer Erkrankungen und Möglichkeiten der Behandlung aufzuklären, ohne erneut einen Therapiezwang herzustellen. Die behandlungssuchende Person kann daraufhin entscheiden, ob, wann und wo bzw. bei wem sie die Behandlung einer psychischen Störung in Anspruch nehmen möchte.

Psychische Gesundheit ist ein entscheidender Prädiktor für die Zufriedenheit mit geschlechtsangleichenden Maßnahmen. Menschen ohne psychische Störungen können Entscheidungen vor geschlechtsangleichenden Maßnahmen besser treffen (graham 2013, Institute of Medicine 2011).

Übergreifend sind bei der Betrachtung psychischer Erkrankungen bei trans* Personen als bedeutsame Bedingungsfaktoren entsprechend des Minoritäten-Stress-Modells (Kapitel 5.3 „Trans*gesundheit“) spezifische Schweigegebote und weitere Erfahrungen von Trans*feindlichkeit zu beachten. Das Verbot, über persönlich wichtige innere Prozesse, nonkonforme Genderidentitäten, Gewalterfahrungen und auch über psychische Erkrankungen zu sprechen, stellt einen eigenständigen ätiologischen Faktor dar (Wolf 2004). Das (Ver-)Schweigen dient einerseits dem Schutz vor weiterer Stigmatisierung (Wolf 2017) und verhindert andererseits die Aktivierung und Entwicklung von Ressourcen, welche für das Mobilisieren von Selbststärkungskräften, Unterstützungsmöglichkeiten und zur Gesunderhaltung notwendig sind (Wolf 2004).

### 7.6.2 Anpassungsstörungen

Trans* Personen erfüllen aufgrund vielfältiger psychosozialer Belastungsfaktoren wie Ausgrenzungserfahrungen häufig die Kriterien für eine Anpassungsstörung. Nach unmittelbaren Diskriminierungs- und Gewalterlebnissen können auch akute Belastungsreaktionen oder eine akute Verschlechterung einer anderen bereits zuvor vorhandenen Symptomatik auftreten.

Die Anpassungsreaktionen sind im Resonanzgeschehen des Coming-out-

Prozesses und der vorangegangenen Erfahrungen und Auseinandersetzungen mit Geschlechterrollenerwartungen (Kapitel 5.1 „Entwicklungsprozesse von Geschlechtsidentitäten“ und Kapitel 5.2 „Coming-outs“) einzuordnen. Mit einem gelungenen Coming-out können Symptome der Anpassungsstörung zurückgehen. Aber auch im Transitionsprozess können anhaltende Belastungssituationen oder eine Überforderung angesichts zahlreicher körperlicher und sozialer Veränderungen zu dysfunktionalen Anpassungsreaktionen führen. Dazu gehören körperliche als auch psycho-soziale Veränderungen. Dementsprechend sollte im Rahmen der therapeutischen Begleitung eine Reduktion der Belastungsfaktoren sowie eine Verbesserung der Bewältigungskompetenz im Umgang mit emotionalen und sozialen Stressoren angestrebt werden. Spezifische Belastungen im Coming-out- und Transitionsprozess sind beispielsweise grenzverletzende Nachfragen anderer bezüglich der Körperlichkeit der trans* Person, emotionale Erpressung, die Bezugspersonen unternehmen können, um eine trans* Person von der Transition abzuhalten („Wenn Du das tust, bist Du nicht mehr mein_e Freund_in / Partner_in / Kind!“) oder Angriffe, wenn eine Person in der Transition geschlechtsuneindeutig auftritt.

## 7.6.3 Depressionen

Hinsichtlich der Depression spielen Einflussfaktoren wie Ablehnung, Entzug von Anerkennung und Ausgrenzung eine entscheidende Rolle. Insbesondere Ausgrenzungserfahrungen in den beiden Bereichen Herkunftsfamilie und Schule – für Kinder und Jugendliche wichtig – gelten als wesentlicher Risikofaktor für Suizidalität und die Entwicklung von Depressionen (Institute of Medicine 2011). In biografischen Erzählungen von trans* Personen begegnen uns wiederkehrend Erlebnisse von Ausgrenzung und Isolation. Ein Rückzugsverhalten zum Selbstschutz vor weiteren Verletzungen führt gleichzeitig zum Ausbleiben positiver sozialer Erfahrungen und hält dabei den circulus vitiosus der Depression aufrecht.

Aufgrund der Diskriminierungs- und Ausgrenzungserfahrungen sind trans* Personen häufig im Zugang zu existenzsichernden Bedingungen benachteiligt (Kapitel 4.2 „Diskriminierung und Gewalt gegen trans* Personen“). So können frühe Erfahrungen von Mobbing in der Schule schlechtere Schulabschlüsse oder Schulabbrüche nach sich ziehen, wodurch die Möglichkeiten einer Berufsausbildung und beruflichen Entwicklung erschwert wird. Sind trans* Personen diesbezüglich benachteiligt, wirkt sich das ebenfalls auf ihre finanziellen und materiellen Ressourcen aus, was wiederum ihre Chancen, eine gute Wohnmöglichkeit zu finden und für ihre gesundheitliche Situation selbstfürsorglich einzutreten, schwächen kann. Nicht zuletzt beeinflusst es die sozialen Strukturen und Möglichkeiten sowie das Freizeitverhalten (z. B. sportliche Aktivitäten, die mit Geschlechtersegregation und Umkleidesituationen verbunden sind). Weitere biografische Schilderungen von trans* Personen zeigen einen enorm hohen Einsatz, Durchhaltevermögen und eine große Leistungsorientierung, sich trotz der Anfeindungen in Ausbildung und Beruf durchzusetzen oder, um möglichst nicht aufzufallen, sich anzupassen oder besonders gut zu sein. In dem Bemühen um besondere Leistungen kann es infolge der vielfältigen Belastungsfaktoren zu starken Erschöpfungssymptomen kommen, die im weiteren Verlauf in ein Burn-out-Geschehen und infolge dessen auch in eine Depression münden können.

Aufgrund der erhöhten Suizidgefährdung vor den oben genannten Hintergründen (Kapitel 5.3 „Trans*gesundheit") ist es im Rahmen der Therapie und Beratung besonders wichtig, mögliche Risikofaktoren (z. B. Trennungs- und andere Verlustsituationen, Ausbruch einer psychischen oder organischen Erkrankung) im Blick zu behalten sowie den Zugang zu trans*affirmativen Kriseninterventionsmaßnahmen und weiteren Ressourcen und Unterstützungsangeboten zu ermöglichen.

### 7.6.4 Angststörungen

Angststörungen, insbesondere soziale und agoraphobische Ängste, Panikstörungen sowie ein großes Misstrauen gegenüber anderen sind infolge von traumatischen, Diskriminierungs- und Gewalterfahrungen besonders häufig und in diesem Zusammenhang sehr ernst zu nehmen. Hier geht es vor allem bei der Erweiterung von Handlungs- und Bewegungsspielräumen um das Wissen und Anerkennen von real gefährlichen und bedrohlichen Situationen für trans* Personen in öffentlichen Räumen (z. B. U-Bahn, Schule). Damit ist eine klassische Konfrontationsbehandlung im verhaltenstherapeutischen Kontext nur eingeschränkt möglich. Es müssen das Diskriminierungs- und Gewaltpotential an diesen Orten berücksichtigt sowie Schutz- und Sicherheitsstrategien exploriert und ermöglicht werden. Darüber hinaus hat es sich bewährt, soziale Kompetenzen hinsichtlich der Wahrnehmung und Einschätzung von potentiell gefährlichen, aber auch sicheren Situationen zu fördern und Marker für übergriffige und vertrauensvolle Interaktionen zu erkennen und entsprechend differenziert handeln zu lernen. Ein wichtiger Aspekt bei der Behandlung von Angststörungen vor dem Hintergrund einer trans*geschlechtlichen Identität ist der Umstand, dass es sich hier oft um Ängste mit realem Bezug handelt, im Gegensatz zu beispielsweise einer Agoraphobie im klassischen Sinne. Hier ist also eine sorgfältige Analyse bezogen auf den realitätsbezogenen Warncharakter der Ängste und die

Abgrenzung von dysfunktionalen Ängsten ohne Warnfunktion wichtig. Zudem können sich bestimmte Verhaltensweisen in Verbindung mit dem allgemeinen Unwohlsein mit sich selbst aufgrund der Genderdysphorie darin äußern, dass sich trans* Personen im Kontakt mit anderen nicht adäquat oder unbeschwert verhalten, was dann sozial unbeholfen wirken und auch soziale Ängste befördern kann. Häufig ist zu beobachten, dass mit Beginn der Transition und einer damit verbundenen Verbesserung des Stimmigkeitserlebens eine Stärkung der Selbstsicherheit und des Selbstwertgefühls eintritt, wodurch dann soziale Unsicherheiten und Ängste vor diesem Hintergrund zurückgehen können.

### 7.6.5 Schädlicher Substanzgebrauch und Abhängigkeit von psychotropen Substanzen

Eine therapeutische Haltung zum Thema Substanzgebrauch erfordert die Auseinandersetzung mit den eigenen Erfahrungen mit diesem Thema und der gesellschaftlichen Spaltung zwischen kontextspezifisch akzeptablem und nicht akzeptablem Gebrauch (Wolf 2017). Diese Spaltung konstruiert insbesondere den eigenen Gebrauch und den Gebrauch legalisierter Substanzen als vertretbar und führt auch Gesundheitsprofessionelle vielfach dazu, eigenen Substanzgebrauch zu legitimieren, diesen als „Norm“ zu betrachten und demzufolge den Substanzgebrauch bei behandlungssuchenden Personen nicht mehr zu hinterfragen. Dies stellt jedoch eine unfachliche Heuristik dar und deckt sich vielfach nicht mit dem Wissen über den Schaden, den Substanzgebrauch sowohl auf der individuellen als auch der sozialen Ebene wahrscheinlich nach sich zieht.

In vielen queeren Communitys gibt es einen „selbstverständlichen“ Umgang mit Substanzgebrauch, aber zugleich „nur wenig Orte, an denen offen“ über Erfahrungen damit kommuniziert wird (Wolf 2017, 18).

Substanzen wie Alkohol, Medikamente und Drogen können im Zusammenhang mit Belastungssituationen und inneren Spannungszuständen zu einer Entlastung im Sinne einer emotionalen Spannungsreduktion, einer Wahrnehmungsdistanzierung bei einer als unerträglich erlebten Realität dienen oder ein „Wegbeamen“ in eine andere „Welt“ ermöglichen, in der trans* Personen einfach **sie selbst** sein können. Der Gebrauch und die Wirkung psychotroper Substanzen können ablenken, neutralisieren, ermutigen, trösten, beruhigen und beleben.

Substanzgebrauch erweist sich in der Praxis bei vielen trans* Personen als Marker sozialer Ausgrenzungserfahrungen. Zudem konsumieren trans* Personen häufiger riskant Substanzen, wenn sie vulnerablen Gruppen wie Sexarbeiter_innen angehören. Die Muster des Substanzgebrauchs hängen zudem davon ab, ob eine trans* Person Zugang zu Transitionsmaßnahmen erhält, wenn sie diese benötigt (Sevelius 2013). In diesem Zusammenhang kann es einen schädlichen Gebrauch von anderen Substanzen (z. B. selbstindizierten Hormonen wie Testosteron, Spironolacton oder selbstgespritzten Silikonpräparaten) geben, so dass Möglichkeiten einer ärztlich indizierten Behandlung besprochen werden sollten.

Insofern empfehlen wir, in der Therapie prinzipiell alle Klient_innen sorgfältig und respektvoll nach Erfahrungen mit Substanzgebrauch zu fragen. Anschließend sollten diese Erfahrungen durch Einbettung in die Konzeptionen des Minority-Stresses und des Gender-Affirmation-Frame (Kapitel 5.3 „Trans*gesundheit") in einen Kontext gestellt werden, der die trans*spezifische Funktionalität des Konsums sichtbar machen kann, ohne die Person zu beschuldigen. Das kontextuelle Verstehen des eigenen Substanzgebrauchs ermöglicht es, sich dem per se durch Erfahrungen des Kontrollverlusts hoch schambelasteten Thema zu nähern. Im weiteren Schritt werden die Risiken des Substanzgebrauchs aufgezeigt – verbunden mit dem individuellen Sinn, den der Substanzgebrauch für die Person erfüllt. Dazu gehört auch das Verdeutlichen der Folgen des Substanzgebrauchs für das konkrete Arbeiten in der Psychotherapie, z. B. die Einschränkung der Wahrnehmungs-, Planungs- und Entscheidungsfähigkeit (Wolf 2017).

Im Rahmen des Transitionsprozesses ist es bedeutsam, zu wissen, dass ein schädlicher oder süchtiger Substanzgebrauch die Fähigkeit beeinträchtigt, tragfähige Entscheidungen zu treffen, aber auch die Fähigkeit, nach einer körpermodifizierenden Operation gut für sich zu sorgen. Dennoch betrachten wir mit graham (2013) einen schädlichen Substanzgebrauch nicht als absolutes Hindernis für die Indikation einer medizinischen Transitionsbehandlung. Eine bestehende Suchterkrankung kann jedoch die Stabilität einer Person so sehr gefährden, dass körpermodifizierende Operationen **noch nicht** durchgeführt werden können. Personen, die Substanzen in einem schädigenden Ausmaß konsumieren, benötigen in manchen Fällen spezifische Interventionen, um eine Hormontherapie oder auch körpermodifizierende Operationen gut bestehen zu können.

Wenn sich eine behandlungssuchende trans* Person psychotrope Substanzen gespritzt hat, kann es sinnvoll sein, mit der Person über die Darreichungsform von Testosteron zu diskutieren. Das Spritzen kann ein Trigger sein für Gefühle, die in Verbindung mit dem Substanzgebrauch assoziiert sind, und in dieser Verknüpfung sehr intensive – negative wie positive – Gefühle auslösen. Durch die assoziative Koppelung mit Substanzgebrauch kann das Spritzen die Rückfallgefahr erhöhen. Bei Substanzgebrauch von Alkohol kann die Darreichungsform der Hormonpräparate als Gele (Testosteron oder Gynokadin), die alkoholbasiert sind, einen Trigger darstellen. Gibt es in der Vorgeschichte Substanzgebrauch von Opiaten, ist es sinnvoll, dies den behandelnden Operateur_innen mitzuteilen, damit die Narkose während der Operation als auch die postoperative Schmerztherapie entsprechend gestaltet werden können. Ebenso ist es wichtig, bei bestehendem Substanzgebrauch die Operateur_innen vor der Operation darüber zu informieren, damit überlegt werden kann, wie ein postoperatives Entzugssyndrom verhindert werden kann.

Diese Aspekte können in Gesprächen verdeutlicht und sorgfältig mit der behandlungssuchenden Person diskutiert werden. Eine körpermodifizierende Hormontherapie ist in vielen Fällen auch bei noch bestehendem schädlichen Substanzgebrauch und einer Suchterkrankung unter engem Monitoring der Effekte vertretbar, da die damit verbundenen Körperveränderungen der Person oft eine Perspektive und Zukunftshoffnung geben, die auch einen Ausstieg aus schädlichem Substanzgebrauch bahnen können.

Für die psychotherapeutische Behandlung von Patient_innen mit einer bestehenden Abhängigkeit (Alkohol, Drogen, Medikamente) ist laut Psychotherapie-Richtlinie eine Suchtmittelfreiheit nach maximal 10 Behandlungsstunden gefordert bzw. bei Opiatabhängigkeit ein Beigebrauch bei substitutionsunterstützter Behandlung auszuschließen. In Anbetracht der aktuellen Versorgungslage und Not von trans* Behandlungssuchenden vertreten wir die Haltung, trans* Personen, die nach 10 Sitzungen noch nicht abstinent sind, nicht zurückzuweisen, sondern diese solange ambulant – gegebenenfalls mit Hilfe einer Suchtberatungsstelle – weiterzubehandeln, bis für sie eine geeignete stationäre Entzugs- und Entwöhnungsbehandlung gefunden worden ist.

### 7.6.6 Essstörungen

Essstörungen in Form einer Anorexie, Bulimie oder Adipositas können bei trans* Personen, insbesondere ab der Pubertät, der Regulation von Spannungszuständen, zum Formen des Körpers und zur Veränderung von Körperfunktionen dienen. So kann das Ausbleiben der Periode für trans*männliche Personen infolge der Essstörung erwünscht sein. Ein androgyner Körperbau oder ein besseres Passing kann ebenfalls durch Übergewicht erreicht werden, indem sekundäre Geschlechtsmerkmale weniger „sichtbar“ werden oder eine „Geschlechtslosigkeit“ ermöglicht wird.

Adipositas kann die neuroendokrine Steuerung und damit die Hormonbildung insofern mitbeeinflussen, dass beispielsweise weniger Testosteron (Hypogonadismus) produziert wird und damit die Libido und Erektionsfähigkeit abnimmt sowie eine Vergrößerung der Brustdrüsen (Gynäkomastie) eintreten kann, was von einigen trans*weiblichen Personen gewünscht wird.

Eine trans*weibliche Person kann durch restriktives Essen so viel abnehmen, dass sie sich mit cis Frauen vergleichen kann, die infolge der Essstörung keine Periode haben und eventuell kaum Brüste. Somit ist eine alternative Erklärung für körperliche Gegebenheiten möglich, ohne sich als trans* Person wahrzunehmen, zu outen oder rechtfertigen zu müssen (Hepp / Milos 2002).

Essstörungen sind oft erheblich schambelastet. Sie können vor dem Hintergrund der Geschlechtsdysphorie und im Zusammenhang mit Diskriminierungserlebnissen als selbstschädigendes Verhalten gegenüber dem eigenen Körper kontextualisiert werden. Dabei können Essstörungen, wie auch Bulimie und Binge-Eating-Disorder als vorübergehend sinnvolle Strategie zur Emotionsregulation gewürdigt werden sowie als eine Möglichkeit der Selbstbestimmung über den eigenen körperlichen Habitus angesichts eines Mangels an besseren Alternativen in einer hetero- und cisnormativen Matrix.

## 7.6.7 Schmerzen und psychosomatische Beschwerden

Nicht selten treten bei trans* Personen psychosomatische Beschwerden oder Schmerzsyndrome auf, für die es keine „hinreichenden" somatischen Erklärungen gibt, wie vielfältige (unspezifische) Schmerzsyndrome (Kopf-, Bauch-, Ganzkörperschmerz), Schwindel, wiederkehrende Blasenentzündungen etc. Innere Konflikte, psychosoziale Belastungen und traumatisierende Erlebnisse können sich über Körpersymptome ausdrücken, wenn es über einen langen Zeitraum keine anderen Möglichkeiten zu geben scheint.

In Anbetracht der vielfachen Ausgrenzungserfahrungen von trans* Personen sind die Untersuchungsergebnisse von Eisenberger und Liebermann (2003) bedeutsam, die feststellten, dass seelische und physische Verletzungen vom menschlichen Gehirn in ähnlicher Weise verarbeitet werden. Bei den Untersuchungen mit Hilfe funktioneller Magnetresonanztomographie (fMRT) wurden Proband_innen bei einem Ballspiel am Computer sozial ausgegrenzt. Dabei konnte beobachtet werden, dass es eine erhöhte neuronale Aktivität in der gleichen Hirnregion gab wie bei körperlichen Schmerzen – im vorderen cingulären Cortex (AAC), welcher als neuronales Alarmsystem betrachtet wird. Soziale Ausgrenzung schmerzt!

Schmerzen können auch durch bestimmte Körperhaltungen hervorgerufen und / oder aufrechterhalten werden, die im Rahmen der Geschlechtsdysphorie die Funktion haben können, unerwünschte Körpermerkmale zu kaschieren. So ziehen trans*männliche Personen häufig die Schultern nach vorn, um die Brüste zu verstecken. Auch das Benutzen eines Binders kann zu Schmerzen und Beschwerden führen. Einige hochgewachsene trans*weibliche Personen versuchen, durch eine gekrümmte Körperhaltung („Buckel") kleiner zu wirken. Weitere Haltungsschäden können aus erlittenen Anfeindungen oder der Angst vor „Entdeckung" und dem damit verbundenen Wunsch, sich zusammenzukrümmen und „unsichtbar" zu werden, resultieren.

Viele trans* Personen berichten, dass sie in ihrer Schulzeit massivem Mobbing ausgesetzt waren. Häufig boten Schmerzsyndrome (Bauchschmerzen, Rückenschmerzen, Kopfschmerzen) oder Übelkeit und allgemeines Unwohlsein eine Schutz- und Entlastungsmöglichkeit, nicht in die Schule zu müssen und sich einem diskriminierenden Umfeld aussetzen zu müssen, ohne darüber sprechen zu müssen. Das hätte ein Offenbaren bedeutet und ein wiederholtes Nicht-ernst-genommen-werden.

Gleichermaßen tragen trans* Personen ein erhöhtes Risiko, dass körperliche Erkrankungen wie onkologische oder Herzkreislauf-Erkrankungen nicht rechtzeitig erkannt und behandelt werden, da sie sich im medizinischen Versorgungssystem nicht gut aufgehoben fühlen (Institute of Medicine 2011). Sie haben oft negative Erfahrungen mit Gesundheitsversorger_innen gesammelt, körperliche Untersuchungen aufgrund der Geschlechtsdysphorie als extrem unangenehm erlebt und vermeiden daraufhin weitere Konsultationen, auch bei bereits vorhandenen Gesundheitsbeeinträchtigungen. Hier sind Beschwerden ernst zu nehmen und Behandlungssuchende in ihrer Kompetenz im Gesundheitssystem zu unterstützen sowie trans*sensible Bedingungen zu fördern.

### 7.6.8 Posttraumatische Belastungsstörungen

Trans* Personen sind im Laufe ihres Lebens aufgrund ihres „Andersseins" massiven Gewalt- und Diskriminierungserfahrungen ausgesetzt, so dass posttraumatische Belastungssymptome gehäuft auftreten (Mizock/Lewis 2008, Reisner et al. 2016).

Sowohl Mehrfachgewalterfahrungen durch bekannte Täter_innen als auch häufig weniger externe und interne Schutzfaktoren kennzeichnen die Rahmenbedingungen interpersoneller Traumatisierungen von trans* Personen. Hinzu kommen erschwerend fehlende trans*respektvolle Schutzräume oder auch die gesamtgesellschaftlich vertretene Haltung, trans* Personen als „nicht so wertvoll" und damit auch weniger schützenswert anzusehen.

Insbesondere bei trans* Frauen mit dem Wunsch nach Bestätigung im Identitätsgeschlecht kann es zum Aufsuchen gefährlicher Situationen (z. B. beim Leben ihrer Sexualität) kommen, in denen die Art der erlebten sexistischen Gewalt fatalerweise sehr ambivalent und schuldbesetzt erlebt werden kann, weil dies gleichzeitig auch zur Affirmation des Wunschgeschlechtes beiträgt (Sevelius 2013).

Der Transitionsprozess kann für trans* Personen aufgrund der vielfältigen Veränderungen in den unterschiedlichen Lebensbereichen auch eine Belastung mit sich bringen, so dass im therapeutischen Prozess gemeinsam reflektiert werden sollte, wann ein geeigneter Zeitpunkt für das Bearbeiten traumatischer Erfahrungen ist. Manchmal stehen im Angleichungsprozess eher stabilisierende Maßnahmen im Vordergrund, so dass es sinnvoll sein kann, eine fokussierte Konflikt- bzw. Traumabearbeitung zu einem späteren Zeitpunkt durchzuführen. So empfehlen wir, mit den Behandlungssuchenden zu diskutieren, ob und wann sie mit indizierten konfrontativeren traumabearbeitenden Verfahren (z. B. Narrative Expositionstherapie, Cognitive Reprocessing, Prolonged Exposure, EMDR) arbeiten möchten. Dabei ist ebenfalls anzusprechen, ob es sinnvoll ist, diese Verfahren in der psychotherapeutischen Behandlung nach den körpermodifizierenden Operationen einzuplanen.

Eine gute Möglichkeit bei der Bewältigung von Traumafolgestörungen und zur emotionalen Stabilisierung ist der Behandlungsansatz der IRRT (Imagery Rescripting and Reprocessing Therapy, Schmucker/Köster 2019). Mit Hilfe von Imaginationen können Erinnerungen besser kontrolliert und verändert werden, indem Hilflosigkeit und Ohnmacht durch Stärke- und Bewältigungsbilder ersetzt werden. Dabei werden Täter_innen konfrontiert und entmachtet sowie Selbstberuhigung und Selbstfürsorge gefördert. Diese Methode erweist sich insbesondere bei zusätzlichen Gefühlen von Schuld, Scham und Wut als effektiv. Möglichkeiten zur Arbeit mit körperlichen Ausdrucksweisen von Traumatisierungen (z. B. starke Anspannungen) liegen in der Sensorimotorischen Psychotherapie (sensorimotor psychotherapy, Ogden/Fischer 2015), welche auch kognitive traumatherapeutische Elemente umfasst.

Der Prozess der Demoralisierung infolge von Traumatisierungen durch Menschen (Gewalt, Missbrauch, Folter) geht einher mit großem Misstrauen gegenüber der Welt und den Menschen. Dies kann sich auch in der therapeutischen Beziehung widerspiegeln und erfordert eine entsprechend angepasste Beziehungsgestaltung (Kahn 2006).

Infolge eines singulären Ereignisses kann es zu einer Posttraumatischen Verbitterungsstörung (PTED) oder aber nach mehreren belastenden Lebensereignissen (z. B. nach Mobbing, Situationen, die mit persönlicher Kränkung, Ungerechtigkeit und Herabwürdigung oder Verletzung zentraler Grundannahmen verbunden sind) zu einer komplexen Verbitterungsstörung kommen. Die PTED ist keine eigenständige Diagnose, kann jedoch nach ICD-10 unter F43.8 („spezifische Reaktion auf eine schwere Belastung") kodiert werden. Hierbei ist das Grundmerkmal ein „langanhaltender Verbitterungsaffekt" (Linden 2017, 5). Dieser dient zunächst der Bewältigung aussichtsloser Situationen und kann als „Gegenwehr gegen übermächtige Feinde" betrachtet werden (Linden 2017, 25), wodurch eine

Selbstbestimmung bewahrt wird. Des Weiteren spielen Schuldvorwürfe, Aggression und externe Wiedergutmachungserwartungen eine große Rolle, die sich unter anderem auch in selbstschädigendem Verhalten zeigen können.

Das Konzept ist in der therapeutischen Arbeit mit trans* Personen aufgrund der vielfältigen und chronischen Belastungen, Diskriminierungserfahrungen, sozialen Ausgrenzung und Stressoren besonders hilfreich.

BEISPIEL

Ein 51-jähriger trans* Mann mit mehrjährigen Erfahrungen sexueller Übergriffe durch den Vater und den Bruder entschließt sich nach einem längeren Abwägungsprozess für eine körpermodifizierende Hormontherapie mit Testosteron. In der begleitenden Psychotherapie berichtet er, sein Vater habe ihn damals wohl auch deshalb angegriffen, um ihn für sein gendernonkonformes Verhalten zu sanktionieren. So habe der Vater ihm einmal nach einem Übergriff gesagt, er habe ihn schließlich „zu einer Frau" machen wollen. Als Zehnjähriger habe der Klient dann versucht, weiblicher aufzutreten, um sich vor weiteren Übergriffen zu schützen. Zwar sei ihm schon in der Pubertät klar gewesen, dass er keine Frau sein wolle, er sei jedoch so sehr beschäftigt gewesen, mit den ständigen Bedrohungen in seiner Herkunftsfamilie umzugehen, dass er sein trans*männliches geschlechtliches Erleben lange versucht habe, zu verdrängen. Als 25-Jähriger habe er sich der feministischen Szene angeschlossen und sich gegen Sexismus politisch engagiert. Er habe sich über viele Jahre selbst verletzt, Substanzen gebraucht und sich überarbeitet, um sich möglichst wenig zu spüren. Aktuell ist er sehr resigniert und auch bitter angesichts der aus seiner Sicht „verlorenen Lebenszeit".
Sein aktueller Freund_innenkreis setzt sich überwiegend aus feministischen cis Frauen zusammen, mit denen ihn eine lange gemeinsame aktivistische Geschichte verbindet. Bislang habe er sich erst einer Freundin geöffnet. Diese habe ihm vorgeworfen, er würde sich „auf die Täterseite" begeben und „männliche Privilegien" ausnutzen, wenn er transitioniere. Er hat nun Angst, mit einer weiteren Selbstöffnung und auch dem Sichtbarwerden seines Trans*seins durch die Hormontherapie, sein soziales Netz zu verlieren. Die Angst äußert sich in ausgeprägten Selbst- und Fremdbeschuldigungen.

Auf der Basis einer stabilen und vertrauensvollen Beziehung können Erinnerungen, Intrusionen und assoziierte Phantasien (vor allem Rache- und Aggressionsphantasien) sowie daraus resultierende Lebensveränderungen und dysfunktionale Verhaltensmuster exploriert werden. Mit Hilfe der Weisheitstherapie können Kränkungen verarbeitet, Emotionen akzeptiert und reguliert werden, sowie eine Versöhnung mit und Integration der Vergangenheit gelingen (Linden 2017).

### 7.6.9 Dissoziative Störungen

Dissoziative Störungen können einerseits als Traumafolgestörungen nach Gewalt- und Diskriminierungserlebnissen auftreten, andererseits als Ausdruck eines „vernünftigen" Erlebens in einem nicht passenden Körper betrachtet werden. Die Dissoziation verschiedener Identitäten „stellt [...] eine besondere Art Selbst- und Vulnerabilitätsschutz dar" (Fiedler 2002, 83). Sie ist Überlebens- und Schutzstrategie in ausweglosen zwischenmenschlichen oder persönlichen Konflikt-, extremen oder anhaltenden Belastungs- oder aktuellen Gefahrensituationen, in denen individuelle Bedürfnisse nicht ausgedrückt werden können, z. B. wenn sie gegen gesellschaftliche Normen verstoßen.

Für die Einleitung körpermodifizierender Maßnahmen empfiehlt die AWMF-Leitlinie (AMWF 2018) bei dissoziativen Störungen mit verschiedenen Ego-States eine Einwilligung der vorhandenen Ego-States (Kapitel 7.2.2). Aus unserer praktischen Erfahrung ist diese Herangehensweise weder sinnvoll noch notwendig, da die Ego-States bei trans*geschlechtlichen Menschen mit Dissoziationserfahrungen in der Regel nicht im Rahmen einer Geschlechterdichotomie mit einander widersprechenden geschlechtlichen Ego-States organisiert sind. Aus der Praxis ist uns kein Fall mit konflikthaften verschiedengeschlechtlichen Ego-States bekannt. Bei verschiedengeschlechtlichen Ego-States empfehlen wir also, nicht unreflektiert auf die üblichen Zweigeschlechtervorstellungen zurückzugreifen, sondern genau auf die Positionierung und Organisation der einzelnen Ego-States zu achten, diese gezielter anzusprechen und im Interesse eines koordinierten Handelns der Person zu einem Team zusammenzufügen (Fritzsche 2013). Kreative, flexible und unkonventionelle Interventionen können helfen, den Zugang zu Behandlungssuchenden mit dissoziativen Störungen zu erhalten. Gerade bei schambesetzten Themen ist es beispielsweise hilfreich, die Therapie im Gehen durchzuführen, um eine alternative Spannungsregulation zu ermöglichen (Bohus 2002).

Im Rahmen des Transitionsprozesses ist eine enge Verlaufsbeobachtung (Was passiert wann?) sinnvoll, da Dissoziationen als Stressmarker (Bohus 2002) Hinweise darauf geben, ob das Timing und die Umstände günstig sind. So dissoziieren Personen eher häufiger, wenn etwas schlecht läuft, und umgekehrt seltener, wenn etwas auf einem guten Weg ist. In diesem Sinne kann eine körpermodifizierende Hormonbehandlung mitunter auch „antidissoziativ" wirken.

BEISPIEL

Eine 25-jährige trans*weibliche Person stellt sich in einer Beratungsstelle vor. Der Beraterin fällt auf, dass die Klientin wenig nahbar wirkt, wenig lebendig in der Mimik, als ob sie psychisch nicht ganz anwesend wäre. Die Klientin äußert den Wunsch nach einer körpermodifizierenden Hormontherapie, und die Beraterin verweist sie weiter an einen Psychotherapeuten, der die entsprechende Indikation ausstellt. Sechs Wochen nach Beginn stellt sich die Klientin erneut in der Beratungsstelle vor. Sie wirkt lebendiger, interessierter und viel ansprechbarer in der Interaktion. Im weiteren Verlauf der Beratungen wird deutlich, dass die Klientin in Belastungssituationen und auch gegenüber ihren Partner_innen in intimen Situationen dissoziiert. Die Beraterin diskutiert mit der Klientin die Vor- und Nachteile von Dissoziationen in unterschiedlichen Situationen. Anschließend erarbeitet sie mit der Klientin Möglichkeiten, wie diese eine beginnende Dissoziation erkennen und ihre Partner_innen darüber informieren kann, was diese tun können, um sie beim Herauskommen aus der Dissoziation zu unterstützen.

## 7.6.10 Persönlichkeitsstörungen

Persönlichkeitsakzentuierungen und auch -störungen bei trans* Personen lassen sich unter anderem aus Bindungstraumata sowie wiederkehrenden Diskriminierungs- und Gewalterfahrungen erklären. Erschwerend kommt oft hinzu, dass unter den Bedingungen sozialer Ausgrenzung weniger sozial angemessene Interaktionsmuster gelernt werden können (Wöller 2013).

Immer wieder begegnen uns trans* Behandlungssuchende, die eine Borderline-Persönlichkeitsstörung (BPS) in der Vorgeschichte als Diagnose „mitbringen“. Insbesondere vor dem Hintergrund einer Geschlechtsinkongruenz oder Geschlechtsdysphorie sind die Kriterien der BPS sorgfältig zu überprüfen. Im Rahmen der Trans*geschlechtlichkeit werden genau die Merkmale der „Identitätsstörung“ mit einer ausgeprägten und andauernden Instabilität des Selbstbildes und der Selbstwahrnehmung deutlich, einschließlich einer negativen Einstellung zur eigenen Körperlichkeit. Ebenso sind wiederholte selbstverletzende Handlungen (Kapitel 7.6.11 „Selbstschädigendes Verhalten“) nicht selten Ausdruck der Geschlechtsdysphorie. Des Weiteren werden die Wahl der Partner_innen und des Genders als diagnostisches Kriterium unter normativen Beziehungskonstrukten gewertet, indem langfristige Beziehungen als gesellschaftliches Maß angesetzt werden. Unabhängig davon stören die trans*feindlichen gesellschaftlichen Bedingungen stabile Beziehungen. Für andere Lebenskonzepte wie polyamoröse Beziehungen besteht noch zu wenig Verständnis. Allein die Transition stellt schon ein Borderline-Kriterium dar. Häufig ist die Diagnose einer Borderline-Persönlichkeitsstörung eine Hilflosigkeitsdiagnose.

Die Abgrenzung der Geschlechtsdysphorie zur Borderline-Persönlichkeitsstörung im Sinne einer Traumafolgestörung ist auch bei trans* Personen mit langjährigen Diskriminierungs- und Gewalterfahrungen sinnvoll. In diesem Zusammenhang ist eine Emotionssteuerung häufig nicht mehr gut regulierbar und drückt sich in ähnlichen Symptomen aus.

Diese Phänomene oder Parallelen lassen sich genauso bei ängstlichen, narzisstischen, schizoiden oder schizotypischen Persönlichkeitsstörungen finden. Sozialer Rückzug, Anspannung und Sorge, Angst vor Ablehnung, Distanziertheit, Misstrauen, affektive Verflachung, skurriles Verhalten, magisches Denken und Gefühle der Einmaligkeit können bei trans* Personen im Spiegel einer cis- und heterozentristischen Gesellschaft gleichermaßen auftreten und sich biografisch als „überdauerndes" Persönlichkeitsmerkmal manifestieren.

### 7.6.11 Selbstschädigendes Verhalten

Selbstschädigendes und selbstverletzendes Verhalten kann Ausdruck der Geschlechtsdysphorie, einer kritischen Selbstsicht nach wiederholten Ausgrenzungs- und Mobbingerfahrungen sein sowie zur Spannungsregulation eingesetzt werden. So verletzen sich Kinder mit Mobbingerfahrung häufiger als Kinder ohne die Erfahrungen von Hänseleien und Gewalt (Fisher et al. 2012). Aufgrund der Häufigkeit selbstverletzenden Verhaltens bei sozial marginalisierten Personen empfehlen wir, in der Psychotherapie trans* Behandlungssuchende grundsätzlich nach selbstschädigendem Verhalten zu fragen und dieses zunächst als Lösungsversuche zu würdigen. Viele Behandlungssuchende schämen sich für ihr Verhalten oder haben Sorge, dass ihnen dieses Verhalten als Instabilität ausgelegt wird und somit eine Barriere im Transitionsgeschehen darstellt. Deshalb ist es wichtig, einen Gesprächsraum zu eröffnen, in dem die individuelle Not der Behandlungssuchenden ernst genommen wird, ohne diese zu beschämen oder zu beschuldigen. Ziel ist es, die Fertigkeiten zur Spannungsregulation und die Problemlösekompetenz zu erweitern.

Häufig zeigen trans* Behandlungssuchende aufgrund der Unzufriedenheit mit dem eigenen Körper beziehungsweise mit bestimmten Körperbereichen Vernachlässigungstendenzen bis hin zum Selbsthass. Dies kann sich in einem fehlenden Zugang zu einem selbstfürsorglichen Umgang mit dem eigenen Körper ausdrücken, indem beispielsweise die Körperhygiene und/oder Gesundheitspflege vernachlässigt werden. Gleichzeitig können riskante und selbstschädigende Verhaltensmuster durch Substanzgebrauch, Sexpraktiken und -kontakte, Essgewohnheiten sowie selbstverletzend ausgeübte Sportarten auftreten.

Bei selbstverletzenden Handlungen wie Ritzen, Schneiden, Verbrennen, ist zu explorieren, in welchen Körperbereichen die Selbstverletzungen praktiziert werden. Erfolgen Selbstverletzungen an den primären Geschlechtsorganen, kann der Bedeutungsgehalt ein anderer sein als der von selbstverletzenden Verhaltensweisen an anderen, oft auch exponierteren Körperstellen. Hierbei ist der Leidensdruck durch die Geschlechtsdysphorie sehr ernst zu nehmen und die lebensbedrohliche Gefährdung, beispielsweise beim Versuch einer Selbstkastration, anzusprechen und zu verdeutlichen. Zur Entlastung und Stabilisierung sollten Auswege und Perspektiven im Rahmen einer Transition aufgezeigt werden und alternative Krisenbewältigungsstrategien erarbeitet werden.

Das Abbinden der Brüste und Zurückbinden des Penis (Tucking) kann ebenfalls auf selbstschädigende Art und Weise erfolgen. Hier ist die Aufklärung über mögliche Folgen und Risiken für eventuell geplante Operationen notwendig, da durch Gewebeschädigungen das Risiko von Komplikationen bei körpermodifizierenden Eingriffen erhöht ist.

## 7.6.12 Autismus-Spektrum-Störungen

> *„Mein Autismus hat nicht meine Genderidentität verursacht, aber er ist unauflösbar damit verbunden, wie ich Gender verstehe und erlebe" (Lydia X.Z. Brown 2016, Übersetzung: G.W.).*

Aufgrund ihrer Verhaltensauffälligkeiten gehören trans* Personen mit Autismus-Spektrum-Störungen (ASS) einer mehrfach diskriminierten und hoch vulnerablen Gruppe an. Das Anderssein wird von Betroffenen (ASS) auch als „Wrong Planet Syndrom" beschrieben, weil sie sich fühlen, wie auf einem fremden Planeten gelandet zu sein, dessen Regeln und Bewohner_innen sie nicht verstehen. Einige Symptome und Besonderheiten der ASS und deren Auswirkungen weisen hinsichtlich der Erfahrungen von trans* Personen Parallelen auf (Turban/van Schalkwyk 2018). So kennen trans* Personen mit Autismus-Spektrum-Störung sowohl vor dem Hintergrund ihrer marginalisierten Genderidentität als auch ihres Autismus das Gefühl des „Andersseins", des Lebens in einer „anderen Welt", des „Nicht-verstanden-werdens" und „Nicht-verstehens" sowie daraus resultierende interpersonelle Konflikte, Schwierigkeiten hinsichtlich körperlicher Nähe und Sexualität, Ausgrenzungs- und Mobbingerfahrungen. Aufwendige Kompensationsstrategien, damit diese Schwierigkeiten nicht entdeckt werden, führen zur Überforderung und Erschöpfung mit nachfolgenden Rückzugstendenzen, um soziale Stress- und Stigmatisierungssituationen zu vermeiden. Daraus entwickeln sich häufig Depressionen und Ängste. Hierbei können wiederum

Rituale und Stereotypen (z.B. in Form von Zwangsgedanken oder -handlungen) zur Strukturierung und Kontrolle einer nicht „passenden“ Welt beim Überleben helfen. Bestimmte Verhaltensweisen können dabei emotional und sozial unangemessen bzw. „unbeholfen-naiv“ wirken (Tibi o.J., 10), teilweise kann es zu selbstverletzendem Verhalten und Wutausbrüchen kommen.

Menschen mit Autismus-Spektrum-Störungen sind unabhängiger von sozialen Normen und unerreichbarer für soziales Feedback. Umgekehrt führen Ausgrenzung zu sozialen Besonderheiten, so dass ausgegrenzte Personen gewissermaßen „autistisch“ sein müssen, um ihre eigenen Wege gehen zu können. Ein autistisches trans* Kind kann zum einen sichtbar werden, weil es sich eher gendervariant auszudrücken vermag und auch unbekümmerter sagen kann, wer es ist. Zum anderen können Personen mit einer ASS Schwierigkeiten haben, einzuschätzen, was es bedeutet, sich einem „anderen“ Geschlecht zugehörig zu fühlen. Aufgrund der „mindblindness“ (Jorgensen 2002, 51) sind sowohl die Fähigkeit, sich selbst reflexiv zu betrachten, als auch das Hineinversetzen in andere und die Entschlüsselung sozialer Zeichen beeinträchtigt. So kann es einer autistischen trans* Person auch schwerer fallen, ihre geschlechtliche Position zu finden und mitzuteilen, in welchen Aspekten sie sich eher nonbinär, in welchen sie sich eher binär sieht (Strang et al. 2018). Bei Entscheidungen zu Transitionsschritten sind die Besonderheiten in der sozialen Interaktion, Kommunikation sowie Wahrnehmungs- und Informationsverarbeitung bei Menschen mit einer Autismus-Spektrum-Störung zu berücksichtigen. Coming-out-Entscheidungen können durch Angebote vorbereitender und nachbereitender Gespräche unterstützt werden. Menschen mit Autismus-Spektrum-Störung sind wegen ihrer Besonderheiten in der sozialen Interaktion gefährdet, ausgegrenzt und schikaniert zu werden. Hier kann die Therapie einen Ort darstellen, schwierige soziale Interaktionen zu klären und helfen, Diskriminierungen zu erkennen und sich vor und in diesen Situationen besser schützen zu lernen. Auch bei der Interpretation der Reaktionen und Aussagen ihrer Partner_innen und Freund_innen können trans* Personen mit einer Autismus-Spektrum-Störung Rückhalt benötigen.

Eine angemessene und möglichst konkret gestaltete Informationsvermittlung bezogen auf körpermodifizierende Maßnahmen sowie die Unterstützung bezüglich sozial kompetenten Verhaltens im Gesundheitssystem sind unerlässlich. Eine körpermodifizierende Hormonbehandlung kann langsam und zunächst niedrigdosiert eingeschlichen werden, um es der autistischen trans* Person zu ermöglichen, die damit einhergehenden Veränderungen in einer Geschwindigkeit zu erleben, in der sie diese gut für sich integrieren kann (Strang et al. 2018). Hinsichtlich der Vorbereitung operativer Maßnahmen sind die sensorische Empfindlichkeit beispielsweise gegenüber Berührungen, aber auch die individuelle Schmerzschwelle zu beachten und gegebenenfalls mit trans* Behandlungssuchenden, Operateur_innen und weiteren behandelnden Ärzt_innen ausführlich zu besprechen, um einen adäquaten Umgang mit den Begleiterscheinungen der Autismus-Spektrum-Störung zu erarbeiten.

## 7.6.13 Zwangsstörungen

Rituale erleichtern den Lebensalltag, um nicht täglich neue Entscheidungen treffen zu müssen, sie erleichtern Lebensübergänge, geben Orientierung in neuen Situationen und „reduzieren Unsicherheit und Angst in unklaren Handlungsräumen“ (Reinecker 2009, 3). Werden Angst und Unsicherheit jedoch übermächtig, können ursprünglich hilfreiche rituell ablaufende Handlungs- und Denkschemata jedoch so stark ausgeweitet und so intensiv eingesetzt werden, dass sie die eigenen Freiheiten auf eine dysfunktionale Art massiv begrenzen, sehr viel Lebenszeit kosten, zu einem Leiden führen und so in Form einer Zwangserkrankung störungswertig werden.

Die Entwicklung von Zwangsstörungen ist eng verknüpft mit den Themen Aggressivität, Sexualität und Schuld sowie einer „streng-moralischen Erziehung“, bestimmten Lebensereignissen und einer „spezifischen Bewertung der eigenen Gedanken“ (Reinecker 2009, 21). Sie gehen auch mit spezifischen neurobiologischen Veränderungen einher, die wahrscheinlich mit einer Störung in der Ausführung und Modulation von Handlungen verbunden sind (Kis et al. 2007). Zwangsstörungen sind u. a. Ausdruck mangelnder Sicherheit und geringer Fehlerfreundlichkeit. Im Rahmen eines perfektionistischen Anspruches werden massive negative Konsequenzen bei geringen „Fehlern“ erwartet. Des Weiteren fühlen sich Personen mit Zwangsstörungen mehr für Handlungen verantwortlich oder schuldig, die sie unterlassen haben.

Zwangsgedanken und Zwangshandlungen dienen zunächst der Spannungs- und Emotionsregulation. So können Zwangsrituale auch Sicherheit und Halt in einer normdiskrepanten und ver-rückten Erlebenswelt von trans* Personen geben. Des Weiteren können sie Kontrolle vermitteln, indem über geregelte Abläufe das Risiko des „Entdeckens“ vor einem Trans*coming-out minimiert wird.

In Anbetracht der Geschlechtsdysphorie müssen sich trans* Personen mit vielfältigen Aspekten auseinandersetzen, die zahlreiche Gründe für zwanghafte Verhaltensmuster liefern. So bewegen sie sich in einem cis- und heteronormativen Umfeld, sind von diesem biografisch geprägt und häufig von großer Verunsicherung begleitet in ihrer Identitätsentwicklung. Um nicht aufzufallen, versuchen einige trans* Personen, Fehler zu vermeiden und möglichst perfekt zu sein. Teilweise fühlen sie sich schuldig hinsichtlich ihres Erlebens und (Nicht-)Begehrens, beziehungsweise für nicht Gelebtes und/oder Erwartetes.

In diesem Spannungs- und Konfliktfeld müssen trans* Personen weiter funktional sein, was mit Hilfe von spannungsabbauenden Ritualen ermöglicht werden kann. Zwänge und auch Zwangsstörungen können so auch eine Kontrollillusion schaffen und durch den hohen Aufwand, der mit ihrer Ausführung verbunden ist, soziale Kontakte soweit reduzieren, dass auch das Risiko sozialer Herabwürdigung und Diskriminierung sinkt.

Zwangsstörungen können darüber hinaus eng verbunden sein mit traumatischen Erfahrungen (z. B. Waschzwang nach sexualisierten Übergriffen) und sind dann möglicherweise als Traumafolgestörung zu betrachten.

### 7.6.14 Psychosen

Nach derzeitigem Wissenstand gibt es keine Hinweise darauf, dass trans* Personen häufiger unter Psychosen leiden als cis Personen. So lässt sich davon ausgehen, dass die Lebenszeitprävalenz für Erfahrungen mit Psychosen bei trans* Personen bei 1 % liegt. Ein genderdysphorisches Erleben kann jedoch auch als Symptom einer Psychose bei Personen bestehen, die nicht trans*ident sind (Carmel et al. 2014, Carmel / Erickson-Schroth 2016).

Bei einer Person, die sich mit einem genderdysphorischen Erleben vorstellt und gleichzeitig Symptome einer Psychose aufweist, ist es sehr wichtig, sorgfältig vor der Initiierung körperverändernder Maßnahmen zu prüfen, ob die Genderdysphorie parallel und unabhängig von der psychotischen Erkrankung oder Ausdruck einer Psychose ist. Genderdysphorisches Erleben im Rahmen einer Psychose tritt oft recht abrupt auf, erscheint überwiegend relativ bizarr und steht in enger zeitlicher Assoziation mit dem Ausbruch der psychotischen Erkrankung. Wenn sich das genderdysphorische Erleben relativ konsistent und nachvollziehbar an ein entsprechendes geschlechtliches Identitätserleben gekoppelt zeigt, sowie unabhängig von den Schwankungen der psychotischen Erkrankung auftritt, handelt es sich mit großer Wahrscheinlichkeit um eine trans*geschlechtliche Entwicklung bei einer Person, die auch psychotisch erkrankt ist. Vor der Einleitung körperverändernder Maßnahmen sollte die akute psychotische Symptomatik remittiert sein (Barrett 2007, Urban-Kowalczyk 2015).

Die meisten Menschen, die eine Erstmanifestation einer psychotischen Erkrankung erleben, befinden sich im frühen Erwachsenalter. In diesem Alter gestalten auch viele trans* Personen ihr äußeres Coming-out. Eine psychotische Erkrankung kann diesen Entwicklungsschritt sehr erschweren. Risikofaktoren für den Ausbruch einer Psychose sind u. a. Stressbelastungen sowie Cannabisgebrauch (Carmel et al. 2014).

Trans* Behandlungssuchende mit Psychosen können einerseits große Entlastung erfahren, wenn ihre psychotischen Symptome als übersteigerte Reaktion auf Stress kontextualisiert werden und sie sich andererseits darauf verlassen können, dass eine psychotische Störung per se kein Ausschlusskriterium für eine Transition darstellt. Die körpermodifizierende Behandlung kann nach Abklingen einer akuten psychotischen Symptomatik initiiert bzw. fortgeführt werden (Carmel et al. 2014, Meijer et al. 2017).

Die Versorgungssituation für trans* Personen mit Psychosen stellt sich ausgesprochen schwierig dar, da viele niedergelassene Kolleg_innen sich eine therapeutische Arbeit mit Menschen mit Psychosen nicht zutrauen und/oder veraltete Vorstellungen hinsichtlich der Psychosebehandlung haben. Der Zugang erfordert eine hohe Flexibilität und aufwendige Kooperationsbereitschaft mit Mitbehandler_innen, insbesondere in der Vorbereitung der Transitionsschritte und körpermodifizierenden Maßnahmen. Neben der Abklärung von Substanzgebrauch ist der Einfluss der Hormonbehandlung auf die psychotische Symptomatik oder deren Residuen zu beachten. Bislang gibt es in der Forschung Hinweise darauf, dass Testosteron die Positivsymptomatik (insbesondere Impulsivität, Feindseligkeit, Anspannung und Erregung) bei Menschen mit Schizophrenie verstärken kann, jedoch auch eine Negativsymptomatik positiv beeinflussen kann (im Sinne einer Verbesserung von Aktivität und Interesse; Krizaj et al. 2014). Hingegen wirken Östrogene eher stabilisierend auf das psychische Befinden bei einer Person mit einer psychotischen Erkrankung und können die Symptomremission unterstützen (American Psychiatric Association et al. 2018, Dhillon et al. 2011, Faulk 1990).

Eine häufig noch gängige Praxis des uneingewilligten Entzugs der trans*spezifischen Hormonbehandlung bei Aufnahme in eine psychiatrische Station trägt zur weiteren psychischen Destabilisierung bei und ist nicht fachgerecht. Bei der Anwendung von Östrogenen lässt sich keine hinreichende fachliche Legitimation für ein Absetzen parallel zu einer psychopharmakologischen Behandlung feststellen. Bei der Applikation von Testosteron sollte danach geschaut werden, ob ein Zusammenhang mit dem Ausprägungsgrad einer psychotischen Symptomatik besteht und die Medikation mit der trans* Person individuell abgewogen und entsprechend ihrem Willen gestaltet werden (Dhillon et al. 2011).

Aufgrund der häufigen Beeinträchtigungen in der sozialen Integration, auch nach Abklingen der akuten Symptome einer Psychose, ist Unterstützung in alltagsrelevanten existentiellen Bereichen sowie bei der Kontaktaufnahme zu anderen queeren Personen als auch bei der Nachsorge körpermodifizierender Maßnahmen, z.B. einer adäquaten Wundversorgung, notwendig.

### 7.6.15 Psychische Symptome als Lösungsversuche

In unserer therapeutischen Arbeit betrachten wir Symptome psychischer und psychosomatischer Störungen als Lösungsversuche, die mehr oder weniger erfolgreich waren oder sind. Dabei ist es wichtig, das damit Erreichte auf dem bisherigen Lebensweg zu würdigen. Zum Beispiel können trans* Personen sehr schwierige Lebenssituationen mit Hilfe einer psychischen Symptomatik, die sie von ihrem Gefühlsleben distanziert, überstehen und sich in dieser Zeit ihre trans*geschlechtliche Sehnsucht bewahren. Vielen trans* Personen gelingt es, trotz der hohen emotionalen Belastung, funktional und handlungsfähig zu bleiben. Betrachten wir als Therapeut_innen gemeinsam mit der behandlungssuchenden Person psychische Störungen unter diesem Blickwinkel, dann können psychische Symptome ihre scheinbare Dysfunktionalität und Sinnlosigkeit und damit auch einen Teil ihrer Macht und ihres Störungspotentials verlieren. Die Symptomatik kann in ihrer Funktion, das Über-Leben gesichert zu haben, gewürdigt werden.

In der therapeutischen Arbeit lohnt sich mehrfach im Verlauf, die Frage zu stellen: „Wofür brauche ich auch jetzt noch einen Teil meiner Symptomatik?" Es sollten Überlegungen und Reflexionen erlaubt sein, ob aktuell ein guter Zeitpunkt ist, die Störung zu bearbeiten, beziehungsweise die Symptomatik jetzt schon abzulegen. Auf dieser Basis kann dann eine wohlüberlegte Entscheidung getroffen werden, in welchem Bereich eine trans* Person ihre Kräfte zuallererst investieren möchte; dies ist vor allem im Hinblick auf bestehende hohe emotionale als auch soziale Herausforderungen in der Transition zu bedenken.

Unsere Erfahrungen in der praktischen Arbeit belegen, dass sich die Bearbeitung der psychischen Störung als leichter erweist, wenn es einen sichereren „Identitätsort" und konkrete Erwartungen einer Zukunft im Identitätsgeschlecht gibt. Wichtig ist, hier zu verstehen, dass eine trans* Person, die schon zu einem guten Teil im Leben ihres Identitätsgeschlechts angekommen ist, einen stabileren Identitätsstandort gefunden hat. Sie kann sich auf Vergangenheit und Zukunft in ihrem „richtigen" Geschlecht beziehen. Sie hat erste „Wurzeln" und kann sich aus dieser sichereren Haltung besser ihrer Symptomatik zuwenden und einen therapeutischen Prozess angehen. In diesem Zusammenhang sollte ebenfalls auf eine mögliche Annahme eingegangen werden, dass sich mit der Transition alle Probleme lösen würden. Wir haben den Eindruck, dass solch eine Annahme häufiger von Behandler_innen als von trans* Personen selbst vertreten wird. Wenn Behandler_innen trans* Personen die simplizistische Annahme unterstellen, mit der Transition verschwänden auch alle anderen Schwierigkeiten, liegt dem in der Regel ein Mangel an sorgfältigem Zuhören und Ernstnehmen der trans* Person zugrunde. Trans* Personen selbst überschätzen nach unserer Erfahrung nur sehr selten das Lösungspotential einer Transition. Jedoch können auch trans* Personen das Lösungspotential einer Transition überschätzen. Für das Verstehen des individuellen Bezugsrahmens und Lösungspotentials sind Fragen empfehlenswert wie „Glauben Sie, dass sich Ihre psychische oder psychosomatische Symptomatik im Rahmen der Transition verändert?“ oder „Welche Verbindung sehen Sie zwischen der Symptomatik und Ihrer Trans*geschlechtlichkeit?“ Die Einschätzungen möglicher Wechselwirkungen und Synergien durch die Behandlungssuchenden sind erfahrungsgemäß sehr zuverlässig und bieten eine gute Orientierung. Sie verweisen darauf, welchen Behandlungsbedarf eine Person für sich auch zwischen und nach den Schritten der körperlichen Transition sieht. Wir halten es für entscheidend, das anzubieten, was gebraucht wird und tatsächlich bedarfsgerecht zu planen. Mit wachsendem Vertrauen in eine als unterstützend erlebte Behandlung kann der Mut wachsen, sich auch psychischen Problemen zu stellen, die lange als unüberwindbar angesehen wurden, negiert oder verborgen werden mussten.

## 7.7 Indikationen, Befundberichte, Stellungnahmen im körperlichen Transitionsprozess

Im Rahmen der therapeutischen Begleitung von trans* Behandlungssuchenden können verschiedene „formale“ Aufträge nach Stellungnahmen und Bescheinigungen seitens der Behandlungssuchenden erteilt werden, aber auch durch strukturelle Bedingungen oder Forderungen – beispielsweise vom MDK – gestellt werden. Deshalb sollten Behandler_innen in der Arbeit mit trans* Personen grundsätzlich die Bereitschaft und die Fähigkeit mitbringen, Behandlungssuchende auch auf dieser Ebene aktiv zu unterstützen sowie die dafür erforderlichen Ressourcen in den Therapieprozess mit einplanen.

### 7.7.1 Grundsätze im Umgang mit den Formalitäten im körperlichen Transitionsprozess

Wir halten es aus ethischen Gründen für erforderlich, den Behandlungssuchenden die notwendigen Stellungnahmen zeitnah auszustellen. Im Sinne der Transparenz werden den Behandlungssuchenden alle schriftlichen Äußerungen offengelegt und gemeinsam auf Stimmigkeit überprüft, bevor diese weitergeleitet werden. Formulierungen werden wertschätzend und entpsychopathologisierend gewählt. Dazu gehört selbstverständlich die Ansprache und Beschreibung im Identitätsgeschlecht. Des Weiteren ist entsprechend der Zielsetzungen und Empfänger_innen (z. B. Mitbehandelnde, MDK, Jobcenter, Lehrer_innen, Arbeitgeber_innen) auf Anschlussfähigkeit im Sinne sprachlicher und inhaltlicher Verständlichkeit zu achten. Dabei sollte die Frage, welche Informationen für den entsprechenden Anlass notwendig sind, nach dem Prinzip „so wenig wie möglich und so viel wie nötig" beantwortet werden. In diesem Zusammenhang sind Behandlungssuchende über Konsequenzen der Weiterleitung von Informationen und den Schutz persönlicher Daten aufzuklären. Persönliche Unterlagen, die gesundheitsbezogene Daten beinhalten, werden **immer** im verschlossenen Briefumschlag weitergeschickt. Zum Beispiel kommen alle Antragsunterlagen für die körpermodifizierenden Operationen in einen Briefumschlag, der mit der Versicherten-Nummer und der Aufschrift versehen ist: „Unterlagen für den MDK. Dieser Umschlag ist nur von dem_der Gutachter_in zu öffnen!" Die Krankenkasse erhält nur das Anschreiben mit dem formlosen Antrag auf Kostenübernahme und dem Hinweis, dass alle geforderten Unterlagen in dem verschlossenen Umschlag zur Weiterleitung an den MDK vorliegen.

Ein ethisches Dilemma stellt unter anderem der psychotherapeutische Befundbericht zur Antragstellung geschlechtsangleichender Maßnahmen (z. B. Epilation, Operationen, Hilfsmittel) dar. Hier werden nach den MDS-Richtlinien Antworten zu Fragen notwendig, die ethisch nicht vertretbar sind, jedoch zur Bewilligung der Kostenübernahme gefordert werden. Dazu gehören Aussagen zu „Alltagserfahrungen", zur psychosexuellen Entwicklung oder zu „komorbiden" Störungen sowie die Reproduktion binärer Trans*normative, die sich in Form einer Reihenfolge von Transitionsschritten als auch binärer Konstruktionen von Trans*geschlechtlichkeit im Sinne von „Frau-zu-Mann-Transsexualismus" oder umgekehrt widerspiegeln. Dieser entwürdigende Umstand ist zwingend mit den Behandlungssuchenden zu thematisieren und transparent zu machen, um weitere Stigmatisierungen und Pathologisierungen zu vermeiden. Die sogenannten Behandler_innenberichte stellen ein – **noch** aktuelles – Instrument dar, das den Kontrollbedürfnissen des MDK entsprechen muss, um der behandlungssuchenden Person den Zugang zu den benötigten Gesundheitsdienstleistungen zu ermöglichen.

Im Folgenden werden die bisher praktizierten und geforderten Indikationsschreiben, Befundberichte und Stellungnahmen skizziert. Anschließend folgen die Empfehlungen entsprechend der aktuellen S3-Leitlinie, deren Umsetzung im Prozess ist und zu der noch keine (langfristigen) Erfahrungswerte existieren.

## 7.7.2 Indikationsstellungen

Wird von Behandlungssuchenden eine Hormontherapie gewünscht, stellen die Psychotherapeut_innen für die medizinischen Kollegen_innen (z.B. Endokrinolog_innen) eine Indikation aus. Dies kann, wenn von den Behandlungssuchenden gewünscht, schon sehr früh erfolgen, beispielsweise innerhalb der probatorischen Sitzungen. Laut MDS-Richtlinien ist eine 6-monatige Psychotherapie vor Hormonindikation notwendig. In Berlin haben wir im Rahmen des Behandler_innen-Netzwerkes die Vereinbarung getroffen, dass Behandlungssuchende nach Indikationsstellung von Psychotherapeut_innen mit der Hormontherapie beginnen können. Im Rahmen dieser Vereinbarung werden Indikationsschreiben für die Hormontherapie dann ausgestellt, wenn sie indiziert sind, was deutlich früher sein kann als nach sechs Monaten Psychotherapie. Die Indikationsstellungen für Hormonbehandlung oder Operationen (für Operateur_innen) sollen das Vorhandensein der Genderdysphorie bestätigen, gegebenenfalls den Beginn der begleitenden Psychotherapie und die informierte Entscheidung betonen, indem Behandlungssuchende über Wirkungen, Nebenwirkungen sowie Alternativen aufgeklärt sind und eine für sie bestmögliche Entscheidung zur Reduktion des Leidensdrucks und Verbesserung ihrer Lebensqualität treffen können. Zusätzlich können Ressourcen und stabilisierende psychosoziale Bedingungen deutlich gemacht werden.

## 7.7.3 Psychotherapeutische Befundberichte

Für Anträge auf Kostenübernahme geschlechtsangleichender Maßnahmen wie Epilation, Operationen, Logopädie oder Hilfsmittel sind nach MDS-Richtlinie entsprechende fachärztliche Befunde sowie der psychotherapeutische Befundbericht notwendig. Der psychotherapeutische Befundbericht bezieht sich auf folgende Aussagen:

- Vorliegen der „Diagnose Transsexualismus“ gemäß ICD-10 F64.0,
- „komorbide“ psychische Störungen und deren Behandlung,
- „krankheitsbedingter“ Leidensdruck,
- psychiatrische/psychotherapeutische Mittel zur Behandlung des Leidensdrucks waren unzureichend,
- therapeutisch begleitete „Alltagserfahrungen“,
- psychiatrische/psychotherapeutische Indikation zur medizinischen Notwendigkeit der geplanten Maßnahme:
  - Informiertheit über Behandlungsdiagnose und alternative Behandlungsoptionen,

- ausreichende psychosoziale Stabilität,
- Fähigkeit zur realistischen Einschätzung über Möglichkeiten und Grenzen der beantragten Maßnahme,
- Zweckmäßigkeit,
- geplante transitionsbegleitende Nachsorge aus psychosozialer Sicht.

Im Behandler_innenbericht hat es sich bewährt, die Wünsche und Bedürfnisse sowie den Leidensdruck der Behandlungssuchenden möglichst genau zu beschreiben. Dabei müssen die Schilderungen den Anforderungen der Kostenträger entsprechen und sich auf die beantragte Maßnahme (Operation, Hilfsmittel, Epilation …) beziehen.

Zur Vermeidung einer möglichen Ablehnung von Kostenübernahmeanträgen durch formale oder inhaltliche Unzulänglichkeiten ist besondere Sorgfalt bezüglich Vollständigkeit und Ausführung geboten. Behandlungssuchende haben lange auf diese Schritte hingearbeitet und benötigen hier die volle Unterstützung ohne Nachlässigkeiten. Dabei sind Behandlungssuchende auf ganz pragmatische Anleitungen hinsichtlich der Formalitäten seitens der Behandler_innen angewiesen. Gerade im Hinblick auf das Patientenrechtegesetz ist die Ablehnungsgefahr hoch, wenn die Unterlagen nicht vollständig und ausreichend sind. Laut dieses Gesetzes muss die Krankenkasse die versicherte Person spätestens drei Wochen nach Eingang des Antrages schriftlich über den Stand der Bearbeitung informieren, beziehungsweise, wenn der MDK hinzugezogen wird, nach fünf Wochen eine Entscheidung schriftlich mitteilen. Hält die Krankenkasse diese Fristen nicht ein, gilt der Antrag als genehmigt (Bundespsychotherapeutenkammer 2017, Verein für soziales Leben e.V. 2018). Deshalb sind die Krankenkassen und der MDK sehr bemüht, diese Fristen einzuhalten, und lehnen bei unzureichenden oder fehlenden Befunden die Kostenübernahme ab, wenn der Befund nicht innerhalb weniger Tage nachgereicht werden kann.

### 7.7.4 Stellungnahmen

Im Verlauf der Begleitung von trans* Personen können zusätzlich Stellungnahmen für unterschiedliche Bedarfe unterstützend notwendig sein und zur finanziellen als auch emotionalen Entlastung beitragen. Hierzu gehören zum einen Stellungnahmen zu Anträgen zum Mehrbedarf (§ 21 SGB II) bei Sozialamt oder Jobcenter, z.B. für Kleidung, welche für geschlechtsspezifische Sommer- und Winterkleidung gestellt werden können, oder zu Anträgen zur Kostenübernahme für Hilfsmittel (z.B. für Binder). Zum anderen können Stellungnahmen oder Bescheinigungen für Arbeitgeber_innen notwendig sein, z.B.

Stellungnahme zur Notwendigkeit, eine Person auch dann mit dem korrekten Geschlecht, Pronomen und Namen anzusprechen, auch wenn sie noch kein rechtliches Verfahren zur Änderung des Namens und Personenstands durchlaufen hat, Begründungen zur Stundenreduktion während des Transitionsprozesses, für das Jobcenter hinsichtlich möglicher Vermittlungseinschränkungen während der Transition zur Vermeidung von Zwangsouting, Diskriminierung oder Ausgrenzung oder für Schulen, Ausbildungseinrichtungen, Universitäten etc., um beispielsweise bei der Umsetzung trans*sensibler Bedingungen zu unterstützen. Manche trans* Personen können ärztliche und psychotherapeutische Stellungnahmen vor Auslandsreisen benötigen oder auch, wenn sie erwarten, in Polizeigewahrsam genommen zu werden (z. B. bei der Teilnahme an einer Demonstration). In diesen Stellungnahmen sollte dann über die korrekte Anrede und die geschlechtliche Zugehörigkeit der Person informiert werden sowie über die von der trans* Person mitgeführten geschlechtsangleichenden Hormone, damit diese ihr im Falle einer Kontrolle nicht abgenommen werden (Beispiel für eine solche Stellungnahme in: Reynolds / Goldstein 2014). Ärztliche Behandler_innen können bei den Krankenkassen die Kostenübernahme für eine Haushaltshilfe zur Unterstützung nach einer Transitionsoperation beantragen und dies fachlich entsprechend begründen. Hier sollten Behandler_innen bei Bedarf Behandlungssuchende aktiv darauf hinweisen, welche Stellen konkret finanzielle und andersweitige Unterstützung in der Transition leisten können, da vielen Behandlungssuchenden dies oft gar nicht bekannt ist.

### 7.7.5 Empfehlungen zur Vorbereitung körpermodifizierender Maßnahmen nach der aktuellen AWMF-Leitlinie

Entsprechend der aktuellen Behandlungsempfehlungen wird neben der Selbsteinschätzung der Behandlungssuchenden hinsichtlich des Vorliegens einer Geschlechtsdysphorie oder Geschlechtsinkongruenz eine Diagnostik durch Psychotherapeut_innen oder Psychiater_innen empfohlen, um für Behandlungssuchende eine adäquate transitionsunterstützende Behandlung unter Einbeziehung der körperlichen, psychischen, sozialen und kulturellen Bedingungen zu ermöglichen und entsprechende Empfehlungen für körpermodifizierende Maßnahmen frühzeitig stellen zu können.

In deren Vorbereitung sollen Behandlungssuchende umfassend über Möglichkeiten, Folgen, Grenzen, Dauer, Risiken, mögliche Komplikationen sowie Anforderungen und Nachsorge körpermodifizierender Behandlungen informiert sein. Im Rahmen der Beratung gehören Informationen zur Reproduktivität sowie Aufklärung zu Möglichkeiten, Grenzen und Risiken fertilitätskonservierender

Interventionen dazu (AWMF 2018). Ein „Alltagstest" oder Alltagserfahrungen sind **keine** Voraussetzung für die Einleitung körpermodifizierender Maßnahmen.

Erst nach erfolgter „diagnostischer Einschätzung" können individuelle Behandlungs- und Transitionsschritte hinsichtlich der Bedarfe und Lebenssituation der Behandlungssuchenden geplant werden (AWMF-Leitlinie). Entsprechend der medizinischen Notwendigkeit erfolgen Empfehlungen für körpermodifizierende Maßnahmen, die zur Reduktion, Überwindung oder Verhinderung einer Geschlechtsdysphorie oder Geschlechtsinkongruenz indiziert sind. Die Behandlungsempfehlungen beinhalten die Notwendigkeit der körpermodifizierenden Maßnahmen sowie der Heil- und Hilfsmittel zur Erhaltung des Behandlungserfolges. Diese können von Ärzt_innen und psychologischen Psychotherapeut_innen ausgestellt werden. Das kurze Empfehlungsschreiben umfasst die Diagnose (Geschlechtsdysphorie / Geschlechtsinkongruenz), ggf. begleitende psychische Störungen, die jeweils empfohlene(n) Behandlung(en) sowie die Informiertheit der Behandlungssuchenden über Diagnose und ggf. alternative Behandlungsoptionen.

## 7.8. Einwilligungsprozesse in medizinische Behandlungen

Eine trans* Person willigt in eine somatische Behandlung, eine Hormontherapie oder in operative Eingriffe ein in der Hoffnung, das geschlechtsdysphorische Leiden zu lindern und eine größere Akzeptanz ihres Körpers zu erreichen. Gegenüber stehen die fachspezifischen Ärzt_innen, die im Anschluss an ein oder mehrere Aufklärungsgespräche, welche dokumentiert werden sollten, die jeweilige Behandlungen einleiten oder Operationen durchführen. Eine Einwilligung der behandlungssuchenden trans* Person ist vor einer Behandlung unumgänglich, um die behandelnden Ärzt_innen vom Vorwurf der Körperverletzung zu entlasten (Bundesanzeiger Verlag 2015).

Nicht nur die somatomedizinisch tätigen Behandler_innen wie Endokrinolog_innen oder Chirurg_innen, also die ausführenden Ärzt_innen, benötigen die Einwilligung der Behandlungssuchenden in die Behandlung und deren informierte Entscheidung. Auch die beratend oder psychotherapeutisch tätigen Behandler_innen möchten derzeit gemeinsam mit den trans* Patient_innen eine partizipative / konsensuelle Entscheidung für eben diese körpermodifizierenden Behandlungen treffen. Diese Dopplung des Procederes rührt aus der Überschneidung einer psycho-medizinischen Diagnostik her, die zu einer somato-medizinischen Therapie führt. Für die trans* Patient_innen ergibt sich die

Herausforderung, dass sie auf dem Weg zu den von ihnen angestrebten körpermodifizierenden Behandlungen Psychotherapeut_innen/Psychiater_innen begegnen, die eine gemeinsame Entscheidungsfindung für Eingriffe vollziehen wollen, die sie nicht selbst durchführen, zu denen sie nur bedingt über Wissen verfügen und deren Wirksamkeit sie nicht verifizieren können. Die trans* Patient_innen begegnen dann Endokrinolog_innen oder Chirurg_innen, welche die Trans*thematik häufig noch immer als psychische Krankheit oder zumindest als einen Zustand betrachten, aus dem heraus im Grunde keine vernünftige selbstverantwortliche Entscheidung zu erwarten sei. Diese medizinischen Fachkräfte wiederum verfügen dabei nur bedingt über Wissen zu psychologischer/psychiatrischer Diagnostik, deren Grenzen und deren Entwicklungen. Aufgrund dieser Wissenslücken und aus diesem Dreiecksverhältnis entsteht zwischen den Professionen als auch gegenüber der behandlungssuchenden Person aus unserer Sicht eine Vertrauenslücke, ein „Vertrauens-Gap". Die professionellen Vertreter_innen somato-medizinischer und psychiatrisch-psychotherapeutischer Fachgebiete misstrauen der Kompetenz von trans* Patient_innen zur Einwilligung in die gewünschten Behandlungen, und sie scheinen sich auch gegenseitig bezüglich der „richtigen" Vorgehensweise zu misstrauen. Für die psychologisch/psychiatrisch tätigen Fachkräfte ergibt sich zudem eine Blackbox-Situation bezogen auf die somatische Behandlung, da sie weder Erfahrung in der Ausführung der Behandlung noch in der Auswirkung einer solchen haben und sich trotzdem dazu äußern sollen. Die Krankenkassen und der MDK potenzieren diesen Effekt in ihrer evidenten Trans*feindlichkeit. Für die Praxis bedeutet es, dass die mehrfache Vorlage von Gutachten (aus dem TSG-Verfahren), Behandler_innen-Berichten, Stellungnahmen usw., also das vermeintliche Wissen **über** eine trans* Person faktisch eine höhere Bedeutung haben als das Wissen und die Kompetenz der trans* Person selbst und das direkte Gespräch mit ihr. Die iatrogen erzeugte Vertrauenslücke und die daraus erwachsende Abwertung von trans* Patient_innen stellen einen erheblichen und ungünstigen Einflussfaktor im Prozess der Entscheidungsfindung und Einwilligung in körpermodifizierende Eingriffe dar.

Aus diesem Umstand leitet sich der Auftrag für eine stärkende Haltung und eine angemessene Unterstützung anbietende Arbeit der hier insbesondere angesprochenen psychotherapeutisch tätigen Behandler_innen ab. Die vorhandene Kompetenz der trans* Patient_innen ist zu respektieren, eine mangelnde Kompetenz soll ausgeglichen werden. Dazu sind erforderlich ein respektvoller, partizipativer und kommunikativer Umgang, das Angebot einer non-direktiven Beratung wie auch Zugang zu einer community-basierten Beratung. Hinsichtlich notwendiger körperlicher Untersuchungen ist dem Bedürfnis nach Schutz der Intimsphäre in Untersuchungssituationen Rechnung zu tragen (Möller et al. 2018).

Für den Prozess der Einwilligung können hier verschiedene Ansätze betrachtet werden. Die aktuelle AWMF-Leitlinie präferiert aus psychiatrisch/psychotherapeutischer Perspektive eine konsensuelle Entscheidungsfindung von behandlungssuchender und behandelnder Person gemeinsam. Dabei wird der verantwortungsvollen Haltung der Behandler_innen das Selbstbestimmungsrecht der Behandlungssuchenden gegenübergestellt und ein Dilemma postuliert, welches durch die Einbeziehung community-basierter Beratung gelindert werden könnte (AWMF 2018). Bedenklich ist hierbei aber schon die Zuschreibung von „verantwortungsvoller Haltung" allein auf der Behandler_innen-Seite, da die damit implizierte Unterstellung von Unverantwortlichkeit bei den Behandlungssuchenden letztlich schon einen gemeinsam gedachten Einwilligungsprozess verstört.

Solch eine Darstellung eines konsensuellen Entscheidungsprozesses könnte im besten Falle entlastend für beide Seiten wirken. Es könnte damit das Gefühl entstehen, eine weitführende Entscheidung gemeinsam zu tragen, was die Behandlungsbeziehung stärken würde. Die damit verbundene Entlastung bliebe aber letztlich eine symbolische, denn die trans* Person entscheidet über ihren eigenen Körper und ihre geschlechtliche Zukunft, und sie trägt auch die Konsequenzen ihrer Entscheidung allein. Die „Identifizierung" von Seiten der Behandelnden mit der Behandlungsentscheidung der trans* Person bleibt trügerisch. Das Mittragenwollen einer Entscheidung rührt möglicherweise aus einem Kontrollbedürfnis her, welches gegenüber dem eigenen Körper angemessen, gegenüber dem Körper der behandlungssuchenden trans* Person im Grunde übergriffig ist.

Hinzu kommt der Gedanke, dass eine Mit-Entscheidung Vorstellungen von Zukunft anregt. Aber unsere Zukunftsvorstellungen bestehen aus Bildern der heutigen und bekannten Welt. Wir können uns keine Zukunft vorstellen, für die es noch keine Bilder gibt. Wir können uns weder die biografische, noch die geschlechtliche Zukunft unserer Klient_innen vorstellen. Zum Beispiel hätten sich Psychotherapeut_innen in den 1980er oder 1990er Jahren nicht die (trans*) geschlechtlichen Möglichkeiten der 2020er Jahre vorstellen können.

Zu bedenken ist hier aus unserer Sicht: Wenn sich Behandelnde im Rahmen einer konsensuellen Entscheidungsfindung zu einem Teil der Entscheidung machen, machen sie sich letztlich auch zu einem Teil einer hypothetischen Fehlentscheidung, die sie selbst jedoch weder antizipieren noch vertreten können. Sie fürchten sich in ihrer damit verbundenen Hilflosigkeit vor Schuldzuweisungen, vor denen sie sich wiederum durch Vorsicht, Zuwarten oder Untätigkeit schützen wollen. Es geht beim Prozess der Einwilligung also auch um die Abgabe von Kontrolle auf Seiten der Psychotherapeut_innen.

Daher findet sich in der AWMF-Leitlinie (AWMF 2018) zu diesem Aspekt ein eigenständiges Votum des Bundesverbandes Trans* e. V. (BVT*). Dieses Votum betont die Möglichkeit einer selbstbestimmten Entscheidung der behandlungssuchenden Person auch ohne Konsensbildung mit den psychiatrischen oder psychotherapeutischen Behandler_innen. Um der noch immer vorhandenen Verstrickung im Einwilligungsprozess zu begegnen, bezieht sich der BVT* in seinem Votum auf das Konzept einer informierten Einwilligung.

Die „informierte Einwilligung", auch informierte Zustimmung, ist eine Wortschöpfung nach dem englischen Begriff „informed consent". Als Einwilligung nach erfolgter Aufklärung bezeichnet sie im Zusammenhang mit einer medizinischen Behandlung die von Information und Aufklärung getragene Einwilligung der Patient_innen in Eingriffe und andere medizinische Maßnahmen. Die „informierte Einwilligung" kann als Teil von Behandlungsprozessen betrachtet werden, in welchem die Behandler_innen es anstreben, dass sich Patient_innen adhärent zum fachlich angemessenen Behandlungsprocedere verhalten. Im Rahmen des Konzepts der informierten Einwilligung verbleiben die behandelnden Ärzt_innen jedoch in einer Position, in der sie vor dem Hintergrund ihres Fachwissens die „richtige" gesundheitsbezogene Entscheidung glauben zu kennen. Durch die Information versetzen sie die Patient_innen in die Lage, diese fachlich angemessene Entscheidung nachvollziehen und darin einwilligen zu können. Dass ein_e Mediziner_in jedoch auch nicht wissen könnte, was die gesundheitlich „richtige" Entscheidung sei, wird im Konzept des „informed consent" nicht problematisiert.

Bei Transitionsprozessen kann jedoch kein_e Behandler_in wissen, was letztlich die „richtige" Entscheidung für die behandlungssuchende Person ist. Insofern ist in diesem Kontext das „abwägende Modell" (deliberative model) angemessener. Dies beinhaltet das Konzept der partizipativen Entscheidungsfindung und berücksichtigt noch mehr die prinzipielle Gleichberechtigung von Ärzt_innen und Patient_innen und den darauf basierenden Aushandlungsprozess einer medizinischen Entscheidung unter Einbeziehung der Ziele, Werte und Erwartungen der Patient_innen. Als eine wichtige Voraussetzung für solch einen Prozess wird eine gelingende Kommunikation benannt (Deutscher Ethikrat 2016).

Zur Umsetzung einer **Partizipativen Entscheidungsfindung** (englisch: shared decision-making) gehören verschiedene Handlungsschritte. Für unseren Kontext sind insbesondere folgende Aspekte relevant:

- Bereitschaft der ärztlichen Behandler_innen, den Behandlungssuchenden auf Augenhöhe zu begegnen,
- Patient_innengerechte und individualisierte Vermittlung umfassender Information über Behandlungsmöglichkeiten, deren Evidenzen, Alternativen und Risiken,
- Validierung des gemeinsamen Verständnisses der vermittelten Informationen durch Behandler_innen,

- Ermittlung der Bedarfe der_des Patientin_en und Offenlegen der Kompetenzen des_der Mediziners_in und Komplikationsraten innerhalb der Einrichtung,
- Treffen einer gemeinsamen (partizipativen) Entscheidung oder einseitigen Entscheidung des_der Patienten_in (Selbstbestimmungsrecht), auch gegen den Willen des_der Psychomediziners_in (Giersdorf et al. 2004).

Für die Entstörung der Kommunikation und die Vermeidung einer weiteren Verstrickung sollte im Rahmen der Trans*gesundheitsversorgung das Prinzip beachtet werden, keine Entscheidung für oder gegen körpermodifizierende Behandlungen gegen den Willen des_der Behandlungssuchenden zu fällen.

Die Einwilligungsfähigkeit in Bezug auf medizinische Eingriffe wird ausdrücklich im § 1901a BGB und seit dem 26.02.2013 in 630d BGB klar umrissen, und die Rechtsprechung hat zur Frage der Einwilligungsfähigkeit folgenden Grundsatz erarbeitet:

> *„Einwilligungsfähig ist, wer Art, Bedeutung und Tragweite (Risiken) der ärztlichen Maßnahme erfassen kann" (BGH, Urteil vom 28.11.1957, 4 Str 525/57, BGH NJW 1972, 335, OLG Hamm FGPrax 1997, 64) (Bundesanzeiger Verlag 2018).*

Daher kommt es auf die Fähigkeit der Patient_innen an, die Komplexität des konkret geplanten Eingriffs zu erfassen. Es muss also immer auf die aktuelle Entscheidungssituation geachtet werden: Wie kann die jeweilige Person genau die jetzt anstehende Entscheidung fällen? Welche Tragweite muss jetzt überblickt werden? Welche Informationen müssen jetzt zur Verfügung gestellt werden? Dieses Vorgehen kann auch bedeuten, dass ein längerfristiger gemeinsamer Prozess zur Erarbeitung der Einwilligungsfähigkeit für komplexere Eingriffe stattfindet, um die derzeit noch mangelnde Kompetenz auszugleichen.

Auch eine Person mit einer kognitiven und Sinneseinschränkung ist dementsprechend einwilligungsfähig, aber möglicherweise kann sie nicht ohne weiteres eine informierte Entscheidung treffen. Die Informationen müssen individuell angepasst vermittelt werden, dazu ein Beispiel:

_BEISPIEL_

Einer gehörlosen Person mit einer kognitiven Einschränkung sollte der Zugang zu Informationen für eine informierte Entscheidung – hier für eine Hormontherapie – ermöglicht werden. Dazu wurden in diesem Falle zwei Dolmetscher_innen benötigt; ein_e Dolmetscher_in übersetzte die sprechende Person (Therapeutin) in Gebärdensprache, und der_die zweite Dolmetscher_in übersetzte von deutscher Gebärdensprache in einfache Gebärdensprache, so dass die Informationen dem_der Klient_in zugänglich gemacht werden konnten. Auch die Verwendung von Bildern, die z.B. androgenbedingten Haarausfall, eine prominente Klitoris und Bartwuchs zeigen, unterstützte die Vermittlung. Für abzusehende Veränderungen der Haut und Körperbehaarung konnte das Berühren, Anfassen einer Person des „Zielgeschlechts" helfen. Auch das gemeinsame Aufzeichnen von Körpermerkmalen ermöglichte ein Verstehen. In zwei weiteren Gesprächen in diesem Setting konnte auf in der Zwischenzeit entstandene Fragen der behandlungssuchenden Person eingegangen werden und irrtümlich Verstandenes aufgeklärt werden. Die Mitinformation der Bezugspersonen ermöglichte ein unterstützendes Umfeld in der Zeit der hormonellen Umstellung. Das Vermögen, Verstandenes zu wiederholen, Überraschendes anzumerken und gezielte Fragen zu stellen, waren wichtige Aspekte, um die Fähigkeit zur Einwilligung nachvollziehen zu können.

Volljährigen Personen wird per se eine grundsätzliche Fähigkeit zur Einwilligung unterstellt, auch wenn bei ihnen eine schwere Einschränkung (z.B. Intelligenzminderung) vorliegt.

> *„Wichtig ist, dass bei der Bewertung der Einwilligungsfähigkeit kein leitendes Kriterium ist, ob die jeweilige Begründung durchgehend rational begründet ist. Eine objektive Vernünftigkeit wird […] nicht verlangt, d.h. auch ein Irrtum kann letztlich subjektiv als richtige Wahl empfunden werden, wenngleich die ärztliche Aufklärung so gestaltet sein muss, dass sie sachliche Irrtümer des Patienten möglichst vermeiden hilft" (Möller et al. 2018, 24).*

Aus der Tatsache, dass die trans* Person prinzipiell selbst am besten antizipieren kann, mit welchen Entscheidungen sie leben kann, auch weil sie die Konsequenzen der Entscheidung höchstpersönlich selbst tragen und verantworten muss, letztlich aber die eigene Zukunft immer auch anders als vorweggenommen aussehen kann, leitet sich ebenso das Recht der behandelten Person auf „Irrtum" ab.

Bezogen auf die Einwilligungsfähigkeit von trans* Kindern und -Jugendlichen führen Möller et al. (2018, 254f.) aus:

> *„Da es bislang kein konsentiertes Verfahren zur Beurteilung der Einwilligungsfähigkeit bei Kindern gibt, kann diese nur in einem kommunikativen*

*Prozess, im Gespräch zwischen Behandler_innen und Behandlungssuchenden individuell beurteilt werden".*

Möller et al. (2018) geben weiter konkrete Hinweise für die Gestaltung des Aushandlungsprozesses und stellen darauf basierend ein Behandlungsprocedere vor, auf das wir interessierte Leser_innen gern verweisen möchten.

TIPP

Aus der aktuellen Praxis lässt sich das Verfahren als ein Vier-Augen-Modell gemeinsam mit der Familie beschreiben, das sich in den letzten Jahren in Berlin bewährt hat. Rat- und behandlungssuchende Familien können eine Beratungsstelle nutzen und dort umfangreiche Aufklärung zu allen möglichen Behandlungsmöglichkeiten erhalten. Im Verlauf werden ihnen auch die derzeit recht disparate Versorgungssituation deutlich gemacht und die verschiedenen Sichtweisen illustriert, z.B. dass auch die Annahme bestehe, dass bei einem Durchleben der „nativen" Pubertät eine Akzeptanz mit dem Geburtsgeschlecht vorstellbar sei. So haben die Familien die Möglichkeit des Abwägens zwischen unterschiedlichen Haltungen und einer Reflexion, welche Sichtweise ihrer Situation und ihrem Kind vermutlich gerecht werden würde. Nach Aufklärungsgesprächen, teilweise separat mit dem Kind, kann eine Behandlungsempfehlung für eine pubertätsunterdrückende Hormonbehandlung ausgestellt werden. Im gleichen Atemzug wird eine fachgerechte Kinder- und Jugendlichen-Psychotherapie vermittelt, so dass zum späteren Zeitpunkt einer evtl. nötigen Entscheidung, die zu einer nur partiell reversiblen maskulinisierenden oder feminisierenden Hormonbehandlung führt, zwei erfahrene Kolleg_innen das Kind und ihre_seine Familie kennen und ihre Einschätzungen in zwei Behandlungsempfehlungen münden. Angesichts der Problematik, zeitnah – manchmal gerade beim Einsetzen der körperlichen Pubertät – einen geeigneten Psychotherapieplatz zu finden, ist so trotzdem eine angemessene Erstversorgung möglich. Die Einwilligung in die einzelnen Behandlungsschritte muss von den Personensorgeberechtigten gleichermaßen wie von dem behandlungssuchenden trans* Kind selbst vollzogen werden. Daher sind gemeinsame Gespräche zur bedingten Reversibilität von körperlichen Veränderungen und dem möglicherweise drohenden Verlust der Fertilität nötig. Auch Fragen der sozialen Akzeptanz, weiterer Belastungsfaktoren, zu befürchtenden Diskriminierungen werden exploriert, so dass rechtzeitig vor körperlichen Veränderungen Hindernisse aus dem Weg geräumt werden können. Zur Behandlungsempfehlung gehören eine Empfehlung zum weiteren sozialen Coming-out, manchmal entsprechende

Begleitschreiben und im Bedarfsfalle auch die Empfehlung von unterstützenden Jugendhilfemaßnahmen. Den Familien wird die Vernetzung untereinander angeboten, und es wird zu Begegnungen eingeladen.

Die therapeutische oder beratende Begleitung des Einwilligungsprozesses von trans* Personen sollte verschiedene Aspekte enthalten. So ist die Vermittlung von bekannten Wirkungen, Nebenwirkungen, Risiken, Operationstechniken ein guter Einstieg, um die Dimensionen der anstehenden Entscheidung zu beleuchten. Die behandlungssuchende trans* Person kann sich über Dosierungen, Darreichungsformen, unterschiedliche Techniken und zeitliche Verläufe von Heilungsprozessen Gedanken machen. Daneben kann gemeinsam exploriert werden, welche Erwartungen an Libido, Ästhetik und Funktionalität bestehen und welche sexuellen Praktiken vermutlich ausgeübt werden möchten. Aus solch einem Diskurs heraus können Fragen formuliert werden, die möglicherweise somatische Behandler_innen, community-basierte Berater_innen oder operationserfahrene trans* Personen beantworten können. Neu gewonnene Informationen können gemeinsam ausgewertet werden. Zudem sollten auch die Folgen von Eingriffen im psychischen und sozialen Bereich besprochen und erläutert werden. So würde z. B. der Beginn einer maskulinisierenden Hormontherapie den Zeitpunkt eines zukünftigen Coming-outs am Arbeitsplatz mitbeeinflussen. Angesichts einer anstehenden Prüfungssituation kann insbesondere der psychoaktive Effekt einer Hormontherapie thematisiert werden und unter diesem Blickwinkel ein guter Zeitpunkt oder das Einschleichen einer Behandlung bedacht werden, um evtl. die psychische Stabilität in dieser Zeit nicht zu gefährden. Für die Frage des geeigneten Zeitpunktes für chirurgische Maßnahmen sollten die Erfordernisse einer guten Vorbereitung und Nachsorge thematisiert werden. Zudem sollte der Umgang mit vorhandenen Traumatisierungen und Operationsängsten besprochen werden.

Für den psychotherapeutischen Kontext ist zu überlegen, ob der entsprechende Wissensstand vorhanden ist und zur Verfügung gestellt werden kann. Ansonsten kann die Rolle der Begleitung eher darin bestehen, gemeinsam die wichtigen Fragen zu formulieren und zu schauen, wo trans* Behandlungssuchende die besten Antworten erhalten können. In einem zweiten Schritt kann geprüft werden, ob die gefundenen Antworten verständlich und umfänglich waren.

Eine Begleitung, die es sich zur Aufgabe macht, individuelle Entscheidungen zu respektieren, schafft den kommunikativen Raum für ein gemeinsames Abwägen und gute profunde Entscheidungen von trans* Patient_innen. Im Grunde ist der psychotherapeutische oder beratende Anteil eines Einwilligungsprozesses als Schaffen eines sicheren und respektvollen Abwägungsraumes zu verstehen, in dem behandlungssuchende trans* Personen ihre Sehnsüchte, Bedenken und Ängste frei von Bewertungen thematisieren und sich so eine autonome und tragfähige Entscheidung erarbeiten können. In solch einem Raum kann das Angebot eines Krisenmanagements von Bedeutung sein. So können Fragen miteinander bedacht werden: „Was mache ich, wenn ich nicht ganz zufrieden bin? Kann ich mit dem Gedanken weiterleben, eine Fehlentscheidung getroffen zu haben? Darf ich mich irren?"

Das handlungsbezogene Einwilligungsgeschehen findet letztlich zwischen den trans* Patient_innen und den somatisch tätigen Behandler_innen statt. Selbst wenn die erhebliche Selbstermächtigung von trans* Personen in der letzten Dekade einbezogen wird, so besteht weiterhin die Gefahr, dass sich trans* Behandlungssuchende auf die Aussagen eines Arztes/einer Ärztin verlassen, nicht nach alternativen Behandlungsmöglichkeiten fragen und die angebotene Behandlung als alternativlos hinnehmen (Braun/Marstedt 2014). In diesem Zusammenhang muss daran erinnert werden, dass es bis zum jetzigen Zeitpunkt keine medizinische Leitlinie für körpermodifizierende Operationen bei trans* Personen gibt. Es gibt also keine verbindlichen Aussagen im deutschen Gesundheitswesen zu der Frage, was eine qualitativ gute und sichere Operationsmethode bei einer trans* Person ist. Allein das Wort der operierenden Behandler_innen muss als Grundlage für eine Entscheidungsfindung dienen. Hinzu kommt, dass keine besondere trans* spezifische Qualifikation für diese Art Eingriffe verlangt wird. Jede_r chirurgisch Tätige kann im Grunde Operationen in diesem Feld anbieten, und damit gibt es natürlich auch Dilettant_innen in diesem Bereich. Zum Schutz vor Fehlbehandlungen müssen trans* Behandlungssuchende geradezu zu einer informierten Entscheidung ermutigt und befähigt werden. Ein Empowerment der Behandlungssuchenden dahingehend, dass sie ihre Erwartungen an gute Operationsmethoden aktiv einbringen und ihre konkreten Bedürfnisse an die Gestaltung des gesamten Prozesses der geschlechtsangleichenden Operationen selbstbewusst kommunizieren, kann letztlich auch zu einer Weiterentwicklung von Operationstechniken und der besseren Gestaltung von Trans*genitalien führen. Der begleitende Prozess zur Einwilligung im psychotherapeutischen und beraterischen Rahmen kann als ein Modell, ein Training für die Gespräche mit den somatisch tätigen Behandler_innen verstanden werden und darin einen guten Teil seiner Legitimation finden.

# 7.9 Körpermodifizierende Maßnahmen und Hilfsmittel

Im folgenden Kapitel werden körpermodifizierende Maßnahmen vorgestellt, die im Rahmen der Transition eine Rolle spielen können. Dabei wird kein Anspruch auf Vollständigkeit erhoben. Ebenso hat die gewählte Reihenfolge keine Bedeutung hinsichtlich der Priorisierung, Kombination oder Abfolge von körpermodifizierenden Schritten. Grundsätzlich obliegt es den Behandlungssuchenden, welche körpermodifizierenden Maßnahmen wann für sie wichtig sind, um beispielsweise eine Verbesserung des Kongruenzgefühls, der Lebensqualität, der Sexualfunktion und/oder einen Rückgang begleitender psychosomatischer Beschwerden zu erreichen.

Jedoch gibt auch die aktualisierte Richtlinie des MDS bestimmte Voraussetzungen und Fristen vor, so dass die Barrieren für den Zugang zu körpermodifizierenden Maßnahmen unverhältnismäßig hoch und zugleich belastend sind. Nähere Ausführungen dazu sowie eine kritische Reflexion sind im Kapitel 4.1 „Versorgungsstandards und Versorgungsangebote" dargestellt.

## 7.9.1 Nichtchirurgische Maßnahmen

Für viele trans* Personen ist die **Behandlung mit Hormonen, deren Substitution** oder **Suppression**, ein wichtiger Schritt im Rahmen des Transitionsprozesses. Trans*weibliche Behandlungssuchende können mit verschiedenen Hormonpräparaten wie Östrogenen, Gestagenen und/oder androgensupprimierenden Medikamenten behandelt werden. Bei trans*männlichen Behandlungssuchenden werden Testosteronpräparate und bei Bedarf östrogensupprimierende Medikamente eingesetzt.

Trans* Kinder und trans* Jugendliche können mit Einwilligung der Sorgeberechtigten Medikamente zur Blockierung der Pubertätsentwicklung erhalten, indem synthetische Analoga des Gonadotropin-Releasing-Hormons (GnRH-Analoga) zur Unterdrückung der Sexualhormone eingesetzt werden. Später kann eine entsprechende Hormonbehandlung hinsichtlich der erlebten Identitätsentwicklung fortgeführt werden.

Trans*weibliche Personen können eine **Epilation** mittels Nadel und/oder Laser zur Entfernung der Haare im Gesicht, an Hals und Händen durchführen lassen. Trans*männliche Personen können eine Epilation der Hautbereiche (z.B. Unterarm) benötigen, die für die Operation zum Penoidaufbau entnommen werden. Die praktische Umsetzung der Kostenübernahme durch die Krankenversicherungen erweist sich gerade bei Epilationen häufig als ausgesprochen schwierig, zum einem in der Bewilligung der Kostenübernahme, zum anderen in der Versorgungsstruktur, da Fachärzt_innen nur selten die Epilationsbehandlung zu den Konditionen der Krankenkassen in ihrer Praxis für trans* Behandlungssuchende anbieten.

Für viele trans* Personen kann es grundsätzlich sinnvoll sein, für die Veränderung der Stimmlage professionelle Unterstützung und Begleitung zu erhalten. Eine **logopädische Behandlung** wird vor allem von trans*weiblichen Personen zur Feminisierung der Stimme in Anspruch genommen und ist auch als solche im Leistungskatalog der Krankenkassen verankert. Bei trans*männlichen Personen wird die Stimme häufig infolge der Testosteronbehandlung für sie hinreichend maskulinisiert. Manchmal benötigen jedoch auch trans*männliche Personen eine logopädische Behandlung.

## 7.9.2 Chirurgische Maßnahmen

Für trans*männliche Behandlungssuchende stehen die Operationen zum Anlegen eines flachen Brustprofils (Mastektomie), die Hysterektomie, Ovarektomie, Adnektomie und Vaginektomie sowie die maskulinisierenden Genitaloperationen (Metaidoioplastik, auch Klitpen genannt, und/oder die Phalloplastik) als Option zur Verfügung.

Trans*weibliche Behandlungssuchende können bei unzureichendem bzw. asymmetrischem Brustwachstum (nach Hormonbehandlung) einen Brustaufbau (Mammaaugmentation) in Anspruch nehmen. Neben den feminisierenden Genitaloperationen (Orchiektomie und Neovaginalplastik) stehen Phonochirurgie (Stimmlagen- und Kehlkopfkorrektur) sowie Adamsapfelkorrektur (Chondrolaryngoplastik) zur Verfügung. Die phonochirurgischen Maßnahmen sollten von logopädischer Behandlung begleitet werden.

Die Bewilligung für genitalangleichende Operationen bei trans* Kindern und -Jugendlichen erfolgt häufig erst mit Erreichen des 18. Lebensjahres. Problematisch ist der Zugang zu relevanten Versorgungsangeboten für trans* Kinder und -Jugendliche ohne Unterstützung seitens der Erziehungsberechtigten. Dies hat massive Auswirkungen auf das Wohlbefinden und die psychische Gesundheit der trans* Kinder und -Jugendlichen. Reaktive psychische Störungen bis hin zur Suizidgefahr sind nicht selten.

Feminisierende Gesichtsoperationen, Epilation von Körperstamm und Extremitäten sowie Haartransplantationen werden für trans* weibliche Personen aktuell nicht von den gesetzlichen Krankenkassen im Leistungskatalog aufgeführt. Die AWMF-Leitlinie empfiehlt hier hingegen eine Kostenübernahme.

Weiterhin spricht sich die AWMF-Leitlinie für eine Kostenübernahme aller gewünschten Leistungen auch für non-binäre behandlungssuchende Personen aus.

### 7.9.3 Weitere Hilfsmittel

Zur Korrektur beziehungsweise Anpassung sekundärer Geschlechtsmerkmale können trans* Personen zusätzliche Hilfsmittel wie **Perücken**, **Haarersatzteile**, **Brustbandagen** nach Brustaufbau, **Brust(teil-)prothesen**, **Kompressionsbandagen** nach Mastektomie sowie **Penis-Hoden-Epithesen** durch die Krankenversicherungen erstattet bekommen.

Viele trans*männliche als auch nonbinäre Personen nutzen vor einer Mastektomie bzw. bei nicht bestehendem Operationswunsch einen **Binder** zum Abbinden der Brüste. Dieses Hilfsmittel wird nach der aktuellen MDS-Richtlinie (MDS 2020) nicht durch die Krankenkassen übernommen. Es werden nur die o. g. Kompressionsbandagen übernommen, die jedoch für viele trans*männliche Personen zu stark komprimieren. In einigen Fällen werden die Kosten für Binder vom Jobcenter als „Hilfsmittel" entsprechend § 21 SBG 2 im Rahmen von Einzelfallentscheidungen übernommen (Kapitel 7.7 „Indikationen, Befundberichte und Stellungnahmen im körperlichen Transitionsprozess").

## 7.10 Evaluation, Outcome, Qualitätskontrolle

BEISPIEL

Ein 30-jähriger trans*geschlechtlicher schwuler Mann bemüht sich um eine ambulante Psychotherapie. Er leidet an einer Traumafolgestörung mit Hypervigilanz und Ängsten, die er durch Alkohol zu lindern versucht. Auch möchte er endlich eine Transitionsbehandlung beginnen. Er wünscht eine körpermodifizierende maskulinisierende Hormontherapie und eine Mastektomie. Zuvor ist er mehrfach stationär aufgrund massiver Angstzustände behandelt worden. Dabei hat er zahlreiche Diagnosen erhalten, unter anderem die einer Borderline-Persönlichkeitsstörung. Mehrfach hat er gegenüber den behandelnden Mediziner_innen und Psychotherapeut_innen seine Trans*geschlechtlichkeit angesprochen. Jedoch erinnert er sich nicht, dass irgendjemand darauf eingegangen ist. Auch an einen ausführlichen diagnostischen Prozess vor der Borderline-Diagnose kann er sich nicht erinnern.

Dem aufgesuchten Psychotherapeuten begegnet er im Erstgespräch zunächst sehr zurückhaltend und ängstlich. Er fragt vorsichtig nach, ob dieser bereits mit trans*geschlechtlichen Menschen gearbeitet hat, und erkundigt sich nach den therapeutischen Ansätzen.

Der Psychotherapeut legt seine fachlichen und persönlichen Erfahrungen zum Thema dar, positioniert sich selbst als cisgeschlechtlich und macht deutlich, wie wichtig ihm die Rückmeldung des Klienten zur therapeutischen Arbeit ist. Anschließend fragt er den Klienten, ob dieser noch weitere Fragen zu seiner Haltung hat, was der Klient verneint.

In der Folgesitzung meint der Psychotherapeut: „Sie hatten ja letztes Mal sehr viele Fragen zu meiner Arbeit und Position. Ich möchte Sie gern fragen, wie unser erstes Gespräch für Sie war".

Nachdem der Klient darauf eingegangen ist und das Gespräch als angenehm geschildert hat, fragt der Therapeut weiter: „Sind im Verlauf der Woche noch weitere Punkte hinzugekommen, die für Sie wichtig sind, um zu entscheiden, ob Sie mit mir zusammenarbeiten möchten?"

Der Klient entscheidet sich zur Zusammenarbeit. Beide vereinbaren in den Zielen der Therapie unter anderem eine abstinenzorientierte Arbeit am Alkoholgebrauch mittels Selbststeuerungsverfahren, eine Begleitung der Transition sowie nach Erreichen einer stabilen Abstinenz eine kognitive Traumatherapie.

Die Indikation zur Hormontherapie wird nach sieben Sitzungen gestellt, und der Klient beginnt mit Testogel. Dies führt zunächst zu einer Abnahme der Ängste und zu einer deutlichen Stimmungsverbesserung. Der Klient äußert die Hoffnung, dass es ihm in Zukunft besser gehen wird und er sich eine Beziehung, nach der er sich sehr sehnt, aufbauen kann.

Im Verlauf der Therapie kämpft der Klient gegen seinen Alkoholgebrauch an. Es gelingt ihm jedoch nicht, diesen zu kontrollieren. Sein soziales Netz setzt sich überwiegend aus alkoholkonsumierenden Freund_innen zusammen. Er nutzt den Alkohol, um aversive Gefühle zu dämpfen. Im intoxikierten Zustand provoziert er häufig Streit und hat Sex mit Partnern, deren Status hinsichtlich sexuell übertragbarer Erkrankungen er nicht kennt. Nach jedem Rausch schämt er sich sehr, versucht, nicht mehr zu trinken, was ihm jedoch dann nur wenige Tage gelingt.

Nach vielen Gesprächen in der Psychotherapie über seinen Alkoholgebrauch entscheidet er sich für eine stationäre Suchttherapie. Er fragt bei einer Beratungsstelle nach einer geeigneten Einrichtung und erhält eine Empfehlung. Er bespricht mit seinem Psychotherapeuten die Überweisungsempfehlung. Dieser bestätigt, dass er auch schon gehört hat, dass die Einrichtung trans*freundlich sei, und er schreibt einen befreundeten Mitarbeiter in der Einrichtung an, der den Eindruck bestätigt.

Als sich der Patient in der empfohlenen Einrichtung vorstellt, reagiert die

Mitarbeiterin, die das Aufnahmegespräch führt, verwirrt auf seine Aussage, er sei transsexuell und wünsche eine Ansprache mit männlichem Namen. Sie sagt, sie wisse nun gar nicht, in welches Zimmer sie ihn aufnehmen könne. Transsexuelle Personen hätten sie hier noch nie gehabt, und es sei ihr neu, dass die Einrichtung dafür empfohlen werde. Mehrfach verwendet sie in der Anrede des Patienten das weibliche Pronomen und reagiert auf die Korrektur durch den Klienten zunehmend genervt. Am Schluss des Gesprächs meint sie: „Sie müssen sich schon entscheiden, ob Sie hier behandelt werden wollen. Sie sind da frei, aber wir können nicht auf alles Rücksicht nehmen".

Der Patient kann die Einrichtung nicht als sicheren Ort für sich empfinden und entscheidet sich gegen die Aufnahme. Er trinkt mehrere Tage bis zum Rausch. Schließlich wendet er sich erneut an seinen ambulanten Psychotherapeuten und spricht mit diesem seine Erfahrungen in der Suchthilfeeinrichtung durch. Der Psychotherapeut macht deutlich, dass ihm diese Erfahrungen des Patienten leidtun, und unterstützt bei der Formulierung einer Beschwerde. Er sichert zu, sich weiter mit dem Klienten zu bemühen, eine für ihn geeignete Suchthilfeeinrichtung zu finden.

Die Fallschilderung zeigt exemplarisch auf, an welchen Stellen der gesundheitlichen Versorgung einer trans* Person Probleme auftreten können, die durch eine sorgsame Qualitätskontrolle in diesem Bereich vermeidbar wären. Im Interesse einer guten Gesundheitsversorgung von trans* Personen ist es sehr wichtig, sich zu fragen, wie die Versorgung an jeder Stelle so gestaltet werden kann, dass die Behandlungssuchenden sie für sich bedarfsentsprechend nutzen können, und wie mit Brüchen und Fehlern in der Gesundheitsversorgung so umgegangen werden kann, dass zerstörtes Vertrauen auf Seiten der Behandlungssuchenden wieder aufgerichtet werden kann.

### 7.10.1 Evaluation in der beratenden und therapeutischen Arbeit mit trans* Personen

Evaluation bildet einen Grundbaustein fachlich fundierten professionellen Handelns im psychosozialen Bereich. Im Interesse eines fortlaufenden Verbesserungsprozesses der Behandlungspraxis sollte sie kontinuierlich durchgeführt werden (Gollwitzer/Jäger 2007, Uygur/Sümerli 2013).

Gerade in der psychosozialen Arbeit mit Menschen, die gesellschaftlich und so auch im Gesundheitssystem stigmatisiert werden und über deren Behandlungsbedarfe nicht systematisch im Rahmen der psychosozialen Weiterbildungen informiert wird, treten Probleme in der Versorgungsqualität auf. In Reaktion darauf verlassen viele trans* Personen Behandlungen, weil diese nicht ihrem Bedarf und ihren Wünschen entsprechen und sie sich gedemütigt fühlen (Shelton 2017). Eine Evaluation des Versorgungsangebots soll hier dazu dienen, dessen Qualität zu prüfen, problematische Versorgungssituationen zu analysieren und daraus zu lernen.

Probleme in der therapeutischen und beratenden Arbeit mit trans* Personen beruhen oft auf der Verunsicherung der Behandler_innen (Güldenring 2009), auf Vorurteilen und dem darauf basierenden Einsatz von unfachlichen Heuristika (Vollmer 1997) sowie auf der Fehlannahme der Behandelnden, immer perfekt und fehlerlos zu arbeiten (Schulmann 2016). Diese fachlichen Schwierigkeiten können im Rahmen eines Evaluationsprozesses erfasst, transparent gemacht und reflektiert werden. Auf der Basis des dabei erworbenen Handlungswissens können Fehler anerkannt, Entschuldigungen ausgesprochen und die professionelle Praxis verbessert werden.

## 7.10.2 Struktur-, Prozess- und Ergebnisqualität

Nach dem Modell von Avedis Donabedian (1966) kann professionelles Handeln im Gesundheitswesen auf den Ebenen der Strukturqualität, der Prozessqualität und der Ergebnisqualität erfasst werden (Arah et al. 2003). Wie die Versorgungsqualität auf der einen Ebene gestaltet wird, beeinflusst in der Regel auch die Versorgungsqualität auf den anderen beiden Ebenen. So prägen die Struktur- und Prozessqualität auch entscheidend die Ergebnisqualität einer Behandlung (Groß 2006). Dementsprechend ist es sinnvoll, bei der Evaluation professionellen Handelns in der Gesundheitsversorgung von trans* Personen auf alle drei Ebenen zu schauen. Wenn Probleme im Outcome, also bei der Ergebnisqualität auftreten, sollte auch danach gefragt werden, wie die strukturellen Bedingungen des Gesundheitsangebots sind und wie der Behandlungsprozess konkret gestaltet wurde.

Auf der Ebene der **Strukturqualität** werden die institutionalisierten Rahmenbedingungen, unter denen die Behandlungen stattfinden, analysiert. Hierbei kann untersucht werden, ob ein von trans* Klient_innen benötigtes und angefragtes Behandlungsangebot überhaupt in der Institution vorgehalten wird, ob trans* Klient_innen das Behandlungsangebot erreichen können, ob trans* Klient_innen mit der Gestaltung der Räumlichkeiten der Institution zufrieden sind, ob dort z. B. Materialien ausliegen, von denen sich trans* Klient_innen angesprochen fühlen (Penchansky / Thomas 1981). Auch sollte geprüft werden, ob innerhalb der Institution die notwendigen Ressourcen für eine fachlich fundierte Behandlung von trans* Klient_innen inklusive hinreichend Zeit zum Schreiben evtl. benötigter Stellungnahmen zur Verfügung gestellt werden, ob alle Mitarbeitenden geschult sind, trans* Klient_innen respektvoll zu begegnen, ob die Kommunikation und Datenverwendung innerhalb der Institution so gelingt, dass alle Gesundheitsversorger_innen alle Klient_innen mit dem ihrer Genderidentität entsprechenden Namen und Pronomen ansprechen (Richards et al. 2016). Zwei Beispiele, die auf Probleme hinsichtlich der Strukturqualität hindeuten:

BEISPIEL

Eine Krankenkasse verweist eine behandlungssuchende trans* Person in ein Medizinisches Versorgungszentrum. Beim Erstgespräch dort meint die aufnehmende Psychotherapeutin: „Wir haben hier niemanden, der für das Thema spezialisiert ist. Aber eigentlich müssen wir doch alle in der Approbationsausbildung davon gehört haben, und so können Sie natürlich hier behandelt werden".

Während eines Klinikaufenthaltes aufgrund einer Hüftoperation erlebt ein trans* Mann, dass das Pflegepersonal immer wieder ohne Ankündigung und ohne erkennbaren medizinischen Zweck in sein Zimmer kommt. Einmal hört er, dass tuschelnd vor der Tür der Vorname ausgesprochen wird, der ihm einstmals aufgrund seines weiblichen Zuweisungsgeschlechts gegeben wurde. Beim Aufnahmegespräch in die Klinik hatte er ausdrücklich darum gebeten, ausschließlich mit männlichem Vornamen angesprochen zu werden.

## Standards zur Sicherung der Strukturqualität

Zum Abbau von institutionellen Barrieren gegenüber gesellschaftlich marginalisierten Klient_innen gibt es bereits spezifische Leitlinien, z.B. von Ohms/Müller (2001) für die Beratung von lesbischen Klientinnen oder die Sonnenberger Leitlinien für die Beratung von Klient_innen mit Migrationserfahrung (Machleidt/Calliess 2008). Die Gay and Lesbian Medical Association publizierte bereits 2006 Leitlinien für einen angemessenen Umgang mit lesbischen, schwulen, bisexuellen und trans*gender Patient_innen in Institutionen des Gesundheitswesens (Gay and Lesbian Medical Association 2006). Auch vom Center of Excellence for Transgender Health, der San Francisco Lesbian, Gay, Bisexual, and Transgender Task Force und pro familia wurden entsprechende Empfehlungen entwickelt (Günther 2016, Shelton 2017, 97f.). Basierend auf diesen Leitlinien wurden die folgenden Qualitätskriterien für die Prüfung der Zugänglichkeit von Institutionen im Gesundheitswesen für trans* Klient_innen zusammengestellt, um die Zugänglichkeit von Institutionen im Gesundheitswesen für trans* Klient_innen zu überprüfen.

Sie wurden von G. Wolf erweitert und überarbeitet nach den Kriterien der Gay and Lesbian Medical Association (2006), des Center of Excellence for Transgender Health, der San Francisco Lesbian, Gay, Bisexual, and Transgender Task Force (Shelton 2017) und von Shelton (2017) und Ohms/Müller (2004).

**Sichtbarkeit von trans* und queeren Personen:**

- Wird eine zielgruppenspezifische Öffentlichkeitsarbeit geleistet, die trans* Personen miteinschließt?
- Werden psychosoziale Angebote für trans* Personen auf der Basis des aktuellen Fachwissens gestaltet und offeriert?
- Sind in den Räumen auch Plakate, Symbole, Faltblätter, Informationsmaterial vorhanden, die sich an trans* Personen richten? Sind Zeitschriften, Literatur und andere Materialien zum Thema vorhanden?
- Gibt es die Möglichkeit, Toiletten und Patient_innenzimmer entsprechend des Identitätsgeschlechts zu nutzen?
- Gibt es trans* Mitarbeiter_innen? Können diese offen auftreten?

**Fachliche Kompetenz:**

- War die Vermittlung von Kenntnissen über Genderidentitäten und Trans*geschlechtlichkeit Teil der Ausbildung aller Mitarbeiter_innen? Werden diese Kenntnisse auch in der Arbeit umgesetzt? Sind alle Mitarbeiter_innen bereit und in der Lage, trans*respektvoll zu handeln?
- Werden Fortbildungsangebote zu trans*geschlechtlichen Lebensweisen und Intersektionalität angeboten und wahrgenommen?
- Gehören zur in der Institution vorhandenen Fachliteratur auch Themen wie der Ablauf der Transition und von Coming-out-Prozessen, Art, Ausmaß und Auswirkungen von Gewalt und Diskriminierung auf trans* Personen, Auswirkungen gesellschaftlicher Rahmenbedingungen auf den sozialen Nahraum und die Beziehungen?
- Wird auf eine trans*inklusive Sprache geachtet?
- Werden Anamneseformulare und testdiagnostische Instrumente verwandt, die es möglich machen, trans*geschlechtliche, queere und nicht-heterosexuelle Lebensweisen anzugeben?

- Wird in den Teamgesprächen, in Gesprächen mit Klient_innen und in den schriftlichen Materialien der Institution auf heterozentristische und ciszentristische Formulierungen verzichtet?
- Besteht im Behandlungsteam ein reflektierter Umgang mit Klient_innen mit Diskriminierungs- und Gewalterfahrungen?
- Ist eine fachkompetente Reaktion auf negative Erfahrungen von trans* und queeren Klient_innen mit Gesundheitsversorger_innen möglich?
- Gibt es niedrigschwellige Rückmelde- und Beschwerdemöglichkeiten für Klient_innen? Ist der Umgang damit sowohl für die Klient_innen als auch für das Gesundheitspersonal transparent?

**Vernetzung und Überweisung:**

- Ist die Einrichtung vernetzt mit anderen Einrichtungen, die ergänzende und trans*respektvoll gestaltete Angebote haben?
- Gibt es eine Kooperation mit Kriseneinrichtungen, Krankenhäusern und Beratungsstellen für lsbt*i*q Personen?
- Gibt es eine aktuelle interdisziplinäre Verweisdatei mit Angeboten, die offen für trans* und queere Personen sind? Hierbei ist zu beachten, dass selbst wenn eine Institution sich als trans*offen darstellt, dies noch kein Garant dafür ist, dass eine trans* Person darin tatsächlich respektvoll und kompetent behandelt wird (Shelton 2017).

**Einstellung der Mitarbeiter_innen:**

- Werden trans* und queere Lebensweisen ebenso wahrgenommen, akzeptiert und wertgeschätzt wie cisgeschlechtliche Lebensweisen?
- Hat eine Auseinandersetzung mit der eigenen psychosexuellen Orientierung und Geschlechtlichkeit der Teammitarbeitenden stattgefunden?
- Gehört es zum Selbstverständnis der Institution, einen diskriminierungsfreien Raum zu schaffen? Gibt es ein entsprechendes Leitbild, welches für alle, die die Institution nutzen, transparent und sichtbar ist?

## Kennzeichen von Prozessqualität

Die **Prozessqualität** von Behandlungsangeboten wird durch die konkreten professionellen Beziehungs- und Handlungsfähigkeiten der Behandler_innen geprägt. Für die Bewertung des eigenen fachlichen Vorgehens werden von den Professionellen Fähigkeiten der Selbstreflexion sowie die Bereitschaft zur Selbstbewertung gefordert (Shelton 2017). Diese Fähigkeiten können im Rahmen von beruflicher Intervision, Supervision, Selbsterfahrung und interdisziplinär besetzten Qualitätszirkeln weiterentwickelt werden. Die Reflexion des eigenen therapeutischen oder beratenden Handelns unter Zuhilfenahme der entsprechenden Rückmeldungen der Klient_innen ermöglicht Behandler_innen einen andauernden und spannenden Lernprozess bezüglich der eigenen Beratungs- und Behandlungsqualität in einem sich ständig ändernden Arbeitsfeld. Hier sollte darauf geachtet werden, dass die psychosozialen und therapeutischen Angebote für trans* Klient_innen den fachlichen Leitlinien trans*affirmativer psychosozialer Arbeit folgen (American Psychological Association 2015, Deutsch 2016, Shelton 2017, World Professional Association for Transgender Health 2011) und dass die Beziehungsgestaltung fachgerecht und trans*respektvoll ist.

Bezüglich der Beziehungsgestaltung im Rahmen von Behandlungsprozessen liegen umfangreiche Forschungsarbeiten vor, die zeigen konnten, dass folgende Faktoren mit einem positiven Outcome bei Klient_innen assoziiert sind (Berglund et al. 2003, Chambless/Ollendick 2001, Norcross 2002, Miller/Wilbourne 2002):

- Allianz, also die wahrgenommene Kooperation zwischen behandelnder und behandlungssuchender Person. Hierbei erweist sich besonders die Bewertung der Allianz aus Sicht der behandlungssuchenden Person als aussagekräftig.
- Empathie der behandelnden Person gegenüber der behandlungssuchenden Person: Hier ist nicht hinreichend, dass die behandelnde Person Empathie für die behandlungssuchende Person empfinden kann, sondern es ist vielmehr entscheidend, dass die behandlungssuchende Person darüber hinaus auch in der Lage ist, diese Empathie so auszudrücken, dass die behandlungssuchende Person sie wahr- und annehmen kann.
- Zielkonsens bezogen auf die Inhalte der Behandlung zwischen behandelnder und behandlungssuchender Person.
- Adaptation der Behandlung an die Lebenssituation und die Bedarfe der behandlungssuchenden Person: Hierbei sollten die soziokulturellen Bedingungen, unter denen die behandlungssuchende Person lebt, mitgedacht werden, z.B. Werte, Gewohnheiten und kulturelle Hintergründe (Weisz/Kazdin 2006). Dies verlangt von den Behandler_innen kulturelle Kompetenzen wie eine Haltung der interessierten Offenheit gegenüber den Lebensweisen und Identitäten der Klient_innen und eine Selbstreflexion der eigenen Positionierung hinsichtlich gesellschaftlicher Privilegierung und Deprivilegierung (Brown 2009, Clarke et al. 2010).

Um erkennen zu können, ob die Beziehungsgestaltung gelingt, sind für die behandelnde Person die Rückmeldungen der behandlungssuchenden Person grundlegend. Die Einschätzung von Allianz und Empathie allein aufgrund von Wahrnehmungen der behandelnden Person ist nicht ausreichend, um die Qualität der Behandlungsbeziehung zu beurteilen. Eine kulturell kompetente Haltung und Praxis können anhand folgender Kriterien einer Evaluation zugänglich gemacht werden:

- Vorhandensein einer institutionalisierten Struktur, die den Behandler_innen eine kontinuierliche und offene Reflexion ihrer persönlichen Einstellungen, ihres Wissens, ihrer soziokulturellen Positionierung und ihrer daraus resultierenden professionellen Handlungspraxis ermöglicht. Als Methoden dafür stehen Intervision im Team und Supervision zur Verfügung. Einen besonders guten Resonanz- und Reflexionsraum bieten bei der Intervision und Gruppensupervision diversifizierte Teams mit einer expliziten Fehlerkultur. Eine Fehlerkultur beinhaltet grundlegend das Eingeständnis, dass Fehler passieren, sowie Strukturen, die es ermöglichen, Fehler zu benennen, zu analysieren sowie Präventions- und Ausgleichsmöglichkeiten zu erarbeiten (Reason 2000).
- So kann eine trans*sensibel gestaltete Fehlerkultur Möglichkeiten vorsehen, Fehler (zum Beispiel eine trans*unsensible Ansprache von Klient_innen durch Gesundheitsprofessionelle) wahrzunehmen und sichtbar zu machen. Auf dieser Basis können Umgangsmöglichkeiten mit dem Fehler erarbeitet werden, die den zugefügten Schaden zum Beispiel durch Verantwortungsübernahme und Entschuldigung gegenüber den Klient_innen wiedergutzumachen versuchen (Kahn 2006). Eine gute Fehlerkultur erfordert strukturelle Maßnahmen, zum Beispiel die Ausbildung der Professionellen im Erkennen und Ansprechen von Fehlern, Raum und Zeit für Klärungsprozesse sowie ein institutionelles Leitbild, welches beinhaltet, dass ein trans*respektvoller Umgang gewünscht wird und dass offen und kompetent mit Fällen umgegangen werden soll, in denen dies nicht gelungen ist (Schäfer/Fröhlich-Güzelsoy 2013, Shelton 2017).
- Ein transparentes und kontinuierliches Verfahren zum Einholen von Rückmeldungen und Anregungen der behandelten Personen: Dieses sollte auch Feedback an die Klient_innen beinhalten, was mit ihren Rückmeldungen konkret geschieht und wie diese auf die Gestaltung der weiteren professionellen Praxis einwirken (Buddeberg 2004, Kardorff 1998, Shelton 2017, Steering Committee 2002).

Gerade in der Arbeit mit gesellschaftlich marginalisierten Klient_innen mit zum Teil massiven Ausgrenzungserfahrungen ist es empfehlenswert, dass Behandler_innen die im Laufe der Behandlung auftretenden Gefühle sorgfältig beachten. Sozialisationserfahrungen von Privilegierung und Deprivilegierung nehmen auch Einfluss auf emotionale Prozesse und können interpersonelle Schemata prägen (Tress et al. 1996). Dies gilt sowohl für die behandlungssuchenden als auch die behandelnden Personen. So können die Sozialisationserfahrungen in einer ciszentristischen Gesellschaft bei trans* Personen zu Selbstentwertungen, Misstrauen und Ängsten führen. Diese Wahrnehmungen können sich verschärfen, wenn sich eine trans* Person zudem in der vulnerablen Klient_innenrolle befindet.

Bei cis Personen können die entsprechenden Sozialisationserfahrungen eine Aversion gegenüber trans* Personen prägen. Wenn sich cis Personen zudem in der privilegierten Rolle als gesundheitsprofessionelle Person befinden, können sie zu der Überzeugung gelangen, aufgrund des zugeschriebenen Expert_innenstatus und der existentiellen Sicherheit in der professionellen Rolle über eine Deutungshoheit zu verfügen. Die Erfahrung von Privilegierung kann sich zudem ausdrücken in einer problematischen Haltung der professionellen Person gegenüber trans* Klient_innen. Wenn bei der professionellen Person im Verlauf des Gesprächs mit einem_einer trans* Klient_in aversive Gefühle auftreten (z. B. in Form von Langeweile, Verachtung, Verwirrung, Zynismus), können diese der professionellen Person Hinweise geben auf dahinterliegende problematische Einstellungen (z. B. Entwertung der Klient_innen als Antwort einer professionellen Person auf die Erschütterung eigener geschlechtsbezogener Wahrnehmungsmuster). Diese problematischen Einstellungen wiederum schwächen die Qualität der Behandlung. So sind zurückweisende und die behandlungssuchenden Personen beschuldigende Behandler_innen nachweislich weniger erfolgreich im Hinblick auf ein Erreichen der Behandlungsziele (Lambert/Barley 2002).

Auch Professionelle, die selbst trans* oder queer sind, sind hinsichtlich problematischer Einstellungen gegenüber trans* Klient_innen nicht immun. So können diese im Machtungleichgewicht zwischen Behandler_in und Klient_in ebenfalls geneigt sein, den eigenen Vorteil zu essentialisieren und resultierend negative Gefühle gegenüber den Klient_innen zu entwickeln (z. B. indem eine queere Therapeut_in eine_n trans* Klient_in dafür verachtet, dass diese_r so schwach ist oder so große Probleme hat, während die Therapeut_in sich frei davon fühlt).

Das Wahrnehmen und Reflektieren aversiver Gefühle gegenüber Klient_innen stellt hohe Anforderungen an die fachliche Kompetenz von Behandler_innen. Das Eingestehen solcher Gefühle ist oft schambesetzt und fordert das professionelle Selbstverständnis der behandelnden Person heraus. Jedoch ist gerade die Reflexion aversiver Gefühle gegenüber Klient_innen eine notwendige Voraussetzung dafür, dass Behandler_innen fachlich fundierte Entscheidungen darüber treffen können, ob und wie sie konkret mit einem_einer Klient_in gut arbeiten können, die_der eigene Themen von Privilegierung und Verletzung berührt.

BEISPIEL

Eine trans* Frau stellt sich in einer Klinik vor, auf der Suche nach Unterstützung in der Transition und mit erheblichem Leidensdruck aufgrund von Gewalterfahrungen. Das Gespräch mit dem Spezialisten dauert zehn Minuten. Dabei schaut er sie nicht an, sondern aus dem Fenster. Die Patientin erlebt dies als desinteressiertes und respektloses Verhalten. Angesichts dessen, dass sie jedoch von der Institution eine Bescheinigung ihrer Trans*geschlechtlichkeit benötigt, verhält sie sich weiter höflich und respektvoll.

In der anschließenden Reflexion dieser Behandlungssituation im Intervisionsteam bemerkt der Kollege, dass in ihm beim Anblick der trans*weiblichen Person Verachtung und Unsicherheit aufgetreten sind. Als dahinterliegende Gedanken konstatiert er, dass er das Auftreten der Patientin als „übertrieben zurechtgemacht“ beschreibt. Er selbst sieht sich als heterosexuell und cismännlich. Zunächst hatte er gar nicht gemerkt, dass die Klientin nicht cisweiblich ist. Als sie dann damit begann, ihm zu schildern, dass sie körpermodifizierende Operationen wünsche, kippte seine Haltung zunächst von Unsicherheit und Scham, weil er als Spezialist für Sexualtherapie ihre trans* Weiblichkeit nicht gleich erkannt hatte, in eine Wut und Verachtung darüber, dass sie ihre Weiblichkeit so kompetent gezeigt hat, dass ihm dieser Irrtum passierte. Er wollte nicht zeigen, dass ihn die Klientin dermaßen bewegen konnte. So schaute er aus dem Fenster, um dem Blick der behandlungssuchenden Person auszuweichen. Im Verlauf der Selbstreflexion dieses Verhaltens gegenüber der Klientin bemerkt der Kollege Scham- und Schuldgefühle. Sein professionelles Selbstverständnis umfasst die Vorstellung, für Klient_innen mit seinem Wissen immer hilfreich sein zu wollen, und auch den Wunsch, dass diese mit der Behandlung zufrieden sind.

Er entscheidet sich, das erneute Gespräch mit der Klientin zu suchen. Beim nächsten Kontakt sagt er: „Ich habe nochmal über unsere letzte Sitzung nachgedacht. Ich habe dabei an meinen Gefühlen gemerkt, dass ich sehr mit mir beschäftigt war. Ich muss Ihnen sagen, dass ich total perplex war, als Sie sagten, sie wollten die Transitionsoperationen machen. Ich

> hielt sie für cisweiblich und bin aus allen Wolken gefallen, weil ich dies als Experte nicht erkannt habe. Ich hatte hinterher den Eindruck, ich sei in dieser Situation nicht gut mit Ihnen umgegangen. Das tut mir sehr leid. Wie war die Situation denn für Sie?“

Für viele behandlungssuchende Personen ist es zunächst einmal recht ungewöhnlich, so ausdrücklich seitens der Behandler_innen nach ihrer Einschätzung des professionellen Kontakts gefragt zu werden. Viele trans* Personen haben zuvor aus einer marginalisierten und vulnerablen Position heraus im Gesundheitssystem für sie sehr intransparente und auch an ihrer Partizipation uninteressierte Umgangsweisen erlebt. Gerade vor diesem Hintergrund eröffnen die Fragen nach den Eindrücken der behandlungssuchenden Person für diese neue und überraschende Möglichkeiten der Erfahrung von Kompetenzen, Selbstbestimmung und Gestaltungsmacht (Wright et al. 2007).

Im Diskurs mit den Klient_innen kann auch geprüft werden, ob die angebotenen Interventionen für die Anliegen der Klient_innen hilfreich sind. In der therapeutischen Arbeit mit trans* Personen sollte in diesem Zusammenhang auch immer wieder im Behandlungsprozess offen diskutiert werden, ob Klient_innen zum aktuellen Zeitpunkt ihre Kräfte für Schritte in der Transition benötigen oder an anderen Themenbereichen arbeiten möchten.

Die Behandler_innen sollten sich in der Lage sehen, die Rationale der von ihnen verwendeten Interventionen transparent und für die Klient_innen verstehbar darzustellen, damit Klient_innen sich informiert für oder gegen eine Methode entscheiden und die vermittelten Methoden auch für sich selbst auf der Basis prozeduralen Wissens kompetent weiter nutzen können.

Wenn eine Konsensbildung bezüglich der Behandlungsplanung und -gestaltung nicht gelingt, sollte dies durch die behandelnde Person offen gegenüber der behandlungssuchenden Person angesprochen werden. Dabei sollte zuvorderst die Autonomie der behandlungssuchenden Person respektiert werden. Bei Zustimmung der behandlungssuchenden Person für weitere Aushandlungsprozesse kann auch eruiert werden, was eventuell benötigt wird, um doch noch einen Konsens herzustellen oder ob evtl. die Angebote einer anderen Institution besser für die behandlungssuchende Person geeignet sind. Vielleicht braucht die behandlungssuchende Person noch Bedenkzeit, um über ihre Ziele zu reflektieren. Oder die behandelnde Person benötigt weitere Informationen, um ihre Zielvorstellungen zu modifizieren. In manchen Fällen können auch die fachlichen Grundsätze nicht passend zu den Zielvorstellungen der behandlungssuchenden Person sein (z. B. die Abstinenzforderung an Klient_innen mit Substanzgebrauch nach 10 Sitzungen Psychotherapie entsprechend der Psychotherapierichtlinien, Rüger et al. 2012). Hier ist es die Aufgabe der behandelnden

Person, den Zieldissenz transparent zu machen, ihre fachliche Position zu begründen und die behandelte Person nach ihrer Einstellung zu fragen. Auf der Basis eines gemeinsamen Bemühens um ein Verstehen der gegenüberstehenden Positionen können dann Umgangsmöglichkeiten mit der Situation gesucht werden. Einen Vorschlag für den fachlichen Umgang mit der Abstinenzforderung gegenüber trans* Personen nach 10 Sitzungen Psychotherapie haben wir im Kapitel 7.6 „Psychische Erkrankungen" aufgeführt. Wenn eine Behandlung für die behandlungssuchende Person nicht (mehr) hilfreich ist, sollte die Behandlungsbeziehung beendet werden. Bei weiterem professionellen Unterstützungsbedarf von Klient_innen sollte nach Möglichkeit gezielt weiterverwiesen werden.

## Evaluation des Behandlungsergebnisses

Das Gelingen der professionellen psychosozialen und medizinischen Arbeit kann schließlich an den Erfolgs- und Misserfolgskriterien gemessen werden, die im Rahmen der **Ergebnisevaluation** definiert werden. Eine bestmögliche psychische und physische Gesundheit von Klient_innen stellt das wichtigste übergeordnete Outcome-Kriterium professioneller Gesundheitsversorgung dar (Dennert/Wolf 2009). Aber auch die gesundheitsbezogene Lebensqualität (in ihren vier Dimensionen körperliche Verfassung, psychisches Befinden, soziale Beziehungen und Funktionsfähigkeit in Alltag und Beruf) sowie die Zufriedenheit der Klient_innen mit einem Behandlungsprozess können als Kriterien von Ergebnisqualität angesehen werden (Pfeifer et al. 2006).

Die Möglichkeiten von Klient_innen, sich psychisch zu stabilisieren und eine Remission ihrer Symptomatik zu erreichen, hängen neben der Qualität der angebotenen Behandlung auch von der Ausgangssituation der Klient_innen ab. Menschen mit wenigen psychosozialen Ressourcen und mit einer starken und chronischen Belastung durch psychische Erkrankungen haben generell ein schlechteres Outcome bezogen auf die Effekte von medizinischen und psychotherapeutischen Behandlungen (graham 2013, Shelton 2017). Für die psychotherapeutische Behandlung muss in diesem Fall mehr Zeit eingeplant werden, es muss mehr Anstrengung auf die Sicherung der Lebensgrundlagen und der sozialen Einbettung verwandt werden, und die Zielvorstellungen in der Therapie müssen realistisch angepasst werden (graham 2013).

Hinsichtlich des Outcomes der medizinischen Transitionsbehandlungen zeigen die Ergebnisse der vorliegenden Forschungsarbeiten, dass körpermodifizierende Hormontherapie und Operationen das genderdysphorische Erleben reduzieren können, die psychische Stabilität, psychische Symptomatiken und sexuelle Funktionen verbessern können sowie auch zu einer besseren Lebensqualität und höheren Zufriedenheit beitragen (Hess et al. 2014, Murad et al. 2010, Sevelius 2013). Das Outcome von medizinischen Transitionsbehandlungen hängt u.a. ab von der psychischen Ausgangssituation, intersektionalen Faktoren, der sozialen Unterstützung im Transitionsprozess und auch von den Operationsergebnissen (de Vries et al. 2014, graham 2013, Institute of Medicine 2011). Trans* Personen mit psychischen Erkrankungen sind mit den erhaltenen Transitionsoperationen weniger zufrieden als trans* Personen ohne psychische Erkrankungen (graham 2013, Heylens et al. 2014b). Auch sozioökonomisch schlecht gestellte und sozial isolierte trans* Personen sind mit den Ergebnissen der Transitionsoperationen weniger zufrieden als finanziell besser gestellte und sozial gut eingebundene trans* Personen (graham 2013). Bei der Hysterektomie ist eine größere Komplikationsrate bei wirtschaftlich schlechter gestellten Personen im Vergleich zu wirtschaftlich besser gestellten Personen zu erwarten (graham 2013). Insgesamt haben sozioökonomisch besser gestellte trans* Personen deutlich größere Möglichkeiten zur Selbstöffnung im Gesundheitssystem und einen besseren Zugang zu qualitativ guten Transitionsbehandlungen.

# 8 Trans* im Recht

Das Thema „Trans*" berührt prinzipiell alle Rechtsgebiete (Adamietz 2012). Wir begrenzen unsere Ausführungen hier auf die Aufgaben von Professionellen im Gesundheitssystem im Rahmen von rechtlichen Verfahren zur Änderung von Namen und Personenstand sowie in aufenthaltsrechtlichen Verfahren.

## 8.1 Gutachten zur Vornamens- und Personenstandsänderung nach dem „Transsexuellengesetz"

BEISPIEL

Ein 16-jähriger trans*geschlechtlicher Jugendlicher beantragt mit Unterstützung seiner Mutter beim Amtsgericht die Vornamens- und Personenstandsänderung nach dem „Transsexuellengesetz" (TSG) und benötigt dafür zwei Gutachten. Das Gericht bearbeitet den Antrag und beauftragt zwei Gutachter_innen. Die Fragen, die das Gericht an diese stellt, lauten:

- Empfindet sich die antragstellende Person aufgrund ihrer transsexuellen Prägung nicht mehr dem in ihrem Geburtseintrag angegebenen weiblichen, sondern dem männlichen Geschlecht zugehörig?
- Steht die antragstellende Person seit mindestens drei Jahren unter dem Zwang, diesen Vorstellungen entsprechend zu leben?
- Ist mit hoher Wahrscheinlichkeit nach den Erkenntnissen der medizinischen Wissenschaften anzunehmen, dass sich das Zugehörigkeitsempfinden zum männlichen Geschlecht nicht mehr ändern wird?

TIPP

Fachliches Handeln in der geschilderten Fallkonstellation:
Der Jugendliche erhält für die Vornamens- und Personenstandsänderung nach der Begutachtung die Diagnose F64.0 (ICD-10). Die seitens des Gerichts gestellten Fragen werden beantwortet.

Wünschen trans* Personen eine Änderung des bei Geburt zugewiesenen Geschlechtseintrages und/oder der Vornamen, wird dies in Deutschland durch das „Gesetz über die Änderung der Vornamen und die Feststellung der Geschlechtszugehörigkeit in besonderen Fällen" (dem sogenannten Transsexuellengesetz – TSG) geregelt. Das 1980 verabschiedete und seit 1981 in Kraft getretene Gesetz ist unterdessen in vielen Teilen als verfassungswidrig und menschenrechtsverletzend erklärt worden, da es in seiner Systematik von veralteten Annahmen über „Transsexualität" ausgeht, so dass nach sechs Entscheidungen des Bundesverfassungsgerichts viele der damaligen Voraussetzungen nicht mehr erfüllt sein müssen (Adamietz/Bager 2016).

Ursprünglich wurde das Gesetz verabschiedet, um trans* Personen ein juristisch anerkanntes Leben in ihrer Geschlechtsidentität zu ermöglichen; zur damaligen Zeit sicher ein sehr fortschrittliches Gesetz, da viele trans* Personen durch die fehlende rechtliche Anerkennung ihres Identitätsgeschlechts zusätzlich stigmatisiert leben mussten. Das TSG orientierte sich in seiner Entwicklung an den vorherrschenden psycho-medizinischen Auffassungen von „Transsexualität" als psychische Störung, die von Fachexpert_innen diagnostiziert werden muss. Daran knüpfte sich die traditionelle Sicht von Trans*geschlechtlichkeit, die mit der Ablehnung der eigenen Genitalien und dem Wunsch nach dem Leben im „anderen" Geschlecht sowie der weitgehenden körperlichen Angleichung einhergehen soll. Des Weiteren wurde von einer asexuellen oder heterosexuellen Orientierung ausgegangen. Diesen Fehlannahmen ist zum Teil durch Urteile des Bundesverfassungsgerichts (BverfG) Rechnung getragen worden, indem sie als verfassungswidrig erklärt und somit unanwendbar wurden (Adamietz 2015). Die Urteile zu Änderungen der Anwendungsvoraussetzungen betreffen die Abschaffung folgender Voraussetzungen:

- Mindestalter von 25 Jahren (§ 8 Abs. 1 Nr. 1 TSG alte Fassung, für verfassungswidrig erklärt durch Beschluss BVerfG v. 16.03.1982),
- Deutsche_r oder deutscher Personalstatus (§ 1 Abs. 1 Nr. 1 TSG a.F., für verfassungswidrig erklärt durch Beschluss BVerfG v. 18.07.2006),
- Forderung nach Ehelosigkeit (Scheidungszwang) (§ 8 Abs. 1 Nr. 2 TSG, für verfassungswidrig erklärt durch Beschluss BVerfG v. 27.05.2008),
- Zwang zu körpermodifizierenden Maßnahmen (Hormonbehandlung, Operationen) sowie zur Fortpflanzungsunfähigkeit (Sterilisation) (§ 8 Abs. 1 Nr. 3 und 4 TSG, für verfassungswidrig erklärt durch Beschluss BVerfG v. 11.01.2011).

Nach aktueller Rechtslage gelten für Vornamens- und Personenstandsänderungen die gleichen Voraussetzungen (versus dem bis 2011 praktizierten zweischrittigen Verfahren einer sogenannten „kleinen und großen Lösung" mit unterschiedlichen Anforderungen für eine Vornamens- bzw. eine Personenstandsänderung, Bundesverfassungsgericht, BVerfG 2011). Sowohl für eine Vornamens- als auch für eine Personenstandsänderung sind derzeitig zwei Gutachten von Sachverständigen notwendig, die in der Regel zu drei Fragen Stellung beziehen sollen. Erstens: Die antragstellende Person empfindet sich aufgrund ihrer ‚transsexuellen' Prägung eindeutig nicht dem bei Geburt zugewiesenen Geschlecht zugehörig, sondern dem anderen. Zweitens: Die antragstellende Person steht seit mindestens drei Jahren unter dem Zwang, diesen Vorstellungen entsprechend zu leben. Drittens: Das Zugehörigkeitsempfinden zum anderen Geschlecht wird sich nach Erkenntnissen der medizinischen Wissenschaft mit hoher Wahrscheinlichkeit nicht mehr ändern.

Wir weisen darauf hin, dass diese Fragen des Gerichts streng genommen keine Diagnose nach F64.0 (ICD-10) erforderlich machen. Trotzdem zeigt sich in der gängigen Praxis, dass Amtsgerichte diese Diagnosestellung erwarten. Deswegen empfehlen wir, diese im Gutachten aufzunehmen, um den Antragsteller_innen eine Personenstands- und Vornamensänderung zu ermöglichen.

Von sachverständigen Gutachter_innen wird erwartet, dass diese „aufgrund ihrer Ausbildung und ihrer beruflichen Erfahrung mit den besonderen Problemen des Transsexualismus ausreichend vertraut sind" (TSG 1980, § 4(3)). Problematisch ist jedoch, dass es keine aussagekräftigen Qualifikationskriterien für die Begutachtungssituation und die Sachverständigen gibt. Forschungsarbeiten und vielfältige Praxisberichte belegen entsprechend, dass es in der Begutachtungspraxis wiederholt zu diskriminierenden und übergriffigen Geschehen kommt (Sauer/Hamm 2014, Fuchs et al. 2012).

Im Rahmen des Qualitätszirkels und Behandler_innen_Netzwerkes in Berlin haben wir unter anderem auch Qualitätsstandards für Gutachter_innen im Rahmen des TSG erstellt, denen wir uns verpflichtet fühlen, wozu folgende Punkte gehören:

- Ansprache im Identitätsgeschlecht,
- Antragstellende werden über das Procedere der Begutachtung informiert,
- Kosten werden transparent gemacht,
- Zeit- und Kostenaufwand werden so gering wie möglich gehalten, z.B. ein Termin und Erstellung des Gutachtens innerhalb von 14 Tagen (max. vier Wochen),
- Formulierungen in Gutachten und Stellungnahmen werden für Antragstellende verstehbar erklärt,
- Antragstellende können Gutachten und Stellungnahmen lesen und ggf. auch verändern, bevor diese dem Gericht zugestellt werden,

- Antragstellende werden im Gutachten mit ihrem Identitätsgeschlecht beschrieben,
- keine Vergabe von Verdachtsdiagnosen oder Diagnosen von Persönlichkeitsstörungen nach wenigen Konsultationen; Diagnosestellungen neben F64.0 erfolgen nur, wenn dies für die Antragsteller_innen relevant ist,
- keine Anwendung von psychologischen Testverfahren,
- Aussagen zu (geplanten) Operationen oder anderen körpermodifizierenden Maßnahmen erfolgen nur mit Einverständnis der Antragsteller_innen.

Das TSG in seiner jetzigen Form verstößt gegen Grundrechte und internationale Menschrechtsübereinkommen und ist weiterhin reformbedürftig (Adamietz/Bager 2016). Vor allem durch das Festhalten an der Begutachtungspflicht von zwei unabhängigen Gutachter_innen zur Beurteilung der Trans*identität im Sinne einer „Diagnosestellung" wird das Pathologisierungskonzept fortgesetzt. Der ursprüngliche Hintergrund, nämlich

> *„die Vermeidung des Verstoßes gegen das Sittengesetz (d.h. keine staatliche Duldung oder gar Förderung von homosexuellen Gemeinschaften), der Schutz vor übereilten Entscheidungen sowie eine Art der Beratungsfunktion" (Adamietz/Bager 2016, 10f.),*

ist durch die heutige Rechtslage aufgehoben. Der Begutachtungsprozess stellt für viele trans* Personen eine hohe psychosoziale Belastungssituation dar (Adamietz 2011, 2015), in der durch die Psychopathologisierung Raum für Diskriminierungen eröffnet wird. Zudem widerspricht das Procedere im Rahmen der TSG-Begutachtung dem Selbstbestimmungsrecht und fördert systemimmanent trans*normative Verhaltens- und Ausdrucksweisen sowie Biografien, um der zweigeschlechtlichen Matrix zu entsprechen. Für nonbinäre trans* Personen gibt es im Rahmen des TSG keine rechtliche Regelung.

Untersuchungen zeigen, dass die Begutachtungspraxis häufig unverhältnismäßig kosten- und zeitaufwendig sowie von „entwürdigenden und diskriminierenden Erfahrungen" geprägt ist (Adamietz/Bager 2016, 11; Adamietz 2015). Dazu gehören irrelevante Fragen zur psychosexuellen Entwicklung und zu Geschlechterstereotypen (Kleidung, Hobbys, Alltagsgestaltung, Verhalten) sowie zur sexuellen Orientierung. Es ist heute wissenschaftlich gesichert, dass die sexuelle Orientierung unabhängig von der Geschlechtsidentität ist (Sauer/Hamm 2014) und keinen Informationswert hinsichtlich des Begutachtungsauftrages hat.

Trans*geschlechtliche Kinder erleben die Begutachtungssituation als besonders übergriffig, indem sie z. B. intime Fragen einer fremden Person beantworten müssen und in eine Rechtfertigungssituation gedrängt werden (Adamietz/Bager

2016). Verfahren wurden durch hohe Zugangsbarrieren unnötig erschwert, beispielsweise durch die Einholung der familienrechtlichen Genehmigung, welches wiederum die Entscheidung von der Stellungnahme des Jugendamtes abhängig gemacht hat. Dies ist 2017 durch einen Urteilsbeschluss des Brandenburgischen Oberlandesgerichts (OLG Brandenburg, Beschluss vom 24.01.2017 – 10 WF 80/16, 6 F 767/15, AG Bernau) als nicht zulässig erklärt worden. Des Weiteren ist es für Minderjährige problematisch, wenn sie keine Unterstützung im TSG-Verfahren durch die sorgeberechtigten Personen erfahren.

Häufig werden diese TSG-Gutachten von den Krankenkassen zur Beurteilung der Kostenübernahme durch den MDK für körpermodifizierende Operationen angefordert. Somit kommt es teilweise zu einer Umkehrung der bis 2011 vorgegebenen Reihenfolge (Operationspflicht vor TSG) sowie zur Vermischung zweier „formell und inhaltlich“ getrennter Verfahren (Sauer/Hamm 2014, 24).

Die Anforderung der juristischen Gutachten für die medizinische Beurteilung ist unzulässig, jedoch wird dem von vielen trans* Behandlungssuchenden nachgekommen, um einen positiven Bescheid über den Antrag der Kostenübernahme für körpermodifizierende Maßnahmen zu erhalten.

Grundsätzlich kann eine Geschlechtsidentität nicht von außen begutachtet werden, sondern nur aus den Erzählungen der Person selbst beschrieben werden. Die Ablehnungsrate der Anträge auf Vornamens- und Personenstandsänderungen liegt seit Inkrafttreten des TSG bei etwa 1 % (Meyenburg 2016, Meyenburg et al. 2015). International zeigen Reformen im Verfahren der Vornamens- und Personenstandsänderung der jüngeren Vergangenheit den Verzicht auf oder die Abschaffung von Fremdbegutachtungen, z. B. 2012 in Argentinien, 2013 in Schweden, 2014 in Dänemark, 2015 in Irland und Malta sowie 2016 in Norwegen (Sauer/Hamm 2014, Bundesverband Trans* e. V. i. Gr. 2016).

## 8.2 Reformbedarf und Handlungsempfehlungen zum „Transsexuellengesetz“

Das Bundesministerium für Familie, Frauen, Senioren und Jugend (BMFSFJ) hat ein Gutachten zum „Regelungs- und Reformbedarf für transgeschlechtliche Menschen“ in Auftrag gegeben. Die wichtigsten Ergebnisse des Gutachtens (Adamietz/Bager 2016) hinsichtlich des Reformbedarfs und der daraus resultierenden Handlungsempfehlungen werden im Folgenden kurz zusammengefasst.

Reformbedarf wird hinsichtlich der Zugangsvoraussetzungen für die Vornamens- und Personenstandsänderungen gesehen, insbesondere der Begutachtungspflicht durch zwei unabhängige Gutachter_innen. In diesem Zusammenhang ergeben sich vor allem für vulnerable Personengruppen wie Kinder und

Jugendliche sowie Menschen mit Behinderungen oder nicht-deutsche Personen größere Barrieren.

> *„Insgesamt ist zu konstatieren, dass die Ausgestaltung des Verfahrens nach dem TSG nicht den Empfehlungen des Menschenrechtskommissars oder den Vorgaben der Resolution 2048 entspricht, da das Verfahren weder schnell, noch transparent, noch leicht zugänglich oder auf Selbstbestimmung basierend ist" (Adamietz/Bager 2016, 16).*

Des Weiteren gibt es im TSG keine Regelungen zur Elternschaft für trans* Personen. Dies betrifft beispielsweise den Geburtseintrag der vor, während oder nach der Transition geborenen Kinder. Die abstammungsrechtlichen Regelungen sind an geschlechterspezifische Voraussetzungen und Bezeichnungen gebunden. Eine Elternschaft wird mit Geschlecht und Fortpflanzungsfunktion assoziiert, so dass für trans* Personen eine Elternschaft in ihrem Identitätsgeschlecht unmöglich wird, z.B. wird ein gebärender trans* Mann als Mutter und nicht als Vater eingetragen (Adamietz/Bager 2016). Mit welchem Namen und welcher Geschlechtszugehörigkeit Eltern in der Geburtsurkunde ihrer Kinder stehen, kann zu einem Zwangsouting führen, wenn die Geburtsurkunde der Kinder verlangt wird. Dies widerspricht auch gleichzeitig dem Offenbarungsverbot im TSG (Kapitel 5.8 „Reproduktivität").

Zudem ist das Offenbarungsverbot auch dahingehend unzureichend geregelt, wenn z.B. Behörden durch Weitergabe von gespeicherten Daten zu Namen und Personenstand ein unfreiwilliges Outing herbeiführen oder wenn durch eine unveränderte Sozial- und Rentenversicherungsnummer das bei Geburt zugewiesene Geschlecht rekonstruierbar wird. Dies kann nach der Personenstandsänderung auf Antrag geändert werden.

Da das TSG in seiner jetzigen Form keine „taugliche" und „praktikable" Anwendung ermöglicht und nicht dem aktuellen Stand der medizinischen Forschung sowie der Menschenrechts- und Geschlechtswissenschaften entspricht (Adamietz/Bager 2016, 8), wird die Abschaffung des TSG gefordert. Hingegen wurde ein neuer Gesetzesentwurf mit dem „Gesetz zur Anerkennung der Geschlechtsidentität und zum Schutz der Selbstbestimmung bei der Geschlechtszuordnung" vorgeschlagen (Adamietz/Bager 2016, 26).

Laut des neuen Gesetzentwurfs soll es keine Begutachtungspflicht mehr geben, da eine Namens- und Personenstandsänderung unabhängig von medizinischen und/oder therapeutischen Maßnahmen ermöglicht werden soll. Darüber hinaus soll der unabhängige Zugang für Minderjährige durch eine vorherige Peer-Beratung erleichtert werden. Für nicht-deutsche Personen soll der Zugang unabhängig von der Situation im Herkunftsland offen sein.

Es wird empfohlen, das Verfahren an Verwaltungsämter und Standesämter, statt wie bisher an Amtsgerichte anzusiedeln. Denkbar wäre auch die Übermittlung der Erklärung einer Person bezüglich ihres Geschlechtseintrages durch Notar_innen, um eine flächendeckende Versorgungsstruktur zu ermöglichen.

Des Weiteren soll die Elternschaft von trans* Personen in der Form geregelt werden, dass sie in der Geburtsurkunde ihrer Kinder als Eltern entsprechend des aktuellen Geschlechtseintrages und Namens bzw. als „Eltern" eingetragen werden.

Vor dem Hintergrund der Vielzahl an Diskriminierungen gegenüber trans* Personen im öffentlichen Leben wird die Aufnahme eines expliziten Diskriminierungsverbotes aufgrund der geschlechtlichen Identität im Gesetzestext empfohlen. Bisher existiert lediglich ein ausdrückliches Verbot von Diskriminierung im Allgemeinen Gleichbehandlungsgesetz hinsichtlich der „sexuellen Identität", welches die sexuelle Orientierung als auch die Geschlechtsidentität betrifft. Damit würde eine klare Positionierung deutlich, welche die Rechte trans*geschlechtlicher Personen stärkt.

Weiterhin sollen trans* Personen besser vor Offenbarung ihrer Geschlechtsidentität geschützt werden, indem der Umgang mit gespeicherten Daten bezüglich des bei der Geburt zugewiesenen Geschlechts und des Geburtsnamens und deren Zugang geregelt ist. Dazu gehören auch die Konsequenzen bei Verstoß gegen das Offenbarungsverbot unter Berücksichtigung der schädigenden und diskriminierenden Auswirkungen und Folgen.

## 8.3 Änderung des Namens nach dem Namensänderungsgesetz

Das deutsche Namensrecht wird unter anderem durch das Namensänderungsgesetz (NamÄndG) von 1938 reguliert und stellt relativ hohe Anforderungen an die Änderung des Namens, indem das Vorliegen eines „wichtigen Grundes" gefordert wird.

Dieser Umstand ist historisch vor dem Hintergrund des Nationalsozialismus zu betrachten. Mit der Änderung des Gesetzes 1938 wurde zum einen eine flächendeckende Registrierung verfolgt, um alle Bürger_innen entsprechend ihrer (nicht)arischen Abstammung eindeutig zuordnen zu können. Zum anderen mussten Menschen jüdischer Abstammung einen eindeutigen Vornamen (Israel oder Sara) tragen, und Menschen nichtarischer Abstammung durften ihre Namen nicht ändern. In einem internen Runderlass vom Minister des Innenministeriums Wilhelm Frick (1934) hieß es:

> *„Jede Namensänderung beeinträchtigt die Erkennbarkeit der Herkunft aus einer Familie, erleichtert die Verdunkelung des Personenstandes und verschleiert die blutmäßige Abstammung. Eine Namensänderung kann daher nur dann erfolgen, wenn ein wichtiger Grund vorliegt, der die Namensänderung rechtfertigt" (Wagner-Kern 2002, 359).*

Die Formulierung eines „wichtigen Grundes" für eine Namensänderung stand damals im Bedeutungskontext des Nationalsozialismus und sollte die Verfolgung von Menschen ungehindert möglich machen. Dieses Gedankengebäude kann nicht im Einklang mit einem humanen Rechtsverständnis stehen. Dennoch hat sich die Anforderung eines wichtigen Grundes für eine Namensänderung bis ins heutige Namensänderungsrecht erhalten. Eine Person muss also immer noch argumentieren, dass sie einen „wichtigen Grund" hat, ihren Namen zu ändern, und sie muss diesen Grund im Rahmen des Namensänderungsverfahren darlegen.

Ein geschlechtsspezifischer Vorname, der nicht zum empfundenen Identitätsgeschlecht passt, kann heute als wichtiger Grund im Rahmen des Namensänderungsgesetzes betrachtet werden. Diesen Weg nutzen derzeit insbesondere nonbinäre Menschen. Im Gegensatz zum TSG sind keine Sachverständigengutachten notwendig und dadurch die Kosten deutlich günstiger, wobei eine kurze psychotherapeutische Stellungnahme hinsichtlich des Leidensdrucks hilfreich sein kann.

## 8.4 Dritter Geschlechtseintrag im Rahmen des Personenstandsgesetzes

Am 13. Dezember 2018 hat der Bundestag das Personenstandsgesetz (PStG) geändert, indem im Geburtseintrag neben den Bezeichnungen „weiblich" und „männlich" die Angabe „divers" möglich ist, wenn das Neugeborene weder dem weiblichen noch dem männlichen Geschlecht zugeordnet werden kann. Später kann durch eine Erklärung gegenüber dem Standesamt die Zuordnung des Geschlechtseintrages bei Geburt verändert und bei Bedarf ein neuer Vorname gewählt werden, wenn die Zuweisung bei Geburt nicht passend gewesen ist. Die Variation der Geschlechtsmerkmale soll durch eine ärztliche Bescheinigung belegt werden. Wenn keine ärztliche Bescheinigung über medizinische Behandlungen vorliegt oder die Variation der Geschlechtsentwicklung aufgrund von Behandlungen nicht mehr existiert bzw. nur durch unzumutbare Untersuchungen nachweisbar wäre, dann ist eine eidesstattliche Erklärung ausreichend. Unter „Varianten der Geschlechtsentwicklung" werden „Diagnosen zusammengefasst, bei denen die Geschlechtschromosomen, das Genital oder die Gonaden inkongruent sind“ (Deutscher Bundestag 2018, o. S.).

> *„So führt die Neuregelung zu einer Ungleichbehandlung verschiedener Personen, deren Geschlechtsidentität nicht dem Geschlechtseintrag entspricht. Trans* Menschen müssen sich weiterhin innerhalb des aufwendigen gerichtlichen Verfahrens nach dem sogenannten Transsexuellengesetz (TSG) teuren, langwierigen und pathologisierenden Begutachtungsverfahren unterziehen, um ihren Personenstand entsprechend ihrer Geschlechtsidentität zu ändern“ (Bundesvereinigung Trans* 2018, o.S.).*

Unterdessen gibt es Überlegungen, wie diese Änderungen des Personenstandsgesetzes doch noch auf trans* Personen angewandt werden können (Lesben- und Schwulenverband 2019). Einige trans* Personen haben das neue Recht bereits in Anspruch genommen, das Bundesinnenministerium hat darauf mit einem sehr umstrittenen Referentenentwurf zur Neuregelung des Geschlechtseintrags reagiert. Die aktuelle Diskussion zum Thema kann u. a. auf den Internetseiten www.trans-recht.de und www.dritte-option.de verfolgt werden.

## 8.5 Vornamens- und Personenstandsänderung nach dem „Transsexuellengesetz“ bei trans* Personen aus anderen Ländern

Menschen mit abgeschlossenem Asylverfahren, mit unbefristetem Aufenthaltsrecht, Staatenlose, Geflüchtete oder Menschen mit einer verlängerbaren Aufenthaltserlaubnis, die sich dauerhaft in Deutschland aufhalten, haben die Möglichkeit, die Vornamens- und Personenstandsänderung nach dem deutschen TSG durchzuführen (Bundesministerium der Justiz und für Verbraucherschutz, BJV 2018b). Personen, die in Deutschland eine Duldung oder eine befristete Aufenthaltsgenehmigung haben, können das TSG-Verfahren jedoch nicht nutzen. Bei Ausländer_innen, deren Heimatrecht eine andere Regelung für die Änderung von Vornamen und Personenstand vorsieht, prüft das zuständige Amtsgericht jeweils im Einzelfall, ob die Person die Regelung ihres Heimatlandes nutzen soll oder ob sie das Verfahren nach dem deutschen TSG durchlaufen kann. Die Regelungen des Heimatlandes und deren Bedingungen muss die antragstellende Person im Verfahren darlegen. Entscheidend ist dann die Einschätzung des Amtsgerichts, ob die Regelungen des Heimatlandes für die Person zumutbar sind oder nicht (Netzwerk Trans*-Inter*-Sektionalität 2014). Eine Übersicht über die Verfahren zur Vornamens- und Personenstandsänderung in anderen Ländern hat die International Lesbian, Gay, Bisexual, Trans and Intersex Association zusammengestellt (International Lesbian, Gay, Bisexual, Trans and Intersex Association 2017).

## 8.6 Asyl und Aufenthaltsrechte für trans* Personen

In vielen Ländern werden trans* Personen verfolgt und kriminalisiert, z. B. wenn sie als trans* sichtbar werden, wenn sie crossdressen, wenn sie eine Trans*organisation gründen, sich für die Rechte von trans* Personen einsetzen oder eine geschlechtsangleichende Behandlung machen (siehe die Übersicht zur menschenrechtlichen Situation von Transgender Europe / Balzer 2018b).

Die Verfolgung aufgrund der Genderidentität wird unter bestimmten Voraussetzungen in Deutschland als **politische Verfolgung** (Art. 16a Abs. 1 GG, BJV 2018c) und damit als asylerhebliches Merkmal anerkannt. Nach dem Asylgesetz (BJV 2018a) gelten als **Verfolgung** u. a.:

- Handlungen, die eine schwerwiegende Verletzung grundlegender Menschenrechte darstellen,
- Gewalt,
- gesetzliche, administrative, polizeiliche oder justitielle Maßnahmen, die als solche diskriminierend sind oder in diskriminierender Weise angewandt werden,
- unverhältnismäßige oder diskriminierende Strafverfolgung oder Bestrafung.

Politische Verfolgung bedeutet, dass die Verfolgung einen öffentlichen Bezug hat (z. B. wenn eine Person wegen ihrer Zugehörigkeit zu einer bestimmten sozialen Gruppe verfolgt wird) und von einem Träger überlegener, in der Regel staatlicher Macht ausgeht (BVerfG 2000).

Die Kennzeichen einer asylrechtlich relevanten Gruppe beschreibt das deutsche Asylgesetz im § 3b:

> *„a) die Mitglieder dieser Gruppe [haben] angeborene Merkmale oder einen gemeinsamen Hintergrund [gemein], der nicht verändert werden kann, […] oder [teilen] Merkmale oder eine Glaubensüberzeugung, die so bedeutsam für die Identität oder das Gewissen sind, dass der Betreffende nicht gezwungen werden sollte, auf sie zu verzichten, und*

*b) die Gruppe [hat] in dem betreffenden Land eine deutlich abgegrenzte Identität […], da sie von der sie umgebenden Gesellschaft als andersartig betrachtet wird; […] eine Verfolgung wegen der Zugehörigkeit zu einer bestimmten sozialen Gruppe kann auch vorliegen, wenn sie allein an das Geschlecht oder die geschlechtliche Identität anknüpft" (BJV 2018a, o.S.).*

Asyl kann also in Deutschland erhalten, wer von Staats wegen aufgrund seiner Gruppenzugehörigkeit verfolgt wird. Als politische Verfolgung kommen jedoch auch Verfolgungsmaßnahmen nicht-staatlicher Akteur_innen in Betracht, wenn die Verfolgung letztlich dem jeweiligen Staat zuzurechnen ist. So können z.B. Personen, bei denen der Staat unwillig oder unfähig ist, sie vor Verfolgung zu schützen, Asyl erhalten. Täter_innen von Gewalttaten gegen trans* Personen bleiben in vielen Ländern straflos (Amnesty International 2001). Wenn ein Staat trans*geschlechtliche Lebensweisen mit Freiheitsstrafen bedroht, ist damit zu rechnen, dass es für jemand, der_die von nichtstaatlichen Täter_innen verfolgt wird, unzumutbar ist, zu versuchen, staatlichen Schutz in Anspruch zu nehmen. Die Person kann dann also in Deutschland asylberechtigt sein.

Wird angenommen, dass eine Person im Herkunftsland auch Gebiete erreichen kann, in denen sie nicht verfolgt wird (dies wird als „inländische Fluchtalternative" bezeichnet), wird im deutschen Asylrecht davon ausgegangen, dass eine Person auch im Heimatland ohne Verfolgung leben kann (Dienelt 2019). Die Person gilt dann nicht als politisch verfolgt.

## 8.7 Ärztliche und psychologische Gutachten, Atteste und Stellungnahmen in aufenthaltsrechtlichen Verfahren

Benötigt eine geflüchtete trans* Person aufgrund der durch die Verfolgung erlittenen Traumatisierungen im Asylverfahren ein Gutachten über die Traumafolgen, empfiehlt sich, die Abfassung des Gutachtens an den „Standards zur Begutachtung psychisch reaktiver Traumafolgen (in aufenthaltsrechtlichen Verfahren)" zu orientieren (Projektgruppe „Standards zur Begutachtung psychotraumatisierter Menschen" 2012). Diese Gutachten werden von sachverständigen Personen verfasst, die nicht Behandler_innen der geflüchteten Person sind.

Hingegen können Atteste und Stellungnahmen in aufenthaltsrechtlichen Verfahren (z.B. bei drohender Abschiebung) auch von den Behandler_innen der betreffenden Person ausgestellt werden. Diese Atteste und Stellungnahmen werden dann z.B. auch Mitarbeiter_innen in Behörden vorgelegt und sollten deshalb so formuliert werden, dass sie inhaltlich auch von Personen, die nicht in der Gesundheitsversorgung tätig sind, nachvollzogen werden können. Nach den Empfehlungen von Scheef-Maier/Haenel (2016) sowie der Bundesweiten Arbeitsgemeinschaft der psychosozialen Zentren für Flüchtlinge und Folteropfer (2016) können diese Stellungnahmen folgendermaßen gegliedert werden:

- Einleitung: Patient_innendaten, Untersuchungstermine, Angaben zur Profession der behandelnden Person, Angaben zur Behandlung, Angaben zur Sprachmittlung, Angaben zur Art der Untersuchung,
- Schweigepflichtsentbindung des_der Patient_in gegenüber der jeweiligen Behörde,
- Anamnese,
- Angaben zur Symptomatik und zum Verlauf der Beschwerden,
- Befunde/Untersuchungsergebnisse,
- Diskussion und Beurteilung: Diagnose, Differentialdiagnose, Begründung, Prognose (z.B. erörtern, welche gesundheitlichen Konsequenzen eine erzwungene Rückkehr in das Herkunftsland aus ärztlicher/psychotherapeutischer Sicht haben könnte).

BEISPIEL

Nike, EU-Bürgerin, Anfang 20, befand sich im Strafvollzug und hatte sich trans*geschlechtlich geoutet. Auf Initiative der sozialtherapeutischen Abteilung der Vollzugseinrichtung entsteht eine regelmäßige aufsuchende Begleitung durch eine Trans*beratungsstelle. Nach Beendigung der Haft soll die Inhaftierte in ihr baltisches Herkunftsland ausgewiesen werden und für einige Jahre mit einem Einreiseverbot nach Deutschland belegt werden. Aufgrund ihrer sehr guten Deutschkenntnisse reift die Überlegung, einen Neuanfang in einem deutschsprachigen Land zu planen. Auf medizinischer Seite kann mit Hilfe der Trans*beraterin im Vollzug eine testosteronsuppressive Hormonbehandlung initiiert werden, die zumindest den von der trans* Person geschilderten libidobezogenen Leidensdruck lindert. Aufgrund der Erfahrungen solcher Anwendungen im forensischen Kontext konnte bei den internen Mediziner_innen eine entsprechende Compliance für die Durchführung solch einer Medikation erreicht werden. Zur Bekräftigung der Selbstdiagnose und mit Blick auf den Neuanfang nach Haftende wurde zudem eine Vornamens- und Personenstandsänderung nach dem TSG durchgeführt. So entstanden neben dem gerichtlichen Beschluss zwei deutschsprachige Gutachten mit offiziellen Diagnosestellungen, die einer Anerkennung der Geschlechtsidentität und einer weiterführenden Hormonbehandlung in Freiheit den Weg bereiten sollten. Der Gewinn einer Hormonbehandlung mit Östrogenen ab etwa einem halben Jahr vor prognostiziertem Haftende bezüglich eines anfänglichen Passings und der Vermeidung unnötiger Diskriminierung in einer intersektionalen Belastungssituation bei Entlassung konnte den involvierten Fachkräften leider nicht vermittelt werden. Über die Fallsituation hinaus kann erwähnt werden, dass die Inhaftierung einer „rechtlichen Frau“ in einem „Männervollzug“ unproblematisch war, da die Inhaftierte die guten Beziehungen zum Betreuungspersonal schätzte, eine Verlegung in den Frauenvollzug ablehnte und von ihrer Personenstandsänderung keinen Gebrauch machte. Problematisch erwies sich die Haltung eines Gutachters für das TSG-Verfahren, der es für notwendig befand, im Gutachten für die Vornamens- und Personenstandsänderung die aktuelle Inhaftierung und den Grund dafür zu erwähnen, obwohl dies für die Fragen des Gerichts irrelevant ist. Selbst der dezidierte Hinweis, dass dieses Gutachten wichtig für spätere Legitimationen der trans* Person sei und letztlich der Resozialisierung dienen solle, welchem ein (völlig unnötiges) Zwangsouting als ehemalige Straftäterin entgegenstünde, erzeugte keine Veränderung der letztlich trans*feindlichen Haltung.

# 9 Ausblick

Sie sind uns als Leser_innen bis hierher gefolgt, und wir hoffen, wir haben Sie neugierig und offen für das Thema gemacht.

Uns drei hat das gemeinsame Arbeiten an diesem Buch in einen intensiven gemeinsamen, stärkenden und nachdenklichen Prozess des Erinnerns, Diskutierens und Lernens geführt. Manches Mal haben wir uns gefragt, ob wir etwas **genau so** schreiben können. Oder ob wir uns mit den Worten, mit denen wir etwas im wahrsten Sinne festgehalten haben, nicht zu sehr von dem lebendigen Prozess entfernen, den wir immer wieder bei unserer therapeutischen Arbeit im Themenfeld erleben.

Wir haben uns beim Schreiben immer wieder an Lebensgeschichten von trans* Personen erinnert, denen wir begegnet sind. Wir haben uns gefragt, wie sich ihr Leben jeweils weiterentwickelt hat, wie für sie der Kontakt zu uns war. Wir nehmen unsere therapeutische und beratende Arbeit im Themenfeld immer wieder als große Bereicherung wahr. Dass unsere Klient_innen ihre Geschichten mit uns teilen – die oft von einer großen Kraft, von Scheitern, dem Suchen nach Auswegen, Ängsten, Trauern um Verlorenes und Aufbrüchen erzählen – berührt und verändert uns.

Wir gehen jetzt, nachdem das Buch vor uns liegt, mit noch mehr Fragen in das Themenfeld hinein. Und so ist uns klar: Der vorliegende Text ist mit Sicherheit weder fertig noch perfekt. Wegen der lebendigen und vielfältigen Bewegungen im Themenfeld und des rasant wachsenden trans*affirmativen Forschungsfundus wird es zu Teilen des Buches schon zum Erscheinungsdatum wieder Neues geben. Wir freuen uns sehr darüber. Alle Leser_innen laden wir herzlich ein, uns neue Entwicklungen mitzuteilen und uns konstruktiv, kritisch, ärgerlich, begeistert Rückmeldungen zu geben.

Aktuell können wir zum Beispiel noch nicht absehen, welche praktischen Auswirkungen die neue AWMF-S3-Leitlinie für die Versorgung in Deutschland haben wird, ob es tatsächlich gelingt, diese Leitlinie auch für eine Stärkung der individuellen Selbstbestimmung von trans* Personen in Bezug auf ihren Körper zu nutzen. Wir hoffen darauf, dass diese neue Leitlinie, auch wenn sie uns noch nicht zufriedenstellt, tatsächlich einen Schritt in Richtung einer besseren Gesundheitsversorgung von trans* Personen darstellt.

Es bleibt noch viel zu tun: Wir brauchen bei allen Gesundheitsversorger_innen ein Wissen über die Vielfalt geschlechtlicher Lebensweisen, eine Haltung, die sich über diese Vielfalt freut. Die Entdeckung und das Leben einer nonkonformen Geschlechtlichkeit wirft damit, dass diejenigen, die diesen Weg gehen, den Mut brauchen, sich Krisen zu stellen und weitreichende Veränderungen ihrer sozialen Bezüge, ihres Körpers, ihrer Position in der Gesellschaft erleben, zahlreiche existentielle Fragen auf. Wir halten bei Gesundheitsversorger_innen die Bereitschaft und Fähigkeit, behandlungssuchenden trans* Personen zuzuhören, für grundlegend, um ihnen menschlich und fachlich angemessen begegnen zu können. Dafür braucht es auch eine Auseinandersetzung mit den Fragen, wie wir uns sichtbar machen können und uns dazu stellen, wenn unser Gegenüber damit ringt, wieviel er_sie zu verlieren und zu gewinnen hat, um das eigene Leben so zu leben, wie sie_er es leben möchte. Um hier in der Gesundheitsversorgung die strukturellen Grundlagen für eine gute Begleitung von trans* Personen zu legen, braucht es bei allen Beteiligten eine weitreichende Reflexion der Bedeutungen von Geschlechtlichkeit sowie die Verankerung der vielfältigen Themen der Trans*gesundheitsversorgung in die zu einem Beruf im Gesundheitsbereich hinführenden Ausbildungen, insbesondere in die Approbationsausbildungen von Mediziner_innen und Psychotherapeut_innen.

Wir wünschen uns, dass die Entwicklungen im Gesundheitssystem kontinuierlich und zügig in die Richtung laufen, dass trans*geschlechtliche Behandlungssuchende jede von ihnen benötigte Gesundheitsdienstleistung niedrigschwellig, diskriminierungsfrei und fachgerecht erhalten. Die Kostenträger im Gesundheitswesen, allen voran die Krankenkassen, sehen wir selbstverständlich in der Pflicht, die Kosten für eine gute Gesundheitsversorgung von trans* Personen zu übernehmen, insbesondere in der Transition, jedoch auch davor und danach. Vor dem Hintergrund der Tatsache, dass Diskriminierungen und Gewalt das Risiko zu erkranken erhöhen, brauchen trans* Personen wahrscheinlich auch eine intensivere Gesundheitsversorgung als Angehörige privilegierterer gesellschaftlicher Gruppen. Dies gilt in besonderem Maße für trans* Behandlungssuchende, die zusätzlich marginalisiert sind, z. B. für trans* Geflüchtete, trans* Sexarbeiter_innen, trans* Personen mit psychischen Erkrankungen. In jedem Kontakt zu Gesundheitsversorger_innen sollen sich trans* Personen sicher sein können, auf Respekt für ihre individuelle Identität und Lebensweise zu treffen sowie auf ein Bewusstsein des Gegenübers für die Folgen gesellschaftlicher Ausgrenzung und die tiefgreifenden Ungerechtigkeiten bei der Zuteilung gesellschaftlicher Privilegien.

Uns ist klar, dass sich hier Gesundheitsversorger_innen angesichts reaktionärer gesellschaftlicher Entwicklungen, die die Menschenrechte gerade von Angehörigen sexueller und geschlechtlicher Minoritäten relativieren wollen, positionieren und sich auch in die Nesseln setzen müssen. Aus eigener Erfahrung können wir sagen: Das kann unangenehm sein, den Ruf im Kreis mancher Kolleg_innen ankratzen und die eigene Karriere hürdenreich gestalten. Wir erleben es so, dass es im deutschen Gesundheitssystem immer noch nicht besonders angesehen ist, wenn Gesundheitsversorger_innen offen damit umgehen, dass sie sich auf die Seite von Menschen mit gesellschaftlich stigmatisierten Merkmalen stellen oder selbst einer gesellschaftlich stigmatisierten Gruppe angehören. Im Kolleg_innenkreis fragen wir uns immer wieder, wo jede_r zum Thema steht, wer uns diskriminieren und als nicht-zugehörig betrachten wird und wer auf der Seite von trans* Personen steht. Es ist klar, was hier für uns als Gesundheitsversorger_innen zu tun ist: Das offene Auftreten und Streiten ist angezeigt, und es lohnt sich. Auch lässt es sich von einer beruflich anerkannten Position aus deutlich besser durchhalten und überstehen als aus der vulnerablen Situation einer auf eine medizinische oder psychotherapeutische Behandlung angewiesenen trans* Person heraus.

Wir haben dieses Buch auch für die Community geschrieben. Wir hoffen, dass trans* und queere Menschen es für sich nutzen können. Wir hoffen, dass aus den trans* und queeren Communitys heraus, neben allen anderen gesellschaftspolitischen Baustellen, auch das Gesundheitssystem mitgestaltet und immer wieder konfrontiert wird, bis allen trans* Personen die Gesundheitsversorgung, die sie brauchen, angemessen zur Verfügung gestellt wird.

Eine gute Gesundheitsversorgung für alle ist ein Menschenrecht und als solches unteilbar.

# Literatur


Abilgaard, P. (2013): Stabilisierende Psychotherapie in akuten Krisen. PITT für die psychotherapeutische Grundversorgung. Klett-Cotta, Stuttgart

Adamietz, L. (2015): Recht und Geschlecht. Regulierung von Identitäten oder Schutz vor Diskriminierung? In: Geschlechtsidentität und sexuelle Orientierung. BZgA Forum 1–2015, 28–31

Adamietz, L. (2012): Geschlechtsidentität im deutschen Recht. In: https://www.bpb.de/apuz/135436/geschlechtsidentitaet-im-deutschen-recht?p=all, 26.06.2019

Adamietz, L. (2011): Geschlecht als Erwartung. Nomos Verlagsgesellschaft, Baden-Baden

Adamietz, L., Bager, K. (2016): Regelungs- und Reformbedarf für transgeschlechtliche Menschen. Gutachten im Auftrag des Bundesministeriums für Familie, Frauen, Senioren und Jugend. Bundesministerium für Familie, Senioren, Frauen und Jugend. Referat Öffentlichkeitsarbeit, Berlin. In: https://www.bmfsfj.de/blob/114064/460f9e28e5456f6cf2ebdb73a966f0c4/imag-band-7-regelungs–und-reformbedarf-fuer-transgeschlechtliche-menschen–band-7-data.pdf, 15.05.2019

Alter, H.K. (1999): Gleiche Chancen für alle. Transidentität in Deutschland 1998/1999. Books on Demand, Norderstedt

American College of Pediatricians (2017): Gender Ideology Harms Children. In: http://www.acpeds.org/the-college-speaks/position-statements/gender-ideology-harms-children, 15.05.2019

American Psychiatric Association (APA) (2013): Diagnostic and Statistical Manual of Mental Disorders DSM-5 TM. Fifth Edition. American Psychiatric Association, Washington, DC/London, England

American Psychiatric Association (APA) (1998): Psychiatric Treatment and Sexual Orientation. POSITION STATEMENT. Approved by the Board of Trustees, December 1998. Approved by the Assembly, November 1998. In: http://media.mlive.com/news/detroit_impact/other/APA_position_conversion%20therapy.pdf, 27.06.2019

American Psychiatric Association/Drescher, J., Pula, J. (2018): Expert Q&A: Gender Dysphoria. In: https://www.psychiatry.org/patients-families/gender-dysphoria/expert-q-and-a, 15.05.2019

American Psychological Association (APA) (2015): Guidelines for Psychological Practice With Transgender and Gender Nonconforming People. American Psychologist. In: www.apa.org/practice/guidelines/transgender.pdf, 15.05. 2019

American Psychological Association (APA) (2009): Report of the American Psychological Task Force on Appropriate Therapeutic Responses to Sexual Orientation. In: http://www.apa.org/pi/lgbt/resources/therapeutic-response.pdf, 15.05.2019

Amnesty International/Dinkelberg, W., Gundermann, E., Hanenkamp, E., Koltzenburg, C. (Hrsg.) (2001): Das Schweigen brechen. Menschenrechtsverletzungen aufgrund sexueller Orientierung. Querverlag, Berlin

Anaya, V.K. (2018): A Transgender Adolescent with Chronic Pain, Depression, and PTSD. Current Psychiatry 17 (12), e1–e3. In: https://mdedge-files-live.s3.us-east-2.amazonaws.com/files/s3fs-public/issues/articles/cp01712e1.pdf, 21.06.2019

Annandale, E., Hunt, K. (2000): Gender Inequalities in Health. Open University Press, Buckingham/Philadelphia

Antonovsky, A. (1979): Health, Stress, and Coping: New Perspectives on Mental and Physical Well-being. Jossey-Bass, San Francisco

Arah, O.A., Klazinga, N.S., Delnoij, D.M.J., Ten Asbroek, H.A., Custers, T. (2003): Conceptual Frameworks for Health Systems Performance: A Quest for Effectiveness, Quality, and Improvement. International Journal for Quality in Health Care 15 (5), 377 – 98

Augstein, M.S. (2013): Zur Situation transsexueller Kinder in der Schule vor der offiziellen (gerichtlichen) Vornamensänderung. In: http://www.trans-kinder-netz.de/files/pdf/Augstein%20Maerz%202013.pdf, 15.05.2019

Arbeitsgemeinschaft der Wissenschaftlichen Medizinischen Fachgesellschaften e.V. (AWMF) (2018): Geschlechtsinkongruenz, Geschlechtsdysphorie und Transgesundheit. S3-Leitlinie zur Diagnostik, Beratung und Behandlung. In: https://www.awmf.org/uploads/tx_szleitlinien/138-001m_S3_Geschlechtsdysphorie-Diagnostik-Beratung-Behandlung_2019-02.pdf, 27.06.2019

Balsam, K.F., Beauchaine, T.P., Rothblum, E.D. (2005): Victimization Over the Life Span: A Comparison of Lesbian, Gay, Bisexual, and Heterosexual Siblings. Journal of Consulting and Clinical Psychology 3, 477 – 487

Bandura, A. (1977): Social Learning Theory. Prentice-Hall, Oxford

Bariola, E., Lyons, A., Leonard, W., Pitts, M., Badcock, P., Couch, M. (2015): Demographic and Psychosocial Factors Associated With Psychological Distress and Resilience among Transgender Individuals. American Journal of Public Health 105 (10), 2108 – 2116

Bar-On, D. (1999): The Indescribable and the Undiscussable. Reconstructing Human Discourse after Trauma. Central European University Press, Budapest

Barrett, J. (2007): Transsexual and Other Disorders of Gender Identity. A Practical Guide to Management. Radcliffe Publishing Ltd, United Kingdom

Bauer, R. (2015): Trans* Verkörperungen in queeren BDSM Praktiken. Zeitschrift für Sexualforschung 28 (01), 1 – 21

Beauchamp, T.L., Childress, J.F. (2013): Principles of Biomedical Ethics. Oxford University Press, Oxford

Becker, D. (2014): Die Erfindung des Traumas. Verflochtene Geschichten. Psychosozial-Verlag, Gießen

Becker, D. (2009): Extremes Leid und die Perspektive posttraumatischen Wachstums: Realitätsverleugnung, naives Wunschdenken oder doch ein Stück wissenschaftliche Erkenntnis? Zeitschrift für Psychotraumatologie, Psychotherapiewissenschaft, Psychologische Medizin 7 (1), 21 – 33

Becker, S., Bosinski, H.A.G., Clement, U., Eicher, W., Goerlich, T.M., Hartmann, U., Kockott, G., Langer, D., Preuss, W.F., Schmidt, G., Springer, A., Wille, R. (1997): Standards der Behandlung und Begutachtung von Transsexuellen der Deutschen Gesellschaft für Sexualforschung, der Akademie für Sexualmedizin und der Gesellschaft für Sexualwissenschaft. Zeitschrift für Sexualforschung 10, 147 – 156

Beier, K.M., Bosinski, H.A.G., Loewitt, K. (2005): Sexualmedizin. 2. Aufl. Urban & Fischer/Elsevier GmbH, München

Bell, P., Peterson, D. (1992): Cultural Pain and African Americans. Unspoken Issues in Early Recovery. Hazelden, USA

Bellwether, M. (2010): Fucking Trans Women: A Zine About the Sex Lives of Trans Women. Zine im Eigenverlag (0); CreateSpace Independent Publishing Platform, South Carolina

Bem, S.L. (1981): Gender Schema Theory: A Cognitive Account of Sex Typing. Psychological Review 88 (4), 354 – 364

Bengel, J., Hubert, S. (2010): Anpassungsstörung und Akute Belastungsreaktion. Fortschritte der Psychotherapie. Hogrefe, Göttingen

Berglund, M., Thelander, S., Jonnson, E. (2003): Treating Alcohol and Drug Abuse: An Evidence Based Review. Wiley-VCH, Weinheim
Berking, M. (2010): Training emotionaler Kompetenzen. Springer, Berlin
Biechele, U., Reisbeck, G., Keupp, H. (2000): Schwule Jugendliche: Ergebnisse zur Lebenssituation, sozialen und sexuellen Identität. Niedersächsisches Ministerium für Frauen, Arbeit und Soziales, Hannover
Birck, A. (2001): Die Verarbeitung einer sexuellen Missbrauchserfahrung in der Kindheit bei Frauen in der Psychotherapie. Dissertation, Universität Köln
Bogater, J. A. (2006): Leslie Feinberg Continues to Break Gender Barriers. In: https://pridesource.com/article/20742/, 15.05.2019
Bohus, M. (2002:) Borderline-Störung. Fortschritte der Psychotherapie. Hogrefe, Göttingen
Bowles, S. (1995): A Death Robbed of Dignity Mobilizes A Community. The Washington Post 10.12.1995. In: https://www.washingtonpost.com/archive/local/1995/12/10/a-death-robbed-of-dignity-mobilizes-a-community/2ca40566-9d67-47a2-80f2-e5756b2753a6/?noredirect=on&utm_term=.9163ebf0c9a2, 27.06.2019
Braiker, H. (2004): Who's Pulling Your Strings? How to Break the Cycle of Manipulation and Regain Control of Your Life. McGraw-Hill, New York / Chicago / San Francisco / Lisbon / London / Madrid / Mexico City / Milan / New Delhi / San Juan / Seoul / Singapore / Sydney / Toronto
Braun, B., Marstedt, G. (2014): Partizipative Entscheidungsfindung beim Arzt. Anspruch und Wirklichkeit. In: https://www.bertelsmann-stiftung.de/fileadmin/files/BSt/Publikationen/GrauePublikationen/VV-PmW-PEF.pdf, 15.05.2019
Brinkmann-Göbel, R. (2001): Handbuch für Gesundheitsberater. Huber, Bern
British Medical Association (1992): Medicine Betrayed. Edition Hentrich, London
Brooks, V. R. (1981): Minority Stress and Lesbian Women. Lexington Books, Massachusetts / Toronto
Brown, L. (2009): Cultural Competence. In: Courtois, C. A., Ford, J. D. (Eds.): Treating Complex Traumatic Stress Disorders. An Evidence-Based Guide. The Guilford Press, New York, London, 166–182
Brown, L. X. Z. (2016): Gendervague: At the Intersection of Autistic and Trans Experiences. In: https://www.aane.org/gendervague-intersection-autistic-trans-experiences/, 15.05.2019
Brown, R. (1995): Prejudice. Its Social Psychology. Blackwell, Malden / Oxford / Carlton
Brunner, F., Klein, V., Reed, G. M., Briken, P. (2017): Die Feldstudien zur Internationalen Klassifikation der Krankheiten und verwandter Gesundheitsprobleme (ICD)-Version 11 und die zukünftige Klassifikation sexueller Störungen. Zeitschrift für Sexualforschung 30 (01), 74–81
Buddeberg, C. (2004): Psychosoziale Medizin. Springer, Berlin
Bundesanzeiger Verlag (2015): BtPrax. Online-Lexikon. Betreuungsrecht. Einwilligungsfähigkeit. In: http://www.bundesanzeiger-verlag.de/betreuung/wiki/Einwilligungsf%C3%A4hig keit, 15.05.2019
Bundesverfassungsgericht (BverfG) (2011): Voraussetzungen für die rechtliche Anerkennung von Transsexuellen nach § 8 Abs. 1 Nr. 3 und 4 Transsexuellengesetz verfassungswidrig. In: https://www.bundesverfassungsgericht.de/SharedDocs/Pressemitteilungen/DE/2011/bvg11-007.html, 26.06.2019
Bundesgerichtshof (2017): Beschluss vom 06.09.2017, Az.: XII ZB 660/14. Beurkundung der Geburt eines von einem Frau-zu-Mann-Transsexuellen nach der Entscheidung über die Geschlechtsänderung; Einordnung eines Frau-zu-Mann-Transsexuellen als Mutter nach dem Gebären eines Kindes; Eintragung im Geburtenregister des Kindes und in den aus dem Geburtenregister erstellten Geburtsurkunden als „Mutter“ mit seinen früher geführten weiblichen Vornamen. In: https://www.jurion.de/urteile/bgh/2017-09-06/xii-zb-660_14/, 27.06.2019

Bundesministerium der Justiz und für Verbraucherschutz (BJV) (2018a): Asylgesetz. In: www.gesetze-im-internet.de/asylvfg_1992/index.html, 15.05.2019

Bundesministerium der Justiz und für Verbraucherschutz (BJV) (2018b): Gesetz über die Änderung der Vornamen und die Feststellung der Geschlechtszugehörigkeit in besonderen Fällen (Transsexuellengesetz – TSG), § 1 Voraussetzungen. In: www.gesetze-im-internet.de/tsg/__1.html, 15.05.2019

Bundesministerium der Justiz und für Verbraucherschutz (BJV) (2018c): Grundgesetz für die Bundesrepublik Deutschland Art 16a. In: www.gesetze-im-internet.de/gg/art_16a.html, 15.05.2019

Bundespsychotherapeutenkammer (2017): Praxis-Info Patientenrechte. In: https://www.bptk.de/wp-content/uploads/2019/01/bptk_praxis-info_patientenrechte.pdf, 27.06.2019

Bundespsychotherapeutenkammer (2006): BPtK-Symposium: Psychotherapierichtlinien auf dem Prüfstand. In: https://www.bptk.de/bptk-symposium-psychotherapierichtlinien-auf-dem-pruefstand/, 27.06.2019

Bundesverband Trans* e. V. i. Gr. (2016): Trans*-Gesundheitsversorgung. Forderungen an die Medizinischen Instanzen und an die Politik. Policy Paper Gesundheit des Bundesverbandes Trans*. In: https://www.bv-trans.de/portfolio-item/policy-paper-gesundheit/, 15.05.2019

Bundesvereinigung Trans* (2018): Bundestag und Bundesrat entscheiden über dritten Geschlechtseintrag – jetzt heißt es: TSG mit Selbstbestimmungsgesetz ersetzen! Pressemitteilung der Bundesvereinigung Trans* 14.12.2018. In: https://www.bv-trans.de/bundestag-und-bundesrat-entscheiden-ueber-dritten-geschlechtseintrag-jetzt-heisst-es-tsg-mit-selbstbestimmungsgesetz-ersetzen%ef%bb%bf/, 15.05.2019

Bundesverfassungsgericht (BverfG) (2000): BVerfG Beschluss der 1. Kammer des Zweiten Senats vom 10. August 2000 – 2 BvR 260/98 – Rn. (1–23). In: www.bverfg.de/e/rk20000810_2bvr026098.html, 15.05.2019

Bundesweite Arbeitsgemeinschaft der psychosozialen Zentren für Flüchtlinge und Folteropfer (2016): Flüchtlinge in unserer Praxis. Informationen für ÄrztInnen und PsychotherapeutInnen. Bundesweite Arbeitsgemeinschaft der Psychosozialen Zentren für Flüchtlinge und Folteropfer (BAfF e. V.) Berlin. In: www.baff-zentren.org/wp-content/uploads/2016/03/BAfF-Fluechtlinge_in_unserer_Praxis.pdf, 15.05.2019

Byne, W., Bradley, S. J., Coleman, E., Eyler, A. E., Green, R., Menvielle, E. J., Meyer-Bahlburg, H. F. L., Pleak, R. R., Tompkins, D. A. (2012): Report of the American Psychiatric Association Task Force on Treatment of Gender Identity Disorder. Archives of sexual behavior 41(4), 759–796

Carmel, T. C., Erickson-Schroth, L. (2016): Mental Health and the Transgender Population. Psychiatric Annals 46 (6), 346–349. In: https://www.yellowbrickprogram.com/resources/pdf/Mental-Health-and-the-Transgender-Population.pdf, 15.05.2019

Carmel, T., Hopwood, R., dickey, l. m. (2014): Mental Health Concerns. In: Erickson-Schroth, L. (Ed.): Trans Bodys, Trans Selfes. A Ressource for the Transgender Community. Oxford University Press, Oxford/New York, 305–332

Cava, P. (2014): Trans-Etiquette. In: Erickson-Schroth, L. (Ed.): Trans Bodys, Trans Selfes. A Ressource for the Transgender Community. Oxford University Press, Oxford/New York, 125–126

Cavalot, A. L., Cossu, D. (2015): Feminization Laryngoplasty: Surgical Therapy. In: Trombetta, C., Liguori, G., Bertolotto, M. (Eds.): Management of Gender Dysphoria. A Multidisciplinary Approach. Springer, Milan/Heidelberg/New York/Dordrecht/London, 135–144

Cerwenka, S., Nieder, T. O., Richter-Appelt, H. (2012): Sexuelle Orientierung und Partnerwahl transsexueller Frauen und Männer vor körpermedizinischen geschlechtsanpassenden Maßnahmen. Psychotherapie Psychosomatik Medizinische Psychologie 62 (6), 214–222

Chambless, D. L., Ollendick, T. H. (2001): Empirically Supported Psychological Interventions: Controversies and Evidence. Annual Review of Psychology 52, 685–716
Clarke, V., Ellis, S. J., Peel, E., Riggs, D. W. (2010): Lesbian Gay Bisexual Trans & Queer Psychology. An Introduction. Cambridge University Press, UK
Clement, U. (2016): Systemische Sexualtherapie. Klett-Cotta, Stuttgart
Cohen-Kettenis, P. T., Elaut, E., Kreukels, B. P. C. (2015): Psychological Characteristics and Sexuality of Natal Males With Gender Dysphoria. In: Trombetta, C., Liguori, G., Bertolotto, M. (Eds.): Management of Gender Dysphoria. A Multidisciplinary Approach. Springer, Milan/Heidelberg/New York/Dordrecht/London, 75–82
Cohen-Kettenis, P. T., Delemarre-van de Waal, H., Gooren, L. J. G. (2008): The Treatment of Adolescent Transsexuals: Changing Insights. Journal of Sexual Medicine 5 (8), 1892–1843
Cohen-Kettenis, P. T., Pfäfflin, F. (2003): Transgenderism and Intersexuality in Childhood and Adolescence. Making Choices. Developmental Clinical Psychology and Psychiatry 46. SAGE Publications, Thousand Oaks, London, New York
Costanzo, P. R. (1992): External Socialization and the Development of Adaptive Individuation and Social Connection. In: Ruble, D. N., Costanzo, P. R., Oliveri, M. E. (Eds.): The Social Psychology of Mental Health. Guilford, New York, 55–80
Council of Europe (2015): Resolution 2048. Discrimination Against Transgender People in Europe. In: http://assembly.coe.int/nw/xml/XRef/Xref-docDetails-EN.asp?FileID=21736&lang=EN, 15.05.2019
Council of Europe (2011): Discrimination on Grounds of Sexual Orientation and Gender Identity in Europe. Council of Europe Publishing, Strasbourg
Courtois, C. A., Ford, J. D. (2016): Treatment of Complex Trauma. A Sequenced, Relationship-based Approach. Guilford, New York
Crenshaw, K. M. (1991): Mapping the Margins: Intersectionality, Identity Politics, and Violence Against Women of Color. Stanford Law Review 43 (6), 1241–1299
D'Augelli, A. R., Grossman, A. H., Starks, M. T. (2006): Childhood Gender Atypicality, Victimization, and PTSD among Lesbian, Gay, and Bisexual Youth. Journal of Interpersonal Violence 21 (11), 1462–1482
Davidson, J. (2002): Working wWth Polyamorous Clients in the Clinical Setting. Electronic Journal of Human Sexuality 5 (16), 1–8
Dennert, G., Wolf, G. (2012): Ressourcenorientierte Beratung von Patientinnen und Patienten zur komplementären Onkologie. Ärztliche Psychotherapie 7 (3), 175–180
Dennert, G., Wolf, G. (2009): Gesundheit lesbischer und bisexueller Frauen. Zugangsbarrieren im Versorgungssystem als gesundheitspolitische Herausforderung. FEMINA POLITICA 1 (18), 48–59
Deutsch, M. (2016): Guidelines for the Primary and Gender-Affirming Care of Transgender and Gender Nonbinary People. University of California, San Francisco
Deutscher Bundestag (2018): Bundestag erlaubt im Geburtenregister die Bezeichnung „divers". In: https://www.bundestag.de/dokumente/textarchiv/2018/kw50-de-geburtenregister/581364, 15.05.2019
Deutscher Ethikrat (2016): Patientenwohl als ethischer Maßstab für das Krankenhaus. In: https://www.ethikrat.org/fileadmin/Publikationen/Stellungnahmen/deutsch/stellungnahme-patientenwohl-als-ethischer-massstab-fuer-das-krankenhaus.pdf, 15.05.2019
Deutscher Ethikrat (2012): Intersexualität Stellungnahme. In: https://www.ethikrat.org/fileadmin/Publikationen/Stellungnahmen/deutsch/DER_StnIntersex_Deu_Online.pdf, 15.05.2019
Devor, A. H. (2004): Witnessing and Mirroring: A Fourteen Stage Model of Transsexual Identity Formation. Journal of Gay and Lesbian Psychotherapy 8 (1/2), 41–67

De Vries, A.L., McGuire, J.K., Steensma, T.D., Wagenaar, E.C.F., Doreleijers, T.A.H., Cohen-Kettenis, P.T. (2014): Young Aduld Psychological Outcome after Puberty Suppression and Gender Reassignment. Pediatrics 134 (4), 696–704

Dhillon, R., Bastiampillai, T., Krishnan, S., Opray, N., Tibrewal, P. (2011): Transgender Late Onset Psychosis: The Role of Sex Hormones. Australian and New Zealand Journal of Psychiatry 45 (7), 603. In: https://www.tandfonline.com/doi/full/10.3109/00048674.2011.580452?scroll=top&needAccess=true, 15.05.2019

Di Ceglie, D. (2015): Clinical Management of Gender Dysphoria in Adolescents. In: Trombetta, C., Liguori, G., Bertolotto, M. (Eds.): Management of Gender Dysphoria. A Multidisciplinary Approach. Springer, Milan/Heidelberg/New York/Dordrecht/London, 61–72

Dienelt, K. (2019): BVerwG: Anforderungen der inländischen Fluchtalternative präzisiert. In: https://www.migrationsrecht.net/nachrichten-asylrecht/1126-bverwg-anforderungen-der-inlischen-fluchtalternative-prsiert.html, 27.06.2019

Dilling, H., Freyberger, H.J. (2008): Taschenführer zur ICD-10-Klassifikation psychischer Störungen. 4. überarb. Aufl. unter Berücksichtigung der German Modification (GM) der ICD-10. Hans Huber, Bern

Dilling, H., Mombour, W., Schmidt, M.H. (2014): Internationale Klassifikation psychischer Störungen ICD-10 Kapitel V (F), Klinisch-diagnostische Leitlinien. 6. Aufl. Hans Huber, Bern

Deutsches Institut für Medizinische Dokumentation und Information (DIMDI) (2008): ICD-10-GM 2008 Systematisches Verzeichnis. Internationale statistische Klassifikation der Krankheiten und verwandter Gesundheitsprobleme. 10. Revision – German Modification. Version 2008 – Stand 5. Oktober 2007. Deutscher Ärzte Verlag, Köln

DiPlacido, J. (1998): Minority Stress Among Lesbians, Gay Men, and Bisexuals. A Consequence of Heterosexism, Homophobia, and Stigmatization. In: Herek, G.M. (Ed.): Stigma and Sexual Orientation. Understanding Prejudice Against Lesbians, Gay Men, and Bisexuals. Psychological Perspectives on Lesbian and Gay Issues (4). Sage Publications, Thousand Oaks/London/New Delhi, 138–159

Ditz, S., Diegelmann, C., Isermann, M. (2006): Psychoonkologie – Schwerpunkt Brustkrebs: Ein Handbuch für die ärztliche und psychotherapeutische Praxis. Kohlhammer, Stuttgart

Dören, M., Heizmann, B., Vinz, D. (2009): Arbeitslosigkeit und Gesundheit – eine intersektionale Analyse. FEMINA POLITICA 1 (18), 35–47

Donabedian, A. (1966): Evaluating the Quality of Medical Care. Milbank Memorial Fund Quarterly 44 (3), 166–203

Doorduin, T., van Berlo, W. (2014): Trans People's Experience of Sexuality in the Netherlands: A Pilot Study. Journal of Homosexuality 61 (5), 654–672

Drescher, J., Cohen-Kettenis, P., Winter, S. (2012): Minding the Body: Situationing Gender Identity Diagnoses in the ICD-11. International Review of Psychiatry 24 (66), 568–577

Drury, B.J., Kaiser, C.R. (2014): Allies against Sexism: The Role of Men in Confronting Sexism. Journal of Social Issues 70 (4), 637–652

Edelman, E.A., Zimman, L. (2014): Boycunts und Bonus Holes: Trans Men's Bodies, Neoliberalism, and the Sexual Productivity of Genitals. Journal of Homosexuality 61 (5), 673–690

Egle, U., Hoffmann, S., Lehmann, K., Nix, W. (Hrsg.) (2003): Handbuch Chronischer Schmerz. Schattauer, Stuttgart

Ehlers, A. (1999): Posttraumatische Belastungsstörung. Fortschritte der Psychotherapie. Hogrefe, Göttingen

Ehrensaft, D. (2017): Gender Nonconforming Youth: Current Perspectives. Adolescent Health, Medicine and Therapeutics 25 (8), 57–67

Ehrensaft, D. (2016): The Gender Creative Child: Pathways for Nurturing and Supporting Children Who Live Outside Gender Boxes. The Experiment, New York

Ehrensaft, D. (2011): Gender Born, Gender Made: Raising Healthy Gender-Nonconforming Children. The Experiment, New York
Eicher, W. (1992): Transsexualismus: Möglichkeiten und Grenzen der Geschlechtsumwandlung. Gustav Fischer, Stuttgart
Eifert, H.H. (2011): Akzeptanz- und Commitment-Therapie (ACT). Fortschritte der Psychotherapie. Hogrefe, Göttingen
Eisenberger, N.I., Lieberman, M.D. (2004): Why Rejection Hurts: A Common Neural Alarm System for Physical and Social Pain. Trends in Cognitive Sciences 8 (7), 294–300
Eisenberger, N.I., Liebermann, M.D., Williams, K.D. (2003): Does Rejection Hurt? An fMRI Study of Social Exclusion. Science 302 (5643), 290–292. In: http://www.scn.ucla.edu/pdf/Cyberball290.pdf, 15.05.2019
Elo, I.T. (2009): Social Class Differentials in Health and Mortality: Patterns and Explanations in Comparative Perspective. Annual Reviev of Sociology 35, 553–72
Ettner, R. (2015): Etiopathogenetic Hypotheses of Transsexualism. In: Trombetta, C., Liguori, G., Bertolotto, M. (Eds.): Management of Gender Dysphoria. A Multidisciplinary Approach. Springer, Milan/Heidelberg/New York/Dordrecht/London, 47–53
Europäische Union (2000): Charta der Grundrechte der Europäischen Union (2000/C 364/01). In: www.europarl.europa.eu/charter/default_de.htm, 15.05.2019
Faltermaier, T. (2005): Gesundheitspsychologie. Kohlhammer, Stuttgart
Fast, I. (1999): Aspects of Core Gender Identity. Psychoanalytic Dialogues 9 (5), 633–661
Faulk, M. (1990): Psychosis in a Transsexual. The British Journal of Psychiatry 156 (2), 285–286. In: https://www.cambridge.org/core/services/aop-cambridge-core/content/view/347F2D1C16C78D2846FC6204A30C1650/S000712500000533Xa.pdf/psychosis_in_a_transsexual.pdf, 15.05.2019
Feliciani, E., Ferraretti, A.P., Magli, M.C., Terracina, I.L.F., Gianaroli, L. (2015): Answers to Fertility Request. In: Trombetta, C., Liguori, G., Bertolotto, M. (Eds.): Management of Gender Dysphoria. A Multidisciplinary Approach. Springer, Milan/Heidelberg/New York/Dordrecht/London, 345–349
Fiedler, P. (2002): Dissoziative Störungen. Fortschritte der Psychotherapie. Hogrefe, Göttingen
Fischer, G., Riedesser, P. (2009): Lehrbuch der Psychotraumatologie. 4. Aufl. Ernst Reinhardt, München/Basel
Fisher, A.D., Maggi, M. (2015): Endocrine Treatment of Transsexual Male-to-Female Persons. In: Trombetta, C., Liguori, G., Bertolotto, M. (Eds.): Management of Gender Dysphoria. A Multidisciplinary Approach. Springer, Milan/Heidelberg/New York/Dordrecht/London, 83–91
Fisher, H.L., Moffitt, T.E., Houts, R.M., Belsky, D.W., Arseneault, L., Caspi, A. (2012): Bullying Victimisation and Risk of Self Harm in Early Adolescence: Longitudinal Cohort Study. British Medical Journal 344. In: https://www.ncbi.nlm.nih.gov/pmc/articles/PMC3339878/?report=classic, 15.05.2019
Flatten, G., Gast, U., Hofmann, A., Knaevelsrud, C., Lampe, A., Liebermann, P., Maercker, A., Reddemann, L., Wöller, W. (2011): S3 – Leitlinie Posttraumatische Belastungsstörung. Trauma & Gewalt 3, 202–210
European Union Agency For Fundamental Rights (FRA) (2014): Being Trans in the European Union. Comparative Analysis of EU LGBT Survey Data. Publications Office of the European Union, Luxembourg
Frankl, V. (1981): Die Sinnfrage in der Psychotherapie. Piper, München
Franzen, J., Sauer, A. (2010): Benachteiligung von Trans*Personen, insbesondere im Arbeitsleben. Expertise für die Antidiskriminierungsstelle des Bundes. Antidiskriminierungsstelle des Bundes, Berlin

Fraser, L. (2015): Gender Dysphoria: Definition and Evolution Through the Years. In: Trombetta, C., Liguori, G., Bertolotto, M. (Eds.): Management of Gender Dysphoria. A Multidisciplinary Approach. Springer, Milan/Heidelberg/New York/Dordrecht/London, 19–31

Fredrickson, B.L., Roberts, T.A. (1997): OBJECTIFICATION THEORY. Toward Understanding Women's Lived Experiences and Mental Health Risks. Psychology of Women Quarterly 21 (2), 173–206

Fredriksen-Goldsen, K.I., Cook-Daniels, L., Kim, H.-J., Erosheva, E.A., Emlet, C.A., Hoy-Ellis, C.P., Goldsen, J., Muraco, A. (2013): Physical and Mental Health of Transgender Older Adults: An At-Risk and Underserved Population. Gerontologist 54 (3), 488–500

Fredriksen-Goldsen, K.I., Kim, H.-J., Emlet, C.A., Muraco, A., Erosheva, E.A., Hoy-Ellis, C.P., Goldsen, J., Petry, H. (2011): The Aging and Health Report: Disparities and Resilience among Lesbian, Gay, Bisexual, and Transgender Older Adults. Institute for Multigenerational Health, Seattle

Fritz, V. (2013): Infrage gestellt. Dekonstruktive Aspekte psychosozialer Beratung und Therapie von Menschen mit einer Trans*identitätsthematik. Gestalttherapie 27 (1), 135–147

Fritzsche, K. (2013): Einführung in die Ego-State-Therapie. Psychotherapie 18 (18–2), 74–91. In: https://cip-medien.com/wp-content/uploads/05.-Fritzsche.pdf, 15.05.2019

Fromm, E. (1988): Haben oder Sein. Die seelischen Grundlagen einer neuen Gesellschaft. dtv/Deutscher Taschenbuch Verlag, München

Frossard, J. (2002): Grundlagen der Psychotherapie und Beratung bei lesbischen und bisexuellen Frauen. In: Rauchfleisch, U., Frossard, J., Waser, G., Wiesendanger, K., Roth, W. (Hrsg.): Gleich und doch anders. Psychotherapie und Beratung von Lesben, Schwulen, Bisexuellen und ihren Angehörigen. Klett-Cotta, Stuttgart, 73–103

Frossard, J. (2000): Lesbische Frauen in der Psychotherapie. Dissertation, Universität Basel

Fuchs, W., Ghattas, D.C., Reinert, D., Wida, C. (2012): Studie zur Lebenssituation von Transsexuellen in Nordrhein-Westfalen. Ministerium für Gesundheit, Emanzipation, Pflege und Alter des Landes Nordrhein-Westfalen/LSVD e.V. In: www.lsvd.de/fileadmin/pics/Dokumente/TSG/Studie_NRW.pdf, 15.05.2019

Gaebel, W., Zielasek, J. (2008): Ätiopathogenetische Konzepte und Krankheitsmodelle in der Psychiatrie. In: Möller, H.J., Laux, G., Kapfhammer, H.-P. (Hrsg.): Psychiatrie und Psychotherapie. Band 1. Springer, Berlin, 29–54

Gay and Lesbian Alliance Against Defamation (GLAAD) (2017): Tips for Allies for Transgender People. In: www.glaad.org/transgender/allies, 15.05.2019

Gay and Lesbian Medical Association (GLMA) (2006): Guidelines for Care of Lesbian, Gay, Bisexual, and Transgender Patients. In: www.clark.wa.gov/public-health/hiv/documents/GLMA%20Welcoming.pdf, 15.05.2019

gendered intelligence (2012): Trans Youth Sexual Health Booklet. In: http://cdn0.genderedintelligence.co.uk/2012/11/17/17-14-04-GI-sexual-health-booklet.pdf, 15.05.2019

Giersdorf, N., Loh, A., Bieber, C., Caspari, C., Deinzer, A., Doering, T., Eich, W., Hamann, J., Heesen, C., Kasper, J., Leppert, K., Müller, K., Neumann, T., Neuner, B., Rohlfing, H., Scheibler, F., van Oorschot, B., Spies, C., Vodermaier, A., Weiss-Gerlach, E., Zysno, P., Härter, M. (2004): Entwicklung eines Fragebogens zur Partizipativen Entscheidungsfindung. Bundesgesundheitsblatt – Gesundheitsforschung – Gesundheitsschutz 47 (10), 969–976

Göth, M., Kohn, R. (2014): Sexuelle Orientierung in Psychotherapie und Beratung. Springer, Heidelberg

Goffmann, E. (1963/2010): Stigma. Über Techniken der Bewältigung beschädigter Identität. Suhrkamp, Berlin

Gollwitzer, M., Jäger, R.S. (2007): Evaluation. Beltz, Weinheim/Basel

graham, j. (2017): Detransition, Retransition: What Providers Need to Know. In: https://fenwayhealth.org/wp-content/uploads/Detransitioning-and-Retransitioning-graham-1.pdf, 15.05.2019
graham, j. (2013): Guidelines for Psychosocial Assessments for Sexual Reassignment Surgery or Gender Affirmation Surgery. In: www.sfdph.org/dph/files/THS/Transgender-HealthServices_MH%20Guidelines.pdf, 15.05.2019
Grawe, K. (2000): Psychologische Therapie. Hogrefe, Göttingen
Graziottin, A. (2015): The Hot Questions of Prepubertal Gender Dysphoria in Girls. In: Trombetta, C., Liguori, G., Bertolotto, M. (Eds.): Management of Gender Dysphoria. A Multidisciplinary Approach. Springer, Milan / Heidelberg / New York / Dordrecht / London, 217–227
Greenberg, L. S. (2006): Emotionsfokussierte Therapie. Lernen, mit den eigenen Gefühlen umzugehen. dgvt Verlag, Tübingen
Groß, D. (2006): Determinanten erfolgreicher Netzwerkarbeit. In: Univation Institut für Evaluation (Hrsg.). Evaluation von Netzwerkprogrammen – Entwicklungsperspektiven einer Evaluationskultur. Univarion, Köln, 57–65
Grossman, A. H., D'Augelli, A. R., Frank, J. A. (2011): Aspects of Psychological Resilience among Transgender Youth. Journal of LGBT Youth 8 (2), 103–115
Güldenring, A. (2016): Eine andere Sicht über Trans*. In Rauchfleisch, U. (Hrsg.): Transsexualität – Transidentität. Begutachtung, Begleitung, Therapie. Vandenhoeck & Ruprecht, Göttingen, 130–178
Güldering, A. (2015): A Critical View of Transgender Health Care in Germany: Psychopathologizing Gender Identity – Symptom of 'Disordered' Psychiatric / Psychological Diagnostics? International Review of Psychiatry 27 (5), 427–434
Güldenring, A. (2013): Zur „Psychodiagnostik von Geschlechtsidentität" im Rahmen des Transsexuellengesetzes. Zeitschrift für Sexualforschung 26 (2), 160–174
Güldenring, A. (2009): Phasenspezifische Konfliktthemen eines transsexuellen Entwicklungsweges. Psychotherapie im Dialog 1 (10), 25–31
Günther, M. (2018): Leid*. Erfahrungen von Scham und Verlust bei trans*Personen. In: Let's talk about Sex … auch in Zeiten von Trauer und Leid. Leitfaden. Fachmagazin für Krisen, Leid, Trauer 7 (2). Vandenhoeck & Ruprecht, Göttingen, 12–18
Günther, M. (2016): Psychosoziale Beratung von inter* und trans* Personen und ihren Angehörigen. Ein Leitfaden. pro familia Bundesverband. Frankfurt am Main. In: https://www.profamilia.de/fileadmin/publikationen/Fachpublikationen/Inter_Trans_Beratung_Leitfaden.pdf, 15.05.2019
Günther, M. (2015): Psychotherapeutische und beratende Arbeit mit Trans*Menschen. Erfahrungen, Haltungen, Hoffnungen. In: Verhaltenstherapie und psychosoziale Praxis. dgvt 47 (1), 113–123
Hagger-Johnson, G. (2007): Personality, Individual Differences and LGB Psychology. In: Clarke, V., Peel, E. (Eds.): Out in Psychology. Lesbian, Gay, Bisexual, Trans and Queer Perspectives. John Wiley & Sons, Chichester, 77–94
Hahlweg, K., Baucom, D. H. (2008): Partnerschaft und psychische Störung. Fortschritte der Psychotherapie. Hogrefe, Göttingen
Hale, J. (2009): Suggested Rules for Non-Transsexuals Writing about Transsexuals, Transsexuality, Transsexualism, or Trans_. In: sandystone.com/hale.rules.html, 15.05.2019
Hamm, J. A., Sauer, A. T. (2014): Perspektivenwechsel: Vorschläge für eine menschenrechts- und bedürfnisorientierte Trans*-Gesundheitsversorgung. Zeitschrift für Sexualforschung 27 (1), 4–30

Hansen, N. (2009): Die Verarbeitung von Diskriminierung. In: Beelmann, A., Jonas, K.J. (Hrsg.): Diskriminierung und Toleranz. Psychologische Grundlagen und Anwendungsperspektiven. Verlag für Sozialwissenschaften, Wiesbaden, 156–170

Haraway, D. (1988): Situated Knowledges: The Science Question in Feminism and the Privilege of Partial Perspective. Feminist Studies 14 (3), 575–599

Harrington, L., Williams, M. (2012): Playing Well With Others. Your Field Guide to Discovering, Navigating and Exploring the Kink, Leather and BDSM Communities. Greenery Press, Gardena, CA

Hatzenbuehler, M.L., Phelan, J.C., Link, B.G. (2013): Stigma as a Fundamental Cause of Population Health Inequalities. American Journal of Public Health 103 (5), 813–821

Haupt, H.-J. (2012): „Sie sind ihr Gehirn – Transsexualität im Spannungsfeld von Neurowissenschaft und Transphobie". Wien. In: http://www.trans-evidence.com/Neuro_Transphobie.pdf, 15.05.2019

Haupt, H.-J. (2011): Grundlegende neurowissenschaftlich-medizinische, menschenrechtskonforme Positionsbestimmungen und daraus abzuleitende Empfehlungen für die Begleitung, Betreuung und Therapie transsexueller Menschen („Altdorfer Empfehlungen") Altdorf. Sozialpsychiatrischer Dienst. Kanton Uri. In: http://www.peterkeins.de/Altdorfer.pdf, 15.05.2019

Heitmeyer, W., Schröttle, M. (2006): Zur Einführung. In: Heitmeyer, W., Schröttle, M. (Hrsg.): Gewalt. Beschreibungen. Analysen. Prävention. Bundeszentrale für politische Bildung, Bonn, 15–22

Hembree, W.D., Cohen-Kettenis, P.T., Gooren, L., Hannema, W.J. Meyer, Murad, M.H., Rosenthal, S.M., Safer, J.D. Tangpricha, V., T'Sjoen, G.G. (2017): Endocrine Treatment of Gender-Dysphoric/Gender-Incongruent Persons: An Endocrine Society Clinical Practice Guideline. The Journal of Clinical Endocrinology and Metabolism 102 (11), 3869–3903

Hepp, U., Milos, G. (2002): Gender Identity Disorder and Eating Disorder. International Journal of Eating Disorders 32 (4), 473–478

Hess, J., Rossi Neto, R., Panic, L., Rübben, H., Senf, W. (2014): Satisfaction With Male-to-female Gender Reassignment Surgery – Results of a Retrospective Analysis. Deutsches Ärzteblatt International 111 (47), 795–801

Heylens, G., Elaut, E., Kreukels, B.P., Paap, M.C., Cervenca, S., Richter-Appelt, H., Cohen-Kettenis, P.T., Haraldsen, I.R., De Cuypere, G. (2014a): Psychiatric Characteristics in Transsexual Individuals: Multicentre Study in Four European countries. The British Journal of Psychiatry 204 (2), 151–156

Heylens, G., Verroken, C., De Cock, S., T'Sjoen, G., De Cuypere, G. (2014b): Effects of Different Steps in Gender Reassignment Therapy on Psychopathology: A Prospective Study of Persons With a Gender Identity Disorder. The Journal of Sexual Medicine 11 (1), 119–126

Hirsch, M. (2007): Scham und Schuld – Sein und Tun. Plenarvortrag, 17. April 2001, im Rahmen der 57. Lindauer Psychotherapiewochen 2007. In: https://www.lptw.de/archiv/vortrag/2007/Hirsch-Mathias-Scham-und-Schuld-Lindauer-Psychotherapiewochen2007.pdf, 15.05.2019

Hirsch, M. (1997): Schuld und Schuldgefühl – Zur Psychoanalyse von Trauma und Introjekt. Vandenhoeck und Ruprecht, Göttingen

Hirschauer, S. (1993): Die soziale Konstruktion der Transsexualität: über die Medizin und den Geschlechtswechsel. Suhrkamp, Frankfurt am Main

Hobfoll, S.E., Lilly, R.S. (1993): Resource Conservation as a Strategy for Community Psychology. Journal of Community Psychology 21 (1), 128–148

Hooks, B. (2018): All About Love: New Visions. William Morrow Paperbacks, New York

Huber, D., Kraemer, S. (2010): Schwierige Patienten in der Psychotherapie: Aktuelle psychodynamische und verhaltenstherapeutische Konzepte. CIP-Medien, München

Institute of Medicine (2011): The Health of Lesbian, Gay, Bisexual, Transgender People: Building a Foundation for Better Understanding. The National Academies Press, Washington DC

International Lesbian and Gay Association (ILGA) (2000): Discrimination against Lesbian, Gay and Bisexual Persons in Europe. A Report Submitted by ILGA-Europe to the Legal Affairs and Human Rights Committee of the Parliamentary Assembly of the Council of Europe as a Contribution to the Preparation of its Report and Recommendations on the Situation of Lesbians and Gays in the Member States of the Council of Europe. (Motion for a Resolution – Doc. 8319). 16th February 2000. ILGA, Brussels

International Lesbian, Gay, Bisexual, Trans and Intersex Association, Chiam, Z., Duffy, S., González Gil, M. (2017): Trans Legal Mapping Report 2017: Recognition before the law. ILGA, Geneva. In: https://www.ilga.org/downloads/ILGA_Trans_Legal_Mapping_Report_2017_ENG.pdf, 15.05.2019

Intersex Society of North America (2006): Clinical Guidelines for the Management of Disorders of Sex Development in Childhood. In: http://www.dsdguidelines.org/files/clinical.pdf, 15.05.2019

Jagose, A. (2001): Queer Theory. Eine Einführung. Deutschsprachige Ausgabe. Querverlag, Berlin

Johnson, K. (2007): Transsexualism: Diagnostic Dilemmas, Transgender Politics and the Future of Transgender Care. In: Clarke, V., Peel, E. (Eds.): Out in Psychology. Lesbian, Gay, Bisexual, Trans and Queer Perspectives. John Wiley & Sons, Chichester, 445–464

Jorgensen, O. S. (2002): Asperger: Syndrom zwischen Autismus und Normalität. Diagnostik und Heilungschancen. Beltz, Weinheim / Basel

Kabat Zinn, J. (2003): Mindfulness-Based Interventions in Context: Past, Present, and Future. Clinical Psychology: Science and Practice 10 (2), 144–156

Kahn, L. (2006): The Understanding and Treatment of Betrayal Trauma as a Traumatic Experience of Love. Journal of Trauma Practice 5 (3), 57–72

Kaiser, C. R., Major, B. (2006): A Social Psychological Perspective on Perceiving and Reporting Discrimination. Law & Social Inquiry 31 (4), 801–830

Kardorff, E. v. (1998): Kooperation, Koordination und Vernetzung. Anmerkungen zur Schnittstellenproblematik in der psychosozialen Versorgung. In: Röhrle, B., Sommer, G., Nestmann, F. (Hrsg.): Netzwerkintervention. DGVT-Verlag, Tübingen, 203–222

Kath.net (2013): Transsexualität: Gefangen im falschen Geschlecht. In: http://www.kath.net/news/40942, 15.05.2019

Keller, A. (2000): Die Klassifikation psychischer Störungen nach DSM-IV mit Hilfe eines strukturierten diagnostischen Interviews (F-DIPS) – Eine Untersuchung der Retest-Reliabilität und der Validität. Dissertation an der Universität Heidelberg. In: http://archiv.ub.uni-heidelberg.de/volltextserver/1494/1/F-DIPS-pdf.pdf#page=4&zoom=auto,-178,694, 15.05.2019

Kis, B., Gastpar, E., Davids, E. (2007): Neurobiologie der Zwangsstörung. Journal für Neurologie, Neurochirurgie und Psychiatrie, 8 (1), 15–20

Klöppel, U. (2016): Zur Aktualität kosmetischer Operationen „uneindeutiger" Genitalien im Kindesalter. Zentrum für transdisziplinäre Geschlechterstudien, Berlin

Knoll, N., Scholz, U., Dieckmann, N. (2005): Einführung Gesundheitspsychologie. Ernst Reinhardt, München

Knudson, A. G., De Cuypere, G., Bockting, W. O. (2010): Recommendation for Revision of the DSM Diagnoses of Gender Identity Disorders: Consensus Statement of the World Professional Association of Transgender Health. The International Journal of Transgenderism 12 (2), 115–118

Kobasa, S.C. (1979): Stressful Life Events, Personality, and Health — Inquiry into Hardiness. Journal of Personality and Social Psychology 37 (1), 1—11

Kohlberg, L. (1966): A Cognitive-Developmental Analysis of Children's Sex-role Concepts and Attitudes. In: Maccoby, E.C (Ed.): The Development of Sex Differences. Stanford University Press, Stanford, 82—173

Korte, A. (im Spiegel-Gespräch mit Barbara Hardinghaus und Maik Großekathöfer) (2019): „Macht doch endlich, sonst bringe ich mich um“. Der Kinderpsychiater Alexander Korte behandelt Mädchen und Jungen, die sich im falschen Körper fühlen. Die Zahl der Diagnosen ist heute fünfmal so hoch wie 2013, jede Woche kommen neue Patienten hinzu, die Wartezeit kann ein Jahr betragen. Was ist da los? Der Spiegel, 4/19.01.2019, 48—52

Korte, A., Goecker, D., Krude, H., Lehmkuhl, U., Grüters-Kieslich, A., Beier, K.M. (2008): Geschlechtsidentitätsstörungen im Kindes- und Jugendalter. Zur aktuellen Kontroverse um unterschiedliche Konzepte und Behandlungsstrategien. Deutsches Ärzteblatt 105 (48), 834—841. In: https://www.aerzteblatt.de/archiv/treffer?mode=s&wo=1008&typ=16&aid=62493&autor=Korte, 15.05.2019

Krell, C., Oldemeier, K. (2015): Coming-Out — und dann…?! Ein DJI-Forschungsprojekt zur Lebenssituation von lesbischen, schwulen, bisexuellen und trans* Jugendlichen und jungen Erwachsenen. Deutsches Jugendinstitut e.V., Eigenverlag, München. In: https://www.dji.de/fileadmin/user_upload/bibs2015/DJI_Broschuere_ComingOut.pdf, 15.05.2019

Krizaj, A., Jaki, V., Milosević, M., Petrović, Z., Herceg, M. (2014): Testosterone Levels and Clinical Features of Schizophrenia with Emphasis on Negative Symptoms and Aggression. Nordic Journal of Psychiatry, 69 (2), 1—8

Lambert, M.J., Barley, D.E. (2002): Research Summary on the Therapeutic Relationship and Psychotherapy Outcome. In: Norcross, J.C. (Ed.): Psychotherapy Relationships That Work. Therapist Contributions and Responsiveness to Patients. Oxford University Press, New York, 17—32

Landers, S., Gilsanz, P. (2009): The Health of Lesbian, Gay, Bisexual, and Transgender (LGBT) Persons in Massachusetts. Massachusetts Department of Public Health, Boston

Langer, P.C. (2009): Beschädigte Identität. Dynamiken des sexuellen Risikoverhaltens schwuler und bisexueller Männer. Verlag für Sozialwissenschaften, Wiesbaden

Lauveng, A. (2010): Und morgen bin ich ein Löwe. Wie ich die Schizophrenie besiegte. Btb-Verlag, München

Lesben- und Schwulenverband (2019): Ratgeber für Inter- und transgeschschlechtliche Menschen. In: https://www.lsvd.de/recht/ratgeber/intersexuelle/ratgeber-fuer-inter-und-transgeschlechtliche-menschen.html, 15.05.2019

LesMigraS (Antigewalt- und Antidiskriminierungs-Bereich der Lesbenberatung Berin e.V.) (2012): „…Nicht so greifbar und doch real“. Eine quantitative und qualitative Studie zu Gewalt- und (Mehrfach) Diskriminierungserfahrungen von lesbischen, bisexuellen Frauen und Trans* in Deutschland. LesMigraS, Berlin. In: http://lesmigras.de/tl_files/lesmigras/kampagne/Dokumentation%20Studie%20web.pdf, 15.05.2019

Lindemann, G. (1997): Wieviel Ordnung muß sein? Zeitschrift für Sexualforschung 10 (4), 324—331

Linden, M. (2017): Verbitterung und Posttraumatische Verbitterungsstörung. Fortschritte der Psychotherapie. Hogrefe, Göttingen

Linehan, M.M. (1996): Dialektisch-Behaviorale Therapie der Borderline-Persönlichkeitsstörung. CIP-Medien, München

Littman, L. (2018): Rapid-onset Gender Dysphoria in Adolescents and Young Adults: A Study of Parental Reports. PLoS ONE 13 (8). In: https://journals.plos.org/plosone/article?id=10.1371/journal.pone.0202330, 15.05.2019

Ludewig, A. (2009): Die Versorgung transidenter Menschen in professionellen Netzwerken. Unveröffentlichte Zulassungsarbeit an der Pädagogischen Hochschule Freiburg, Freiburg
MacAutrey, R.J. (2014): Expanding our Perception of „Health“: An Examination of Consensual Power Dynamic Relationships. In: Popp, S., Kaldera, R. (eds.): Unequal by Design. Counseling Power Dynamic Relationships. Alfred Press, Hubbardston, Massachusetts, 38–55
Machleidt, W., Callies, I.T. (2008): Transkulturelle Aspekte psychischer Erkrankungen. In: Möller, H.-J., Laux, G., Kapfhammer, H.-P. (Hrsg.): Psychiatrie und Psychotherapie. Band 1: Allgemeine Psychiatrie. Springer, Heidelberg, 319–343
Märtens, M., Petzold, H. (Hrsg.) (2002): Therapieschäden. Risiken und Nebenwirkungen von Psychotherapie. Matthias-Grünewald-Verlag, Mainz
Mallon, G.P. (1999): Practice With Transidented Children. Journal of Gay & Lesbian Social Services 10 (3/4), 49–64
Martin, C.L., Ruble, D.N. (2010): Patterns of Gender Development. Annual Review of Psychology 61, 353–381
Mbombi, A. (2010): Schwarze Deutsche und ihre sozialen Identitäten. Cuvillier, Göttingen
Medizinischer Dienst des Spitzenverbandes Bund der Krankenkassen e.V. (MDS) (Hrsg.) (2020): Begutachtungsanleitung. Richtlinie des GKV-Spitzenverbandes nach § 282 SGB V. Geschlechtsangleichende Maßnahmen bei Transsexualismus (ICD-10, F64.0). In: https://www.mds-ev.de/fileadmin/dokumente/Publikationen/GKV/Begutachtungsgrundlagen_GKV/BGA_Transsexualismus_201113.pdf, 20.12.2020.
Medizinischer Dienst des Spitzenverbandes Bund der Krankenkassen e.V. (MDS) (2009): Grundlagen der Begutachtung. Begutachtungsanleitung. Geschlechtsangleichende Maßnahmen bei Transsexualität. In: https://www.mds-ev.de/fileadmin/dokumente/Publikationen/GKV/Begutachtungsgrundlagen_GKV/07_RL_Transsex_2009.pdf, 27.06.2019
Meijer, J.H., Eeckhout, G.M., van Vlerken, R.H., de Vries, A.L. (2017): Gender Dysphoria and Co-Existing Psychosis: Review and Four Case Examples of Successful Gender Affirmative Treatment. LGBT Health 4 (2), 106–114
Mepham, N., Bouman, W.P., Arcelus, J., Hayter, M., Wylie, K.R. (2014): People With Gender Dysphoria Who Self-Prescribe Cross-Sex Hormones: Prevalence, Sources, and Side Effect Knowledge. The Journal of Sexual Medicine 11 (12), 2995–3001
Meyenburg, B. (2016): Expertendiskussion nach dem Transsexuellengesetz. Zeitschrift für Sexualforschung 29 (1), 57–61
Meyenburg, B., Renter-Schmidt, K., Schmidt, G. (2015): Begutachtung nach dem Transsexuellengesetz. Zeitschrift für Sexualforschung 28 (2), 107–120
Meyer, E. (2016): „Damit habe ich nichts zu tun …“ Über das Phänomen der internalisierten Trans*feindlichkeit. In: l'Amour la Love, P. (Hrsg.): Selbsthass & Emanzipation. Das Andere in der heterosexuellen Normalität. Querverlag, Berlin, 195–204
Meyer, I.H. (2003): Prejudice, Social Stress, and Mental Health in Lesbian, Gay, and Bisexual Populations: Conceptual Issues and Research Evidence. Psychological Bulletin 129 (5), 674–993
Meyer, I.H. (1995): Minority Stress and Mental Health in Gay Men. Journal of Health Sciences and Social Behavior 36 (1), 38–56
Miller, W.R., Wilbourne, P.L. (2002): Mesa Grande: A Methodological Analysis of Clinical Trials of Treatments for Alcohol Use Disorders. Addiction 97 (3), 265–277
Mittag, W., Hager, W. (2000): Ein Rahmenkonzept zur Evaluation psychologischer Interventionsmaßnahmen. In: Hager, W., Patry, J.-L., Brezing, H. (Hrsg.): Handbuch Evaluation psychologischer Interventionsmaßnahmen – Standards und Kriterien. Huber, Bern, 102–128

Mizock, L., Lewis, T.K. (2008): Trauma in Transgender Populations: Risk, Resilience, and Clinical Care. Journal of Emotional Abuse 8 (3), 335–354

Möller, B., Güldenring, A., Wiesemann, C., Romer, G. (2018): Geschlechtsdysphorie im Kindes- und Jugendalter. Kinderanalyse 26 (3), 228–263

Mucha, Z., Dvoskin, J., MacYoung, M. (2016): Emotional Abuse: A Manual for Self-defense. Tova House Press, Chicago

Murad, M.H., Elamin, M.B., Garcia, M.Z., Mullan, R.J., Murad, A., Erwin, P.J., Montori, V.M. (2010): Hormonal Therapy and Sex Reassignment: A Systematic Review and Meta-analysis of Quality of Life and Psychosocial Outcomes. Clinical Endocrinology 72 (2), 214–231

Nabors, N.A., Hall, R.L., Miville, M.L., Nettles, R., Pauling, M.L., Ragsdale, B.L. (2001): Multiple Minority Group Oppression: Divided We Stand? Journal of the Gay and Lesbian Medical Association 5 (3), 101–105

Nadal, K.L., Rivera, D.P., Corpus, M.J.H. (2010): Sexual Orientation and Transgender Microaggressions in Everyday Life: Experiences of Lesbians, Gays, Bisexuals, and Transgender Individuals. In: Sue, D.W. (Ed.): Microaggressions and Marginality: Manifestations, Dynamics, and Impact. Wiley & Sons, New York, 217–240

Najafi, Y. (2006): A Life Remembered. The Transgender Community Gets a New Resource, Honoring the Memory of Tyra Hunter. Metro Weekly, December 20. In: www.metroweekly.com/2006/12/a-life-remembered/, 15.05.2019

Najavits, L. (2017): Recovery from Trauma, Addiction, or Both. The Guilford Press, New York/London

National Coalition of Anti-Violence Programs (2013): Lesbian, Gay, Bisexual, Transgender, Queer, and HIV-Affected Intimate Partner Violence in 2012. National Coalition of Anti-Violence Programs, New York

Nieder, T.O., Briken, P., Güldenring, A. (2016): Geschlechtsinkongruenz, -dysphorie und Trans*-Gesundheit. Eine aktuelle Übersicht zur Diagnostik und Behandlung. InFo Neurologie & Psychiatrie 18 (12), 37–45

Nieder, T.O., Briken, P., Richter-Appelt, H. (2013): Transgender, Transsexualität und Geschlechtsdysphorie: Aktuelle Entwicklungen in Diagnostik und Therapie. Psych up2date 7. Thieme Verlag, Stuttgart, 373–386

Nieder, T.O., Cerwenka, S., Richter-Appelt, H. (2014): Nationale und internationale Ansätze der Diagnostik und Versorgung von Menschen mit Transsexualität oder Geschlechtsdysphorie. In: Richter-Appelt, H., Nieder, T.O. (Hrsg.): Transgender-Gesundheitsversorgung. Eine kommentierte Herausgabe der Standards of Care der World Professional Association of Transgender Health. Psychosozial-Verlag, Gießen, 19–43

Nieder, T.O., Güldenring, A., Köhler, A., Briken, P. (2017): Trans*-Gesundheitsversorgung: Zwischen Entpsychopathologisierung und bedarfsgerechter Behandlung begleitender psychischer Störungen. Der Nervenarzt 88 (5), 466–471

Nieder, T.O., Richter-Appelt, H. (2011): Tertium non datur – Either/or Reactions to Transsexualism amongst Health Care Professionals: The Situation Past and Present, and its Relevance to the Future. Psychology & Sexuality. 2 (3), 224–243

Nieder, T.O., Strauß, B. (2014): Leitlinie zur Diagnostik, Beratung und Behandlung bei Geschlechtsdysphorie. Stand der aktuellen Entwicklung. Zeitschrift für Sexualforschung 27 (1), 59–76

Netzwerk Trans*-Inter*-Sektionalität (Hrsg.) (2014): Sauer, A.T., Zodehougan, S., Kohnke, G., Klatte, L., Zepp, K.A., Fritz, V.: Intersektionale Beratung von/zu Trans* und Inter*. Ein Ratgeber zu Transgeschlechtlichkeit, Intergeschlechtlichkeit und Mehrfachdiskriminierung. Netzwerk Trans*-Inter*Sektionalität, Berlin

Norcross, J. C. (2002): Empirically Supported Therapy Relationships. In: Norcross, J. C. (Ed.): Psychotherapy Relationships That Work. Therapist Contributions and Responsiveness to Patients. Oxford University Press, New York, 3 – 16

Northridge, M. E., McGrath, B. P., Krueger, S. Q. (2007): Using Community-Based Participatory Research to Understand and Eliminate Social Disparities in Health for Lesbian, Gay, Bisexual, and Transgender Population. In: Meyer, I. H., Mary, E., Northridge, M. E. (Eds.): The Health of Sexual Minorities. Springer, New York, 455 – 470

Oberlandesgericht Brandenburg (2017): Genehmigung des Familiengerichts bei Änderung des Personenstandes; Genehmigungsbedürftigkeit eines Antrags der Eltern auf Änderung der Geschlechtszugehörigkeit und des Vornamens nach dem TSG. In: https://www.jurion.de/urteile/olg-brandenburg/2017-01-24/10-wf-80_16/, 26.06.2019

Ogden, P., Fischer, J. (2015): Sensorimotor Psychotherapy: Interventions for Trauma and Attachment. Norton & Company, New York

Ohms, C., Müller, K. (2004): Macht und Ohnmacht. Gewalt in lesbischen Beziehungen. Querverlag, Berlin

Ohms, C., Müller, K., Anti-Gewalt-Projekt der Lesben Informations- und Beratungsstelle Frankfurt am Main e. V. (2001): Gut aufgehoben? Zur psychosozialen Versorgung lesbischer Frauen mit Gewalt- und / oder Diskriminierungserfahrungen. Anti-Gewalt-Projekt LIBS e. V., Frankfurt

Parents, Families and Friends of Lesbians and Gays (PFLAG) (2015): Guide to Being a Trans Ally. In: https://bolt.straightforequality.org/files/Straight%20for%20Equality%20Publications/2.guide-to-being-a-trans-ally.pdf, 15.05.2019

Pascoe, E. A., Smart Richman, L. (2009): Perceived Discrimination and Health: A Meta-analytic Review. Psychological Bulletin 135 (4), 531 – 554

Penchansky, R., Thomas, W. J. (1981): The Concept of Access. Definition and Relationship to Consumer Satisfaction. Medical Care XIX (2), 127 – 140

Pennebaker, J. W. (2000): Telling Stories: The Health Benefits of Narrative. Literatur & Medicine 19 (1), 3 – 18

Pettigrew, T. F., Tropp, L. R. (2006): A Meta-Analytic Test of Intergroup Contact Theory. Journal of Personality and Social Psychology 90 (5), 751 – 783

Pfeifer, B., Preiß, J., Unger, C. (2006): Onkologie integrativ. Konventionelle und komplementäre Therapie. Urban & Fischer, München

Plöderl, M., Fartacek, R. (2009): Childhood Gender Nonconformity and Harassment as Predictors of Suicidality among Gay, Lesbian, Bisexual, and Heterosexual Austrians. Archives of Sexual Behavior 38 (3), 400 – 410

Pomara, C., Brincat, A., Casser, D., Martelloni, M., Turilazzi, E., D'Errico, S. (2015): Ethical Issues for the Practicioner Work in the Transgender Care. In: Trombetta, C., Liguori, G., Bertolotto, M. (Eds.): Management of Gender Dysphoria. A Multidisciplinary Approach. Springer, Milan / Heidelberg / New York / Dordrecht / London, 325 – 335

Potok, M. (2015): Under Siege: Trans People, Muslim Americans, and Hate. Southern Powerty Law Center. In: www.splcenter.org/fighting-hate/intelligence-report/2015/under-siege-trans-people-muslim-americans-and-hate, 15.05.2019

Preuss, W. F. (2019): Geschlechtsdysphorie, Transidentität und Transsexualität im Kindes- und Jugendalter. Ernst Reinhardt, München / Basel

Preuss, W. F., Nieder, T. O., Briken, P. (2012): Schwerpunkte der Psychotherapie bei transsexuellen Entwicklungen. Der Neurologe & Psychiater 13 (10), 2 – 8

Projektgruppe „Standards zur Begutachtung psychotraumatisierter Menschen" (2012): Standards zur Begutachtung psychisch reaktiver Traumafolgen (in aufenthaltsrechtlichen Verfahren). In: https://docplayer.org/12430490-Standards-zur-begutachtung-psychisch-reaktiver-traumafolgen-in-aufenthaltsrechtlichen-verfahren.html, 27.06.2019

Pro Psychotherapie e. V. (2018): Das Kostenerstattungsverfahren. In: https://www.therapie.de/psyche/info/fragen/wichtigste-fragen/psychotherapie-kostenerstattung/, 15.05. 2019

Radix, A., Eisfeld, J. (2014): Informierte Zustimmung in der trans*-Gesundheitsversorgung. Erfahrungen eines US-amerikanischen Community Health Center. Zeitschrift für Sexualforschung 27 (1), 31 – 43

Rauchfleisch, U. (2016): Transsexualität – Transidentität. Begutachtung, Begleitung, Therapie. Vandenhoeck & Ruprecht, Göttingen

Rauchfleisch, U. (2007): Diskriminierung Transsexueller. In: Steger, F. (Hrsg.). Was ist krank? Stigmatisierung und Diskriminierung in Medizin und Psychotherapie. Psychosozial-Verlag, Gießen, 189 – 196

Rauchfleisch, U., Frossard, J., Waser, G., Wiesendanger, K., Roth, W. (2002): Gleich und doch anders. Psychotherapie und Beratung von Lesben, Schwulen, Bisexuellen und ihren Angehörigen. Klett-Cotta, Stuttgart

Raymond, J. (1979): The Transsexual Empire. Beacon Press, Boston

Reason, J. (2000): Human Errors: Modes and Management. In: http://130.88.20.21/trasnusafe/pdfs/HumanErrorsModelsandManagement.pdf, 15.05.2019

Reinecker, H. (2009): Zwangshandlungen und Zwangsgedanken. Fortschritte der Psychotherapie. Hogrefe, Göttingen

Reisner, S. L., White Hughto, J. M., Gamarel, K. E., Keuroghlian, A. S., Mizock, L., Pachankis, J. (2016): Discriminatory Experiences Associated With Posttraumatic Stress Disorder Symptoms among Transgender Adults. Journal of Counseling Psychology 63 (5), 509 – 519

Reynolds, H. M., Goldstein, Z. G. (2014): Social Transition. In: Erickson-Schroth, L. (Ed.): Trans Bodys, Trans Selfes. A Ressource for the Transgender Community. Oxford University Press, Oxford / New York, 124 – 154

Richards, C., Boumann, W. P., Seal, L., Barker, M. J., Nieder, T. O., T'Sjoen, G. (2016): Nonbinary or Genderqueer Genders. International Review of Psychiatry 28 (1), 95 – 102

Riggs, S. A. (2017): Der Zyklus des emotionalen Missbrauchs im Bindungsnetzwerk. In: Brisch, K. H. (Hrsg.): Bindung und emotionale Gewalt. Klett-Cotta, Stuttgart, 59 – 97

Rinella, J. (2003): Partners in Power. Living in Kinky Relationships. Greenery Press, Oakland, CA

Rolle, L., Ceruti, C., Timpano, M., Falcone, M., Frea, B. (2015): Quality of Life after Sexual Reassignment Surgery. In: Trombetta, C., Liguori, G., Bertolotto, M. (Eds.): Management of Gender Dysphoria. A Multidisciplinary Approach. Springer, Milan / Heidelberg / New York / Dordrecht / London, 193 – 203

Rood, B. A., Reisner, S. L., Surace, F. I., Puckett, J. A., Maroney, M. R., Pantalone, D. W. (2016): Expecting Rejection: Understanding the Minority Stress Experiences of Transgender and Gender-Nonconforming Individuals. Transgender Health 1 (1). In: https://www.liebertpub.com/doi/full/10.1089/trgh.2016.0012, 15.05.2019

Rosenberg, M. B. (2012): Gewaltfreie Kommunikation: Eine Sprache des Lebens. Junfermann, Paderborn

Rosenthal, G. (1993): Erlebte und erzählte Lebensgeschichte. Gestalt und Struktur biographischer Selbstbeschreibungen. Campus, Frankfurt

Rosenthal, S. (2016): Transgender Youth: Current Concepts. Annals of Pediatric Endocrinology Metabolism 21 (4), 185 – 192

Royal College of Psychiatrists (2013): Good Practice Guidelines for the Assessment and Treatment of Adults with Gender Dysphoria. In: http://gmmmg.nhs.uk/docs/guidance/RCPsych-CR181-Good-practice-guidelines-for-the-assessment-and-treatment-of%20adults-with-gender-dysphoria.pdf, 20.12.2020.

Rudolf, B. (2017): Teilhabe als Menschenrecht – eine grundlegende Betrachtung. In: Diehl, E. (Hrsg.): Teilhabe für alle?! Lebensrealitäten zwischen Diskriminierung und Partizipation. Bundeszentrale für politische Bildung, Bonn, 13–43

Rüger, U., Dahm, A., Kallinke, D. (2012): Faber/Haarstrick. Kommentar Psychotherapie-Richtlinien. 9., aktualisierte und ergänzte Auflage auf der Basis der aktuell gültigen Psychotherapie-Richtlinien, Stand Herbst 2011. Urban & Fischer, München

Rüsen, J. (2006): Nachwort. In: Gobodo-Madikizela, P.: Das Ende der Apartheid – Trauma, Erinnerung, Versöhnung. Budrich, Opladen/Framington Hills, 183–194

Rutter, M. (1987): Psychosocial Resilience and Protective Mechanisms. American Journal of Orthopsychiatry 57 (3), 316–331

Sanders, G.L. (1996): Die Liebe, die ihren Namen zu nennen wagt: Von der Heimlichkeit zur Offenheit bei schwuler und lesbischer Neigung. System Familie 9, 153–166

Saß, H., Hoff, P. (2008): Deskriptiv-psychopathologische Befunderhebung. In: Möller, H.-J., Laux, G., Kapfhammer, H.-P. (Hrsg.): Psychiatrie und Psychotherapie. Band 1: Allgemeine Psychiatrie. 3., vollständig neu bearbeitete und aktualisierte Auflage. Springer, Heidelberg, 435–453

Savin-Williams, R.C. (1994): Verbal and Physical Abuse as Stressors in the Lives of Lesbian, Gay Male, and Bisexual Youth: Associations With School Problems, Running Away, Substance Abuse, Prostitution, and Suizide. Journal of Consulting and Clinical Psychology 62 (2), 216–269

Schäfer, S., Fröhlich-Güzelsoy, L. (2013): „Der Wunsch verschont zu bleiben taugt nicht“ Reflexionen zum Umgang mit Fehlern, Schuld und Vergebung. In: Frewer, A., Schmidt, K.W., Bergemann, L. (Hrsg.): Fehler und Ethik in der Medizin. Neue Wege für Patientenrechte. Königshausen & Neumann, Würzburg, 265–293

Scheef-Maier, G., Haenel, F. (2016): Grundlegende Empfehlungen für die Erstellung von Stellungnahmen und Gutachten in aufenthaltsrechtlichen Verfahren. In: Liedl, A., Böttche, M., Abdallah-Steinkopff, B., Knaevelsrud, C. (Hrsg.): Psychotherapie mit Flüchtlingen. Neue Herausforderungen, spezifische Bedürfnisse. Das Praxisbuch für Psychotherapeuten und Ärzte. Schattauer, Stuttgart, 134–146

Schirmer, U. (2013): Zur Wirklichkeit trans*-queerer Existenzweisen. In Grisard, D., Jäger, U., König, T. (Hrsg.): Verschieden sein. Nachdenken über Geschlecht und Differenz. Ulrike Helmer Verlag, Königstein/Taunus, 169–181

Schleider, K., Wolf, G. (2008): Netzwerk psychosozialer Versorgung. In: Badry, E., Knapp, R., Stockinger, H.G. (Hrsg.): Arbeitshilfen für Studium und Praxis der Sozialarbeit und Sozialpädagogik. 6. Aufl. Luchterhand, Neuwied, 181–192

Schmucker, M., Köster, R. (2019): Praxishandbuch IRRT: Imagery Rescripting & Reprocessing Therapy bei Traumafolgestörungen, Angst, Depression und Trauer. Klett-Cotta, Stuttgart

Schnarch, D. (2011): Intimität und Verlangen. Klett Cotta, Stuttgart

Schneewind, K.A., Schmidt, M. (2002): Systemtheorie in der Sozialpsychologie. In: Frey, D., Irle, M. (Hrsg.): Theorien der Sozialpsychologie. Band III: Motivations-, Selbst- und Informationsverarbeitungstheorien. Huber, Bern/Göttingen/Toronto/Seattle, 126–156

Scholinski, D. (1998): The Last Time I Wore a Dress. Riverhead books, New York

Scholinski, D. (1995): (ohne Titel). In: The International Tribunal on Human Rights Violations Against Sexual Minorities. International Gay and Lesbian Human Rights Commission & Community United Against Violence, San Francisco/USA, 18–21

Schütze-Kreilkamp, U., Angenendt, G. (2007): Kommunikation bei Krise und Psychotrauma in der Onkologie. In: Angenendt, G., Schütze-Kreilkamp, U., Tschuschke, V. (Hrsg.): Praxis Psychoonkologie. Psychoedukation, Beratung und Therapie. 2. unveränderte Auflage. Haug, Stuttgart, 74–80

Schulmann, S. (2016): Conflict is not Abuse. Overstating Harm, Community Responsibility, and the Duty of Repair. Arsenal Pulp Press, Vancouver
Schulz von Thun, F., Stegemann, W. (2015): Das innere Team in Aktion. Rowohlt, Reinbek bei Hamburg
Sedgwick, E.K. (1990): Epistemiology of the Closet. University of California Press, Berkeley/Los Angeles
Segal, Z.V., Teasdale, J.D., Williams, J.G. (2004): Mindfulness-Based Cognitive Therapy: Theoretical Rationale and Empirical Status. In: Folette, V.M., Linehan, M., Hayes, S.C. (Eds.): Mindfulness and Acceptance: Expanding the Cognitive Behavioral Tradition. Guilford Press, New York, 45–65
Senatsverwaltung für Justiz und Verbraucherschutz (2019): Schulgesetz für das Land Berlin. In: http://gesetze.berlin.de/jportal/portal/t/1kmw/page/bsbeprod.psml?pid=Dokumentanzeige&showdoccase=1&js_peid=Trefferliste&documentnumber=1&numberofresults=1&fromdoctodoc=yes&doc.id=jlr-SchulGBErahmen&doc.part=X&doc.price=0.0&doc.hl=1#jlr-SchulGBEV35P2, 15.05.2019
Serano, J. (2013): Excluded. Making Feminist and Queer Movements More Inclusive. Seal Press, California
Sevelius, J.M. (2013): Gender Affirmation: A Framework for Conceptualizing Risk Behavior among Transgender Women of Color. Sex Roles 68 (1), 675–689. In: www.ncbi.nlm.nih.gov/pmc/articles/PMC3667985/, 15.05.2019
Shelton, M. (2017): Fundamentals of LSBT Substance Use Disorders. Multiple Identities, Multiple Challenges. Harrington Park Press, New York
Sigusch, V. (1992): Geschlechtswechsel. Klein-Verlag, Hamburg
Sigusch, V., Meyenburg, B., Reiche, R. (1979): Transsexualität. In: Sigusch, V. (Hrsg.): Sexualität und Medizin. Kiepenheuer & Witsch, Köln, 249–311
Soine, S., Zinn, A. (2006): Lesben und Schwule – auf unterschiedliche Weise Opfer von Übergriffen. Fachwissenschaftliche Analyse. In: Heitmeyer, W., Schröttle, M. (Hrsg.): Gewalt. Beschreibungen. Analysen. Prävention. Bundeszentrale für politische Bildung, Bonn, 344–364
Sozialgericht Berlin (2016): Urteil vom 15.03.2016 – S 51 KR 2136/13. In: https://openjur.de/u/893291.html, 15.05.2019
Spade, D. (2006): Mutilating gender. In: Stryker, S., Whittle, S. (Eds.): The Transgender Studies Reader. Routledge, New York, 315–332
Steering Committee (2002): Empirically Supported Therapy Relationships: Conclusions and Recommendations of the Division 29 Task Force. In: Norcross, J.C. (Ed.): Psychotherapy Relationships That Work. Therapist Contributions and Responsiveness to Patients. Oxford University Press, New York, 441–443
Steffgen, G., de Boer, C., Vögele, C. (2014): Ärgerbezogene Störungen. Fortschritte der Psychotherapie. Hogrefe, Göttingen
Steinbach, A. (2004): Wie Paare sich die Arbeit teilen. In: https://www.uni-due.de/imperia/md/content/soziologie/2004_steinbach_wie_paare_sich_die_arbeit_teilen.pdf, 21.06.2019
Steinbrück, A. (2012): Psychotherapieerfahrungen von Queers und Transgendern. Unveröffentlichte Diplomarbeit an der Humboldt-Universität Berlin, Institut für Psychologie, Berlin
Steinke, I. (2000): Gütekriterien qualitativer Forschung. In: Flick, U., Kardorff, E., Steinke, I. (Hrsg.): Qualitative Forschung. Ein Handbuch. Rowohlt, Reinbek bei Hamburg, 319–331
Stevens, P.E., Morgan, S. (2001): Health of Lesbian, Gay, Bisexual, and Transgender Youth. Journal of Pediatric Health Care 15 (1), 24–34

Strang, J. F., Meagher, H., Kenworthy, L., de Vries, A. L. C., Menvielle, E., Leibowitz, S., Janssen, A., Cohen-Kettenis, P., Shumer, D. E., Edwards-Leeper, L., Pleak, R. R., Spack, N., Karasic, D. H., Schreier, H., Balleur, A., Tishelman, A., Ehrensaft, D., Rodnan, L., Kuschner, E. S., Mandel, F., Caretto, A., Lewis, H. C., Anthony, L. G. (2018): Initial Clinical Guidelines for Co-Occurring Autism Spectrum Disorder and Gender Dysphoria or Incongruence in Adolescents, Journal of Clinical Child & Adolescent Psychology 47 (1), 105 – 115

Straus, F., Höfer, R. (1998): Die Netzwerkperspektive in der Praxis In: Röhrle, B., Sommer, G., Nestmann, F. (Hrsg.): Netzwerkintervention. DGVT, Tübingen, 77 – 95

Stroebe, M. S., Schut, H. A. (2001): Model of Coping With Bereavement. In: Stroebe, M. S., Hannson, R. O., Stroebe, W., Schut, H. A. (Eds.): Handbook of Bereavement Research. American Psychological Association, Washington / DC, 375 – 404

Stryker, S. (2008): Transgender History. Seal Press, New York

Tagesspiegel (2018): WHO stuft Transsexualität neu ein. Nicht mehr auf Liste der psychischen Krankheiten. Der Tagesspiegel 20.06.2018 (Printausgabe Nr. 23504), 19

Tibi, D. (o. J.): Wie macht sich das Asperger-Syndrom bemerkbar? Eine Kurzinformation. Aspergia e. V., Kiel. In: http://www.asperger-ooe.at/documents/Kurzinfo-AS-Tibi%20 Daniel.pdf, 15.05.2019

Tiedemann, J. L. (2013). Scham. Analyse der Psyche und Psychotherapie. Psychosozial-Verlag, Giessen

Torelli, I. M. (2006): Zur Psychodynamik lesbischer Sexualität. Dissertation an der Ludwig-Maximilians-Universität, München

Transgender Europe, Balzer C. (2018a): Transrespect versus Transphobia Worldwide. Terminology. In: http://transrespect.org/en/working-definitions/, 15.05.2019

Transgender Europe, Balzer, C. (2018b): Criminalization and Prosecution of Trans People. In: https://transrespect.org/en/map/criminalization-and-prosecution-of-trans-people/, 15.05.2019

Transgender Europe, Balzer, C. (2016): Legal and Social Mapping. In: http://transrespect.org/en/map/hormones-taken-without-medical-supervision/, 15.05.2019

Transgender Network Switzerland (2016): Trans. Eine Informationsbroschüre von trans Menschen für trans Menschen und alle anderen. Transgender Network Switzerland, Zürich

Trans*Recht e. V. (2017): Informationen zu Körper, Sexualität und Beziehung für junge Trans* Menschen. Trans*Recht, Bremen

Tress, W., Henry, W. P., Junkert-Tress, B., Hildenbrand, G., Hartkamp, N., Scheibe, G. (1996): Das Modell des Zyklisch-Maladaptiven Beziehungsmusters und der Strukturalen Analyse Sozialen Verhaltens (CMP / SASB). Psychotherapeut 41 (4), 215 – 224

Turban, J. L., Schalkwyk van, G. I. (2018): „Gender Dysphoria“ and Autism Spectrum Disorder: Is the Link Real? Journal of the Academy of Child & Adolescent Psychiatry 57 (1), 8 – 9e2

Turban, J. L., Shadianloo, S. (2018): Transgender and Gender Non-conforming Youth. In: http://iacapap.org/wp-content/uploads/H.3-GENDER-IDENTITY-Edition-2018.pdf; 15.05.2019

Urban-Kowalczyk, M. (2015): Gender Dysphoria as a Clinical Manifestation of Schizophrenia – Case Series. European Psychiatry, 30, 1. In: https://www.europsy-journal.com/article/S0924-9338(15)31366-3/pdf, 15.05.2019

Uygur, A., Sümerli, S. (2013). EFQM Excellence Model. International Review of Management and Business Research 2 (4), 980 – 993. In: http://www.irmbrjournal.com/papers/1421066682.pdf, 15.05.2019

Vanderburgh, R. (2014): Coming out. In: Erickson-Schroth, L. (Ed.) (2014): Trans Bodies, Trans Selves: A Resource for the Transgender Community, Oxford University Press, Oxford, 105 – 123

Veaux, F., Rickert, E. (2014): More than Two. A Practical Guide to Ethical Polyamory. Thorntree Press, Portland

Verein für soziales Leben e. V. (2018): Patientenrechtegesetz. Antrag Krankenkasse. In: http://www.patienten-rechte-gesetz.de/bgb-sgbv/antrag-leistungen-krankenkasse.html, 15.05.2019

Vereinte Nationen (1966): Internationaler Pakt über wirtschaftliche, soziale und kulturelle Rechte vom 19. Dezember 1966, Artikel 12: 5. In: www.institut-fuer-menschenrechte.de/fileadmin/user_upload/PDF-Dateien/Pakte_Konventionen/ICESCR/icescr_de.pdf, 15.05.2019

Vogel, R. T. (2013): Existenzielle Themen in der Psychotherapie. Kohlhammer, Stuttgart

Vollmer, H. C. (1997): Selbstregulationsprozesse in ihrer Dynamik und Vernetzung als therapeutische Wirkvariablen. In: Heigl-Evers, A., Helas, I., Vollmer, H. C. (Hrsg.): Die Person des Therapeuten in der Behandlung Suchtkranker. Vandenhoeck & Ruprecht, Göttingen, 28–63

Wagner-Kern, M. (2002): Staat und Namensänderung: die öffentlich-rechtliche Namensänderung in Deutschland im 19. und 20. Jahrhundert. Mohr Siebek, Tübingen

Walkup, J., Blank, M. B., Gonzalez, J. S., Safren, S., Schwarzt, R., Brown, L., Wilson, I., Knowlton, A., Lombard, F., Grossmann, C., Lyda, K., Schumacher, J. E. (2008): The Impact of Mental Health and Substance Abuse Factors on HIV Prevention and Treatment. Journal of Acquired Immune Deficiency Syndromes 47 (1), 15–19

Watts-Jones, T. D. (2010): Location of Self: Opening the Door to Dialogue on Intersectionality in the Therapy Process. Family Process 49 (3), 405–420

Weerawardhana, C. (2016): Reproductive Rights and Trans Rights: Deeply Interconnected yet too often Misunderstood? In: https://medium.com/@fremancourt/reproductive-rights-and-trans-rights-deeply-interconnected-yet-too-often-misunderstood-8b3261b1b0de, 22.06.2019

Weinberg, G. (1972): Society and the Healthy Homosexual. St. Martin's, New York.

Weisz, J. R., Kazdin, A. E. (2006): Gegenwart und Zukunft evidenzbasierter Psychotherapien für Kinder und Jugendliche. In: Mattejat, F. (Hrsg.): Verhaltenstherapie mit Kindern, Jugendlichen und ihren Familien. CIP-Verlag, München, 737–745

Weitzman, G., Davidson, J., Phillips, R. A. (2009–2010): What Psychology Professionals Should Know About Polyamory. In: https://ncsfreedom.org/images/stories/pdfs/KAP/2010_poly_web.pdf, 15.05.2019

Whittle, S., Turner, L., Combs, R., Rhodes, S. (2008): Transgender EuroStudy. Legal Survey and Focus on the Transgender Experience of Health Care. Brüssel: ILGA-Europe. In: http://www.bizeps.or.at/news.php?nr=8811, 15.05.2019

Wierckx, K., Elaut, E., Van Caenegem, E., Van De Peer, F., Dedecker, D., Van Houdenhove, E., T`Sjoen, G. (2011): Sexual Desire in Female-to-male Transsexual Persons: Exploration of the Role of Testosterone Administration. European Journal of Endocrinology 165 (2), 331–337

Wierckx, K., Elaut, E., Van Hoorde, B., Heylens, G., De Cuypere, G., Monstrey, S., Weyers, S., Hoebeke, P., T'Sjoen, G. (2013): Sexual Desire in Trans Persons: Associations with Sex Reassignment Treatment. International Society for Sexual Medicine, Journal of Sexual Medicine 11 (1), 107–118

Wiesendanger, K. (2002): Wo liegt das Problem? Heterosexismus, Homophobie und internalisierte Homophobie. In: Rauchfleisch, U., Frossard, J., Waser, G., Wiesendanger, K., Roth, W. (Hrsg.): Gleich und doch anders. Psychotherapie und Beratung von Lesben, Schwulen, Bisexuellen und ihren Angehörigen. Klett-Cotta, Stuttgart, 53–69

Willutzki, U., Teismann, T. (2013): Ressourcenaktivierung in der Psychotherapie. Fortschritte der Psychotherapie. Hogrefe, Göttingen

Winker, G., Degele, N. (2009): Intersektionalität. Zur Analyse sozialer Ungleichheit. Transcript Verlag, Bielefeld

Wöller, W. (2013): Trauma und Persönlichkeitsstörungen. Ressourcenbasierte Psychodynamische Therapie (RPT) traumabedingter Persönlichkeitsstörungen. 2. Aufl. Schattauer, Stuttgart

Wöller, W., Kruse, J. (Hrsg.) (2001): Tiefenpsychologisch fundierte Psychotherapie. Schattauer, Stuttgart

Wolf, G. (2018): Trans* und Substanzgebrauch: Bedingungen und Behandlungsempfehlungen. Suchttherapie 19 (4), 186 – 192

Wolf, G. (2017): Substanzgebrauch bei Queers. Dauerthema und Tabu. Wallstein-Verlag, Göttingen

Wolf, G. (2013): Psychopathologisierungsprozesse von LSBT*I-Lebensweisen in DSM-5 und ICD 10, Kapitel F. In: http://hirschfeld-kongress.de/images/download/publikationen/Psychopathologisierungsprozesse%20von%20LSBT-I-Lebensweisen%20in%20DSM-5%20und%20ICD%2010,%20Kapitel%20F%20-%20Gisela%20Wolf.pdf, 15.05.2019

Wolf, G. (2013): Konversionsbehandlungen. In: https://www.vlsp.de/files/pdf/konversions behandlungen_0.pdf, 27.06.2019

Wolf, G. (2006): Methodische Probleme bei der Analyse von antilesbischer und antischwuler Gewalt. In: Heitmeyer, W., Schröttle, M. (Hrsg.): Gewalt. Beschreibungen. Analysen. Prävention. Bundeszentrale für politische Bildung, Bonn, 365 – 371

Wolf, G. (2004). Erfahrungen und gesundheitliche Entwicklungen lesbischer Frauen im Coming-out-Prozess. Centaurus, Herbolzheim

Wolf, G., Fünfgeld, M., Oehler, R., Andrae, S. (2015): Empfehlungen zur Psychotherapie und Beratung mit lesbischen, schwulen und bisexuellen Klient_innen: Glossar. VLSP, Mannheim. In: http// www.vlsp.de/files/pdf/zu_vpp1-15_s2_empfehlungen_glossar.pdf, 15.05.2019

Wolf, G., Meyer, E. (2017). Sexuelle Orientierung und Geschlechtsidentität – (k)ein Thema in der Psychotherapie? Psychotherapeutenjournal 16 (2), 130 – 139. In: www.psycho therapeutenjournal.de/ptk/web.nsf/gfx/38CB16EDB11EE29BC125813F0024E282/$file/ptj_2017-2.pdf, 15.05.2019

Wolf, G., Schleider, K., Pfarrherr, K. (2010): Die Qualität der Versorgung von Menschen mit psychischen Beeinträchtigungen in Netzwerken professioneller Gesundheitsdienste. Zeitschrift für Qualitative Forschung (ZQF) 11 (1), 91 – 110

World Health Organisation (WHO) (2005): Internationale Klassifikation der Funktionsfähigkeit, Behinderung und Gesundheit (ICF). Stand Oktober 2005. WHO, Genf. In: https://www.dimdi.de/dynamic/de/klassifikationen/downloads/?dir=icf, 27.07.2019

World Medical Association (WMA) (2015): WMA Statement on Transgender People. Adopted by the 66th General Assembly, Moscow, Russia, Octobre 2015. In: https://www.wma.net/policies-post/wma-statement-on-transgender-people/, 27.06.2019

World Professional Association for Transgender Health (WPATH) (2012): Versorgungsempfehlungen für die Gesundheit von transsexuellen, transgender und geschlechtsnichtkonformen Personen. In: www.wpath.org/media/cms/Documents/SOC%20v7/SOC%20V7_German.pdf, 15.05.2019

World Professional Association for Transgender Health (WPATH) (2012): Standards of Care for the Health of Transsexual, Transgender, and Gender Nonconforming People. 7. Revision. In: https://www.wpath.org/media/cms/Documents/SOC%20v7/SOC%20V7_German.pdf, 27.06.2019

Wright, M., Block, M., Unger, H. (2007): Stufen der Partizipation in der Gesundheitsförderung. Dokumentation 13. Bundesweiter Kongress Armut und Gesundheit – 30. November/

1. Dezember (2007). In: www.armut-und-gesundheit.de/uploads/tx_gbbkongressarchiv/Wright__M..pdf, 15.05.2019

Wurmser, L. (2013): Die Maske der Scham. Die Psychoanalyse von Schamaffekten und Schamkonflikten. Verlag Dietmar Klotz, Magdeburg

Yalom, I. (2000): Existenzielle Psychotherapie. Edition Humanistische Psychologie, Köln

Zick, A., Hövermann, A., Krause, D. (2012): Die Abwertung von Ungleichwertigen. Erklärung und Prüfung eines erweiterten Syndroms der Gruppenbezogenen Menschenfeindlichkeit. In: Heitmeyer, W. (Eds.): Deutsche Zustände. Folge 10. Suhrkamp, Berlin, 64–86

Ziegler, P., Beelmann, A. (2009): Diskriminierung und Gesundheit. In: Beelmann, A., Jonas, K.J. (Hrsg.): Diskriminierung und Toleranz. Psychologische Grundlagen und Anwendungsperspektiven. Verlag für Sozialwissenschaften, Wiesbaden, 357–378

Znoj, H. (2004): Komplizierte Trauer. Fortschritte der Psychotherapie. Hogrefe, Göttingen

Zucker, K.J. (2015): The DSM-5 Diagnostic Criteria for Gender Dysphoria. In: Trombetta, C., Liguori, G., Bertolotto, M. (Eds.): Management of Gender Dysphoria. A Multidisciplinary Approach. Springer, Milan/Heidelberg/New York/Dordrecht/London, 33–37

Zwingmann, J., Buchholz, A., Reuter, K., Keller, M. (2011): Arzt-Patienten-Kommunikation in der Onkologie. Nervenheilkunde 30 (3), 144–148

# Sachregister

Leseprobe

Leseprobe aus

Wilhelm F. Preuss:

# Geschlechtsdysphorie, Transidentität und Transsexualität im Kindes- und Jugendalter

## Einleitung

Nicht immer lässt sich im Folgenden eine einheitliche Handhabe der Begriffe „Kinder" und „Jugendliche" durchhalten, weil die Trennlinien zwischen Kindheit und Jugend im Hinblick auf Entwicklungsalter und gesetzliches Alter individuell variieren.

Betrachtet man das **numerische Alter**, an das sich die Gesetzgebung hält, ist mit einem „Kind" eine Person gemeint, die das 14. Lebensjahr noch nicht vollendet hat. Als „Jugendlicher" gilt, wer älter als 14 und noch keine 18 Jahre alt ist. Mit 18 Jahren ist gesetzlich der Status eines Erwachsenen erreicht.

Nach **entwicklungspsychologischer Einteilung** endet die Kindheit mit dem Beginn der Pubertät. Der Beginn der körperlichen Pubertät, der schon mehrere Jahre vor dem 14. Lebensjahr (also schon im gesetzlichen Kindesalter) einsetzen kann, markiert gleichzeitig den Anfang der Adoleszenz bzw. der Jugendzeit.

**Transsexuell** heißt in diesem Kontext, dass bei dieser Gruppe die Geschlechtsdysphorie nicht alleine psychotherapeutisch erfolgreich behandelt werden kann. Bei transsexuellen Jugendlichen muss unter Beachtung besonderer Voraussetzungen nach Beginn der Pubertät zunächst eine pubertätsunterdrückende Behandlung und bei eindeutigem Verlauf auch eine gegengeschlechtliche Hormonbehandlung durchgeführt werden.

Den so genannten Gender-Spezialisten fällt die Aufgabe zu, beide Gruppen, also die (nur) geschlechtsdysphorischen Kinder und Jugendlichen und die transsexuellen Jugendlichen richtig zu diagnostizieren und adäquat zu behandeln.

Aus methodischer Vorsicht werden die Begriffe „Trans-Kind“ oder „transsexuelle Kinder“ im Folgenden vermieden. Dafür sprechen zwei Gründe: 1. Wenn im klinischen Kontext von „Transsexualität“ oder einem „transsexuellen Patienten“ gesprochen wird, so ist das gleichbedeutend damit, dass somatische geschlechtsangleichende Maßnahmen in Frage kommen. Die Bezeichnung „transsexuelles Kind“ könnte suggerieren, dass schon „Kinder“ hormonell behandelt werden, ohne dass klar ist, ob es sich um eine Person unter 14 Jahren handelt oder um eine Person, die entwicklungsmäßig noch präpubertär ist. 2. Wie die empirische Forschung zeigt (Steensma et al. 2013b), entwickelt der größte Teil der (präpubertären) Kinder, die unter Geschlechtsdysphorie leiden und die Kriterien für die Diagnose „Geschlechtsidentitätsstörung im Kindesalter“ nach ICD-10 erfüllen, im weiteren Verlauf ihrer Adoleszenz keine Transsexualität. Klar ist auch, dass vor der Pubertät eine „pubertätsunterdrückende Behandlung“ zur Behandlung einer Geschlechtsdysphorie keinen Sinn macht.

Würde man transsexuellen Jugendlichen eine hormonelle Behandlung vorenthalten, so würde sich ihr Leiden unter ihren nicht stimmig empfundenen Geschlechtsmerkmalen (Geschlechtsdysphorie) nachhaltig schädigend auf ihre psychische Entwicklung auswirken. Dabei muss die geschlechtsangleichende Hormonbehandlung möglichst sorgfältig in eine entwicklungsbegleitende psychotherapeutische Behandlung mit ausreichender Betreuungsintensität und Betreuungsfrequenz eingebettet sein. Meistens ist dafür das Setting einer „verteilten Behandlung" erforderlich, d.h. parallel zur Behandlung durch den Gender-Spezialisten ist noch eine kinder- und jugendpsychotherapeutische Mitbehandlung z.B. durch einen wohnortnahen Therapeuten notwendig.

So sehr ich mich für eine hormonelle Behandlung sicher diagnostizierter transsexueller Jugendlicher einsetze, so wichtig erscheint es mir, die Kontroversen um ihre hormonelle Behandlung damit keinesfalls außer Acht zu lassen. Vielmehr möchte ich diese Kontroversen aufgreifen, damit betroffene Kinder und Jugendliche und ihre Eltern über verschiedene Behandlungsoptionen umfassend aufgeklärt werden können, insbesondere auch über Behandlungsoptionen, die ohne somatische Interventionen auskommen. In Einzelfällen kann das bedeuten, dass ein transsexueller Jugendlicher seine Geschlechtsdysphorie auch ohne gegengeschlechtliche Hormonbehandlung einigermaßen ertragen lernt. Voraussetzung ist aber, dass er im Setting einer höherfrequenten Psychotherapie als Trans-Mädchen bzw. als Trans-Junge voll anerkannt wird. Fühlen sich solche Patienten mit ihrem So-Sein in der therapeutischen Beziehung gesehen, ernstgenommen und gehalten, können sie ihre Transidentität innerlich festigen und sich so in Ruhe auf ein späteres Coming-Out vorbereiten.

Mit dem Erscheinen von Trans-Jugendlichen und ihren Eltern in der Öffentlichkeit in den letzten zehn Jahren melden sich mehr und mehr geschlechtsvariante bzw. gendervariante oder gender-non-konforme Jugendliche zu Wort. Damit sind Jugendliche gemeint, die nicht-polare bzw. nicht-binäre Geschlechtsidentitäten zum Ausdruck bringen und leben wollen. Ausgehend von studentischen Subkulturen bezeichnen sich junge Leute als „gender-queer“ oder „trans*“ (gesprochen: „Trans mit Sternchen“), die sich nicht binär-polar geschlechtlich verorten lassen wollen. Viele von ihnen suchen sich von somatischen Behandlungsmethoden unabhängig zu machen.

Auch wenn für diese Jugendlichen und Jung-Erwachsenen körperliche Veränderungen nicht im Vordergrund stehen, können sie durch ihr unkonventionelles Äußeres Diskriminierungen anheim fallen oder zeitweise auch unter stärkerem geschlechtlichem Unbehagen leiden. Gerade für die Probleme dieser Jugendlichen braucht es spezialisierte Psychotherapeutinnen und Psychotherapeuten, die sich mit dem gesamten Spektrum der Geschlechtsidentitäten (gender-variety) auskennen und mit den Sorgen und Nöten betroffener junger Menschen umgehen können, ohne sie gleich zu pathologisieren.

Ich habe mich bemüht, die jeweiligen Themen mit kürzeren Fallgeschichten zu illustrieren. Die aufgenommenen Fallvignetten sind mit Absicht in denjenigen Elementen, die für den Zusammenhang nicht wichtig sind, verfremdet. Alle genannten Namen sind verändert bzw. anonymisiert. Bei ausführlichen Darstellungen von Behandlungsfällen habe ich das Einverständnis der Patienten eingeholt.

Am Schluss der Einführung möchte ich noch zwei Anmerkungen zur Sprachwahl bei der Verfassung meines

Buches machen. Diagnosen, Klassifikationen, Begriffe, Konstrukte, Auffassungen von der Geschlechtlichkeit des Menschen usw. verändern sich im Lauf der Zeit. Im vorliegenden Text verwende ich „Transsexualität", (selten) „Transsexualismus", „Transidentität" und die zugehörigen Adjektive „transsexuell" und „trans-identisch" synonym bzw. als kontextabhängig austauschbar. In nichtklinischen Zusammenhängen ziehe ich es vor, anstatt von „transsexuellen Menschen" von „transidentischen Menschen" zu sprechen.

Die Verwendung des Begriffes „Transgender" ist eher uneinheitlich. Zum einen wird „Transgender" synonym zu den vorgenannten Begriffen verwendet, z.B. im Internet, wo von „Transgender-Jugendlichen" die Rede ist. Zum anderen aber dient der Begriff „Transgender" zur Bezeichnung von Menschen, die sich dem anderen Geschlecht zugehörig fühlen und in der entsprechenden Geschlechtsrolle leben, jedoch auf geschlechtsangleichende Operationen verzichten oder ohne sie auskommen.

Der Begriff „Trans*" kann für eine Vielfalt von geschlechtsvarianten Identitäten angewendet werden, die zwischen den beiden herkömmlichen Geschlechtern anzusiedeln sind. Beispiele sind: „gender-queer", „in between", „weder noch", „gender punk", etc.

Gender-Spezialisten brauchen ein hohes Maß an Sprachgefühl, sprachlicher Flexibilität, sprach-kritischem Verständnis und Reflexionsvermögen. Das gilt hinsichtlich des Sprechens mit Patienten, die während ihrer Transition oft sehr vulnerabel und sprachempfindlich sind; das gilt aber auch hinsichtlich des fachlichen Austausches mit Kolleginnen und Kollegen, besonders bei Diskussionen, in denen es zu Kontroversen kommt. Ein und derselbe Begriff kann von verschiedenen Perspektiven

Leseprobe

her völlig konträre affektive Reaktionen hervorrufen. Der Wortgebrauch und die Bedeutung benutzter Begriffe muss in Vorträgen, Diskussionsbeiträgen und Gesprächen gerade im Bereich der Vielfalt der Geschlechtsidentitäten immer wieder neu definiert und justiert werden.

Bei der Verwendung des Genus d. h. des grammatikalischen Geschlechts habe ich mich nur in besonderen Fällen für die Nennung beider Geschlechter entschieden, z. B. wenn es wichtig war, Mädchen und Jungen oder junge Frauen und junge Männer voneinander zu unterscheiden, seien sie transsexuell oder cis-sexuell. „Cis-sexuell" bedeutet, dass Geschlechtsidentitätsgefühl und körperliches Geschlecht übereinstimmen.

Um den Lesefluss zu erleichtern, greife ich meist auf den Gebrauch des generischen Maskulinums bzw. auf generische Maskulina zurück. Der Begriff „Therapeut" z. B. schließt somit Therapeutinnen und Therapeuten ein.

(...)

Leseprobe (S. 16–19) aus:
Wilhelm F. Preuss
**Geschlechtsdysphorie, Transidentität und Transsexualität im Kindes- und Jugendalter**
Diagnostik, Psychotherapie und Indikationsstellungen für die hormonelle Behandlung
Mit einem Vorwort von Franz Resch und Michael Schulte-Markwort.
(Bausteine der Kinder- und Jugendlichenpsychotherapie; 5)
2., aktualisierte Auflage 2019.
294 Seiten. 4 Tab.
(978-3-497-02869-6) kt

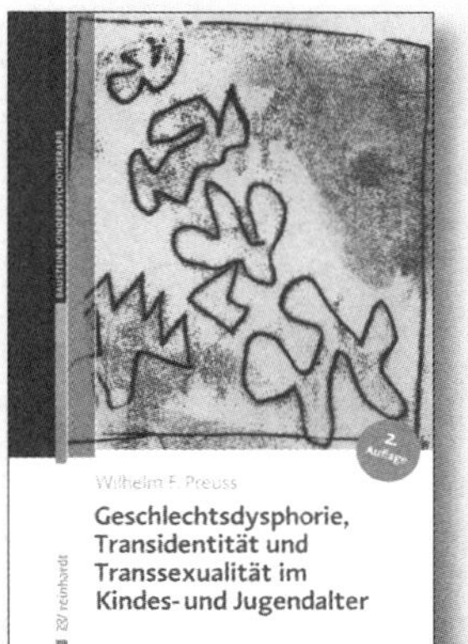


reinhardt
www.reinhardt-verlag.de